JN446477

제4판

제약공학개론

제약공학편찬위원회 지음

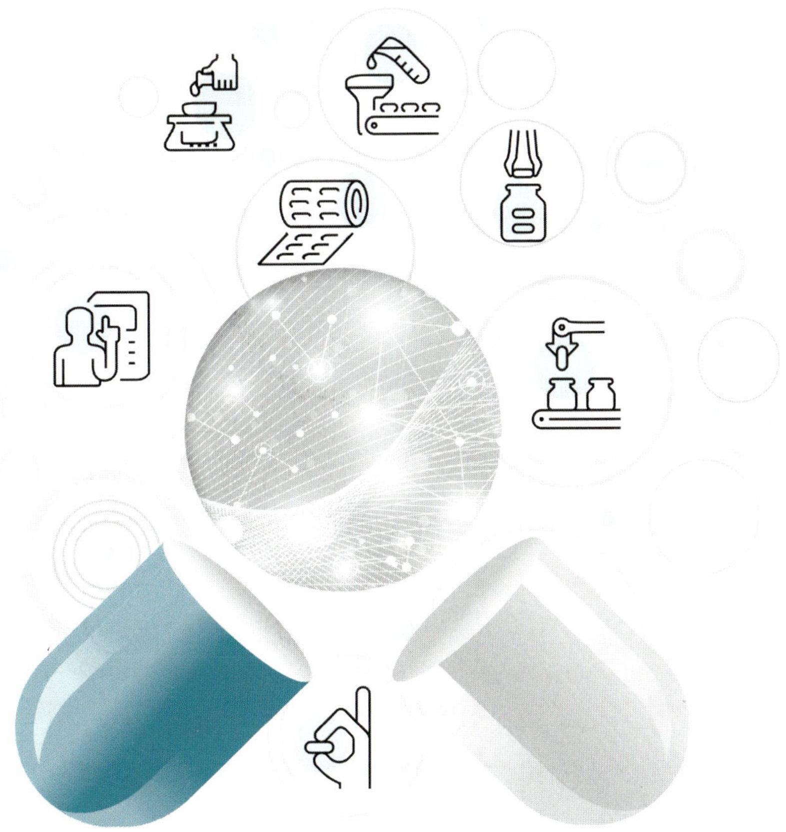

자유아카데미

집필 위원

강재선 교수	경성대 약학대학
김강민 교수	경성대 제약공학과
김도균 박사	기초과학연구소(IBS)
김동욱 교수	인제대 제약공학과
김상진 교수	대전보건대 화장품과학과
김유철 교수	인제대 제약공학과
김지완 연구소장	㈜프롬바이오 바이오연구소
김종화 교수	우석대 제약공학과
김학형 연구소장	한국파비스제약(주)
박문기 교수	대구한의대 제약공학과
배수현 겸임교수	건양대 제약생명공학과
소준노 교수	우석대 제약공학과
오태진 교수	선문대 제약생명공학과
이계원 교수	건양대 제약생명공학과
이상현 교수	신라대 제약공학과
이준호 수석연구원	㈜프롬바이오 식품연구소
이재화 교수	신라대 제약공학과
이희찬 교수	선문대 제약생명공학과
조성완 교수	건양대 제약생명공학과
조영호 교수	건양대 제약생명공학과
차배천 교수	상지대 제약공학과
최두형 교수	인제대 제약공학과
하종명 교수	신라대 제약공학과

머리말

2020년 현재 코로나 전염병으로 전 세계가 몸살을 앓고 있으며, 국제적으로 제약산업의 중요성이 크게 부각되고 있습니다. 제약산업은 의약품생산, 품질관리, 신약개발, 비임상시험, 임상시험, 마케팅 등 실로 다양한 분야를 포함하고 있습니다. 기존에는 약대를 졸업한 소수의 사람들에게만 위의 내용들이 강의가 되어서 제약산업에 종사하는 대부분의 비약대 졸업생들에게는 의약품에 대한 정보의 전달이 어려웠습니다. 이를 개선하고자 제약공학이라는 학문 분야와 학과가 개설되었고 그 역사는 이제 거의 20년이 다 되어 갑니다.

한국제약공학회에서는 각 대학의 제약공학 관련 학과들 간에 공통적인 입문성격의 교재가 필요함을 절감하고 2006년 『제약공학개론』이라는 교재를 출판하였습니다. 그동안의 시대변화에 따라 2, 3판의 개정판을 연속하여 출판하였고, 위 책들은 각 대학의 제약공학 관련 학과들뿐만 아니라 제약회사 직원들 사이에서도 높은 인기를 누리고 있다고 합니다.

이제 건양대 이계원 교수님(대표저자)을 비롯한 각 대학 교수님들의 헌신적인 노력으로 제4판을 출판하게 되었습니다. 이번 4판이 이전 3판과 다른 점은 다음과 같습니다. 제4판은 대한민국약전 12개정판을 기초로 제작되었으며, 의약품품질시스템에서 QbD의 내용을 새로이 추가하여 제약산업의 흐름을 반영해 최신 내용으로 업데이트하여 도움을 주고자 하였습니다.

아무쪼록 본 교재를 통하여 제약공학의 기초를 단단히 다져서 졸업 후 한국의 미래주력 산업인 제약산업에 기여하는 인재가 되기를 바랍니다. 아울러 본 교재의 출판에 수고해 주신 자유아카데미 관계자 여러분께도 감사의 마음을 전합니다. 출간 후에 나올 수 있는 수정사항 등은 자유아카데미 홈페이지(www.freeaca.com) 자료실에 제공할 예정이니 참고하기를 바랍니다.

2020년 12월

저자 일동

차례

1장 제약산업

2장 의약품 관련 법령과 약전

3장 신약개발

4장 제네릭의약품과 개량신약

5장 의약품의 제형/제제

6장 바이오의약품과 천연물의약품

8장 화장품

9장 건강기능식품

1장

제약산업

1.1 제약산업 개념

1.1.1 제약산업 정의

‘제약산업’은 「제약산업 육성 및 지원에 관한 특별법(약칭: 제약산업육성법)」 제2조(정의)에 의하면 「약사법」 제2조 제4호에 따른 의약품을 연구개발 · 제조 · 가공 · 보관 · 유통하는 것과 관련된 산업으로 정의하고 있다. ‘의약품’은 「약사법」 제2조 제4호에서 대한민국약전(大韓民國藥典)에 실린 물품 중 의약외품이 아닌 것, 사람이나 동물의 질병을 진단 · 치료 · 경감 · 처치 또는 예방할 목적으로 사용하는 물품 중 기구 · 기계 또는 장치가 아닌 것, 사람이나 동물의 구조와 기능에 약리학적(藥理學的) 영향을 줄 목적으로 사용하는 물품 중 기구 · 기계 또는 장치가 아닌 것을 분류하고 있다.

1.1.2 의약품의 분류

제약산업은 의약품의 연구개발 · 제조 · 가공 · 보관 · 유통하는 것과 관련된 산업으로 의약품은 상품적 특성에 따라 원료의약품과 완제의약품으로 나누고, 완제의약품은 전문의약품과 일반의약품 및 안전상비의약품으로 분류된다.

허가 및 심사에 따른 분류 기준으로 신약, 자료제출의약품으로 나눈다. 신약은 약사법 제2조 제8항에 따라 화학구조나 본질 조성이 신물질을 함유하는 복합제를 유효성으로 하거나 생약 또는 한약제제 중 본질 조성 또는 새로운 생약을 주성분으로 할 경우에 분류될 수 있다. 자료제출의약품은 의약품 허가를 위한 안전성과 유효성 판단에 있어 기존에 공지된 자료를 바탕으로 한 개량신약이나 제네릭의약품이 해당된다.

원료의약품은 그 기원에 따라 화합물질과 바이오물질로 나눌 수 있다. 화합물질은 합성된 화합물을 기준으로 저분자 화합물이며, 바이오물질을 함유하는 바이오의약품은 생명공학기술을 이용하여 생체 내에 생체활성물을 생산하는 백신, 항체치료제, 유전자치료제, 세포치료제 등이 대표적이다.

1.1.3 제약산업의 특징

세계 제약산업의 시장 규모는 1조 1,400억 달러(2019년 기준)으로 최근 7년간(2010 ~ 2016년) 연평균 5.2%씩 지속적으로 성장하였으며 타 산업에 비해 시장 규모가 크고, 향후 고령화·신의료기술 출현 등으로 시장 규모가 지속적으로 확대될 전망이며 2022년까지 최대 1.4조 달러를 기록할 것으로 예측되고 있다.

미국, 일본, 유럽 등 선진국이 전 세계 상위 50대 제약사의 70% 정도를 차지하고 있을 정도로 제약산업은 기초 과학기술과 다학제 융합 기반 산업이며, 일부 선진국이 시장을 주도하고 있다. 따라서 전문인력·기술력이 강점인 우리나라에서도 첨단 미래 산업으로 적합할 것으로 전망된다. 세계 20대 기업의 평균 매출액 대비 연구개발(R&D) 비중은 IT 산업이 평균 6.5%인 데 비해 제약산업은 18%로 연구개발 비중이 매우 높은 기술집약산업이다.

신약을 개발하기 위해서는 많은 비용과 시간이 소요된다. 예를 들면 글로벌 신약 개발은 평균 1~2조 원의 엄청난 연구개발 비용과 10~15년이라는 장기간의 시간이 필요한 데 비해 1만 개의 후보물질 중 1개만 성공하는 낮은 성공률을 가지고 있다. 그러나 미국 제약회사인 화이자의 리피토(고지혈증 치료제)의 경우 94만 대의 자동차 수출 효과와 맞먹는 연간 127억 달러(2010년 기준)의 매출을 얻는 것과 같이 글로벌 신약개발 성공 시 물질 특허 등을 통해 장기간 독점적으로 고수익을 창출할 수 있어 세계적인 기업으로의 도약과 대규모 국부 창출이 가능하다.

또한 첨단 과학기술, 융복합 응용기술 등을 요구하는 제약산업분야의 성장은 양질의 일자리 창출에 기여할 수 있다. 제약산업은 연구개발 중심산업으로 전체 연구원 중 석·박사 비중이 91%이며, 이는 전체 제조업 평균인 54%에 비해 상당히 높다.

우리나라는 전 국민을 대상으로 하는 보편적인 의료보험 체계를 보유하고 있다. 제약산업은 국민의 건강권과 직결되어 있으며 신약개발을 통해 향후 고령화에 따른 만성·난치성 질환으로 인한 의료·사회적 비용을 절감하는 효과를 거둘 수 있다. 예를 들어 알츠하이머 질환을 5년 늦추는 경우 사회적 비용이 40%(4천억 달러) 정도 절감하는 효과가 있을 것으로 기대된다. 따라서 제약산업은 국부의 확충과 국민의 건강권 등과 연계되어 있어서 국가 차원에서 제약산업을 육성하고 연구개발 지원을 확대하고 있다.

1.2 제약정책

의료비와 연계하여 약제비가 무분별하게 증가하는 것도 문제이지만 그렇다고 해서 약제비를 무조건 절감하게 되면 의료의 질이 떨어질 수 있다는 문제점이 발생한다. 또한 일방적으로 의약품 가격을 인하하는 것은 단기적으로 의료비 절감 효과를 거둘 수 있지만 신약개발을 주도하는 제약기업의 연구개발 의지를 후퇴시켜 국민의 건강 증진에 도움이 되는 의약품 공급에 차질이 발생할 수 있다.

이 때문에 제약정책의 목표는 다원적 정책(multiple policy)의 이해관계를 어떤 방법으로 균형을 맞출 것인가에 있다. 제약정책은 다음과 같이 세 가지 측면에서 이해에 따라 경쟁적으로 관계되고 있다.

첫째, 보건정책은 건강서비스와 질병 치료에 있어 효율성을 증대시키고 의료비 비용을 어떻게 통제할 것인가와 비용 효과적인 질병의 치료, 의사와 소비자(환자) 간의 의약품 소비를 조율하며, 제네릭의약품 육성 또는 상대적으로 저렴한 대체 의약품을 고민할 수 있다.

둘째, 산업정책은 연구개발능력 증대, 지재권 보호, 기술관련분야의 과학모임 활성화, 고용의 유발과 안정화, 중소기업의 육성, 무역의 균형 및 대학연구와의 연계 등이 주요 관심이 될 수 있다.

마지막으로 공중보건정책은 안전한 양질의 의약품이 공급되고, 효율적이고 혁신적으로 질병을 치료하며 환자들에게 혁신형 의약품의 접근성을 어떻게 강화할 것인지에 초점이 맞추어져 있다.

이와 같은 제약정책의 최종 목표는 첫째는 소비자에게 안전하고 유효한 양질의 의약품을 제공하고, 둘째는 의약품 비용과 의약품의 가격을 통제하여 건강보험 재정의 균형을 조율하며, 마지막으로 경제 활용을 촉진하기 위한 산업을 육성하는 데 있다. 그런데 각 현안들은 이해관계자(stakeholder)에 따라 달리 해석되고 접근된다. 오리지널 의약품 제약기업과 제네릭의약품 제약기업, 건강서비스 제공자(병원)와 약국, 보험자와 환자 간의 이해에 따라서 충돌이 발생할 수밖에 없다. 따라서 제약정책은 균형을 고려해야 하고, 각 행위자들(actors)과 정책목표(policy objectives)를 합리적으로 합치(governance)해야 한다. 즉 제약정책에 따라 시장의 영향을 받는 대상들은 복잡하게 연결되어 있고, 최선의 정책목표를 달성하기 위해서는 행위자와 이들의 정책목표를 어떻게 잘 조율할 것인가가 매우 중요하다.

1.2.1 약가정책

인구고령화, 만성질환의 증가가 빠르게 진행되면서 국내 의약품 시장은 양적, 질적으로 빠르게 성장해왔다. 그러나 의료수요의 폭발적인 증가는 건강보험의 재정 부담으로 이어지고 있다. 건강보험심사 평가원에 따르면(의약 뉴스, 2019. 06. 26) 약제비는 약가인하 조치에 따라 2009년 29.6%에서 10년 동안 4.4% 감소하여 17조

8,669억 원(2018년 기준)으로 건강보험 총 진료비 72조 5,711억 원의 24.6%를 차지하며 지속적으로 감소되어 왔으나 여전히 OECD 평균 20%보다 높은 상황이며 실제적인 건강보험 중의 약품비는 상승한 수치이다. 또한 이 중 65세 이상 노인 1인당 약제비가 40%에 해당한다.

이와 같이 한국의 고령화 사회에 따른 건강보험재정의 문제를 해결하고자 정부는 2006년 12월에 약가정책을 대대적으로 변경하였다. 기존의 네거티브 방식(negative list system)에서 탈피하여 선별등재방식(positive list system)으로 변경하여 신약 등 의약품의 보험급여 범위를 비용 대비 효과를 판단하는 경제성 평가와 함께 약가협상을 통하여 치료적, 경제적 가치가 우수한 의약품만을 선별하여 보험에 적용하였다.

의약품의 지출비용을 이해하기 위해서는 의약품 지출 메커니즘(mechanism)을 이해할 필요가 있다. 의약품의 지출비용은 의약품 가격과 의약품 소비량의 방정식으로 설명할 수 있다(그림 1.1 참조).

그러나 의료수요의 폭발적인 증가는 건강보험의 재정부담으로 이어지고 있다. 정

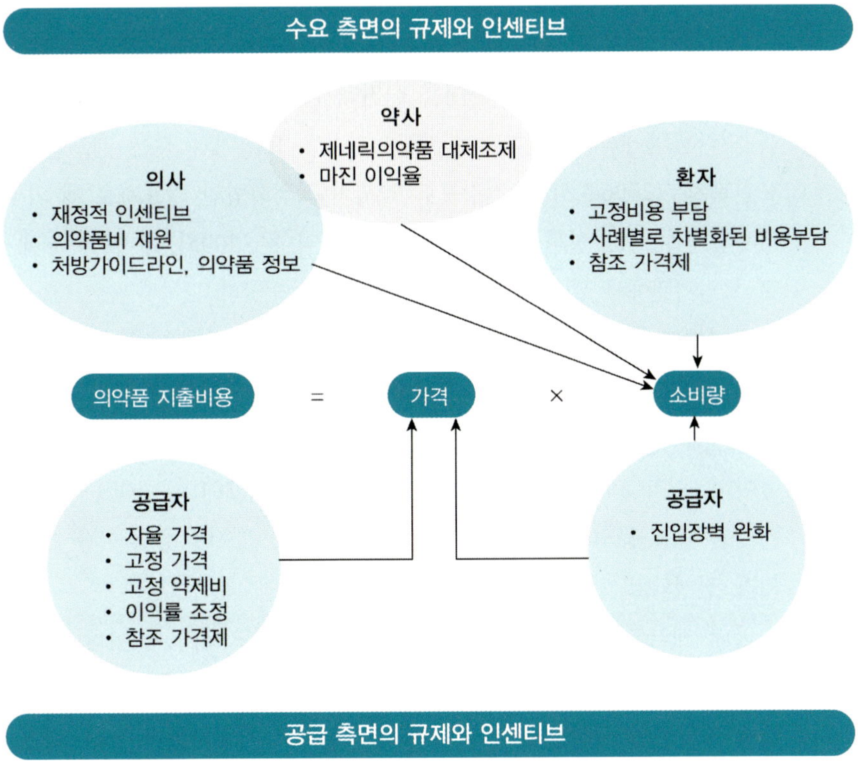

자료: Mrazek M.(2001)

그림 1.1 공급자와 수요자에 따른 의약품 지출비용 결정 방정식

부는 2006년 '약제비 적정화 방안'을 시작으로 본격적인 약가 규제 정책을 시행하고 있으며, 2011년 '약가제도 개편 및 제약산업 선진화 방안'을 마련하였고 2012년 4월부터 가장 큰 폭의 약가인하 정책을 시행하였다. 이로 인해 2012년 이후 국내 의약품 시장은 고령인구의 증가 등으로 의약품 수요는 증가하였지만 정부의 약가규제 등 보험약가의 감소로 이어져 최근까지 국내 의약품 시장의 성장은 다소 정체된 것으로 나타났다. 최근에는 2018년 발사르탄 원료의약품에서 불순물인 N-니트로소디메틸아민이 검출되는 사태를 발단으로 '제네릭(복제약) 의약품 약가제도 개편방안'(2019.3)을 마련하여 동일제제-동일가격 원칙 하에서 개발노력(책임성 강화 및 시간, 비용투자 등) 차등 가격 체계 운영을 통해 제약사에서 신약개발 동력을 계속 확보할 수 있도록 하였다.

1.2.2 의약품 유통정책

의약품 시장에 주요하게 영향을 미칠 수 있는 제약정책 중의 하나는 의약품 유통정책이다. 2010년에 시행된 시장형 실거래가 상환제도와 쌍벌제 제도는 의약품 유통정책 중 의약품 시장에 가장 많은 영향을 미치고 있다.

실거래가 상환제도는 건강보험 재정의 안정화와 거래 관행의 투명화를 위해 요양기관(병원 등)에서 의약품 구매를 실거래가로 신고하게 되면 신고된 실거래 가격만큼 의약품의 가격을 인하하는 제도이다. 그러나 이와 같은 제도의 취지와는 달리 보건복지부(2006.5.3)의 '건강보험 약제비 적정화방안 발표자료'에 의하면 실거래가 사후관리를 통해 상환금액은 2004년에 38억 원, 2005년에 90억 원에 불과할 정도로 요양기관에서 실거래가를 신고할 유인책이 없었다.

이에 2010년 2월 보건복지부(의약품 거래 및 약가제도 투명화방안)는 그동안 실시해온 실거래가 상환제도를 개선하여 실구매한 의약품 가격의 차액 중 70%를 요양기관에 제공(incentive)함으로써 실거래가 상환제를 활성화하고 거래의 투명성을 높이며, 의약품의 가격거품을 제거하고자 하였다(2010년 10월 시행). 그러나 현재는 1원 낙찰 등의 부작용으로 시행이 중단되고 있으며 향후 이를 개선하기 위한 논의가 진행되고 있다.

국내 제약분야는 리베이트와의 싸움이라고 해도 과언이 아니다. 공정거래위원회 보도자료(2007.11)에 의하면 리베이트(부당판촉활동) 규모는 약 2조 1천억 원으로 전체 제약산업 시장 규모의 20%에 해당된다고 지적하였다. 이와 같은 리베이트 척결을 위한 노력으로는 2010년 4월 28일 국회 본회의를 통과한 쌍벌제 제도(2010년

11월 시행)가 있다. 약사 또는 한약사가 의약품 선택 등과 관련하여 부당한 경제적 이익을 제공받는 경우 '형법'이나 '독점규제 및 공정거래에 관한 법률'에 따라 처벌이 가능하나 '형법'상 배임수뢰죄는 약국개설자에게는 적용되지 않고, 수뢰죄는 공무원 신분이 아닌 자는 적용되지 않는다. '독점규제 및 공정거래에 관한 법률'상 불공정거래행위는 이익 제공의 강요가 입증되어야 처벌이 가능하기 때문에 의약품 채택 등과 관련하여 부당한 경제적 이익을 제공받는 것을 처벌하는 데 한계가 있었다.

쌍벌제는 의료법, 약사법, 의료기기법을 개정하여 판매촉진을 목적으로 금전, 물품, 편익, 노무, 향응 등을 리베이트로 규정하고 이를 수수한 의료인은 2년 이하의 징역이나 3,000만 원 이하의 벌금 또는 과징금 없이 1년 이내의 자격정지에 처하도록 하고, 리베이트로 받은 금품을 전액 추징하도록 강제하고 있다. 이처럼 의약품 유통선진화를 위해 지속적인 정부의 정책과 함께 산업의 투명성 제고를 위한 노력들이 진행되고 있다.

1.2.3 의약품 품질(허가)정책

식품의약품안전처는 의약품의 품질기준 강화를 위해 1994년 의약품 제조 및 품질관리기준(GMP, Good Manufacturing Practice)을 의무화하였으나 밸리데이션 제도 도입 등 국제기준에 부합하도록 개선이 요구되어 2007년부터 GMP 기준 선진화를 추진하여 2010년 1월에 완료하였다. GMP 기준 선진화는 단계적으로 제형별 관리체계를 품목별 관리체계로 전환하여 신약(2007.7) → 전문의약품(2008.7) → 일반의약품(2009.7) → 기타(2010.1) 순으로 진행하였고, 단계적으로 밸리데이션을 의무화하여 신약 제조공정(2007.7) → 전문의약품 제조공정(2008.7) → 일반의약품 제조공정(2009.7) → 원료의약품 및 의약외품의 제조공정 순으로 진행되었다. 따라서 이와 같은 식약처의 노력은 의약품의 품질을 한층 강화하려는 것으로 볼 수 있다.

1.2.4 국제통상정책

세계 무역 규범이 다자간 협상인 WTO 체제에서 양자 간 협상인 FTA로 이동하면서 우리나라는 동시다발적으로 FTA를 체결하고 있다. 현재 한-칠레 FTA(2004.4.1 발효), 한-싱가포르 FTA(2006.3.2 발효), 한-EFTA FTA(2006.9.1 발효), 한-ASEAN FTA(2009.9.1 발효), 한-인도 CEPA(2010.1.1 발효)가 실행 중에 있으며, 지난 2007년 4월 한미 FTA가 타결되었다.

한미 FTA 협상 결과 중 제약분야에서 가장 큰 이슈는 허가특허연계 문제이다. 허가특허연계제도는 오리지널 의약품의 특허권을 강화해 줄 수 있는 제도 변화로

표 1.1 한미 FTA 중 지재권 주요 쟁점별 타결 분석

	연평균	1~5년 평균	6~10년 평균	누적(10년)
지재권 강화	746~1,531	432~858	1,061~2,204	7,461~15,307
허가-특허연계	673~1,458	367~794	980~2,123	6,735~14,580
공개자료보호	73	64	81	726

자료: 한국보건산업진흥원 추정. 대외경제정책연구원외(2007.5)

정부는 한미 FTA 발효 시 제네릭의약품을 주로 생산하고 있는 국내 제약기업들의 피해액을 연간 약 1천억 원으로 추산하였다. 이는 허가특허연계 및 자료독점권 등 지재권 강화에 따라 제약산업에 있어서 제품의 시장 진입이 늦어져 기대매출 손실이 예상되고, 최초 제네릭의약품의 시장 진입이 늦어짐에 따라 향후 5년간 연평균 432억 원에서 858억 원의 기대매출 손실이 예상되고 있다(표 1.1 참조).

이에 따라 정부는 제약산업을 피해산업으로 인식하고, FTA에 따른 보완대책을 마련(제약산업 경쟁력 강화 방안, 2007년 6월)하여 향후 10년간 1조 원의 재원을 투입하여 제약산업의 경쟁력을 강화하는 한편, 국회는「제약산업 육성 및 지원에 대한 특별법(2011년 3월 공포, 2012년 3월 시행)」을 제정 및 시행하고 있다.

1.3 제약산업 현황

1.3.1 국내 현황

한국보건산업진흥원에 의하면 우리나라 제약산업의 총 생산액은 21조 1,054억 원(2018년 기준)으로 전년(20조 3,580억 원)에 비해 3.8% 증가하였다. 제약산업의 시장 규모(생산 - 수출 + 수입)는 23조 1,175억 원(2018년 기준)으로 전년 대비 4.8% 증가하였으며 2013~2017년 동안 연평균 3.4%로 시장 규모가 확대되고 있다(표 1.2 참조).

상위 약효군별 생산실적 순위는 2018년에 동맥경화용제가 1조 1,632억 원을 생산하였으며, 혈압강하제, 항생물질제제(주로 그람양성, 음성균에 작용하는 것), 소화성궤양용제, 해열진통제 등의 순이다(표 1.3 참조).

2012년 4월에 단행된 일괄약가 인하에 따라 새로운 약가제도 개편에 따른 전체 약품비 절감액은 약 1조 7천억 원(건보재정 1조 2천억, 본인부담 5천억)이다. 이를 보다 자세히 분석하면 신규 제네릭의약품의 등재가가 68% 인하되었고, 특허 만료

표 1.2 우리나라 제약산업 시장 규모 및 시장 동향 (단위: 억 원, %)

구분	2013	2014	2015	2016	2017	2018	전년대비 성장률	CAGR ('13~'17)
생산	163,761	164,194	169,696	188,061	203,580	211,054	3.8	5.6
수출	23,306	25,442	33,348	36,209	46,025	51,431	11.7	18.5
수입	52,789	54,952	56,016	65,404	63,077	71,552	13.4	4.6
무역수지	−29,483	−29,510	−22,268	−29,195	−17,052	−20,121	−18.0	12.8
시장 규모	193,244 (0.51)	193,704 (0.24)	192,364 (−0.69)	217,256 (12.94)	220,633 (1.55)	231,175 (4.80)	4.8	3.4

주: 1) 의약품의 범위는 완제, 마약, 한외마약, 향정정신성, 원료의약품
2) 의약품 수출입액은 한국은행 원/달러 연평균환율을 적용하여 계산함
자료: 식품의약안전처 보도자료, 한국제약협회(2019), 한국의약품수출입협회(2019), Facts & Survey Report

된 오리지널 의약품 가격도 동일하게 인하하였다. 이와 더불어 시장형 실거래가 시행(2010년 10월)과 쌍벌제 시행(2011년 11월) 등으로 2013년 총 약품비는 약 13조 2천억 원으로 전년 대비 1,669억 원이 증가되었지만 전체 진료비 중 약품비 비중은 26.1%로 전년(27.1%) 대비 1% 감소하였다. 특히 약품비 비중은 지속적인 감소세로 일괄 약가 인하 전(2010~2011년)인 29.1%에 비해 인하 후(2012~2018년)에 4.4% 감소한 24.6% 비중을 차지하고 있다(표 1.4 참조).

표 1.3 연도별 주요 완제의약품 약효군 생산실적 (단위: 억 원, %)

순위	분류번호	약효군	2015	2016	2017	2018	전년 대비 성장률	대표품목
1	214	동맥경화용제	9,512	11,632	12,350	14,482	17.3	플라빅스정 75mg
2	218	혈압강하제	10,163	10,078	11,284	12,487	7.2	아모잘탄정 5/50mg
3	618	주로 그람양성. 음성균에 작용하는 것	11,233	11,398	11,335	11,584	2.2	유한에로펜주사 0.5g
4	114	해열.진통.소염제	9,399	9,534	10,294	10,569	2.7	조인스정 200mg
5	232	소화성궤양용제	8,741	9,394	9,758	9,937	1.8	알비스정
6	119	기타중추신경용약	4,735	5,881	7,628	8,641	13.3	종근당글리아티딘연질캅슐
7	634	혈액용제제	5,539	5,517	6,366	7,021	10.3	아이비글로불린에스엔 주 5%
8	219	기타 순환계용약	5,966	6,423	7,321	6,980	−4.7	아주베셀듀에프연질캡슐
9	399	따로 분류되지 않는 대사성 의약품	4,862	5,086	5,317	6,228	3.4	이모튼캡슐
10	631	백신류	3,958	5,001	4,270	4,600	7.7	-
완제의약품 생산액			146,228	160,144	172,104	181,667	5.6	

주: 제조구분별 의약품 등 생산실적에서 완제의약품 실적을 바탕으로 함
자료: 한국제약협회(2019), 2019 제약산업 DATABOOK통계보고서

표 1.4 우리나라 진료비 및 약품비 청구 현황 (단위: 억 원)

구분	2010	2011	2012	2013	2014	2015	2016	2017	2018
진료비	436,570	460,760	482,349	507,426	507,740	539,065	601,314	646,111	725,711
약품비	127,694	134,290	130,744	132,413	134,491	140,986	154,287	162,098	178,669
약품비 비중(%)	29.3	29.2	27.1	26.1	26.5	26.2	25.7	25.1	24.6

주: 2014년부터는 행위별수가 부분만 산출(정액수가인 요양병원정액 포괄수가 제외)
자료: 건강보험심사평가원

2018년 완제의약품 생산실적을 일반의약품과 전문의약품으로 나누어 보면 전문의약품의 품목은 14,203개로 15조 5,852억 원을 생산하여 전년(13,639개, 14조 5,949억 원) 대비 품목수는 510개 늘어났고 생산액은 6.4% 증가하였다. 전문의약품의 비중은 2012년 이후 83%대의 비중을 유지하면서 2018년에 84.0%이었다(표 1.5 참조).

한국보건산업진흥원에 따르면 우리나라의 의약품 교역량(수출+수입)은 해마다 증가하고 있다. 5년간(2013~2017년) 수출과 수입은 각각 연평균 17.3%와 4.2% 증가하여 수출이 수입보다 빠르게 증가하고 있으나 수입이 수출보다 2배 이상 높아 무역수지 적자는 여전히 지속되고 있다. 이는 오리지널 의약품을 주로 다국적 제약기업이 외국에서 생산하여 판매하고 있고, 이를 국내에 수입함에 따른 것으로 파악된다(표 1.6 참조).

국내 제약산업은 지속적 R&D 투자 확대에 따라 수출규모 확대 및 일자리 창출까지 연결되는 선순환 구조의 안정적인 성장의 경향을 보이면서 수출이 증가된 것으로 나타났다. 2019년 의약품 수출액은 전년대비 22% 증가한 59억 달러로 전망되고 있다. 이는 국내 바이오시밀러의 미 FDA.EMA 승인(허쥬마 -18. 02, 호주

표 1.5 연도별 일반/전문의약품 생산실적 (단위: 개, 십억 원, %)

구분		2012	2013	2014	2015	2016	2017	2018
일반의약품	생산액(A)	22,974	23,717	24,130	24,342	26,743	29,562	29,586
	품목수	5,957	5,841	6,075	5,624	5,477	5,652	5,336
	생산액 증가율		3.1	1.7	0.9	9.0	9.5	0.08
	비중	16.7	16.8	16.9	16.4	16.4	16.8	16.0
전문의약품	생산액(B)	114,526	117,608	118,675	124,218	136,581	145,949	155,852
	품목수	9,860	10,781	12,282	12,283	13,069	13,639	14,203
	생산액 증가율		2.6	0.9	4.5	9.1	6.5	6.4
	비중	83.3	83.2	83.1	83.6	83.6	83.2	84.0

주: 완제의약품에만 한정하며 마약류는 제외
자료: 한국제약협회(2019), 한국보건산업진흥원(제약산업 분석보고서, 2017) 재가공

표 1.6 연도별 의약품(원료/완제) 수출, 수입 현황 (단위: 백만 달러, %)

구분		2013	2014	2015	2016	2017	2018	전년대비 성장률	CAGR ('13~'17)
수출	원료의약품	1,110	1,170	1,274	1,399	1,465	1,580	7.8	7.4
	완제의약품	1,018	1,234	1,666	1,711	2,600	3,086	18.7	26.4
	합계	2,128	2,403	2,940	3,111	4,065	4,666	14.8	17.3
수입	원료의약품	1,808	1,703	1,683	1,759	1,809	2,029	12.2	1.6
	완제의약품	3,013	3,392	3,147	3,744	3,739	4,441	18.8	5.5
	합계	4,820	5,095	4,830	5,503	5,547	6,470	16.6	4.2

자료: 한국의약품수출입협회, Facts & Survey Report, 각 연도
의학신문(2018. 6. 28), 2019 제약산업 DATA BOOK

18. 08, 미 FDA 18.12/트룩시마-미 FDA, 18.11 및 선진국의 바이오시밀러 장려 정책(미국- Biosimilar Action Plan(BAP), 18.07 / 영국, 독일- Prescription quota, discount contract), 중국- 13차 5개년 바이오산업발전규칙(2017): 2020년 바이오산업 10조 위안 시장 규모 확대 계획)에 따른 것으로 파악되고 있다.

1.3.2 해외 현황

세계 제약시장은 경제성장 · 고령화 등으로 지난 5년간(2013 ~ 2017년) 연평균 6.2% 성장하여 2017년 1조 1,351억 달러의 규모로 나타났다(표 1.7 참조). 지역별 의약품 시장 규모는 미국의 시장점유율이 가장 높았고(4,666억 달러, 45.1%), 유럽 5개국(1,504억 달러, 13.6%)과 중국(977억 달러, 9.9%), 일본(941억 달러, 9.5%) 등의 순으로 비중이 높았다. IMS Health에 의하면 향후 5년간(2018 ~ 2022년) 세계 제약시장의 성장률은 3 ~ 6%가 될 것으로 예상되며, 2022년에 이르러서는 현재보다 2,800 ~ 3,100억 달러 증가한 1조 4,150억 ~ 1조 4,450억 달러에 달할 것으로 전망된다.

표 1.7 연도별 세계 의약품 시장 규모 (단위: 십억 달러, %)

구분	2010	2011	2012	2013	2014	2015	2016	2017	2018
세계시장(불변가격)	815.0	849.3	866.3	909.9	983.0	1,052.9	1,1042.	1,135.1	1,204.8
전년 대비 성장률	5.5	4.3	2.0	5.0	8.0	7.1	4.9	2.7	2.54

주: 1) 불변가격(Constant US dollar) 기준
2) 시장규모는 처방의약품(제네릭, 오리지널) 및 일반의약품(OTC)의 병원, 소매약국 및 기타 채널을 통해 발생하는 매출의 합계로 정의되며, 시장 가치는 표시가격, 세금 등을 포함한 최종 소비자 가격 기준임

자료: BMI Research(2017.12), 한국보건산업진흥원(제약산업 분석보고서, 2017) 재인용, KHISS 보건산업통계 의약품산업 세계시장 규모, IMS Health Market Prognosis, IMS Health

표 1.8 지역별 세계 의약품 시장 규모(2017) (단위: 십억 달러, %)

구분	2017	비중	CAGR ('12~'16)	2022(E)	CAGR ('18~'22)
세계 시장(합계)	1,135.1	100	6.2	1,415~1,445	3~6
선진국(Developed country)	753.2	66.4	5.8	915~945	2~5
미국	466.6	45.1	7.3	585~615	4~7
EU 5	154.4	13.6	4.4	170~200	1~4
일본	84.8	7.5	2.0	85~89	(−3)~0
캐나다	20.7	1.8	3.9	23~27	1~4
한국	13.7	1.2	4.5	15~19	3~6
호주	13.4	1.2	4.7	12~16	1~4
신흥국(Pharmerging)	269.6	23.8	10.3	345~347	6~9

주: 1) (E)는 예상치
2) EU 5개국: 독일, 프랑스, 이탈리아, 영국, 스페인

자료: 2018 and Beyond : Outlook and turning points, 제약산업 육성 · 지원시행계획 (보건복지부, 2019) 재인용

미국, EU 5개국, 일본, 캐나다, 한국 등 선진국의 제약시장 규모는 7,532억 달러로 전체 시장의 66.4%를 차지하고, 중국, 브라질, 러시아 등 신흥국(Pharmerging)의 시장은 2,696억 달러로 23.8%의 비중을 보였다. 과거 5년간 미국, 일본 등 주요 선진국의 성장률은 전체 성장률 밑으로 저성장 기조를 유지하거나 마이너스 성장을 기록한 반면, 중국(19.0%), 브라질(15.2%), 인도(14.9%) 등 신흥제약 국가들은 최근 5년간 10% 이상 높은 성장을 이어나가면서 향후 5년간 연평균 6~9% 성장을 전망하고 있다. 이는 신흥국들이 경제성장 및 소득 수준의 향상에 따라 전 국민 대상으로 의료 접근성이 확대되고 인구 고령화 등에 따라 의약품 시장이 성장하였기 때문이다. 선진국은 의료기술 발달에 따른 진단 및 만성질환 치료의 증가, 인구고령화 등이 의약품 소비를 촉진시킬 것으로 예상된다(표 1.8 참조).

IMS Health에 의하면 2018년 전 세계 제약기업 중 매출 1위는 미국의 Pfiza가 차지하였으며 매출은 453억 4,500만 달러를 기록하였다. 이어서 스위스의 Novartis와 Roche가 각각 418억 7,500만 달러, 417억 3,200만 달러의 매출을 기록하여 2, 3위를 기록하였다. 상위 20위권 내의 기업은 미국이 10개로 가장 많고, 다음으로 유럽국가 7개, 일본, 이스라엘 및 아일랜드 각각 1개인 것으로 보고되고 있다(표 1.9 참조).

2024년에는 Pfiza가 전문의약품 시장 1위를 차지할 것으로 보이며 Novartis와 Roche가 연평균 성장률 2.3, 0.8%로 그 뒤를 이을 것으로 보인다(그림 1.2 참조).

경제적인 발전과 삶의 질 향상 및 인구 고령화에 따라 세계 시장에서의 의약품

표 1.9 세계 상위 20개 제약기업 현황(2018)

(단위: 백만 달러, %)

RANK	기업명	국가	2015	2016	2018	전년대비 성장률
1	Pfizer	미국	45,456	49,417	45,345	8.7(-6.7)
2	Novartis	스위스	43,415	42,706	41,875	-1.6(-6.8)
3	Roche	스위스	38,791	39,693	41,732	2.3(-1.7)
4	Merck & Co	미국	36,171	35,151	35,370	-2.8(-1.8)
5	Johnson & Johnson	미국	31,430	33,464	34,397	6.5(-2.7)
6	Sanofi	프랑스	38,335	33,767	34,078	-11.9(-9.0)
7	GlaxoSmithKline	영국	27,269	27,961	28,668	2.5(-11.4)
8	Abbie	미국	22,859	25,638	27,743	12.2(11.8)
9	Gilead Sciences	미국	32,151	29,953	25,562	-6.8(29.2)
10	Amgen	미국	20,944	21,892	21,795	4.5(8.4)
11	AstraZeneca	영국	23,461	21,319	19,782	-9.8(-9.4)
12	Bristol-Myers SQB.	미국	14,045	17,702	19,258	26.0(-11.5)
13	Eli Lilly	미국	15,969.6	18,064	18,532	13.1(-3.1)
14	Teva Pharmaceutical Indutries	이스라엘	19,652	21,903	18,261	11.5(-3.1)
15	Bayer	미국	15,243.5	18,166	17,544	19.1(-4.7)
16	Novo Nordisk	덴마크	16,057	16,610	16,971	3.4(4.2)
17	Allergen	미국	15,071	13,348	14,906	10.8(-21.0)
18	Shire	아일랜드			14,449	
19	Boehringer Ingelheim	독일	12,431	13,316	14,262	7.1(-11.2)
20	Takeda	일본	14,931	14,433	13,577	-3.3(-2.4)

주: 시장 규모(판매액)는 분기별 환율 적용, 처방의약품 및 일부 OTC 포함, 의약품 제조업 및 도소매업의 판매액

자료: Scrip 100, Pharma 50, Pharm Exec, 2018, 2019 제약산업 DATA BOOK

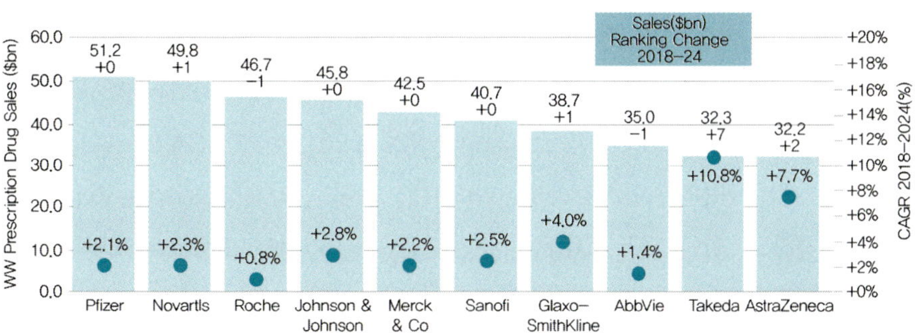

자료: 한국제약바이오협회정책보고서

그림 1.2 전 세계 제약사별 전문의약품 매출액 순위(2024년)

수요가 증가하는 가운데 신흥국을 중심으로 뚜렷한 성장을 이어가고 있다. 특히 상대적으로 고가의 의약품인 바이오의약품과 암, 다발성 경화증, 류머티즘 관절염 등 특수질환 치료제인 특수(Specialty) 의약품은 전 세계 의약품 시장에서 그 비중[MIDAS, 2012, 2002년 14%(563억 달러) → 2012년 23%(1,969억 달러)]이 높아지고 있다.

글로벌 신약개발은 새로운 블록버스터(blockbuster)보다는 희귀의약품 등 니치버스터(Niche-buster) 개발을 통해 기존의 소외계층 질환을 지원하기 위한 방향으로 흘러가고 있다. 예를 들어 미국 FDA는 Safety and Innovation Act(FDASIA)와 같은 제도를 통해 중증 또는 치명적인 질병을 치료하기 위해 예비단계 임상시험에서 기존 치료제에 비해 괄목할 만한 개선효과가 입증된 경우 '획기적 치료제 심사'에 따라 허가 절차를 진행하고 있다. 대표적인 사례로 로슈의 백혈병치료제(Gazyva), 얀센바이오텍의 혈액암치료제(Imbruvica), 얀센 파마슈티칼의 만성 C형 간염치료제(Olysio) 등이 정책지원과 연계되면서 새로운 대안으로 부상하고 있다.

2000년대에 글로벌 신약개발의 생산성 감소에 따른 대안으로 효율성을 재고하기 위해서 머크(MSD), J&J, 테바 등 주요 글로벌 제약사는 연구 인력의 감축(10~20%), 신약후보물질 탐색 및 임상시험의 아웃소싱 추진 등 개방형 혁신(Open Innovation) 기반의 새로운 신약개발 패러다임을 심화 발전시키고 있다.

이와 같은 노력의 대표적인 혁신 사례로 미국 Vertex는 단백질 삼차원 구조에 근거한 신약개발에 집중하여 메가블록버스터급 C형 간염치료제(Incivek)와 낭포성 섬유증치료제(Kalydeco) 개발의 성공으로 2012년에 약 15억 달러의 매출을 기록하였다. 스위스 바이오제약사 Actelion은 희귀질환 폐동맥 고혈압 치료제(Tracleer)를 출시하여 2007년에 약 9억 달러에서 2012년에 16억 달러의 매출을 달성하였으며 미국 제약사 Celgene은 초기 골수 이형성 증후군(niche oncology)에 집중하여 Thalomide를 출시하였고, 이를 성장동력으로 삼아 꾸준한 M&A를 통해 2012년 세계 31위 기업으로 급부상하였다.

또한 다른 글로벌 신약개발 혁신사례로는 정부 R&D와 다국적사 신약후보물질을 연계하여 영국 MRC-아스트라제네카(2011.12), 미국 NCATS-다국적 8개사(2012.5), 대만 NRPB-아스트라제네카(2013) 등이 신약재창출(Drug Reposition) 사업을 추진하고 있다. Eli Lilly는 분자진단 벤처기업인 PrimeraDx와 장기적인 협력(2012)을 하며, Abbott는 면역치료제 전문기업인 Reata와 신약개발 협력(2011.12)을 하는 등 다국적사와 벤처기업 간 전략적 제휴가 신약개발의 새로운 대안으로 부상하고 있다.

기존 제약기업의 대규모 인수합병(M&A) 사례로는 미국 악타비스의 아일랜드 워

너칠코트 인수(85억 달러), 미국 페리고의 아일랜드 대표기업 엘란 인수(86억 달러), 영국 샤이어의 미국 희귀질환전문기업 바이로파마사 인수(42억 달러) 등과 같이 파이프라인·판매망 확보 등의 목적으로 미들딜(Middle-deal) 확대가 이루어지고 있다.

일본은 세계 제약시장 선두 진출을 위한 '의약품산업비전 2013'을 발표(2013.6)하면서 일본판 NIH 설립을 통하여 연구 예산의 일체적인 운영시스템을 개선하고, 신속한 심사와 신약개발의 혁신성을 인정하여 약가에 반영하는 동시에 기업의 자발적인 R&D 투자 유도를 위해 R&D 투자에 대한 세제감면 혜택을 현행 20% 수준에서 30%로 상향하는 등 전 일본(All Japan) 차원의 신약개발 지원체계를 강화하고 있다. 중국은 '건강서비스산업 발전 촉진에 관한 의견(2013.10)'을 통해 해외자본 유치 촉진과 국가주도의 연구개발 지원을 확대하고 있다. 중국 정부는 자국기업 주도 성장전략으로 전환하면서 중국에 진출한 다국적기업에 대한 투자유치를 보다 엄격한 기조로 전환하고 있다.

1.4 우리나라 제약산업 발전사와 향후 비전

우리나라의 제약산업은 1897년 동화약방(현 동화약품) 설립을 기준으로 약 120년의 역사를 가지고 있다. 1970 ~ 1980년대는 제4차 경제개발 5개년 계획 사업과 연계하여 GMP 기준 제정(1977년), 의무화(1994년), 밸리데이션(2008년) 등 엄격한 의약품 품질관리 및 생산을 하기 위한 노력이 기울여졌다. 또한 국제화·개방화 및 원료의약품 육성정책(1970년대)을 통하여 국내개발 원료의약품에 대해 3년 이상 동종 원료 수입금지 조치로 국내 의약품 시장의 성장(1970년 16억 원 → 1979년 541억 원)을 견인하였고, 전 국민의료보험제도 시행에 따라 제약산업의 성장이 가속화되었다. 또한 비임상시험관리기준(KGLP, 1986년), 임상시험관리기준(KGCP, 1987년) 등 신약개발 제도 마련을 통하여 신약개발 풍토를 조성하였고, 1987년에는 의약품에 대한 물질특허제도가 도입되었다.

1990년대는 정부의 신약개발 연구에 대한 지원이 시작(1992년)되었고 GMP 제도의 의무화(1994년)가 이루어졌다. 2000년대에 오면서 의약분업 시행 후 전문의약품의 비중이 확대(2000년 6조 6,173억 원 → 2001년 7조 1,429억 원, 9.6% 증가)되었으며, 팩티브(Factive, LG 생명과학, 퀴놀논계 항생제)가 세계에서 10번째로 미국 FDA에서 신약에 대한 허가를 취득하였다. 최근 개량신약 에소메졸(한미약품)이

표 1.10 국내개발 신약허가 현황(2019년 기준)

연번	제품명	회사명	주성분	효능 · 효과	허가일자
29	케이캡정	CJ헬스케어	테고프라잔	위식도역류질환 치료재	18.07.05
28	베시보정	일동제약(주)	베시포비르디피북실말레산염	B형 간염치료제	17.05.15
27	올리타정	한미약품(주)	올무티납염산염일수화물	항암치료제(폐)	16.05.13
26	슈가논정	동아에스티(주)	에보글립탄타르타르산염	당뇨병치료제	15.10.12
25	시벡스트로주	동아에스티(주)	테디졸리드포스페이트	항균제(항생제)	15.04.17 미국 FDA 허가
24	시벡스트로정	동아에스티(주)	테디졸리드포스페이트	항균제(항생제)	15.04.17 미국 FDA 허가
23	자보란테정	동화약품(주)	플마콕시브	자보플록사신 D-아스파르트산염	15.03.20
22	아셀렉스캡슐	크리스탈지노믹스(주)	플마콕시브	골관절염치료제	15.02.05
21	리아백스주	(주)카엘젬백스	테르토모타이드염산염	항암제(췌장암)	14.09.15
20	듀비에정	(주)종근당	로베글리타존 황산염	당뇨병치료제	13.07.04
19	제미글로정	(주)LG생명과학	제미글립틴타르타르산염 1.5수화물	당뇨병치료제	12.06.27
18	슈펙트캡슐	일양약품(주)	라도티닙염산염	항암제(백혈병)	12.01.05
17	제피드정	JW중외제약(주)	아바나필	발기부전치료제	11.08.17
16	피라맥스정	신풍제약(주)	피로나리딘인산염, 알테수네이트	말라리아치료제	11.08.27
15	카나브정	보령제약(주)	피마살탄칼륨삼수화물	고혈압치료제	10.09.09
14	놀텍정	일양약품(주)	일라프라졸	항궤양제	08.10.28
13	엠빅스정	SK케미칼(주)	미로데나필염산염	발기부전치료제	07.07.18
12	펠루비정	대림제약(주)	펠루비프로펜	골관절염치료제	07.04.20
11	레보비르캡슐	부광약품(주)	클레부딘	만성B형 간염치료제	06.11.13 (01.06.13)
10	자이데나정	동아제약(주)	유데나필	발기부전치료제	05.11.29
9	레바넥스정	(주)유한양행	레바프라잔	십이지장궤양치료제	05.09.15
8	캄토벨정	(주)종근당	벨로테칸	항암제	09.10.22
7	슈도박신주	CJ제일제당(주)	건조정제슈도모도나스백신	녹농균 감염 예방 항암제	2010년에 다시 취소됨
6	아피톡신주	구주제약(주)	건조밀봉독	골관절염의 통증개선	03.05.03 (99.11.29)
5	팩티브정	(주)LG생명과학	메탄설폰산제미플록사신	항생제	02.12.27 미국 FDA 허가 (03.04.04)
4	큐록신정	JW중외제약(주)	발로플록사신	항균제(항생제)	01.12.17 (93.05.26)
3	밀리칸주	동화약품공업(주)	질산홀뮴-166	항암제(간암)	01.07.06 (97.05.28)
2	이지에프외용액	(주)대웅제약	인간상피세포성장인자	당뇨성 족부 궤양치료제	01.05.30 (97.03.04)
1	선플라주	SK케미칼(주)	헵타플라틴	항암제(위암)	99.07.05 (93.07.20)

미국 FDA 허가(2013.8)를 받았고, 바이오시밀러인 램시마(셀트리온)가 유럽 EMA의 허가(2013.8)를 획득하는 등 글로벌 신약이 성과와 연결될 수 있는 잠재력이 높아지고 있다. 2019년 현재 29개의 국내개발 신약이 식품의약품안전처에 의해 허가를 받았다(표 1.10 참조).

정부에서는 한미 FTA 등 다양한 환경변화의 위기에 직면한 제약산업의 중요성을 인식하고 2008년 11월 '제약산업 육성 및 지원에 관한 특별법안(약칭 제약산업육성법)'이 제안되었고, 2011년 3월 국회 본회에서 통과되었다. 법률의 주요내용은 혁신형 제약기업을 인증하여 산업의 성공모델을 만들고, 제약산업의 전체 발전을 도모하기 위해 5개년 종합계획을 수립하며 이를 매년 점검할 수 있는 내용이다. 이와 같은 제약산업육성법을 바탕으로 2012년 6월 혁신형 제약기업 43개를 인증하면서 「제약산업 비전과 전략」을 제시하였다. 2013년 7월에는 「제약산업 5개년 종합계획」을 수립하여 국내개발 신약의 글로벌 시장 출시, 해외기술이전 확대 등 글로벌 제약시장 점유율 확대를 통한 고부가가치를 창출하는 등 여러 가지 성과를 이룩한

표 1.11 국내 개발 의약품의 국내외 허가 취득 현황

회사명	제품명	대조약 (제조사)	효능	국내 허가	국외허가	
					EMA	FDA
동아에스티(주)	시벡스트로	신약	목사졸리논 계열 항생제	15.04.17	15.03	14.06
㈜대웅제약	메로페넴	메렘 (아스라제네카)	카바페넴 계열 항생제	10.04.14	–	15.12
㈜셀트리온	램시마주*	레미케이드 (존슨앤존슨)	류마티스관절염 궤양성 대장염 등	12.07.20	13.08	16.04
	트록시마*	리툭산 (로슈)	류마티스관절염 만성림프구백혈병 비호지킨림프종	16.11.16	17.02	18.11
㈜셀트리온	베네팔리(EU)* 브렌시스(韓)	엔브렐 (암젠)	류마티스관절염 건선 등	15.09.07	16.01	–
	플릭시비니(EU)* 렌플렉시스(美)	레미케이드 (존슨앤존슨)	류마티스관절염 궤양성 대장염 등	15.12.04	16.05	17.04
	임랄디(EU)* 하드리아(韓)	휴미라 (애브비)	류마티스관절염, 크론병, 염증성 장질환 등	17.09.20	17.08	–
	루수두나*	란투스 (사노피)	당뇨병	–	17.01	–
	온두르잔트(EU)* 삼페넷(韓)	허셉틴 (로슈)	유방암	17.11.09	17.11	–
㈜SK케미칼	앱스틸라	바이오신약	혈우병 치료제	–	17.01	16.05

제품명의 (*) 표시는 바이오시밀러
자료: 한국보건산업진흥원

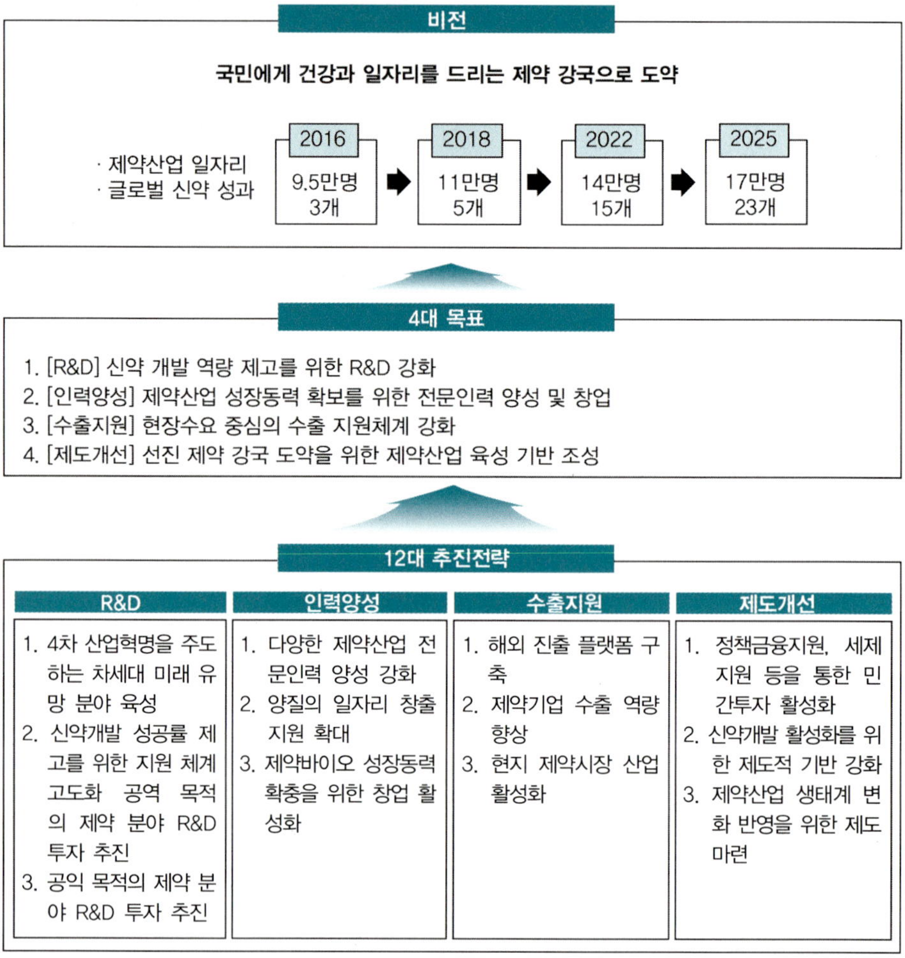

* 자료: 보건복지부 2차 제약산업 육성 · 지원 5개년 종합계획(2017)

그림 1.3 국내 제약산업의 비전과 목표

바 있다(표 1.11 참조).

제약산업 발전기반 조성 및 국제 경쟁력 강화를 위한 주요시책으로 2017년 12월 「제2차 제약산업 육성 · 지원 5개년 종합계획을 수립하여 제시하였으며 2019년 현재 4,779억 원을 투입하여 육성 · 지원하고 있다(그림 1.3 참조).

참고문헌

- 2019 제약산업 DATA BOOK
- 한국보건산업진흥원, 2018 헬스케어 이노베이션 포럼, 보건산업 주요 이슈 및 전망, 2018.11
- 2020 국내 보건산업 수출 전망, 보건산업브리프, Vol. 278
- 제약산업 육성 및 지원에 관한 특별법, 국회, 2011.
- 2017 제약산업분석보고서, 한국보건산업진흥원
- IMS Health, IMS Market Prognosis, September, 2017.
- Facts & Survey Report, 한국의약품수출입협회, 2017.
- 제약산업 5개년 종합계획, 보건복지부, 2019.
- Mrazek M.(2001). *The impact of different regulatory frameworks on the post-patent pharmaceutical market of the United Kingdom, United States and Germany*, 1990 to 1997 [dissertation]. London: London School of Economics and Political Science.
- 정윤택 외(2010), '제약산업의 구조선진화를 통한 산업발전방안 연구', 보건복지부.

2장

의약품 관련 법령과 약전

약사관계법령에는 여러 가지 법률이 포함된다고 볼 수 있다. 약사법과 하위법령인 약사법 시행령이 있고 약사법 시행규칙이 있다. 약사법에서 정하는 내용을 하위법령에서 구체적으로 설명하고 있으며, 상세 절차 등을 기술하고 있다. 또한 국민에게 알리는 형식의 고시제도가 있으며, 정부부서 내의 훈령과 더불어 예규도 있다. 약사관계법령은 마약법, 화장품법, 식품위생법 건강기능식품법, 의료기기법, 특허법 등을 포함하는 광범위한 의미로 해석될 수 있다. 고시는 보통 정부에서 발표하는 신문형식인 관보를 통하여 이루어졌으나 통신기술의 발달로 대중매체를 통해서도 공포하는 형식을 이용하기도 한다.

한편 대한약전은 약에 대한 법전으로 통칙, 제제총칙, 의약품각조 1부, 의약품각조 2부, 일반시험법, 시약 · 시액에 대한 내용이 첨부되어 있다. 대한약전은 제1부와 제2부로 하되, 제1부는 주로 빈번히 사용되는 원약인 의약품과 기초적제제를 수재하고, 제2부는 생약, 생물학제제, 제1부에 수재되지 않은 혼합제제, 제제첨가물 및 의약외품이 수재되어 있다.

2.1 약사법

약사법은 지속적으로 재개정되고 있으며, 이를 통하여 약의 취급에 적정을 기하려 하고 있다. 2020년 10월 8일 시행된 최근의 약사법은 크게 아래의 표와 같이 구성이 재개정되었다. 이 중 제약공학과 긴밀하게 관련된 부분에 대하여 설명하고자 한다.

제1장 총칙: 제1조(목적), 제2조(정의)
제2장 약사 및 한약사
제3장 약사(藥事) 심의위원회
제4장 약국과 조제
제5장 의약품등의 제조 및 수입 등
제6장 의약품등의 취급
제7장 감독
제8장 보칙
제9장 벌칙
그 외 부칙

제1조(목적) 이 법은 약사(藥事)에 관한 일들이 원활하게 이루어질 수 있도록 필요한 사항을 규정하여 국민보건 향상에 기여하는 것을 목적으로 한다.

제2조(정의) 이 법에서 사용하는 용어의 뜻은 다음과 같다.

1. "약사(藥事)"란 의약품 · 의약외품의 제조 · 조제 · 감정(鑑定) · 보관 · 수입 · 판매[수여(授與)를 포함한다. 이하 같다]와 그 밖의 약학 기술에 관련된 사항을 말한다.
2. "약사(藥師)"란 한약에 관한 사항 외의 약사(藥事)에 관한 업무(한약제제에 관한 사항을 포함한다)를 담당하는 자로서, "한약사"란 한약과 한약제제에 관한 약사(藥事)업무를 담당하는 자로서 각각 보건복지부장관의 면허를 받은 자를 말한다.
3. "약국"이란 약사나 한약사가 수여할 목적으로 의약품 조제 업무[약국제제(藥局製劑)를 포함한다]를 하는 장소(그 개설자가 의약품 판매업을 겸하는 경우에는 그 판매업에 필요한 장소를 포함한다)를 말한다. 다만, 의료기관의 조제실은 예외로 한다.
4. "의약품"이란 다음 각 목의 어느 하나에 해당하는 물품을 말한다.

가. 대한민국약전(大韓民國藥典)에 실린 물품 중 의약외품이 아닌 것

나. 사람이나 동물의 질병을 진단 · 치료 · 경감 · 처치 또는 예방할 목적으로 사용하는 물품 중 기구 · 기계 또는 장치가 아닌 것

다. 사람이나 동물의 구조와 기능에 약리학적(藥理學的) 영향을 줄 목적으로 사용하는 물품 중 기구 · 기계 또는 장치가 아닌 것

5. "한약"이란 동물 · 식물 또는 광물에서 채취된 것으로 주로 원형대로 건조 · 절단 또는 정제된 생약(生藥)을 말한다.
6. "한약제제(韓藥製劑)"란 한약을 한방원리에 따라 배합하여 제조한 의약품을 말한다.
7. "의약외품(醫藥外品)"이란 다음 각 목의 어느 하나에 해당하는 물품(제4호나목 또는 다목에 따른 목적으로 사용되는 물품은 제외한다)으로서 식품의약품안전처장이 지정하는 것을 말한다.

가. 사람이나 동물의 질병을 치료 · 경감(輕減) · 처치 또는 예방할 목적으로 사용되는 섬유 · 고무제품 또는 이와 유사한 것

나. 인체에 대한 작용이 약하거나 인체에 직접 작용하지 아니하며, 기구 또는 기계가 아닌 것과 이와 유사한 것

다. 감염병 예방을 위하여 살균 · 살충 및 이와 유사한 용도로 사용되는 제제

8. "신약"이란 화학구조나 본질 조성이 전혀 새로운 신물질의약품 또는 신물질을 유효성분으로 함유한 복합제제의약품으로서 식품의약품안전처장이 지정하는 의

약품을 말한다.

9. "일반의약품"이란 다음 각 목의 어느 하나에 해당하는 것으로서 보건복지부장관과 협의하여 식품의약품안전처장이 정하여 고시하는 기준에 해당하는 의약품을 말한다.

가. 오용·남용될 우려가 적고, 의사나 치과의사의 처방 없이 사용하더라도 안전성 및 유효성을 기대할 수 있는 의약품

나. 질병 치료를 위하여 의사나 치과의사의 전문지식이 없어도 사용할 수 있는 의약품

다. 의약품의 제형(劑型)과 약리작용상 인체에 미치는 부작용이 비교적 적은 의약품

10. "전문의약품"이란 일반의약품이 아닌 의약품을 말한다.

11. "조제"란 일정한 처방에 따라서 두 가지 이상의 의약품을 배합하거나 한 가지 의약품을 그대로 일정한 분량으로 나누어서 특정한 용법에 따라 특정인의 특정된 질병을 치료하거나 예방하는 등의 목적으로 사용하도록 약제를 만드는 것을 말한다.

12. "복약지도(服藥指導)"란 다음 각 목의 어느 하나에 해당하는 것을 말한다.

가. 의약품의 명칭, 용법·용량, 효능·효과, 저장 방법, 부작용, 상호작용이나 성상(性狀) 등의 정보를 제공하는 것

나. 일반의약품을 판매할 때 진단적 판단을 하지 아니하고 구매자가 필요한 의약품을 선택할 수 있도록 도와주는 것

13. "안전용기·포장"이란 5세 미만 어린이가 열기 어렵게 설계·고안된 용기나 포장을 말한다.

14. "위탁제조판매업"이란 제조시설을 갖추지 아니하고 식품의약품안전처장으로부터 제조판매품목허가를 받은 의약품을 의약품제조업자에게 위탁하여 제조판매하는 영업을 말한다.

15. "임상시험"이란 의약품등의 안전성과 유효성을 증명하기 위하여 사람을 대상으로 해당 약물의 약동(藥動)·약력(藥力)·약리·임상적 효과를 확인하고 이상반응을 조사하는 시험을 말한다. 다만, 「첨단재생의료 및 첨단바이오의약품 안전 및 지원에 관한 법률」 제2조제3호에 따른 첨단재생의료 임상연구는 제외한다.

16. "비임상시험"이란 사람의 건강에 영향을 미치는 시험물질의 성질이나 안전성에 관한 각종 자료를 얻기 위하여 실험실과 같은 조건에서 동물·식물·미생물과 물리적·화학적 매체 또는 이들의 구성성분으로 이루어진 것을 사용하여 실시하는 시험을 말한다.

17. “생물학적 동등성시험”이란 임상시험 중 생물학적 동등성을 입증하기 위한 생체시험으로서 동일 주성분을 함유한 두 제제의 생체이용률이 통계학적으로 동등하다는 것을 보여주는 시험을 말한다.

18. “희귀의약품”이란 제4호에 따른 의약품 중 다음 각 목의 어느 하나에 해당하는 의약품으로서 식품의약품안전처장의 지정을 받은 의약품을 말한다.

가. 「희귀질환관리법」 제2조제1호에 따른 희귀질환을 진단하거나 치료하기 위한 목적으로 사용되는 의약품

나. 적용 대상이 드문 의약품으로서 대체 가능한 의약품이 없거나 대체 가능한 의약품보다 현저히 안전성 또는 유효성이 개선된 의약품

19. “국가필수의약품”이란 질병 관리, 방사능 방재 등 보건의료상 필수적이나 시장기능만으로는 안정적 공급이 어려운 의약품으로서 보건복지부장관과 식품의약품안전처장이 관계 중앙행정기관의 장과 협의하여 지정하는 의약품을 말한다.

제18조 (중앙약사심의위원회) ① 보건복지부장관과 식품의약품안전처장의 자문에 응하게 하기 위하여 식품의약품안전처에 중앙약사심의위원회(이하 이 조에서 “위원회”라 한다)를 둔다.

② 위원회는 위원장 1명과 부위원장 2명을 포함한 100명 이내의 위원으로 구성한다. 이 경우 공무원이 아닌 위원이 전체 위원의 과반수가 되도록 하여야 한다.

③ 위원장은 식품의약품안전처차장이 되고, 부위원장은 보건복지부 및 식품의약품안전처의 고위공무원단에 속하는 공무원 각 1명으로 한다.

④ 위원은 약사 관계 공무원, 약사 관련 단체의 장이 추천하는 사람 또는 약사에 관한 학식과 경험이 풍부한 사람 중에서 식품의약품안전처장이 임명하거나 위촉하며, 보건복지부장관은 위원을 추천할 수 있다.

⑤ 위원의 임기는 2년으로 한다. 다만, 공무원인 위원의 임기는 해당 직(職)에 재직하는 기간으로 한다.

⑥ 그 밖에 위원회의 구성과 운영 등에 필요한 사항은 대통령령으로 정한다.

제31조 (제조업 허가 등) ① 의약품 제조를 업(業)으로 하려는 자는 대통령령으로 정하는 시설기준에 따라 필요한 시설을 갖추고 총리령으로 정하는 바에 따라 식품의약품안전처장의 허가를 받아야 한다.

② 제1항에 따른 제조업자가 그 제조(다른 제조업자에게 제조를 위탁하는 경우를 포함한다)한 의약품을 판매하려는 경우에는 총리령으로 정하는 바에 따라 품목별로

식품의약품안전처장의 제조판매품목허가(이하 "품목허가"라 한다)를 받거나 제조판매품목 신고(이하 "품목신고"라 한다)를 하여야 한다.

③ 제1항에 따른 제조업자 외의 자(제4호의 경우 제91조제1항에 따른 한국희귀 · 필수의약품센터만 해당한다)가 다음 각 호의 어느 하나에 해당하는 의약품을 제조업자에게 위탁제조하여 판매하려는 경우에는 총리령으로 정하는 바에 따라 식품의약품안전처장에게 위탁제조판매업신고를 하여야 하며, 품목별로 품목허가를 받아야 한다.

1. 제34조제1항에 따라 식품의약품안전처장으로부터 임상시험계획의 승인을 받아 임상시험(생물학적 동등성시험은 제외한다. 이하 이 항에서 같다)을 실시한 의약품
2. 제1호에 따른 임상시험 외에 외국에서 실시한 임상시험 중 총리령으로 정하는 임상시험을 실시한 의약품
3. 외국에서 판매되고 있는 의약품 중 국내 제조업자에게 제제기술을 이전한 의약품으로서 총리령으로 정하는 의약품
4. 제91조제1항에 따른 한국희귀 · 필수의약품센터에서 취급하는 같은 항 각 호에 따른 의약품

④ 의약외품의 제조를 업으로 하려는 자는 대통령령으로 정하는 시설기준에 따라 필요한 시설을 갖추고 식품의약품안전처장에게 제조업신고를 하여야 하며, 품목별로 품목허가를 받거나 품목신고를 하여야 한다.

⑤ 제2항 및 제3항에 따라 품목허가를 받거나 품목신고를 한 자(이하 "품목허가를 받은 자"라 한다)는 총리령으로 정하는 바에 따라 영업소를 설치할 수 있다.

⑥ 제1항부터 제4항까지의 규정에도 불구하고 제34조에 따른 임상시험용 의약품 등 총리령으로 정하는 의약품 또는 의약외품(이하 "의약품등"이라 한다)에 대하여는 제조업허가 또는 품목허가를 받지 아니하거나 품목신고를 하지 아니할 수 있다.

⑦ 제2항부터 제4항까지의 규정에도 불구하고 의약품등과 의료기기가 조합되어 있거나 복합 구성된 것으로서 주된 기능이 의료기기에 해당하여 「의료기기법」에 따라 허가를 받거나 신고한 제품 또는 품목은 제2항부터 제4항까지의 규정에 따라 품목허가를 받거나 품목신고를 한 것으로 본다.

⑧ 다음 각 호의 어느 하나에 해당하는 자는 의약품등의 제조업이나 위탁제조판매업에 대한 허가를 받거나 신고를 할 수 없다.

1. 제5조 각 호의 어느 하나에 해당하는 자
2. 제76조에 따라 제조업 허가가 취소되거나 위탁제조판매업소 또는 제조소(製造所)가 폐쇄된 날부터 1년이 지나지 아니한 자. 다만, 다음 각 목의 어느 하나에

해당하는 경우는 제외한다.

가. 제5조제1호 또는 제3호에 해당하여 취소 또는 폐쇄된 후 정신건강의학과 전문의가 약사(藥事)에 관한 업무를 담당하는 것이 적합하다고 인정한 경우

나. 제5조제2호에 해당하여 취소 또는 폐쇄된 후 가정법원의 성년후견·한정후견 종료의 심판을 받은 경우

3. 파산선고를 받고 복권되지 아니한 자

⑨ 제1항부터 제4항까지의 경우에 허가받은 사항 또는 신고한 사항 중 총리령으로 정하는 사항을 변경하려는 때에는 총리령으로 정하는 바에 따라 변경허가를 받거나 변경신고를 하여야 한다.

⑩ 제2항 및 제3항에 따라 허가를 받거나 신고하려는 품목이 신약 또는 식품의약품안전처장이 지정하는 의약품인 경우에는 안전성·유효성에 관한 다음 각 호의 자료를 총리령으로 정하는 바에 따라 제출하여야 한다. 다만, 제2호는 제31조의2에 따라 원료의약품을 등록한 경우는 제외한다.

1. 시험성적서와 그에 관한 자료
2. 원료의약품에 관한 자료
3. 관계 문헌
4. 그 밖에 필요한 자료

제31조의2 (원료의약품의 등록 등) ① 신약의 원료의약품 또는 식품의약품안전처장이 정하여 고시하는 원료의약품을 제조하여 판매하려는 자는 총리령으로 정하는 바에 따라 그 성분·명칭과 제조방법 등 총리령으로 정하는 사항을 식품의약품안전처장에게 등록할 수 있다.

② 식품의약품안전처장은 제1항에 따른 등록사항이 총리령으로 정하는 기준에 적합한지 여부를 검토하여 그 결과를 신청인에게 알리고, 그 내용을 원료의약품 등록대장에 기록하고 보관하여야 한다. 이 경우 해당 원료의약품의 성분 및 제조원 등 총리령으로 정하는 사항을 공고하여야 한다.

③ 제1항 및 제2항에 따라 등록된 사항 중 총리령으로 정하는 중요한 사항을 변경하려는 자는 식품의약품안전처장에게 변경등록을 하여야 한다. 다만, 그 밖의 사항을 변경하려는 자는 보고하여야 한다.

④ 제1항부터 제3항까지의 규정에 따라 등록된 원료의약품은 제31조제2항에 따른 품목허가를 받거나 품목신고를 한 것으로 본다.

⑤ 제1항부터 제3항까지에서 규정한 사항 외에 원료의약품의 등록·변경등록 또는 변경보고, 등록된 원료의약품의 공고 등에 필요한 사항은 총리령으로 정한다.

제31조의5 (의약품 품목허가 등의 갱신) ① 제31조제2항 및 제3항에 따른 의약품의 품목허가 및 품목신고의 유효기간은 5년으로 한다. 다만, 다음 각 호의 어느 하나에 해당하는 의약품은 유효기간을 적용하지 아니한다.

1. 원료의약품
2. 수출만을 목적으로 생산하는 수출용 의약품
3. 그 밖에 제1호 및 제2호에 준하는 의약품으로서 총리령으로 정하는 의약품

② 제1항에도 불구하고 제32조에 따른 재심사 대상 의약품에 대한 품목허가의 유효기간은 해당 의약품에 대한 재심사 기간이 끝난 후부터 적용한다.

③ 품목허가를 받은 자는 제1항 및 제2항에 따른 유효기간이 끝난 후에 계속하여 해당 의약품을 판매하려면 그 유효기간이 끝나기 전에 식품의약품안전처장에게 품목허가를 갱신받거나 품목신고를 갱신하여야 한다.

④ 식품의약품안전처장은 의약품의 안전성 또는 유효성에 중대한 문제가 있다고 인정하는 경우, 제3항에 따른 갱신에 필요한 자료를 제출하지 아니한 경우 등에는 해당 의약품에 대한 품목허가 또는 품목신고를 갱신하지 아니할 수 있다.

⑤ 품목허가를 받은 자는 제1항에 따른 유효기간 동안 제조되지 아니한 의약품에 대하여는 제3항에 따라 품목허가를 갱신받거나 품목신고를 갱신할 수 없다. 다만, 총리령으로 정하는 부득이한 사유로 제조되지 못한 의약품의 경우에는 그러하지 아니하다.

⑥ 제1항 및 제2항에 따른 유효기간의 산정방법과 제3항 및 제4항에 따른 품목허가 및 품목신고 갱신의 기준, 방법 및 절차 등에 관하여 필요한 사항은 총리령으로 정한다.

제32조 (신약 등의 재심사) ① 제31조제2항 및 제3항에 따라 품목허가를 받은 의약품 중 제31조제10항에 해당하는 의약품은 그 품목허가를 받은 날부터 품목에 따라 4년에서 6년이 지난 날부터 3개월 이내에 식품의약품안전처장의 재심사를 받아야 한다.

② 제1항에 따른 재심사의 방법 · 절차 · 시기 등에 필요한 사항은 총리령으로 정한다.

제33조 (의약품등 재평가) ① 식품의약품안전처장은 제31조제2항부터 제4항까지의 규정에 따라 품목허가를 하거나 품목신고를 받은 의약품등 중 그 효능 또는 성분별로 안전성 및 유효성을 검토할 필요가 있거나, 의약품 동등성(同等性)을 입증할 필요가 있다고 인정되는 의약품에 대하여는 재평가를 할 수 있다.

② 제1항에 따른 재평가 방법 · 절차 등에 필요한 사항은 식품의약품안전처장이 정한다.

제35조(조건부 허가) ① 식품의약품안전처장은 제31조제1항 및 제2항에 따른 허가를 할 때 의약품 제조업 또는 총리령으로 정하는 품목에 대하여는 일정한 기간 내에 제31조제1항에 따른 시설을 갖출 것을 조건으로 허가할 수 있다.

② 식품의약품안전처장은 제1항에 따라 허가받은 자가 정당한 사유 없이 제1항의 기간에 그 시설을 갖추지 아니하면 허가를 취소한다.

제35조의2(의약품등의 품목허가 등의 사전 검토) ① 제31조에 따라 의약품등의 품목허가를 받거나 품목신고를 하려는 자와 제34조에 따라 임상시험등을 하려는 자는 허가·신고·승인 등에 필요한 자료의 작성기준에 관하여 미리 식품의약품안전처장에게 검토를 요청할 수 있다.

② 식품의약품안전처장은 제1항에 따라 검토 요청을 받으면 이를 확인한 후 그 결과를 신청인에게 서면으로 알려야 한다.

③ 식품의약품안전처장은 제31조 및 제34조에 따른 허가·신고·승인 등을 할 때에 제2항에 따른 검토 결과를 고려하여야 한다.

④ 제1항에 따른 사전 검토의 대상·범위와 그 절차·방법 등 사전 검토에 필요한 사항은 총리령으로 정한다.

제36조(의약품등의 제조관리자) ① 의약품등 제조업자(제2조제7호가목에 해당하는 물품만을 제조하는 의약외품 제조업자는 제외한다)는 그 제조소마다 총리령으로 정하는 바에 따라 필요한 수(數)의 약사 또는 한약사를 두고 제조 업무를 관리하게 하여야 한다. 다만, 생물학적제제를 제조하는 제조업의 경우에는 식품의약품안전처장의 승인을 받은 의사 또는 총리령으로 정하는 세균학적 지식을 가진 전문기술자에게 그 제조 업무를 관리하게 할 수 있다.

② 제2조제7호가목에 해당하는 물품만을 제조하는 의약외품 제조업자는 제조소마다 식품의약품안전처장의 승인을 받은 기술자를 두고 그 제조 업무를 관리하게 하여야 한다. 다만, 제조업자 자신이 식품의약품안전처장의 승인을 받은 기술자로서 제조 업무를 관리하는 제조소는 따로 기술자를 두지 아니하여도 된다.

③ 의약품등의 제조업자는 제1항 또는 제2항에 따라 의약품등의 제조 업무를 관리하는 자(이하 "제조관리자"라 한다)를 두려는 경우에는 총리령으로 정하는 바에 따라 식품의약품안전처장에게 신고하여야 한다.

④ 식품의약품안전처장은 제3항에 따른 신고를 받은 경우에는 그 내용을 검토하여 이 법에 적합하면 신고를 수리하여야 한다.

제37조 (의약품등의 제조관리의무) ① 제조관리자는 의약품등의 제조 업무에 종사하는 종업원에 대한 지도·감독, 품질관리 및 제조 시설 관리, 그 밖에 의약품등의 제조관리에 관하여 총리령으로 정하는 사항을 지켜야 한다.
② 제조관리자는 해당 제조소의 제조관리업무 외의 업무에 종사할 수 없다.
③ 의약품등의 제조업자 또는 품목허가를 받은 자는 제조관리자의 관리 업무를 방해하여서는 아니 되며, 제조관리자가 업무 수행을 위하여 필요한 사항을 요청하면 정당한 사유 없이 그 요청을 거부하여서는 아니 된다.

제37조의2 (제조관리자 등에 대한 교육) ① 제조관리자는 의약품등의 안전성·유효성 확보 및 제조·품질관리에 관한 교육을 정기적으로 받아야 한다.
② 식품의약품안전처장은 국민건강상 위해를 방지하기 위하여 필요한 경우 제조관리자에게 제1항에 따른 교육을 받을 것을 명할 수 있다.
③ 제조관리자(제40조제1항제3호에 따라 제조관리자를 변경신고한 경우에는 그 변경된 제조관리자를 포함한다)는 제조관리 업무를 시작하는 날부터 6개월 이내에 제1항에 따른 교육을 받아야 한다. 다만, 제조관리자가 되기 전 2년 이내에 해당 교육을 받은 자는 그러하지 아니하다.
④ 식품의약품안전처장은 제1항부터 제3항까지의 규정에 따른 교육을 실시하기 위하여 관련 전문단체 또는 기관을 교육실시기관으로 지정·고시할 수 있다.
⑤ 제4항에 따라 지정된 교육실시기관(이하 "제조관리자 교육실시기관"이라 한다)은 교육을 한 경우 교육 수료증을 발급하고 교육에 관한 기록을 작성·보관하는 등 총리령으로 정하는 사항을 지켜야 한다.
⑥ 제1항부터 제5항까지에서 규정한 사항 외에 교육의 내용·시간·방법 및 교육비 등 제조관리자의 교육에 필요한 사항과 제조관리자 교육실시기관의 지정 요건 및 절차, 운영, 지정취소 등에 필요한 사항은 총리령으로 정한다.

제37조의3 (의약품의 시판 후 안전관리) ① 품목허가를 받은 자는 총리령으로 정하는 바에 따라 의사·약사 또는 한약사를 두고 신약 등의 재심사, 의약품의 재평가, 부작용 보고 등 시판 후 안전관리업무를 하여야 한다. 다만, 동물용으로만 사용할 것을 목적으로 하는 의약품의 품목허가를 받은 자는 수의사를 두고 시판 후 안전관리업무를 할 수 있다.
② 제1항에 따른 안전관리업무를 실시하는 자(이하 "안전관리책임자"라 한다)는 유통 중인 의약품의 안전관리에 관하여 총리령으로 정하는 사항을 준수하여야 한다.

제37조의4 (안전관리책임자에 대한 교육) ① 안전관리책임자는 제37조의3제1항에 따

른 안전관리업무에 관한 교육을 정기적으로 받아야 한다.
② 식품의약품안전처장은 국민건강상 위해를 방지하기 위하여 필요한 경우에는 안전관리책임자에게 제1항에 따른 교육을 정기적으로 받는 것 외에 수시로 교육을 받을 것을 명할 수 있다.
③ 안전관리책임자(제40조제3호에 따라 안전관리책임자를 변경신고한 경우에는 그 변경된 안전관리책임자를 포함한다)는 안전관리업무를 시작하는 날부터 6개월 이내에 제1항에 따른 교육을 받아야 한다. 다만, 안전관리책임자가 되기 전 2년 이내에 해당 교육을 받은 자는 그러하지 아니하다.
④ 식품의약품안전처장은 제1항부터 제3항까지에 따른 교육을 실시하기 위하여 관련 전문단체 · 기관을 교육기관으로 지정할 수 있다.
⑤ 제4항에 따른 교육기관은 교육을 실시한 경우 총리령으로 정하는 바에 따라 수료자에 대한 교육 수료증을 발급하고 교육에 관한 기록을 작성 · 보관하여야 한다.
⑥ 제1항부터 제4항까지에서 규정한 사항 외에 교육의 내용 · 시간 · 방법 및 교육비 등 교육에 필요한 사항과 교육기관의 지정, 운영, 지정 취소 등에 필요한 사항은 총리령으로 정한다.

제38조 (의약품등의 생산 관리의무 및 보고) ① 의약품등의 제조업자 또는 의약품의 품목허가를 받은 자는 의약품등의 제조 및 품질관리 [자가(自家)시험을 포함한다], 그 밖의 생산 관리에 관하여 총리령으로 정하는 사항을 지켜야 한다.
② 의약품의 품목허가를 받은 자 또는 의약외품의 제조업자는 총리령으로 정하는 바에 따라 의약품등의 생산실적 등을 식품의약품안전처장 또는 제47조의3제1항에 따른 의약품관리종합정보센터의 장에게 보고하여야 한다.

제38조의2 (의약품 식별표시) ① 식품의약품안전처장이 정하여 고시하는 제형에 해당하는 의약품의 품목허가를 받은 자는 해당 의약품이 다른 의약품과 구별될 수 있도록 표시(이하 "식별표시"라 한다)를 하여야 하며, 해당 식별표시를 총리령으로 정하는 바에 따라 식품의약품안전처장에게 등록한 후 시판하여야 한다.
② 제1항에 따라 식별표시를 등록한 자가 식별표시를 변경하는 경우에는 식품의약품안전처장에게 변경등록을 하여야 한다.
③ 식품의약품안전처장은 제1항 및 제2항에 따른 식별표시 등록 업무를 제67조에 따라 설립된 법인이나 대통령령으로 정하는 관련 전문기관에 위탁할 수 있다.
④ 제1항부터 제3항까지의 규정에 따른 식별표시 방법, 등록 절차 등 식별표시 제도 운영에 필요한 사항은 총리령으로 정한다.

제39조(위해의약품등의 회수) ① 의약품의 품목허가를 받은 자, 의약외품의 제조업자, 제42조제2항에 따른 의약품등의 수입자 · 판매업자, 약국개설자, 의료기관의 개설자, 그 밖에 이 법 또는 다른 법률에 따라 의약품을 판매하거나 취급할 수 있는 자 중 총리령이 정하는 자는 의약품등이 제53조제1항 · 제61조(제66조에서 준용하는 경우를 포함한다) 또는 제62조(제66조에서 준용하는 경우를 포함한다)에 위반되어 안전성 · 유효성에 문제가 있는 사실을 알게 되면 지체 없이 유통 중인 의약품등을 회수하거나 회수에 필요한 조치를 하여야 한다. 이 경우 의약품의 품목허가를 받은 자, 의약외품의 제조업자 또는 의약품등의 수입자는 미리 식품의약품안전처장에게 회수계획을 보고하여야 한다.

② 식품의약품안전처장, 시 · 도지사 또는 시장 · 군수 · 구청장은 제1항에 따른 회수 또는 회수에 필요한 조치를 성실히 이행한 의약품의 품목허가를 받은 자, 의약외품의 제조업자 또는 의약품등의 수입자, 약국개설자, 의약품의 판매업자에 대하여 총리령으로 정하는 바에 따라 제76조에 따른 행정처분을 감면할 수 있다.

③ 제1항에 따른 의약품등의 회수에 필요한 위해성 등급 및 평가 기준, 회수 계획 또는 회수 절차, 회수의약품등의 폐기 및 사후조치 등에 필요한 사항은 총리령으로 정한다.

제42조(의약품등의 수입허가 등) ① 의약품등의 수입을 업으로 하려는 자는 총리령으로 정하는 바에 따라 식품의약품안전처장에게 수입업 신고를 하여야 하며, 총리령으로 정하는 바에 따라 품목마다 식품의약품안전처장의 허가를 받거나 신고를 하여야 한다. 허가받은 사항 또는 신고한 사항을 변경하려는 경우에도 또한 같다.

② 제1항에도 불구하고 국방부장관 또는 제1항 전단에 따라 수입업 신고를 한 자(이하 "수입자"라 한다)는 다음 각 호의 어느 하나에 해당하는 경우에는 해당 의약품등에 대하여 제1항에 따른 품목별 허가를 받거나 신고를 하지 아니하고 수입할 수 있다.

1. 국방부장관이 긴급히 군사 목적에 사용하기 위하여 국내에서 생산되지 아니하는 의약품등을 미리 식품의약품안전처장과 품목 및 수량에 대한 협의를 거쳐 수입하려는 경우
2. 수입자가 의약품등의 제조를 위하여 원료의약품을 수입하거나 임상시험용 의약품 등 총리령으로 정하는 의약품등을 수입하려는 경우

③ 수입자는 대통령령으로 정하는 시설기준에 따라 영업소 등 필요한 시설을 갖추어야 한다.

④ 다음 각 호의 어느 하나에 해당하는 자는 제1항에 따른 수입업 신고를 할 수 없다. 법인의 경우 그 대표자가 다음 각 호의 어느 하나에 해당하는 경우에도 또한 같다.

1. 제5조 각 호의 어느 하나에 해당하는 자
2. 제76조에 따라 영업소가 폐쇄된 날부터 1년이 지나지 아니한 자. 다만, 다음 각 목의 어느 하나에 해당하는 경우는 제외한다.
가. 제5조제1호 또는 제3호에 해당하여 폐쇄된 후 정신건강의학과 전문의가 약사(藥事)에 관한 업무를 담당하는 것이 적합하다고 인정한 경우
나. 제5조제2호에 해당하여 폐쇄된 후 가정법원의 성년후견·한정후견 종료의 심판을 받은 경우
3. 파산선고를 받고 복권되지 아니한 자

⑤ 제1항에 따라 수입되는 의약품등 또는 그 수입자에 관하여는 제31조제7항·제10항·제12항, 제31조의2, 제31조의5, 제32조, 제33조, 제35조의2, 제36조, 제37조, 제37조의2부터 제37조의4까지, 제38조, 제38조의2, 제40조, 제50조의2부터 제50조의10까지, 제69조의3 및 제75조를 준용한다. 이 경우 "제조" 또는 "생산"은 각각 "수입"으로, "제조업자" 또는 "품목허가를 받은 자"는 각각 "수입자"로, "제조소 또는 위탁제조판매업소"는 각각 "영업소"로 본다.

⑥ 식품의약품안전처장은 제1항에 따른 신고를 받은 경우에는 그 내용을 검토하여 이 법에 적합하면 신고를 수리하여야 한다.

⑦ 수입자는 제1항에 따라 품목별 허가를 받거나 신고를 한 의약품등 중 총리령으로 정하는 의약품등을 수입하려면 그 해외제조소(의약품등의 제조 및 품질관리를 하는 해외에 소재하는 시설을 말한다. 이하 같다)의 명칭 및 소재지 등 총리령으로 정하는 사항을 식품의약품안전처장에게 등록하여야 한다.

⑧ 수입자는 제7항에 따라 등록한 사항 중 총리령으로 정하는 사항을 변경하려는 경우에는 식품의약품안전처장에게 변경등록을 하여야 하며, 총리령으로 정하는 사항 외의 사항을 변경한 경우에는 식품의약품안전처장에게 신고하여야 한다.

⑨ 제1항에 따른 수입업 신고나 품목허가 또는 신고의 대상·기준·조건 및 관리와 제7항 및 제8항에 따른 등록·변경등록·변경신고의 절차·방법 등에 관하여 필요한 사항은 총리령으로 정한다.

제43조(멸종 위기에 놓인 야생 동·식물의 국제교역 등) ①「멸종 위기에 놓인 야생 동·식물의 국제거래에 관한 협약」에 따른 동·식물의 가공품 중 의약품을 수출·수입 또는 공해(公海)를 통하여 반입하려는 자는 총리령으로 정하는 바에 따라 식품의약품안전처장의 허가를 받아야 한다.

② 누구든지 멸종 위기에 놓인 야생동물을 이용한 가공품인 코뿔소 뿔 또는 호랑이 뼈에 대하여 다음 각 호의 행위를 하여서는 아니 된다.

1. 코뿔소 뿔 또는 호랑이 뼈를 수입·판매하거나 판매할 목적으로 저장 또는 진열하는 행위
2. 코뿔소 뿔 또는 호랑이 뼈를 사용하여 의약품을 제조 또는 조제하는 행위
3. 코뿔소 뿔 또는 호랑이 뼈를 사용하여 제조 또는 조제된 의약품을 판매하거나 판매할 목적으로 저장 또는 진열하는 행위

제50조의2 (의약품에 관한 특허권의 등재) ① 제31조제2항 및 제3항에 따른 품목허가 또는 같은 조 제9항에 따른 품목에 관한 변경허가(이하 "품목허가 또는 변경허가"라 한다)를 받은 자는 식품의약품안전처장이 품목허가 또는 변경허가를 받은 의약품에 관한 특허권(이하 "의약품특허권"이라 한다)을 등재·관리하는 의약품 특허목록(이하 "특허목록"이라 한다)에 의약품특허권의 등재를 신청할 수 있다.

② 제1항에 따라 특허목록에 의약품특허권의 등재를 신청하려는 자는 해당 의약품의 품목허가 또는 변경허가를 받은 날 또는 「특허법」 제87조에 따라 특허권의 설정등록이 있은 날부터 30일 이내에 다음 각 호의 사항을 기재한 등재 신청서에 특허등록원부 사본, 「특허법」에 따른 특허권자 또는 전용실시권자(이하 "특허권자등"이라 한다)의 동의서 등 총리령으로 정하는 서류를 첨부하여 식품의약품안전처장에게 제출하여야 한다.

1. 의약품의 명칭
2. 등재신청자의 인적사항
3. 특허권자등의 인적사항(국내에 주소 또는 영업소가 없는 경우 국내에 주소 또는 영업소가 있는 대리인의 인적사항)
4. 특허번호
5. 특허권의 존속기간 만료일
6. 특허로 보호받으려는 사항(이하 "특허청구항"이라 한다)
7. 그 밖에 총리령으로 정하는 사항

③ 제1항에 따라 의약품특허권의 등재를 신청한 자는 신청에 대한 결정이 있기 전에 식품의약품안전처장에게 제2항에 따른 등재 신청서 내용의 변경을 신청할 수 있다. 다만, 특허청구항을 추가하는 경우에는 제2항에 따른 신청기간 내에 신청하여야 한다.

④ 식품의약품안전처장은 제1항에 따라 등재를 신청하거나 제3항에 따라 등재 신청서 내용의 변경을 신청한 의약품 특허권이 다음 각 호의 대상 및 요건을 모두 충족하는 경우에는 의약품의 명칭, 특허권자등의 인적사항, 특허번호, 특허존속기간 등 총리령으로 정하는 사항을 특허목록에 등재하고, 이를 인터넷 홈페이지에 공개

하여야 한다.

1. 다음 각 목의 어느 하나에 관한 것일 것

가. 물질

나. 제형

다. 조성물

라. 의약적 용도

2. 해당 의약품의 품목허가 또는 변경허가를 받은 사항과 직접 관련되었을 것

3. 해당 의약품의 품목허가일 또는 변경허가일 이전에 「특허법」 제42조에 따라 출원되었을 것

4. 의약품특허권이 존속기간 만료, 무효, 포기 등으로 소멸하지 아니하였을 것

5. 해당 의약품의 품목허가 또는 변경허가가 유효할 것

⑤ 식품의약품안전처장은 제4항 각 호의 대상 및 요건을 충족하는지를 검토하기 위하여 필요한 경우 의약품특허권의 등재를 신청한 자에게 추가 자료의 제출을 명할 수 있다.

⑥ 제1항에 따른 의약품특허권의 등재 신청 또는 제3항에 따른 등재 신청서 내용 변경의 신청 절차·방법 등에 관하여 필요한 사항은 총리령으로 정한다.

제50조의3 (등재사항의 변경 등) ① 제50조의2제1항에 따라 의약품특허권의 등재를 신청하여 특허목록에 의약품특허권을 등재받은 자(이하 "특허권등재자"라 한다)는 제50조의2제4항에 따라 특허목록에 등재된 사항(이하 이 조에서 "등재사항"이라 한다)의 변경 또는 삭제를 식품의약품안전처장에게 신청할 수 있다.

② 등재사항 중 특허목록에 등재된 특허권(이하 "등재특허권"이라 한다)의 존속기간 만료일 변경은 그 변경이 있은 날부터 30일 이내에 신청하여야 한다. 다만, 식품의약품안전처장은 특허권등재자의 신청에 따라 추가로 30일 이내의 변경 기간을 부여할 수 있다.

③ 식품의약품안전처장은 제1항에 따른 신청 내용을 확인한 후 신청 내용이 적합하다고 인정되면 등재사항을 변경 또는 삭제할 수 있다. 이 경우 식품의약품안전처장은 미리 특허목록에 의약품특허권이 등재된 의약품(이하 "등재의약품"이라 한다)의 특허권자등(이하 "등재특허권자등"이라 한다)과 등재의약품의 안전성·유효성에 관한 자료를 근거로 의약품의 품목허가 또는 변경허가를 신청한 자 등 이해관계인의 의견을 들어야 한다.

④ 식품의약품안전처장은 다음 각 호의 어느 하나에 해당하는 경우에는 직권으로 등재사항을 변경 또는 삭제할 수 있다. 이 경우 식품의약품안전처장은 미리 특허권

등재자의 의견을 들어야 한다.

1. 특허권자 등이 동의를 철회한 경우
2. 제50조의2제4항의 대상 및 요건을 충족하지 아니하게 된 경우
3. 거짓이나 그 밖의 부정한 방법으로 의약품특허권이 등재된 경우

⑤ 식품의약품안전처장은 제3항 및 제4항에 따라 등재사항을 변경하거나 삭제하는 경우 이를 인터넷 홈페이지에 공개하여야 한다.

⑥ 제1항에 따른 등재사항의 변경 · 삭제 신청의 절차, 방법 등에 관하여 필요한 사항은 총리령으로 정한다.

제50조의4 (품목허가 등 신청사실의 통지) ① 등재의약품의 안전성 · 유효성에 관한 자료를 근거로 제31조제2항 또는 제3항에 따라 의약품의 품목허가를 신청하거나 같은 조 제9항에 따라 효능 · 효과에 관한 변경허가를 신청한 자는 허가를 신청한 사실, 허가신청일 등 총리령으로 정하는 사항을 특허권등재자와 등재특허권자등에게 통지하여야 한다. 다만, 다음 각 호의 어느 하나에 해당하는 경우에는 그러하지 아니하다.

1. 등재특허권의 존속기간이 만료된 경우
2. 등재특허권의 존속기간이 만료된 후에 의약품을 판매하기 위하여 품목허가 또는 변경허가를 신청한 경우
3. 특허권등재자와 등재특허권자등이 통지하지 아니하는 것에 동의한 경우
4. 제1호부터 제3호까지의 규정에 준하는 것으로서 대통령령으로 정하는 경우

② 제1항 단서에도 불구하고 제1항제2호부터 제4호까지의 규정에 따른 사유가 소멸한 경우에는 제1항 본문에 따른 통지를 하여야 한다.

③ 제1항 또는 제2항에 따른 통지는 특허목록에 기재된 특허권자등 또는 그 대리인의 국내 주소에 도달하면 이루어진 것으로 본다.

④ 제1항 또는 제2항에 따른 통지는 품목허가 또는 변경허가 신청일부터 20일 이내에 하여야 한다. 그 기한 내에 통지를 하지 아니한 경우에는 품목허가 또는 변경허가를 신청한 자가 특허권등재자 또는 등재특허권자등에게 통지한 날 중 통지가 늦은 날을 품목허가 또는 변경허가 신청일로 본다.

⑤ 제1항 또는 제2항에 따라 통지를 한 자는 그 통지한 사실을 증명할 수 있는 서류를 지체 없이 식품의약품안전처장에게 제출하여야 한다. 이 경우 식품의약품안전처장은 통지된 의약품(이하 "통지의약품"이라 한다)의 허가신청일, 주성분, 제형 등 총리령으로 정하는 사항을 인터넷 홈페이지에 공개하여야 한다.

⑥ 식품의약품안전처장은 제1항 또는 제2항에 따른 통지가 되지 아니한 경우 해당

품목허가 또는 변경허가를 하여서는 아니 된다.

⑦ 제1항에 따른 통지의 방법, 절차 등에 관하여 필요한 사항은 총리령으로 정한다.

제50조의5 (판매금지 신청) ① 등재특허권자등은 제50조의4에 따른 통지를 받은 날부터 45일 이내에 식품의약품안전처장에게 다음 각 호의 사항이 기재된 진술서를 첨부하여 통지의약품의 판매금지를 신청할 수 있다.

1. 판매금지 신청은 정당하게 등록된 특허권에 기하여 이루어졌을 것
2. 제2항에 따른 심판 또는 소송을 선의로 청구 또는 제기하였으며, 승소의 전망이 있고, 심판 또는 소송 절차를 불합리하게 지연하지 아니할 것

② 등재특허권자등은 판매금지를 신청하기 전에 통지의약품을 대상으로 등재특허권과 관련한 다음 각 호의 어느 하나에 해당하는 소를 제기하거나 심판을 청구하거나 받아야 한다.

1. 「특허법」 제126조에 따른 특허침해의 금지 또는 예방 청구의 소
2. 「특허법」 제135조에 따른 권리범위 확인심판

③ 제1항에도 불구하고 이미 제50조의6제1항에 따라 판매금지를 하였던 의약품에 대해서는 추가적으로 판매금지를 신청할 수 없다. 다만, 제31조제9항에 따른 효능·효과에 관한 변경허가 신청에 따른 통지의약품에 대해서는 그러하지 아니하다.

④ 식품의약품안전처장은 제1항에 따른 판매금지 신청기간이 경과할 때까지 통지의약품에 대한 품목허가 또는 변경허가를 하여서는 아니 된다. 다만, 다음 각 호의 어느 하나에 해당하는 경우에는 그러하지 아니하다.

1. 판매금지가 신청된 의약품이 등재특허권의 권리범위에 속하지 아니한다는 취지의 「특허법」 제162조에 따른 심결 또는 같은 법 제189조에 따른 판결이 있은 경우
2. 등재특허권이 무효라는 취지의 「특허법」 제162조에 따른 심결 또는 같은 법 제189조에 따른 판결이 있은 경우
3. 의약품특허권의 등재가 위법하다는 취지의 「행정심판법」 제43조에 따른 재결 또는 「행정소송법」 제3조에 따라 제기된 소에 대한 법원의 판결이 있은 경우

⑤ 식품의약품안전처장은 제4항 각 호의 심결, 재결 또는 판결 이후에 그에 반하는 취지의 심결 또는 판결이 있으면 제4항 단서에도 불구하고 통지의약품에 대한 품목허가 또는 변경허가를 하여서는 아니 된다.

⑥ 판매금지 신청의 방법 및 절차 등에 관하여 필요한 사항은 총리령으로 정한다.

제50조의6 (판매금지 등) ① 제50조의5제1항에 따라 판매금지 신청을 받은 식품의약품안전처장은 판매금지가 신청된 의약품에 대한 품목허가 또는 변경허가를 할 때 다음 각 호의 어느 하나에 해당하는 경우를 제외하고는 제50조의4에 따라 등재특

허권자등이 통지받은 날(이하 "통지받은 날"이라고 한다)부터 9개월 동안 판매를 금지하여야 한다.

1. 제50조의5제1항에 따른 신청기간을 준수하지 아니한 경우
2. 존속기간 만료, 포기 등으로 소멸된 특허권을 기초로 한 경우
3. 제50조의5제2항 각 호의 소송을 제기하거나 심판을 청구하거나 받지 아니하고 신청한 경우
4. 거짓이나 그 밖의 부정한 방법으로 의약품특허권이 등재된 경우
5. 제50조의4에 따라 통지된 의약품이 2개 이상이고, 통지된 의약품과 다음 각 목의 사항이 동일한 경우(이하 "동일의약품"이라 한다)로서 그 동일의약품 중 일부에 대하여서만 판매금지 신청을 한 경우

가. 주성분 및 그 함량

나. 제형

다. 용법 · 용량

라. 효능 · 효과

6. 판매금지가 신청된 의약품과 동일의약품으로서 이미 등재의약품의 안전성 · 유효성에 관한 자료를 근거로 품목허가 또는 변경허가를 받고 판매가 가능한 의약품이 존재하는 경우
7. 제50조의5제4항 각 호의 어느 하나에 해당하는 심결, 재결 또는 판결이 있은 경우
8. 등재특허권이 「특허법」 제106조제1항, 제106조의2제1항에 해당하거나 같은 법 제107조에 따른 재정의 대상이 된 경우

② 식품의약품안전처장은 통지의약품에 대한 품목허가 또는 변경허가를 하기 전에 제1항제7호의 심결, 재결 또는 판결에 대하여 이를 취소하거나 파기하는 취지의 심결 또는 판결(「특허법」 제178조에 따른 재심의 심결을 포함한다)이 있으면 제1항에도 불구하고 통지받은 날부터 9개월 동안 판매를 금지하여야 한다.

③ 제1항에 따른 판매금지의 효력은 다음 각 호의 날 중 가장 이른 날에 소멸된다.

1. 판매금지가 신청된 의약품이 등재특허권의 권리범위에 속하지 아니한다는 취지의 심결일 또는 판결일
2. 판매금지가 신청된 의약품이 등재특허권을 침해하지 아니한다는 취지의 판결일
3. 등재특허권이 무효라는 취지의 심결일 또는 판결일
4. 의약품특허권의 등재가 위법하다는 취지의 재결일 또는 판결일
5. 제50조의5제2항 각 호 중 어느 하나의 심판 또는 소송이 특허권자등의 취하, 취하의 동의, 화해 또는 각하 등으로 종료된 날

6. 제50조의5제2항 각 호 중 어느 하나의 심판 또는 소송과 관련하여 중재 또는 조정이 성립된 날
7. 등재의약품의 품목허가 또는 변경허가 소멸일
8. 등재특허권의 존속기간 만료일
9. 등재특허권자등이 판매금지 또는 제50조의7에 따른 우선판매품목허가와 관련하여 「독점규제 및 공정거래에 관한 법률」 제3조의2제1항, 제19조제1항 또는 제23조제1항을 위반하였다는 공정거래위원회의 의결 또는 법원의 판결이 있은 날
10. 거짓이나 부정한 방법으로 판매금지를 신청한 것으로 판명된 날

④ 제1항부터 제3항까지의 규정에 따른 판매금지 또는 소멸의 절차 등에 관하여 필요한 사항은 총리령으로 정한다.

제50조의7 (우선판매품목허가의 신청) ① 제50조의4에 따라 통지를 하여야 하는 자는 의약품의 품목허가 또는 변경허가를 신청할 때 다음 각 호의 요건을 모두 갖춘 의약품보다 우선하여 의약품을 판매할 수 있는 허가(이하 "우선판매품목허가"라 한다)를 식품의약품안전처장에게 신청할 수 있다.

1. 우선판매품목허가를 신청하는 의약품과 동일의약품일 것
2. 등재의약품의 안전성·유효성에 관한 자료를 근거로 품목허가 또는 변경허가를 신청하는 의약품 중 등재의약품과 유효성분이 동일한 의약품일 것

② 우선판매품목허가를 받으려는 자는 제1항에 따른 신청을 하기 전에 다음 각 호의 어느 하나에 해당하는 심판을 청구하여야 한다.

1. 「특허법」 제133조에 따른 특허의 무효심판
2. 「특허법」 제134조에 따른 특허권 존속기간 연장등록의 무효심판
3. 「특허법」 제135조에 따른 권리범위 확인심판

③ 제2항 각 호의 심판을 청구하는 자는 지체 없이 특허심판번호 등 총리령으로 정하는 사항을 식품의약품안전처장에게 통지하여야 한다. 식품의약품안전처장은 통지받은 사항을 인터넷 홈페이지에 공개할 수 있다.

④ 우선판매품목허가를 받으려는 자는 다음 각 호의 사항을 기재한 우선판매품목허가 신청서에 제2항 각 호의 심판청구서 등 총리령으로 정하는 서류를 첨부하여 식품의약품안전처장에게 제출하여야 한다.

1. 신청자의 인적사항
2. 특허번호
3. 특허심판번호
4. 심판 청구일

5. 그 밖에 총리령으로 정하는 사항

제50조의8(우선판매품목허가) ① 제50조의7에 따라 우선판매품목허가 신청을 받은 식품의약품안전처장은 신청자가 다음 각 호의 요건을 모두 갖춘 경우 의약품의 품목허가 또는 변경허가와 함께 우선판매품목허가를 하여야 한다.

1. 제50조의4에 따라 통지하여야 하는 의약품의 품목허가 또는 변경허가를 신청한 자 중 가장 이른 날에 품목허가 또는 변경허가를 신청한 자일 것(같은 날에 신청한 자가 여럿인 경우 모두 같은 순위로 본다)
2. 제50조의7제2항에 따라 심판을 청구한 자 중 등재특허권에 관하여 특허의 무효, 존속기간 연장등록의 무효 또는 해당 의약품이 특허권리범위에 속하지 아니한다는 취지의 심결 또는 판결을 받은 자일 것. 다만, 통지받은 날부터 9개월이 경과하는 날 이후에 심결 또는 판결을 받은 자는 제외한다.
3. 제2호에 따른 심결 또는 판결을 받은 자 중 다음 각 목의 요건 중 어느 하나의 요건에 해당하는 자일 것

가. 최초로 제50조의7제2항 각 호의 심판(이하 이 호에서 "최초 심판"이라 한다)을 청구한 자일 것

나. 최초 심판이 청구된 날부터 14일 이내에 심판을 청구한 자일 것

다. 가목 또는 나목의 요건에 해당하는 자보다 먼저 제2호에 따른 심결 또는 판결을 받은 자일 것

② 식품의약품안전처장은 제1항에 따라 우선판매품목허가를 하는 경우 우선판매품목허가 의약품의 주성분, 제형, 허가일 등 총리령으로 정하는 사항을 인터넷 홈페이지에 공개하여야 한다.

제50조의9(동일의약품 등에 대한 판매금지 등) ① 식품의약품안전처장은 제50조의8제1항에 따라 우선판매품목허가를 한 경우 다음 각 호의 요건을 모두 갖춘 의약품에 대한 품목허가 또는 변경허가를 할 때 제2항에 따른 기간 동안 판매를 금지할 수 있다.

1. 우선판매품목허가를 받은 의약품과 동일의약품일 것
2. 등재의약품의 안전성·유효성에 관한 자료를 근거로 품목허가 또는 변경허가를 신청한 의약품 중 등재의약품과 유효성분이 동일한 의약품일 것

② 제1항에 따른 판매금지기간은 최초로 우선판매품목허가를 받은 자의 판매가능일부터 9개월이 경과하는 날까지로 한다. 다만, 해당 의약품이 「국민건강보험법」 제41조제1항제2호에 따라 요양급여를 신청한 약제인 경우 2개월의 범위에서 연장할 수 있다.

③ 제1항 및 제2항에 따른 판매금지의 방법 및 절차 등에 관하여 필요한 사항은 총리령으로 정한다.

제50조의10 (동일의약품 등에 대한 판매금지 효력의 소멸 등) ① 제50조의9제1항에 따른 판매금지의 효력은 다음 각 호의 날 중 가장 이른 날에 소멸된다.

1. 우선판매품목허가를 받은 의약품의 품목허가 또는 변경허가가 소멸한 날
2. 등재특허권이 존속기간 만료, 무효라는 취지의 심결 또는 판결의 확정(우선판매품목허가를 받은 자가 청구 또는 제기한 심판 또는 소송에 의한 것은 제외한다) 등으로 소멸한 날

② 식품의약품안전처장은 다음 각 호의 어느 하나에 해당하는 경우 제50조의9제1항에 따른 판매금지의 효력을 소멸시켜야 한다. 이 경우 식품의약품안전처장은 미리 우선판매품목허가를 받은 자의 의견을 들어야 한다.

1. 제50조의8제1항제2호의 심결 또는 판결에 대하여 이를 취소 또는 파기하는 취지의 판결(「특허법」 제178조에 따른 재심의 심결을 포함한다)이 있은 경우
2. 우선판매품목허가 의약품을 판매가능일부터 2개월 이내에 정당한 사유 없이 판매하지 아니한 경우
3. 우선판매품목허가를 받은 자가 판매금지 또는 우선판매품목허가와 관련하여 「독점규제 및 공정거래에 관한 법률」 제3조의2제1항, 제19조제1항 또는 제23조제1항을 위반하였다는 공정거래위원회의 의결 또는 법원의 판결이 있은 경우
4. 거짓이나 그 밖의 부정한 방법으로 우선판매품목허가를 받은 경우

③ 우선판매품목허가를 받은 의약품과 동일의약품의 품목허가 또는 변경허가를 신청한 자 등 이해관계인은 우선판매품목허가가 제1항 또는 제2항 각 호의 어느 하나에 해당한다는 취지의 정보를 식품의약품안전처장에게 제공할 수 있다.

④ 제1항부터 제3항까지의 규정에 따른 판매금지 효력의 소멸 및 이해관계인의 정보 제공의 방법, 절차 등에 관하여 필요한 사항은 총리령으로 정한다.

제50조의11 (영향평가) ① 식품의약품안전처장은 제50조의6에 따른 판매금지 및 우선판매품목허가 등 이 장에 규정된 사항이 국내 제약산업, 보건정책, 고용증감 등에 미치는 영향을 분석 · 평가하여야 한다.

② 식품의약품안전처장은 제1항의 영향평가를 위하여 필요하다고 인정할 때에는 관계 행정기관, 교육 · 연구기관 등에 필요한 자료를 요청할 수 있다. 이 경우 자료 요청을 받은 관계 행정기관의 장, 교육 · 연구기관의 장 등은 정당한 사유가 없으면 이에 따라야 한다.

③ 제1항에 따른 영향평가를 할 때에는 해외 사례를 분석하여야 한다.

④ 식품의약품안전처장은 제1항에 따른 영향평가 결과를 공개하고 국회에 보고하여야 한다.

⑤ 제1항부터 제4항까지에 따른 영향평가의 기준, 방법, 절차 등에 관하여 필요한 사항은 총리령으로 정한다.

제50조의12 (등재의약품의 관리 등) ① 식품의약품안전처장은 의약품특허권과 관련하여 다음 각 호의 사업을 수행한다.

1. 등재의약품의 시장동향 및 가격정보 수집
2. 중소기업의 특허목록 등재, 우선판매품목허가 등과 관련한 업무 지원
3. 의약품특허권과 관련하여 제약업체 역량을 강화하기 위한 교육
4. 등재의약품과 관련한 특허정보 분석 및 제공
5. 이 장에 규정된 사항과 관련된 해외사례 및 정책 연구, 통계의 산출 및 분석
6. 그 밖에 식품의약품안전처장이 필요하다고 인정하는 사업

② 식품의약품안전처장은 제1항의 사업 수행을 다른 기관에 위탁할 수 있다.

③ 식품의약품안전처장은 제1항의 사업을 수행하기 위하여 필요하다고 인정하는 경우에는 다음 각 호의 기관에 의약품특허권 등에 관한 자료의 제공을 요청할 수 있고, 요청을 받은 기관은 정당한 사유가 없으면 이에 따라야 한다.

1. 국가 또는 지방자치단체
2. 공공기관 또는 공공단체

제51조 (대한민국약전) ① 식품의약품안전처장은 의약품등의 성질과 상태, 품질 및 저장 방법 등을 적정하게 하기 위하여 중앙약사심의위원회의 심의를 거쳐 대한민국약전을 정하여 공고한다.

② 대한민국약전은 제1부와 제2부로 하되, 제1부에는 주로 자주 사용되는 원료의약품과 기초적 제제를 싣고, 제2부에는 주로 혼합제제와 제1부에 실리지 아니한 의약품등을 싣는다.

제52조 (의약품등의 기준) ① 식품의약품안전처장은 생물학적제제 및 대한민국약전에 실리지 아니한 의약품에 대하여 중앙약사심의위원회의 의견을 들어 성질과 상태, 품질 및 저장 방법 등과 그밖에 필요한 기준을 정할 수 있다.

② 식품의약품안전처장은 보건위생상의 위해(危害)를 방지하기 위하여 필요하다고 인정하면 의약외품에 대하여 중앙약사심의위원회의 의견을 들어 제법 · 성상 · 성능 · 품질 및 저장 방법과 그 밖에 필요한 기준을 정할 수 있다.

제53조 (국가출하승인의약품) ① 다음 각 호의 어느 하나에 해당하는 의약품 중에서

총리령으로 정하는 의약품을 판매하거나 판매할 목적으로 진열·보관 또는 저장하려는 자는 제조·품질관리에 관한 자료 검토 및 검정 등을 거쳐 식품의약품안전처장의 출하승인을 받아야 한다.

1. 생물학적제제
2. 변질되거나 변질되어 썩기 쉬운 의약품
3. 그 밖에 식품의약품안전처장이 필요하다고 인정하는 제제

② 제1항에 따른 출하승인의 절차와 방법 등에 필요한 사항은 총리령으로 정한다.

제54조 (방사성의약품) 방사성의약품의 제조 및 수입 등에 필요한 사항을 과학기술정보통신부장관과 협의하여 정할 수 있다.

제55조 (중독성 · 습관성 의약품) 인체에 중독성이나 습관성으로 작용할 염려가 있는 의약품의 제조·관리 등에 필요한 사항은 따로 법률로 정한다.

제56조 (의약품 용기 등의 기재 사항) ① 의약품 품목허가를 받은 자와 수입자는 의약품의 용기나 포장에 다음 각 호의 사항을 적어야 한다. 다만, 총리령으로 정하는 용기나 포장인 경우에는 총리령으로 정하는 바에 따라 다음 각 호의 사항 중 그 일부를 적지 아니하거나 그 일부만을 적을 수 있다.

1. 의약품 품목허가를 받은 자 또는 수입자의 상호와 주소(위탁제조한 경우에는 제조소의 명칭과 주소를 포함한다)
2. 명칭(대한민국약전에 실린 의약품은 대한민국약전에서 정한 명칭, 그 밖의 의약품은 일반 명칭)
3. 제조번호와 유효기한 또는 사용기한
4. 중량 또는 용량이나 개수
5. 대한민국약전에서 용기나 포장에 적도록 정한 사항
6. 제52조제1항에 따라 기준이 정하여진 의약품은 그 저장 방법과 그 밖에 그 기준에서 용기나 포장에 적도록 정한 사항
7. 대한민국약전에 실리지 아니한 의약품은 유효성분의 명칭(일반 명칭이 있는 것은 일반 명칭) 및 분량(유효성분이 분명하지 아니한 것은 그 본질 및 제조방법의 요지)
8. "전문의약품" 또는 "일반의약품"[안전상비의약품은 "일반(안전상비)의약품"]이라는 문자
9. 제58조제1호부터 제3호까지에 규정된 사항
10. 그 밖에 총리령으로 정하는 사항

② 약국개설자 등 소비자에게 직접 의약품을 판매하는 자는 보건복지부장관이 정하는 바에 따라 의약품의 가격을 의약품의 용기나 포장에 적어야 한다.

제57조(외부 포장 기재 사항) 의약품을 직접 담는 용기나 직접 포장하는 부분에 적힌 제56조제1항 각 호 및 같은 조 제2항의 사항이 외부의 용기나 포장에 가려 보이지 아니하면 그 외부의 용기나 포장에도 같은 사항을 적어야 한다.

제58조(첨부 문서 기재 사항) 의약품에 첨부하는 문서에는 다음 각호의 사항을 적어야 한다.

1. 용법 · 용량, 그 밖에 사용 또는 취급할 때에 필요한 주의 사항
2. 대한민국약전에 실린 의약품은 대한민국약전에서 의약품의 첨부 문서 또는 그 용기나 포장에 적도록 정한 사항
3. 제52조제1항에 따라 기준이 정하여진 의약품은 그 기준에서 의약품의 첨부 문서 또는 그 용기나 포장에 적도록 정한 사항
4. 그 밖에 총리령으로 정하는 사항

제59조(기재상의 주의) 제56조부터 제58조까지에 규정된 사항은 다른 문자 · 기사 · 그림 또는 도안보다 쉽게 볼 수 있는 부분에 적어야 하며, 그 사항은 총리령으로 정하는 바에 따라 읽기 쉽고 이해하기 쉬운 용어로 정확히 적어야 한다.

제60조(기재 금지 사항) 의약품에 첨부하는 문서 또는 의약품의 용기나 포장에 다음 각 호에 해당하는 내용을 적어서는 아니 된다.

1. 해당 의약품에 관하여 거짓이나 오해할 우려가 있는 사항
2. 제31조제2항 · 제3항 · 제9항 또는 제41조제1항에 따른 허가 · 변경허가를 받지 아니하였거나 신고 · 변경신고하지 아니한 효능 · 효과
3. 보건위생에 위험한 용법 · 용량이나 사용기간

제61조(판매 등의 금지) ① 누구든지 다음 각 호의 의약품을 판매하거나 판매할 목적으로 저장 또는 진열하여서는 아니 된다.

1. 제56조부터 제60조까지의 규정에 위반되는 의약품이나 위조(僞造)의약품
2. 제31조제1항부터 제3항까지 및 제9항, 제41조제1항, 제42조제1항 · 제3항 및 제43조제1항을 위반하여 제조 또는 수입된 의약품

② 누구든지 의약품이 아닌 것을 용기 · 포장 또는 첨부 문서에 의학적 효능 · 효과 등이 있는 것으로 오인될 우려가 있는 표시를 하거나 이와 같은 내용의 광고를 하여서는 아니 되며, 이와 같은 의약품과 유사하게 표시되거나 광고된 것을 판매하거나 판매할 목적으로 저장 또는 진열하여서는 아니 된다.

제62조(제조 등의 금지) 누구든지 다음 각 호의 어느 하나에 해당하는 의약품을 판매하거나 판매할 목적으로 제조 · 수입 · 저장 또는 진열하여서는 아니 된다.

1. 대한민국약전에 실린 의약품으로서 성상 · 성능 또는 품질이 대한민국약전에서 정한 기준에 맞지 아니하는 의약품
2. 제31조제2항 · 제3항 · 제9항 또는 제41조제1항에 따라 허가 · 변경허가 또는 신고 · 변경신고된 의약품으로서 그 성분 또는 분량(유효성분이 분명하지 아니한 것은 본질 또는 제조방법의 요지)이 허가 · 변경허가 또는 신고 · 변경신고된 내용과 다른 의약품
3. 제52조제1항에 따라 기준이 정하여진 의약품으로서 정한 기준에 맞지 아니한 의약품
4. 전부 또는 일부가 불결한 물질 또는 변질이나 변하여 썩은 물질로 된 의약품
5. 병원 미생물(病原 微生物)에 오염되었거나 오염되었다고 인정되는 의약품
6. 이물질이 섞였거나 부착된 의약품
7. 식품의약품안전처장이 정한 타르 색소와 다른 타르 색소가 사용된 의약품
8. 보건위생에 위해가 있을 수 있는 비위생적 조건에서 제조되었거나 그 시설이 대통령령으로 정하는 기준에 맞지 아니한 곳에서 제조된 의약품
9. 용기나 포장이 불량하여 보건위생상 위해가 있을 염려가 있는 의약품
10. 용기나 포장이 그 의약품의 사용 방법을 오인하게 할 염려가 있는 의약품
11. 제76조제1항제4호에 해당하는 의약품

제63조(봉함) 의약품의 제조업자 · 품목허가를 받은 자나 수입자는 자신이 제조 또는 수입한 의약품을 판매할 때에는 총리령으로 정하는 바에 따라 의약품의 용기나 포장을 봉함(封緘)하여야 한다. 다만, 의약품 제조업자 또는 품목허가를 받은 자에게 판매하는 경우에는 예외로 한다.

제64조(안전용기 · 포장 등) ① 의약품 품목허가를 받은 자나 수입자는 자신이 제조 또는 수입한 의약품을 판매할 때에는 오용으로 발생하는 어린이의 약물 사고를 방지하기 위하여 안전용기 · 포장을 사용하여야 한다. 다만, 의약품 제조업자 또는 품목허가를 받은 자에게 판매하는 경우에는 그러하지 아니하다.

② 안전용기 · 포장을 사용하여야 할 품목 및 안전용기 · 포장의 기준 등에 관하여는 총리령으로 정한다.

2.2 대한약전

대한약전은 크게 통칙, 제제총칙, 의약품각조, 일반시험법 등으로 구분된다. 약전이란 국민보건에 필요불가결한 의약품의 제법, 성상, 품질 및 저장방법의 적정을 기하기 위하여 물리적, 화학적 성상에 관한 규격과 시험법, 저장법 등 기준을 정한 의약품에 관한 규격서로서 약사법에 따라 식품의약품안전처장이 고시한다. 약전이란 단순히 규격을 정한 책이 아니라 국가에서 제정한 것으로 그 내용은 법적인 강제력을 갖는다는 특징이 있다. 즉 대한약전에 수재된 의약품으로서 그 성상, 효능 또는 품질이 대한약전에서 정한 기준에 적합하지 않은 것은 판매하거나 판매의 목적으로 제조, 수입, 저장 또는 진열하여서는 아니 된다[약사법 제62조(제조 등의 금지)]. 내용면에서는 중요한 의약품을 선정하여 유효성과 안전성을 검토하고 부작용과 독성에 관한 정보를 수집하며, 사용빈도나 질병에 대응하는 정도를 조사하여 수급관계까지 고려하기 위함이다. 또한 적절한 품질기준 및 표준시험법을 설정하고 적용 및 취급상의 참고사항들에 대해서도 기재하여 놓았다.

한편 국제의약품규제조화위원회(ICH) 가입 및 EU 화이트리스트(GMP 서면 확인서 면제 국가) 등재에 따라 대한약전은 11개정에서 12개정으로 전부 개정하여 의약품의 기준·규격을 국제조화하고 선진화하여 우수한 품질의 의약품이 유통되고, 해외시장에서 경쟁력을 갖추도록 하고자 하였으며 주요 변경된 내용은 다음과 같다.

1. 통칙은 '일반사항', '제제', '생약 및 생약제제', '방사성의약품', '용기 및 포장' 항목으로 나누어 구성되어 있으며 제법, 잔류용매시험법, 무균제제 등 관련 공통 규칙신설
2. 일반시험법에 ICH 가이드라인 중 '금속(원소) 불순물 시험법'을 신설, '주사제용유리용기시험법'에 비소항을 추가 및 철시험법'에 대해 유해 시약을 대체하는 시험법으로 개선
3. 일반정보에 '완제의약품 중 금속불순물 평가 및 관리'를 신설

2.2.1 약전통칙

약전의 통칙이라 함은 약전의 모든 조항에 공통적으로 사용되는 용어 등을 정확히 이해하고 올바르게 활용하기 위하여 제정한 내용이다.

1. 일반사항

1.1. 이 약전은 「대한민국약전 제12개정」이라 하고, 이 약전의 영명은 「The

Korean Pharmacopoeia Twelfth Edition」이라 한다. 이 이름의 약칭으로 「약전 12」 또는 「KP 12」이라 한다.

1.2. 약전에서 「의약품」은 의약품각조에 수재되어 있는 것 중 의약외품을 제외한 것을 말한다. 그 「명칭」은 의약품각조에 기재된 한글명 또는 한글별명을 말한다. 또 의약품각조에 영명 및 화학명을 기재하며 필요에 따라 라틴명을 기재한다. 그리고 의약외품의 규정은 의약품에 따른다. 화학명은 국제순수응용화학연합(International Union of Pure and Applied Chemistry, IUPAC) 명명법에 따라 영어로 기재하며, Chemical Abstracts Service(CAS) 등록번호를 포함하여 기재한다.

1.3. 이 약전에 수재되어 있는 의약품의 적부는 의약품각조의 규정, 통칙, 제제총칙 및 일반시험법의 규정에 따라 판정한다. 다만, 의약품각조 중 색을 제외한 성상 및 저장법에서의 보존조건은 단지 참고로 기재한 것이며 적부의 판정기준은 아니다. 그러나 생약의 경우 성상에서 색, 냄새, 맛은 적부판정의 기준이다.

1.4. 의약품명의 전후에 「 」를 붙인 것은 이 약전의 의약품을 말한다. 다만, 의약품각조의 표제, 제법 중의 처방 및 제제총칙에서는 붙이지 않는다.

1.5. 의약품 중에서 의약품각조에 표시량, 표시단위 또는 유효기간이 규정되어 있는 것은 용기 또는 포장에 그 함량, 함유단위 및 최종 유효연월일을 기재한다.

1.6. 의약품명 다음 ( ) 안에 분자식 또는 조성식을 기재한 것은 화학적 순수물질을 말한다. 분자량은 2013년도 국제원자량표에 따라 계산하여 소수점 이하 셋째 자리에서 반올림하여 둘째 자리까지 표시한다.

1.7. 의약품 또는 이 의약품의 제조에 쓰이는 것이 동물에서 유래한 것을 원료로 할 때에는 따로 규정이 없는 한 이 동물은 원칙적으로 건강한 것이어야 한다.

1.8. 이 약전의 주된 단위에 대하여는 다음 기호를 쓴다.

계량 항목	단위	기호
길이	미터	m
	센티미터	cm
	밀리미터	mm
	마이크로미터	µm
	나노미터	nm
	옴스트롱	Å
질량	킬로그램	kg
	그램	g
	밀리그램	mg
	마이크로그램	µg
	나노그램	ng
	피코그램	pg
	달톤	Da

계량 항목	단위	기호
부피	리터	L
	데시리터	dL
	밀리리터	mL
	마이크로리터	µL
온도	썹씨도	℃
각도	도	°
면적	제곱센티미터	cm^2
힘	뉴턴	N
점도	파스칼초	Pa.s
	밀리카스칼초	mPa.s
	초당제곱밀리미터	mm^2/s
물질의 양	몰	mol
	밀리몰	mmol

계량 항목	단위	기호
물질의 양	마이크로몰	umol
	당량	Eq
	밀리당량	mEq
	오스몰	Osmol
	밀리오스몰	mOsmol
농도	질량백분율	%
	용량백분율	vol%
	질량대용량백분율	w/v%
	질량백만분율	ppm
	질량십억분율	ppb
	용량백만분율	vol ppm
	리터당 몰	mol/L
	리터당 밀리몰	mmol/L
압력	파스칼	Pa
	킬로파스칼	kPa
	수은주밀리미터	mmHg
전기 단위	볼트	V
	밀리볼트	mV
	헤르츠	Hz
	킬로헤르츠	kHz
	메가헤르츠	MHz
	전자볼트	eV

계량 항목	단위	기호
전기 단위	킬로전자볼트	keV
	메가전자볼트	MeV
	센티미터당 마이크로지멘스	$\mu S \cdot cm^{-1}$
방사선	베크렐	Bq
	킬로베크렐	kBq
	메가베크렐	MBq
	기가베크렐	GBq
	밀리시버트	mSv
	마이크로시버트	μSv
	퀴리	Ci
	밀리퀴리	mCi
	마이크로퀴리	μCi
	나노퀴리	nCi
기타	분당회전수	rpm
	카이저(파수)	cm^{-1}
	엔도톡신단위	EU
	콜로니 형성단위	CFU
	산란 탁도단위	NTU
	포르마진 탁도단위	FTU
	핵자기 공명 스펙트럼의 화학적 이동	ppm

다음의 국제단위계 주요 접두어를 활용할 수 있다.

이름	기호	인자	이름	기호	인자
기가	G	10^{9}	밀리	m	10^{-3}
메가	M	10^{6}	마이크로	μ	10^{-6}
킬로	k	10^{3}	나노	n	10^{-9}
데시	d	10^{-1}	피코	p	10^{-12}
센티	c	10^{-2}	펨토	f	10^{-15}

1.9. 의약품의 역가를 나타내는 데 쓰는 「단위」는 의약품의 양으로 간주한다. 보통 일정한 생물학적 작용을 나타내는 표준품의 양으로 나타내고 의약품의 종류에 따라 다르다. 단위는 원칙적으로 생물학적 방법으로 각 해당 표준품과 비교하여 정한다. 약전에 수재된 의약품에서 단위라 함은 약전 단위를 말한다. 다만, 항생물질의 역가는 각 해당 표준품을 써서 미생물학적 또는 이화학적 방법에 의한 비교로 정하고 「질량(역가)」 또는 「단위」로 나타낸다.

1.10. 시험 또는 저장할 때의 온도는 원칙적으로 구체적인 수치로 기재한다. 다만, 20℃는 표준온도, 15 ~ 25℃는 상온, 1 ~ 30℃는 실온, 30 ~ 40℃는 미온으로 쓸 수 있다. 또한 냉소는 따로 규정이 없는 한 1 ~ 15℃의 곳을 말하며 냉수

는 10℃ 이하, 미온탕은 30 ~ 40℃, 온탕은 60 ~ 70℃, 열탕은 약 100℃의 물을 말한다. 가열한 용매 또는 열용매는 그 용매의 비점 부근의 온도로 가열한 것을 말하며 가온한 용매 또는 온용매는 보통 60 ~ 70℃로 가열한 것을 말한다. 「수욕에서 가열한다」라 함은 따로 규정이 없는 한 끓고 있는 수욕 또는 약 100℃의 증기욕을 써서 가열함을 말한다. 보통 냉침은 15 ~ 25℃, 온침은 35 ~ 45℃에서 실시한다.

1.11. 의약품각조의 시험에서 따로 규정이 없는 한 하나의 수치로 온도를 나타내는 경우 그 허용범위는 기재된 수치의 ± 3℃이며, 하나의 수치로 압력, 길이, 시간을 나타내는 경우의 허용범위는 기재된 수치의 ± 10%이다.

1.12. 방울수를 측정하는 데는 20℃에서 물 20방울을 떨어뜨릴 때 그 질량이 0.90 ~ 1.10 g이 되는 기구를 쓴다.

1.13. 용질명 다음에 용액이라 기재하고 그 용제를 밝히지 않은 것은 수용액을 말한다.

1.14. 「액성」을 산성, 알칼리성 또는 중성으로 나타낸 것은 따로 규정이 없는 한 리트머스시험지를 써서 검사한다. 액성을 구체적으로 표시할 때에는 pH 값을 쓴다.

1.15. 의약품의 「절도」 및 「분말도」의 이름은 다음과 같다.

체의 번호	체를 통과한 것의 명칭
4호 (4750 μm)	조절 (粗切)
6.5호 (2800 μm)	중절 (中切)
8.6호 (2000 μm)	세절 (細切)
18호 (850 μm)	조말 (粗末)
50호 (300 μm)	중말 (中末)
100호 (150 μm)	세말 (細末)
200호 (75 μm)	미세말 (微細末)

1.16. 용액의 농도를 (1 → 10) 등으로 표시한 것은 고형의약품은 1 g, 액상의약품은 1 mL를 용매에 녹여 전체량을 10 mL로 하는 비율을 나타낸 것이다. 또

혼합액을 (5 : 2 : 1)로 나타낸 것은 액상의약품 5 용량과 2 용량과 1 용량의 혼합액을 나타낸 것이다.

1.17. 의약품의 시험에는 따로 규정이 없는 한 일반시험법에 규정되어 있는 시약을 쓰고 시험에 쓰는 물은 시험을 방해하는 물질을 함유하지 않는 등 시험하는데 적합한 물이어야 한다. 제제의 제조 등에 쓰이는 정제수와 주사용수는 의약품각조에 적합한 것을 쓴다.

1.18. 「감압」은 따로 규정이 없는 한 2.0 kPa 이하의 진공도를 말한다.

1.19. 질량을 「정밀하게 단다」는 달아야 할 최소 자리수를 고려하여 0.1 mg, 0.01 mg 또는 0.001 mg까지 단다는 것을 말한다. 또 질량을 「정확하게 단다」는 지시된 수치의 질량을 그 자리수까지 단다는 것을 말한다.

1.20. 의약품을 시험할 때 n 자리의 수치를 얻으려면 보통 (n + 1) 자리까지 수치를 구하고 (n + 1) 자리의 수치를 반올림한다. 예를 들어 함량규정에서 「95.0 ~ 105.0%」라고 규정한 것은 이것을 정량법에 따라 시험한 값이 94.95 ~ 105.04% 범위에 있을 때 적합으로 한다. 의약품의 시험은 따로 규정이 없는 한 상온에서 실시하고 조작 직후 그 결과를 관찰한다. 다만, 온도의 영향이 있는 것의 판정은 표준온도에서의 상태를 기준으로 한다.

1.22. 의약품에 대하여 시험조작을 할 때 「곧」은 보통 앞의 조작이 종료된 다음 30초 이내에 다음 조작을 시작하는 것을 말한다.

1.23. 성상 항에서 「흰색」은 흰색 또는 거의 흰색, 「무색」은 무색 또는 거의 무색을 말한다. 색조를 시험할 때에는 따로 규정이 없는 한 고형의약품은 1 g을 백지 위 또는 백지 위에 놓은 시계접시에 취하여 관찰한다. 액상의약품은 안지름 15 mm의 무색시험관에 넣고 흰색의 배경을 써서 액층을 30 mm로 하여 관찰한다. 액상의약품의 투명성을 시험할 때에는 검정색 또는 흰색의 배경을 써서 앞의 방법을 따른다. 액상의약품의 형광을 관찰할 때에는 검정색의 배경을 쓴다.

1.24. 성상 항에서 「냄새가 없다」는 냄새가 없거나 거의 없는 것을 말한다. 냄새를 시험할 때에는 따로 규정이 없는 한 고형의약품 1 g 또는 액상의약품 1 mL를 비커에 취하여 시험한다.

1.25. 성상 항에서 용해성을 나타낼 때에는 다음 용어를 쓴다. 「용해성」은 따로 규정이 없는 한 의약품을 고형인 경우 가루로 한 다음 용매 중에 넣고 20 ± 5℃에서 5분마다 30초간씩 세게 흔들어 섞을 때 30분 이내에 녹는 정도를 말한다.

용 어	용질 1 g 또는 1 mL를 녹이는 데에 필요한 용매의 양	
썩 잘 녹는다		1 mL 미만
잘 녹는다	1 mL 이상	10 mL 미만
녹는다	10 mL 이상	30 mL 미만
조금 녹는다	30 mL 이상	100 mL 미만
녹기 어렵다	100 mL 이상	1000 mL 미만
매우 녹기 어렵다	1000 mL 이상	10 L 미만
거의 녹지 않는다	10 L 이상	

1.26. 의약품의 시험에서 의약품이 「용매에 녹는다 또는 섞인다」라 함은 투명하게 녹거나 임의의 비율로 투명하게 섞이는 것을 말하며 섬유 등을 볼 수 없거나 있더라도 매우 적다.

1.27. 「확인시험」은 의약품 또는 의약품 중에 함유되어 있는 유효성분 등을 그 특성에 따라 확인하기 위한 시험이다. 다만, 방사성의약품에서는 의약품 또는 의약품 중에 함유되어 있는 방사성핵종을 그 방사성핵종으로부터 방출되는 방사선의 성질에 따라 확인하거나 또는 의약품을 그 특성에 따라 확인하기 위하여 필요한 시험이다.

1.28. 「순도시험」은 의약품 중의 혼재물을 시험하기 위하여 실시하고 의약품각조의 다른 시험항목과 더불어 의약품의 순도를 규정하는 시험으로 보통 그 혼재물의 종류 및 그 양의 한도를 규정한다. 이 시험의 대상이 되는 혼재물은 그 의약품을 제조하는 과정 또는 보존하는 동안에 혼재가 예상되는 것 또는 유해한 것, 예를 들면 중금속, 비소 등이다. 또 이물을 썼거나 넣었을 것으로 예상되는 경우에도 이 시험을 한다. 다만, 방사성의약품에서 방사화학적이물은 동일 방사성핵종을 포함하는 이종화합물을 말하고, 이핵종이란 목적하는 핵종 이외의 다른 핵종을 말한다.

1.29. 건조 또는 강열할 때 「항량」은 따로 규정이 없는 한 계속하여 1시간 더 건조하거나 강열할 때 전후의 칭량차가 전회에 측정한 건조물 또는 강열한 잔류물의 질량의 0.10% 이하일 때를 말하고 생약에서는 0.25% 이하로 한다. 다만, 칭량차가 화학천칭을 쓸 경우에는 0.5 mg 이하, 세미마이크로화학천칭을 쓸 경우에는 50 μg 이하, 마이크로화학천칭을 쓸 경우에는 5 μg 이하인 경우에는 항량으로 간주한다.

1.30. 「정량법」은 의약품의 조성, 성분의 함량, 함유단위 등을 물리적, 화학적 또는 생물학적 방법으로 측정하는 시험법이다. 다만, 방사성의약품에서는 의약품의

방사능을 물리화학적 방법으로 측정하거나 의약품의 조성, 성분의 함량, 함유단위 등을 물리화학적 방법으로 측정하여 비방사능을 산출하는 시험법이다.

1.31. 정량에 쓰는 검체 채취량에 「약」이라고 붙인 것은 기재된 양의 ± 10%의 범위를 말한다. 또 검체에서 「건조하여」라고 기재되어 있을 때는 그 의약품각조의 건조감량 항과 같은 조건으로 건조함을 말한다.

1.32. 약전에서 규정하는 시험법에 대신하는 방법으로서 약전의 방법보다 정확도와 정밀도가 더 좋을 때에는 그 방법을 쓸 수 있다. 다만, 그 결과에 대하여 의심이 있을 때는 규정하는 방법으로 최종 판정한다.

1.33. 생물학적시험법의 규정은 시험의 본질에 지장이 없는 한 시험방법의 세부사항을 바꿀 수 있다.

1.34. 의약품의 시험 및 취급에 있어서 의약품이나 시약 등의 성질을 고려하여 인체에 흡입, 접촉이 되지 않도록 하는 등 안전관리에 특히 주의한다.

2. 제제

2.1. 제제의 함량규정, 예를 들면 「표시량의 95.0 ~ 105.0%에 해당하는 순품을 함유한다」라고 규정하는 것은 화학적 순수물질 또는 이것에 해당하는 것을 보통 표시량대로 함유하게 만들되, 이것을 정량할 때 위의 범위 내에 있음을 나타낸 것이다. 다만, 방사성의약품에서 「시험 당시 표시된 방사능의 90.0 ~ 110.0%를 함유한다」라고 규정된 것은 방사능을 정량할 때 시험당시 표시된 방사능의 90.0 ~ 110.0%의 범위 내에 있음을 나타낸 것이다.

2.2. 첨가제는 제제에 함유된 유효성분 이외의 물질로서 의약품의 유용성을 높이고 제제화를 용이하게 하며 제제의 안정화를 도모하고 외관을 좋게 하는 등의 목적으로 사용하는 것이다. 첨가제로는 필요에 따라 부형제, 안정화제, 보존제, 완충제, 교미제, 현탁화제, 유화제, 방향제, 용해보조제, 착색제, 점증제 등을 쓸 수 있다. 다만, 사용하는 첨가제는 그 제제의 투여량에서 직접적인 약리작용을 나타내지 않고 안전하며, 그 제제의 치료효과를 변하게 하거나 시험에 지장을 주지 않는다.

2.3. 제제에 쓰는 「식물유」는 의약품각조에 수재된 식물성 지방유 중 보통 식용으로 하는 것을 말한다. 다만, 「전분」은 따로 규정이 없는 한 의약품각조에 수재된 전분은 어느 것을 써도 되며, vol%로 규정하는 에탄올은 에탄올을 취하여 정제수 또는 「주사용수」를 넣어 규정하는 vol%로 만든 것이다.

2.4. 제제는 약효 발현시간의 조절과 부작용의 경감 등을 목적으로 그 제제 중 유

효성분의 생체내 이행을 조절하는 기능을 부여할 수 있다. 다만, 이러한 제제는 따로 규정이 없는 한 해당하는 제제의 용출특성 등 제제의 특성을 나타내는 시험에 적합하여야 한다. 또한 방출속도를 조절하는 제제에 첨부하는 문서, 직접용기 또는 직접포장에 따로 규정이 없는 한 각조에서 규정하는 제제에 부여한 방출속도를 조절하는 기능에 관한 기재를 한다.

2.5. 경구제제에는 방출특성에 따라 일반방출제제와 방출조절제제가 있다. 일반방출제제는 제제로부터 유효성분의 방출성을 따로 조절하지 않는 제제로 보통 유효성분의 물성에 따른 용출거동을 나타낸다. 방출조절제제는 제제설계 및 제법에 따라 방출성을 목적에 맞게 변화시킨 제제로 장용성제제, 서방성제제 등이 포함된다. 장용성제제는 유효성분이 위에서 분해되는 것을 방지하거나 위 자극을 경감시키는 등의 목적으로 유효성분이 위에서 방출되지 않고 주로 소장에서 방출되도록 설계된 제제로서 보통 장용성기제로 코팅하여 만든다. 서방성제제는 투여횟수의 감소 또는 부작용을 줄이기 위하여 제제로부터 유효성분의 방출속도, 방출시간, 방출부위를 조절한 제제로서 보통 적절한 서방화제를 써서 만든다. 경구제제 중 과립제, 산제, 정제, 캡슐제 또는 환제 등은 복용을 용이하게 하거나 유효성분의 분해방지 등의 목적으로 당류 또는 당알코올류, 고분자물질 등 적절한 코팅제로 코팅할 수 있다.

2.6. 제제는 따로 규정이 없는 한 실온에서 보존한다. 제제의 품질에 빛이 영향을 줄 때는 차광하여 보존한다. 다만, 방사성의약품 제제는 따로 규정이 없는 한 될 수 있는 대로 실온에서 차광하여 보존하고, 액제 및 액상의 주사제로서 냉소에 보존하는 것은 따로 규정이 없는 한 동결을 피하여 보존한다.

2.7. 품질확보의 관점에서 필요에 따라 규격에 추가하여 제조과정에서 유의하여야 할 요건을 의약품각조의 제법 항에 나타낸다. 의약품각조에서 제법 항이 없는 것에 대해서도 개개 의약품의 적절한 원료·자재, 제조공정 및 중간체의 관리에 유의하는 것은 중요하다.

2.8. 대한민국약전의 의약품은 따로 규정하지 않는 한 원칙적으로 일반시험법의 잔류용매시험법에 따라 관리한다.

2.9. 무균이란 미생물이 존재하지 않아 정해진 방법으로 대상 미생물이 검출되지 않는 것을 말한다. 멸균이란 멸균대상물질 속에 모든 미생물을 사멸 또는 제거하는 것을 말한다. 무균조작이란 무균을 유지하기 위해 관리된 방법으로 실시하는 조작을 말한다.

2.10. 무균제제란 무균인 것을 검증한 제제이다. 무균제제의 기본적인 제조법에는 최종멸균법과 무균조작법이 있다.

2.11. 비무균제제도 미생물에 의한 오염 및 증식을 피하고 필요에 따라 미생물한도 시험법을 적용한다.

2.12. 제조공정 밸리데이션 및 적절한 공정관리와 품질관리의 시험검사에 관한 기록에 의해 그 품질이 대한민국약전에 적합하다는 것이 항시적으로 보증되는 경우에는 출하를 위한 검사 등 필요에 따라 각조 기준의 일부 시험을 생략할 수 있다.

3. 생약 및 생약제제

3.1. 의약품각조의 「생약」은 동・식물의 약용으로 하는 부분, 세포내용물, 분비물, 추출물 또는 광물을 말한다.

3.2. 생약은 보통 전형생약, 절단생약 또는 가루생약으로 나누어 취급한다. 전형생약은 그 약용으로 하는 부분을 건조하거나 간단한 가공을 한 것으로 의약품각조에서 규정한다. 절단생약은 전형생약을 작은 조각이나 작은 덩어리로 절단, 파쇄한 것 또는 조절, 중절 및 세절한 것을 말하며, 가루생약은 전형 또는 절단생약을 조말, 중말, 세말 및 미세말로 한 것으로 따로 규정이 없는 한 이것을 만드는데 쓰인 전형생약의 규정에 따른다.

3.3. 생약은 따로 규정이 없는 한 건조한 것을 쓴다. 건조는 보통 60℃ 이하에서 한다.

3.4. 생약은 채취부터 가공, 포장, 유통에 이르는 모든 과정에서 곰팡이, 곤충 또는 다른 동물에서 유래하는 오손물 또는 혼재물, 기타의 이물을 될 수 있는 대로 제거한 것으로 깨끗하고 위생적으로 다룬다.

3.5. 생약의 기원은 적부의 판단기준으로 한다. 생약의 기원으로 「기타 동속식물」, 「기타 동속동물」, 「기타 근연식물」, 「기타 근연동물」 등이라 기재된 것은 보통 같은 성분과 약효를 갖는 생약으로 쓰이는 원식물 또는 원동물을 말한다.

3.6. 생약의 성상은 그 생약의 대표적인 원식물, 원동물 또는 원광물에서 기인한 생약에 대하여 보통 그 판정기준이 되는 특징적 요소를 기재한 것이다. 다만, 그 항의 수치는 현미경으로 볼 때의 것을 제외하고는 대략의 기준을 나타낸 것이다.

3.7. 가루생약은 이것을 만드는 데 쓴 전형 또는 절단생약 중에 함유되어 있지 않은 조직의 파편, 세포, 세포내용물 및 기타의 이물을 함유하지 않는다.

3.8. 가루생약 중 따로 규정하는 것에는 부형제를 넣어 함량 또는 역가를 조절할 수 있다.

3.9. 생약은 따로 규정이 없는 한 습기 및 충해를 피하여 보존한다. 충해를 방지하기 위하여 적당한 훈증제를 쓸 수 있으나, 이 훈증제는 상온에서 휘발하기 쉽고 그 생약의 투여량에서 무해하며 또 그 생약의 치료 효과를 변하게 하거나 시험에 지장을 주지 않는다.

3.10. 생약은 따로 규정이 없는 한 밀폐용기에 보존한다.

4. 방사성의약품

4.1. 방사성의약품에서 「시험당시」란 의약품이 표시된 방사능을 갖는 날 또는 일시로서 표시된 날 또는 일시를 말한다.

4.2. 방사성의약품에서 주사제의 엔도톡신시험 또는 발열성물질시험은 따로 규정이 없는 한 출하 후에 방사능의 감쇠를 기다려 시험할 수 있다. 반감기가 240시간 이내인 핵종을 함유하는 제제로 적당한 지표균 또는 지표약제를 쓰는 시험에 의하여 멸균효과가 확인되어 있는 멸균법을 사용하여 제조된 주사제는 제조일에 시작한 무균시험의 완료이전에 출하할 수 있다.

4.3. 방사성의약품에서 방사선을 차폐하는 용기는 충분한 차폐능력이 있는 것을 쓴다. 용기의 외장은 쉽게 파손되지 않는 것을 쓴다. 용기 외장에서의 최대 방사선량율은 다음과 같이 한다.

1) 용기의 외장 표면에서 시간당 2 mSv 이하이다. 다만, 전용운반인 경우에는 시간당 10 mSv 이하로 한다.

2) 용기의 외장 표면으로부터 1 m 떨어진 위치에 있어서는 시간당 0.1 mSv 이하이다. 다만, 전용운반인 경우에는 제외한다.

4.4. 방사성의약품에서 직접의 용기나 포장에는 방사능표지 및 그 상부에 "방사성의약품"이라는 문자를 기재한다. 다만, 의약품이 다음 표에서 정하는 수량 이하의 방사성핵종을 함유하는 경우에는 방사능표지는 생략할 수 있다.

방사선을 방출하는 동위원소의 종류	수량
스트론튬-90 및 알파선을 방출하는 것	3.7 kBq
물리적 반감기가 30일을 초과하는 것 (수소-3, 베릴륨-7, 탄소-14, 황-35, 철-55, 철-59 및 스트론튬-90 및 알파선을 방출하는 것은 제외)	37 kBq
물리적반감기가 30일 이하인 것(플루오르-18, 크롬-51, 게르마늄-71 및 탈륨-201 및 알파선을 방출하는 것은 제외), 황-35, 철-55 및 철-59	370 kBq
수소-3, 베릴륨-7, 탄소-14, 플루오르-18, 크롬-51, 게르마늄-71 및 탈륨-201	3.7 MBq

※ 방사성핵종이 두 가지 이상인 경우 이 표의 왼쪽란에 있는 방사성핵종 각각의 수량은 오른쪽란에 있는 수량에 대한 비율의 합이 1이 되는 방사성핵종의 수량으로 한다.

5. 용기 및 포장

5.1. 「용기」는 의약품을 넣어 두는 것이며 용기를 막는 데 쓰이는 것들도 용기의 일부로 본다. 용기는 내용의약품에 규정된 성상 및 품질에 영향을 주는 물리적, 화학적 작용을 나타내지 않는다.

5.2. 「밀폐용기」는 일상의 취급 또는 보통 보존상태에서 고형의 이물이 들어가는 것을 방지하고 내용의약품이 손실되지 않도록 보호할 수 있는 용기이다. 밀폐용기로 규정되어 있는 경우에는 기밀용기도 쓸 수 있다.

5.3. 「기밀용기」는 일상의 취급 또는 보통 보존상태에서 고형 또는 액상의 이물이 침입하지 않고 내용의약품을 손실, 풍화, 흡습용해 또는 증발을 방지할 수 있는 용기이다. 기밀용기로 규정되어 있는 경우에는 밀봉용기도 쓸 수 있다.

5.4. 「밀봉용기」라 함은 일상의 취급 또는 보통 보존상태에서 기체 또는 미생물이 침입하지 않는 용기이다.

5.5. 「차광」은 보통 의약품의 취급, 운반 또는 보존상태에서 내용의약품에 규정된 성상 및 품질에 대하여 영향을 주는 빛의 투과를 방지하여 내용의약품 등을 빛의 영향으로부터 보호하는 것이다. 다만, 일회용 제제인 경우 개개의 직접용기에 투과를 방지하는 포장을 한 것은 차광에 포함한다.

5.6. 제제의 용기 및 포장은 제제의 품질확보와 동시에 적정한 사용 및 투여할 때의 안전확보에 적당한 것으로 한다. 공기 중의 산소 등으로부터 제제의 품질을 보존하기 위하여 탈산소제를 쓰거나 용기 등에 기체투과성이 낮은 재료를 쓴다. 습기가 품질에 영향을 줄 위험이 있는 제제는 건조제를 쓰거나 용기 등에 기체투과성이 낮은 재료를 쓴다. 수분의 증발로 품질이 변할 위험이 있는 제제에는 용기 등에 수증기투과성이 낮은 재료를 쓴다.

5.7. 제제의 용기 및 포장은 사용(유효)기간 동안 제제의 품질기준을 보증할 수 있도록 개발단계에서 그 적합성을 충분히 검토하는 것이 중요하다. 제제특성에 따른 포장적합성을 검토하여 최종제품의 기준 및 시험법, 공정 중 시험, 제제포장에 쓰는 자료의 평가 등 품질을 적절하게 관리하기 위한 항목을 설정한다. 항목의 적절성은 제제의 안정성시험에 의해 최종적으로 확인한다.

5.8. 포장적합성에는 제제의 보호성(protection), 제제와 포장의 배합적합성(compatibility), 포장에 쓰는 자재의 안전성(safety) 및 투여할 때의 부가적인 성능(performance)의 요소를 포함한다.

5.9. 제제의 용기 및 포장을 변경할 때는 위의 항목에 관하여 검토할 필요가 있다.

또 포장의 예측하지 못한 변화가 제제의 품질에 영향을 주는지의 여부를 확인하기 위해 적절한 시험을 할 필요가 있다.

5.10. 주사제의 용기 및 포장은 주사제용유리용기시험법, 플라스틱제의약품용기시험법, 수액용고무마개시험법, 용기완전성시험, 광안정성시험, 제제 각조에 기술된 시험법 등을 고려하여 포장적합성을 검토하고 품질관리 항목을 설정한다.

2.2.2 제제총칙

가장 최근에 개정된 대한약전 12개정판의 제제총칙은 I.일반사항, II.제제각조로 구성되어 있다. 의약품의 투여형태는 다양하지만 대한약전에 의한 제제총칙에 의거하여 보통 분류를 하면 30개의 제제로 분류된다. 여기서의 분류는 의약품의 분류에서 진단용 의약품, 의약부외품, 의료용구를 제외한 것을 말한다. 의약품제조에서의 용어의 문제가 가끔 발생하기도 하는데 제조와 조제의 혼동과 제제와 제형의 혼동이 있곤 한다. 제조란, 의약품에서는 각각의 원료를 투입하여 완제품이나 반제품을 만드는 과정을 의미한다. 즉 제약회사에서 제조지시기록서의 내용에 의하여 의약품을 만들어가는 일련의 과정을 의미한다. 조제라는 것은 완제품이나 반제품을 만들기 위하여 투여되는 각각의 성분이나 원료를 썩히거나 녹이거나 하는 행위를 의미한다. 또한 약국에서의 조제라는 것은 각각의 약품을 의사의 처방에 의거하여 복용토록 혼합하는 과정을 의미한다. 즉 처방전에 의하여 이루어지는 약사의 작업을 의미하는 것이다. 제형은 약물의 형태를 보통 의미하며 둥근형, 장방형, 네모형, 액제형태, 고형상 약물, 가루 약물 등으로 말할 수 있으며, 제제란 의약품의 환자에게 투여되기 직전의 완제 약물상태를 의미한다. 또한 제약회사에서의 출하상태의 약물이라고 보아도 무방할 것이다. 흔히 제제연구라고 하는 것은 의약품을 환자에게 투여할 때에 가장 알맞게 투여되는 형태를 지향하면서 만드는 연구라고 할 수 있다. 즉 최소의 사용량으로 최대효과를 거두면서 환자의 불편을 최소화하고 부작용을 줄이는 방향으로 연구되어야 한다.

I. 일반사항

가. 제제총칙은 제형의 일반적인 정의, 제법, 저장방법 등을 규정하며, 의약품각조에 실린 제제의 명칭은 제제총칙에 따른 제형, 기능, 투여경로 등을 조합하여 성상 또는 용도에 적합하게 정한다.

나. 제제의 분류는 대분류, 중분류 및 소분류로 나누고, 대분류는 투여경로와 적용부위에 따라 분류하고, 중분류는 대분류의 제제를 형상·제형 및 물리적 특

성에 따라 분류한다. 소분류는 중분류의 제제를 기능, 방출특성에 따라 분류한다. 제제의 분류에서 소분류에 포함되지 않은 제제는 그 제제가 속한 중분류의 제제로 한다.

다. 제조공정의 밸리데이션 및 적절한 공정관리와 그 기록에 의해 무균성이 항상 보증되는 경우에는 출하 시의 시험에 있어서 무균시험을 생략할 수 있다.

라. 제제는 따로 규정하지 않는 한 실온에서 보존한다. 필요에 따라 차광한다.

마. 보존제를 사용하는 경우 보존제시험법에 따라 시험할 때 적합하여야 한다.

II. 제제각조

각 의약품제제에 대한 주요내용들은 5장 의약품제형 편을 참조하기 바라며, 여기에서는 제형의 제목만 소개하고자 한다.

1. 경구투여 하는 제제 Preparations for Oral Application

1.1. 정제 Tablets

1.1.1. 구강붕해정 Orally Disintegrating Tablets / Orodispersible Tablets

1.1.2. 추어블정(저작정) Chewable Tablets

1.1.3. 발포정 Effervescent Tablets

1.1.4. 분산정 Dispersible Tablets

1.1.5. 용해정 Soluble Tablets

1.2. 캡슐제 Capsules

1.3. 과립제 Granules

1.3.1. 발포과립제 Effervescent Granules

1.4. 산제 Powders

1.5. 경구용 액제 Liquids and Solutions for Oral Administration

1.5.1. 엘릭서제 Elixirs

1.5.2. 현탁제 Suspensions

1.5.3. 유제 Emulsions

1.5.4. 레모네이드제 Lemonades

1.5.5. 방향수제 Aromatic Waters

1.5.6. 전제 및 침제 Decoctions and Infusions

1.5.7. 주정제 Spirits

1.5.8. 틴크제 Tinctures

1.6. 시럽제 Syrups

1.6.1 시럽용 제제 Preparation of Syrups

1.7. 경구용 젤리제 Jellies for Oral Administration

1.8. 다제 Tea Bags

1.9. 엑스제 Extracts

1.10. 유동엑스제 Fluid Extracts

1.11. 환제 Pills

2. 구강내 적용하는 제제 Preparations for Oromucosal Application

2.1. 구강용 정제 Tablets for Oromucosal Application

2.1.1. 트로키제 Troches

2.1.2. 설하정 Sublingual Tablets

2.1.3. 박칼정 Buccal Tablets

2.1.4. 부착정 Mucoadhesive Tablets

2.1.5. 껌제 Medicated Chewing Gums

2.2. 구강용 액제 Liquids and Solutions for Oromucosal Application

2.2.1 가글제 Gargles

2.3. 구강용스프레이제 Sprays for Oromucosal Application

2.4. 구강용 반고형제 Semisolid Preparations for Oromucosal Application

2.5. 구강용해필름 Orodispersible films for Oromucosal Application

3. 주사로 투여하는 제제 Preparations for Injection

3.1. 주사제 Injections

3.1.1. 수액제 Parenteral Infusions

3.1.2. 동결건조주사제 Freeze-dried Injections

3.1.3. 분말주사제 Powders for Injections

3.1.4. 이식제 Implants

3.1.5. 지속성주사제 Prolonged Release Injections

4. 투석 및 관류용 제제 Preparations for Dialysis and Irrigation

4.1. 투석제 Dialysis Solutions, Dialysis Agents

4.1.1. 복막투석제 Peritoneal Dialysis Solutions, Peritoneal Dialysis Agents

4.1.2. 혈액투석제 Hemodialysis Solutions, Hemodialysis Agents

4.2. 관류제 Irrigations

5. 기관지 · 폐에 적용하는 제제 Preparations for Inhalation
5.1. 흡입제 Inhalations
5.1.1. 흡입분말제 Dry Powder Inhalers
5.1.2. 흡입액제 Inhalation Solutions
5.1.3. 흡입에어로솔제 Metered Dose Inhalers

6. 눈에 투여하는 제제 Preparations for Ophthalmic Application
6.1. 점안제 Ophthalmic Solutions
6.2. 안연고제 Ophthalmic Ointments

7. 귀에 투여하는 제제 Preparations for Otic Application
7.1. 점이제 Otic Solutions

8. 코에 적용하는 제제 Preparations for Nasal Application
8.1. 점비분말제 Nasal Dry Powder Inhalers
8.2. 점비액제 Nasal Solution, Nasal Drops

9. 직장으로 적용하는 제제 Preparations for Rectal Application
9.1. 좌제 Suppositories
9.2. 직장용반고형제 Semi-solid Preparations for Rectal Application
9.3. 관장제 Enemas for Rectal Application

10. 질에 적용하는 제제 Preparations for Vaginal Application
10.1. 질정 Vaginal Tablets
10.2. 질용좌제 Suppositories for Vaginal Use

11. 피부 등에 적용하는 제제 Preparations for Cutaneous Application
11.1. 외용고형제 Solid Dosage Forms for Cutaneous Application
11.1.1. 외용산제 Powders for Cutaneous Application
11.2. 외용액제 Liquids and Solutions for Cutaneous Application
11.2.1. 리니멘트제 Liniments
11.2.2. 로션제 Lotions
11.3. 에어로솔제 Aerosols
11.3.1. 외용에어로솔제 Aerosols for Cutaneous Application
11.3.2. 펌프스프레이제 Pump Sprays for Cutaneous Application

11.4. 연고제 Ointments

11.5. 크림제 Creams

11.6. 겔제 Gels

11.7. 경피흡수제 Transdermal Systems(Patches)

11.8. 카타플라스마제 Cataplasma

11.9. 첩부제 Plasters

11.10. 페이스트제 Pastes

2.2.3 의약품각조

다음은 각조의 구성내용을 요약한 것이며, 세부내용은 대한약전을 참고하기 바란다.

1) 의약품각조의 기재순서는 원칙적으로 다음과 같으며, 필요 없는 항은 제외하였다.

1) 한글명(및 한자명) 2) 영명
3) 구조식 및 시성식 4) 한글별명 또는 라틴명
5) 분자식 및 분자량 6) 기원
7) 성분의 함량규정 또는 표시규정 8) 제법
9) 성상 10) 확인시험
11) 시성치 12) 순도시험
13) 발열성물질 또는 엔도톡신 14) 붕해시험 또는 용출시험
15) 질량편차시험 또는 함량균일성시험 16) 건조감량, 강열감량, 수분
17) 강열잔분, 회분, 산불용성회분 18) 제제시험 및 기타 특수시험
19) 이성질체비 20) 정유함량, 엑스함량
21) 정량법 22) 저장법
23) 유효기간

가장 흔히 사용하는 진통제인 아스피린의 경우 약전 의약품각조에는 다음과 같이 기재되어 있다.

아스피린
Aspirin

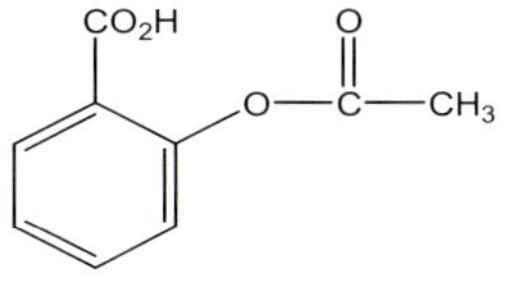

아세틸살리실산 $C_9H_8O_4$: 180.16

2-Acetyloxybenzoic acid [50-78-2]

이 약을 건조한 것은 정량할 때 아스피린($C_9H_8O_4$) 99.5 ~ 101.0%를 함유한다.

■ 성상

이 약은 흰색의 결정, 알갱이 또는 가루로 냄새는 없고 약간 신맛이 있다.

이 약은 에탄올(95) 또는 아세톤에 잘 녹고 에테르에 녹으며 물에는 녹기 어렵다.

이 약은 수산화나트륨시액 또는 탄산나트륨시액에 녹는다. 이 약은 습기있는 공기 중에서 천천히 가수분해되어 살리실산 및 아세트산으로 된다.

융점: 약 136℃(미리 용액을 130℃로 가열하여 둔다).

■ 확인시험

1) 이 약 0.1 g에 물 5 mL를 넣고 5 ~ 6분간 끓여 식힌 염화철(III) 시액 1 ~ 2방울을 넣을 때 액은 자주색을 나타낸다.
2) 이 약 0.5 g에 탄산나트륨시액 10 mL를 넣어 5분간 끓이고 묽은황산 10 mL를 넣을 때 아세트산의 냄새가 나며 흰색의 침전이 생긴다. 또 이를 여과하여 침전은 버리고 여액에 에탄올(95) 3 mL 및 황산 3 mL를 넣어 가열할 때 아세트산에틸의 냄새가 난다.

■ 순도시험

1) **용해상태** 이 약 0.5 g을 더운 탄산나트륨시액 10 mL에 녹일 때 액은 맑다.
2) **살리실산** 이 약 2.5 g을 에탄올(95)에 녹여 25 mL로 하고 이 액 1.0 mL를 취하여 새로 만든 묽은황산암모늄철(III) 시액 1 mL에 물을 넣어 네슬러관 중에서 50 mL로 한 액에 넣어 30초간 방치할 때 액의 색은 다음의 비교액보다 진하지 않다.
   - 비교액 살리실산 0.1 g을 물에 녹이고 아세트산(100) 1 mL 및 물을 넣어 1000 mL로 한다. 이 액 1.0 mL를 취하여 새로 만든 묽은황산암모늄철(III) 시액 1 mL에 에탄올(95) 1 mL 및 물을 넣어 네슬러관 중에서 50 mL로 한 액에 넣어 30초간 방치한다.
3) **염화물** 이 약 1.8 g에 물 75 mL를 넣어 5분간 끓이고 식힌 다음 물을 넣어 75 mL로 하여 여과한다. 이 여액 25 mL에 묽은질산 6 mL 및 물을 넣어 50 mL로 한다. 이것을 검액으로 하여 시험한다. 비교액에는 0.01 mol/L 염산 0.25 mL를 넣는다(0.015% 이하).
4) **황산염** 3)의 여액 25 mL에 묽은염산 1 mL 및 물을 넣어 50 mL로 한다. 이것을 검액으로 하여 시험한다. 비교액에는 0.005 mol/L 황산 0.50 mL를 넣는

다(0.040% 이하).

5) **중금속** 이 약 2.5 g을 아세톤 30 mL에 녹이고 묽은아세트산 2 mL 및 물을 넣어 50 mL로 한다. 이것을 검액으로 하여 시험한다. 비교액에는 납표준액 2.5 mL에 아세톤 30 mL, 묽은아세트산 2 mL 및 물을 넣어 50 mL로 한다(10 ppm 이하).

6) **황산에 대한 정색물** 이 약 0.5 g을 달아 시험한다. 액의 색은 색의 비교액 Q보다 진하지 않다.

■ 건조감량

0.5% 이하(3 g, 실리카겔, 5시간)

■ 강열잔분

0.1% 이하(1 g)

■ 정량법

이 약을 건조하여 그 약 1.5 g을 정밀하게 달아 0.5 mol/L 수산화나트륨액 50 mL를 정확하게 넣고 이산화탄소흡수관(소오다석회)을 단 환류냉각기를 써서 10분간 가만히 끓인다. 식힌 다음 곧 과량의 수산화나트륨을 0.25 mol/L 황산으로 적정한다(지시약: 페놀프탈레인시액 3 방울). 같은 방법으로 공시험을 한다.

$$0.5\ \text{mol/L 수산화나트륨액 } 1\ \text{mL} = 45.04\ \text{mg}\ C_9H_8O_4$$

■ 저장법

밀폐용기.

2) 의약품의 성상 및 품질과 관계있는 시성치는 다음과 같으며, 필요 없는 항은 제외하였다.

1) 굴절률	2) 비누화가
3) 비비누화물	4) 비선광도
5) 비점	6) 비중
7) 산가	8) 색깔, 냄새, 맛 등
9) 수산기가	10) 안정성
11) 에스텔가	12) 요오드가
13) 용해성	14) 융점
15) 응고점	16) 점도
17) 지방산의 응고점	18) pH
19) 흡광도	

3) 확인시험의 기재순서는 원칙적으로 다음과 같으며, 필요 없는 항은 제외하였다.

1) 정색반응	2) 침전반응
3) 분해반응	4) 유도체 생성반응
5) 자외부, 가시부, 적외부흡수스펙트럼	6) 특수반응
7) 양이온, 음이온의 정성반응	

4) 순도시험의 기재순서는 원칙적으로 다음과 같으며, 필요 없는 항은 제외하였다.

1) 색깔, 냄새, 맛 등	2) 용해상태
3) 액성	4) 산 또는 알칼리
5) 무기염	6) 암모늄
7) 중금속	8) 금속
9) 비소	10) 유기물
11) 일반이물	12) 증발잔류물
13) 유연물질 1	14) 기타 혼재물
15) 황산에 대한 정색물	

2.2.4 일반시험법

일반시험법의 내용은 다음과 같으며, 세부적인 내용은 약전의 각 시험법들을 참조하기 바란다.

1. 감마선측정법
2. 강열감량시험법
3. 강열잔분시험법
4. 건조감량시험법
5. 결정성시험법
6. 광유시험법
7. 굴절률측정법
8. 금속(원소)불순물시험법
9. 금속성이물시험법
10. 기체크로마토그래프법
11. 무기질시험법
12. 무균시험법
13. 미생물한도시험법

14. 바이오오토그래프법
15. 박층크로마토그래프법
16. 발열성물질시험법
17. 보존제시험법
18. 분말 X 선 회절측정법
19. 불꽃반응시험법
20. 불용성이물시험법
21. 붕해시험법
22. 비소시험법
23. 비점측정법 및 증류시험법
24. 비중 및 밀도측정법
25. 비타민시험법
26. 비타민 A 정량법
27. 산소분석법
28. 산소플라스크연소법
29. 삼투압측정법
30. 생약시험법
31. 선광도측정법
32. 소화력시험법
33. 수분측정법(칼피셔법)
34. 수액용고무마개시험법
35. 아미노산시험법
36. 안전성시험법
37. 알코올수측정법
38. 암모늄시험법
39. 액체크로마토그래프법
40. 엔도톡신시험법
41. 여지크로마토그래프법
42. 열분석법
43. 염화물시험법
44. 용출시험법
45. 원자흡광광도법

46. 유기체탄소시험법
47. 유도결합 플라즈마 분석법
48. 유지시험법
49. 융점측정법
50. 응고점측정법
51. 이산화황시험법
52. 자외가시부흡광도측정법
53. 잔류용매시험법
54. 적외부스펙트럼측정법
55. 적정종말점검출법
56. 전도율측정법
57. 점도측정법
58. 점안제의 불용성미립자시험법
59. 정성반응
60. 제산력시험법
61. 제제균일성시험법
62. 제제의 입도시험법
63. 주사제용유리용기시험법
64. 주사제의 불용성미립자시험법
65. 주사제의 실용량시험법
66. 중금속시험법
67. 질량 · 용량시험법
68. 질소정량법(세미미크로킬달법)
69. 철시험법
70. 총단백질정량법
71. 크기배제 액체크로마토그래프법
72. 탁도시험법
73. 펩티드 지도작성법
74. 폴리아크릴아미드겔 전기영동법
75. 플라스틱제의약품용기시험법
76. pH 측정법
77. 항생물질의 미생물학적 역가시험법

78. 핵자기공명스펙트럼측정법

79. 형광광도법

80. 황산염시험법

81. 황산에 의한 정색물시험법

82. 히스타민시험법

83. 표준품, 시약 · 시액, 용량분석용표준액, 표준액, 색의 비교액, 파장 및 투과율 보정용 광학필터, 계량기 · 용기, 멸균법 및 무균조작법

참고문헌

- 약사법
- 대한민국약전 12개정

3장

신약개발

3.1 신약개발 허가과정

의약품이란 대한민국 약사법에 따르면 대한약전에 수재된 것 외에도 사람 또는 동물의 질병을 진단, 치료, 경감, 처치 또는 예방에 사용됨을 목적으로 하는 것이거나, 혹은 사람 또는 동물의 신체의 구조, 또는 기능에 약리적 기능을 미치게 하는 것이 목적으로 되어 있는 것을 모두 포함하는 개념(단, 기구, 기계, 화장품 제외)이며, 반드시 약리작용상 어떠한 효능이 있고 없고에 관계없이 그 물질의 성분, 형상(용기, 포장, 의장 등) 명칭, 사용목적, 효능, 효과, 용법, 용량, 판매할 때의 선전 또는 설명 등을 종합적으로 판단하여 사회 일반인이 볼 때 한눈으로 식품으로 인식되는 과일, 야채, 어패류 등을 제외하고는 그것이 위 목적에 사용되는 것으로 인식되고 혹은 약효가 있다고 표방된 경우에는 이를 모두 의약품으로 간주하고 있다. 공정서에는 의약품을 다음과 같이 정의하고 있다. 약사법에 따르면 '의약품'은 다음에 해당하는 물품을 말한다.

① 대한약전에 수재된 물품으로서 의약외품이 아닌 것.
② 사람 또는 동물의 질병의 진단치료경감 · 처치 또는 예방의 목적으로 사용되는 물품으로서 기구 · 기계 또는 장치가 아닌 것.
③ 사람 또는 동물의 구조 · 기능에 약리학적 영향을 주기 위한 목적으로 사용되는 물품으로서 기구 · 기계 또는 장치가 아닌 것.

의약품이 지녀야 할 조건은 매우 중요하며, 다음을 들 수 있다.

① 먼저 적용이 편리해야 한다(편리성).
② 치료효과를 확보해야 한다(유효성).
③ 안전성 확보를 통해 부작용이 없도록 해야 한다(안전성).

그리고 '신약'이라 함은 약사법 및 식품의약품안전처 고시(의약품의 품목허가 · 신고 · 심사규정)에 따르면 국내에서 이미 허가된 의약품과는 화학구조 또는 본질조성이 전혀 새로운 신물질의약품 또는 신물질을 유효성분으로 함유한 복합제제의약품을 말한다.

의약품이 본격적으로 개발되어 현대적인 산업형태를 갖추게 된 것은 제2차 세계대전 전후로 볼 수 있다. 제2차 세계대전 및 그 직후에 신약발견의 붐이 계속되어 질병극복에 중요한 의약품이 다수 생겨나게 되었다. 대표적인 예로서 페니실린 및 소아마비, 홍역 및 인플루엔자 등을 예방하는 백신과 항생물질을 들 수 있으며, 이

의약품들은 질병의 치료와 예방에 도움을 주어 인류에 큰 혜택을 주었다. 또 이 시기에는 당시로서는 새로운 약리학적 분야가 새롭게 생겨나게 되었다. 예를 들면, 당뇨병에 대한 경구 혈당 강하약, 장기 이식 시 생체 이식을 돕는 약, 임신을 예방하는 경구 피임약, 감정적 불안, 긴장을 진정시키는 신경안정제 및 항우울약 등이 있다.

신약개발은 제약산업에 있어서 매우 넓은 범위에 걸쳐 이루어지는 것으로서, 이를 가능하도록 뒷받침하는 것은 연구소, 교육기관 및 산업체를 통하여 전 세계적으로 얻어진 과학 및 의학적인 지식과 정보들이다. 신약개발은 화학자(chemists), 생물학자(biologists), 분자생물학자(molecular biologists), 약리학자(pharmacologists), 독성학자(toxicologists), 통계학자(statisticians), 의사(physicians), 약사(pharmacists), 약제학자(pharmaceutical scientists) 및 공학엔지니어(engineers) 등의 총체적인 노력이 합해져서 이루어진다.

최근에는 다양한 신기술의 등장으로 신약개발의 패러다임이 변화하고 있다. 전통적인 신약개발과정에서는 수십만 종의 화합물에 대하여 먼저 *in vitro*에서 효능을 탐색한 후 이어서 *in vivo*에서 효능을 검색하는 과정을 거쳐 후보물질을 도출하고, 비임상 및 임상시험을 거쳐 신약으로 개발된다. 이러한 전통적인 신약개발기술은

① 탐색과정에 많은 노력이 요구된다.
② 효능기전이 불명확하다.
③ 초기 후보물질의 성공가능성이 낮은 편이다.

반면에 새로운 신약개발 패러다임에서는 유전체 정보를 이용하여 질환 관련 유전자의 기능을 분석하고, 그로부터 약물작용점을 확인하며, 유효성을 검증한다. 유효성 검증결과를 토대로 신약 후보물질을 도출하고, 도출된 후보물질을 최적화하고 비임상 및 임상시험을 거쳐 신약으로 탄생하게 된다. 새로운 신약개발기술은

① 확실한 효능기전에 근거한 신약개발이다.
② 후보물질 도출과정이 짧다.
③ 작용기전이 차별화된 약물개발이 가능하다.
④ 초기 후보물질의 성공가능성이 높다.

신약개발과정에 있어서 국민들에 대한 새로운 약물의 유효성과 안전성을 보장하기 위하여 개발 및 시판까지의 과정에서 보건당국의 관리를 받도록 하고 있다. 현재와 같은 신약의 허가에 있어서 관리기준이 강화되어 신약에 대한 안전성 및 유효성에 대한 기준 설정에 대한 필요성이 대두된 것은 1938년 당시 미국에서의 약화

사고로부터였다. 당시의 신약이었던 설파닐아미드(sulfanilamide)는 일반적으로 사용되던 대부분의 제제학적 용매에 녹지 않아 항결빙 용매로 사용하던 디에틸글리콜(diethyl glycol)에 녹인 엘릭서(elixir) 제제로 판매되었다. 그러나 이 제제가 시장에서 회수되기까지 디에틸글리콜의 독성으로 인하여 100명 이상이 사망하였다. 이를 계기로 치료 약물 자체에 대한 적절한 제제 처방 및 철저한 약리, 독성 시험뿐만 아니라, 기타 부형제(pharmaceutical ingredients)와 완제품에 대해서도 철저한 시험이 필요하다는 것을 인식하게 되었다.

이외에도 신약에 대한 정부 관리를 강화하게 된 계기가 1960년에 발생한 탈리도마이드(thalidomide) 사건이었다. 탈리도마이드라는 새로운 합성약품이 신경안정제로 개발되어, 유럽에서 의사의 처방전 없이도 살 수 있는 약품으로 판매되었다. 이 약품은 다량 사용하여도 유의할 만한 독성을 나타내지 않았다는 점에서 매우 큰 관심을 끌게 되었고, 과잉복용으로 사망하게 되는 부작용이 있던 수면제인 바르비탈류(barbiturates)를 대신하여 널리 사용되게 되었다. 그 당시 미국에서는 국내 판매를 위해 FDA로부터의 허가를 기다리던 중이었으며, 그동안 유럽에서 탈리도마이드에 의한 기형아 출산에 관한 보고가 나오기 시작하였다. 임산부가 이 약물을 복용하면, 태아의 사지 성장을 억제하여 팔이나 다리 등이 없거나 다른 장기 이상 등의 기형아를 출산하게 된다. 이를 계기로 일반 국민이 사용하게 되는 약물에 대해 시판 전에 안전성 및 유효성을 입증할 것을 제약기업에 요구하게 되었다. 그리고 현재는 각 나라마다 해당 보건당국에서 신약의 수입이나 제조판매를 엄격히 관리하고 있다.

신약개발과정에 있어서 각 나라마다 신약으로 승인을 받는 과정이나 소요되는 시기가 상이하여 최근에는 이러한 문제점들을 해결하기 위하여 국제허가기준 규격화(International Harmonization of Regulatory Requirements)에 대한 노력이 진행되고 있다.

그림 3.1에 실제 시판을 위해 보건당국의 허가를 얻기까지의 과정에 필요한 신약개발 과정을 나타내었다. 그리고 각 단계에서 소요되는 기간을 그림 3.2에 다시 나타내었다. 그림에서 보는 바와 같이 신약개발과정은 크게 1) 비임상단계, 2) 임상단계, 3) 신약허가 단계로 분류할 수 있으며, 신약개발은 매우 많은 노력과 시간, 그리고 비용이 소요되는 과정이다.

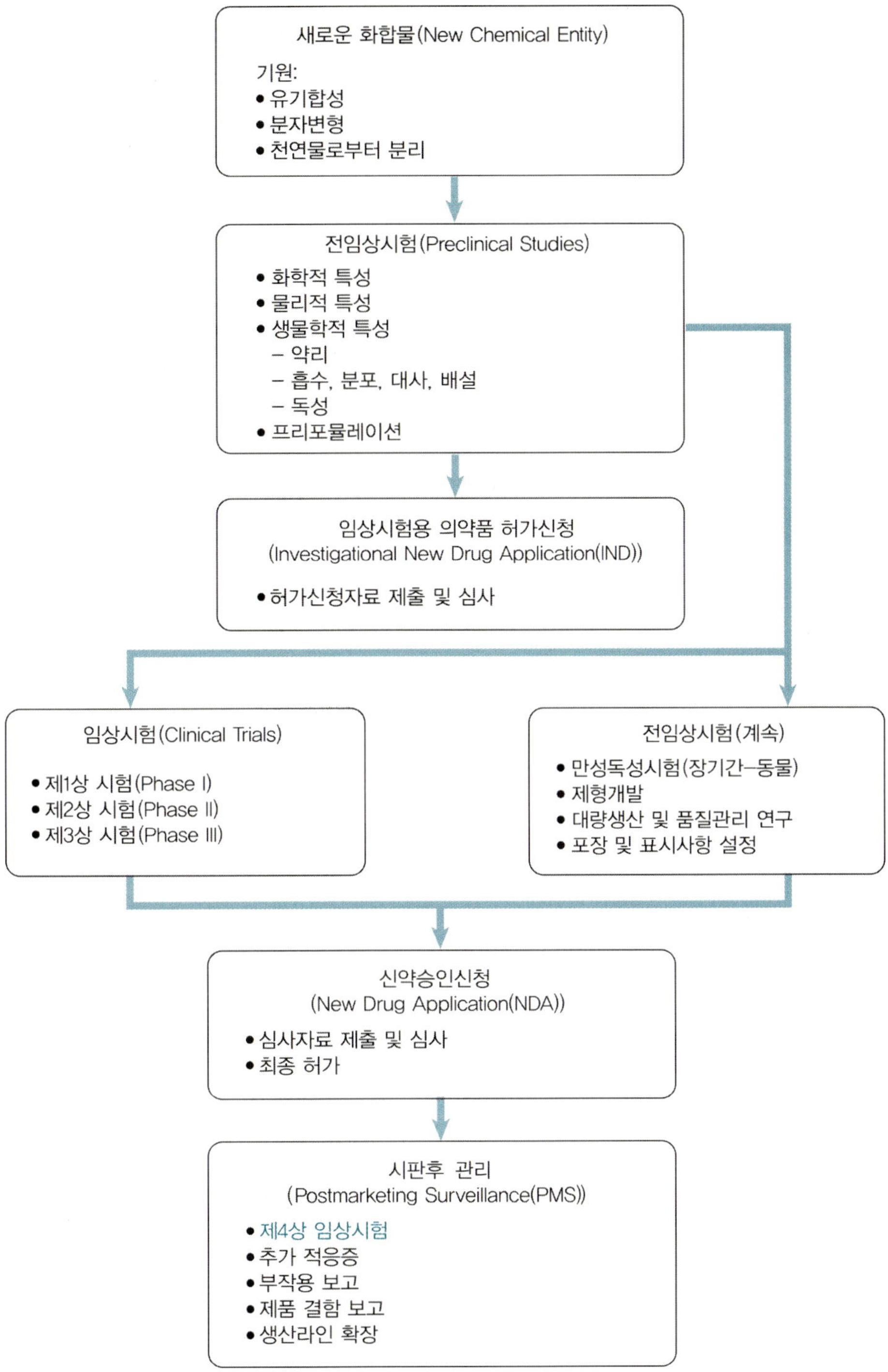

새로운 화합물(New Chemical Entity)
기원:
• 유기합성
• 분자변형
• 천연물로부터 분리
전임상시험(Preclinical Studies)
• 화학적 특성
• 물리적 특성
• 생물학적 특성
– 약리
– 흡수, 분포, 대사, 배설
– 독성
• 프리포뮬레이션
임상시험용 의약품 허가신청
(Investigational New Drug Application(IND))
• 허가신청자료 제출 및 심사
임상시험(Clinical Trials)
• 제1상 시험(Phase I)
• 제2상 시험(Phase II)
• 제3상 시험(Phase III)
전임상시험(계속)
• 만성독성시험(장기간–동물)
• 제형개발
• 대량생산 및 품질관리 연구
• 포장 및 표시사항 설정
신약승인신청
(New Drug Application(NDA))
• 심사자료 제출 및 심사
• 최종 허가
시판후 관리
(Postmarketing Surveillance(PMS))
• 제4상 임상시험
• 추가 적응증
• 부작용 보고
• 제품 결함 보고
• 생산라인 확장

그림 3.1 신약개발과정

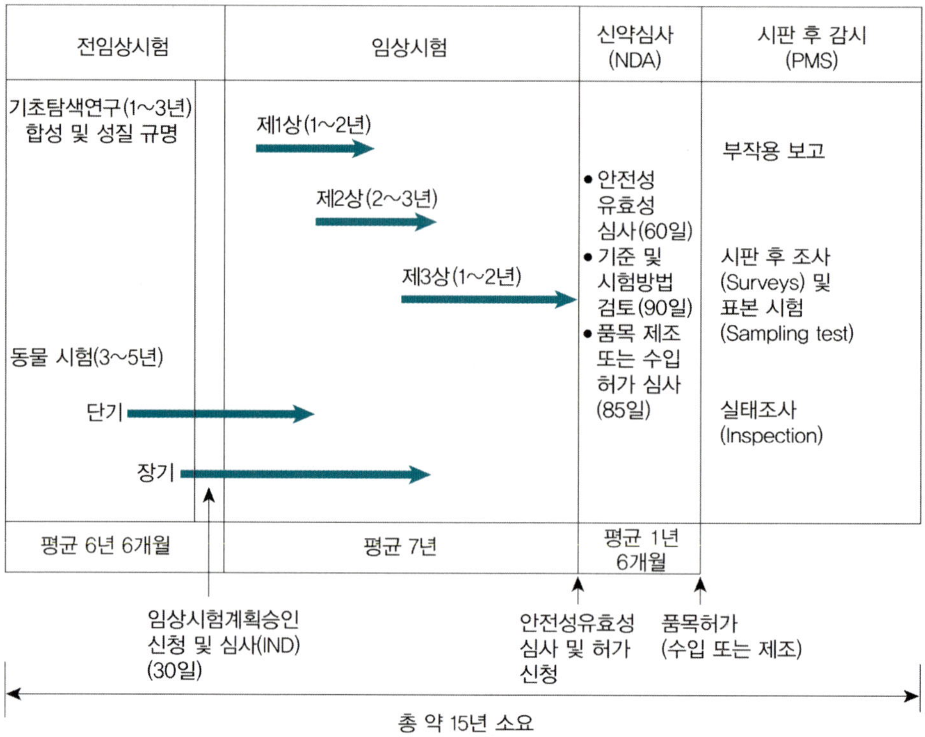

그림 3.2 신약개발 및 허가과정에 소요되는 기간

3.1.1 기초탐색 연구 및 신약의 기원

의약품 개발의 최초 출발은 기초조사, 천연물 추출, 신물질의 화학적 합성, 스크리닝 등의 과정을 거친다. 기초조사는 개발품목을 결정하기 위해 실시하는 것으로서 현재의 학문으로 개발이 가능한지의 여부를 판단하기 위한 문헌 및 시장조사 등이 포함된다.

새로운 약물은 여러 천연자원에서 발견되는 일이 많으며, 실험실에서 합성으로 만들어지는 것도 있다. 우연하게 발견되는 경우도 있고, 여러 해 꾸준한 연구결과로 얻어질 때도 있다. 역사를 통해서 보면 식물성분은 유망한 신약의 보고(寶庫)였다. 그러나 식물 중에서도 극히 일부에 대해서만 확인, 연구하는 데 불과하다. 정신병약이면서 혈압강하약의 하나인 레세르핀(reserpine)의 경우 민간에서 내려오던 인도사목(Rauwolfia serpentina)이라는 식물에서 의도적으로 분리하여 얻은 예이다.

약용식물로 알려져 있는 일일초(Vinca rosea)는 당뇨병에 효과적인 것으로 알려져 있었다. 그에 기반을 두어 이 식물로부터 추출한 성분을 화학적 규명하고, 약효 스크리닝을 한 결과 추출성분이 놀라운 항암효과를 갖는 것이 밝혀졌으며, 그 결과 개발된 두 가지의 신약이 항암제인 빈블라스틴(vinblastine)과 빈크리스틴(vincristine)이다. 식물의 활성성분이 단리되고, 구조가 결정되면 유기화학자는 그것을 실험실에서 합성을 통하여 만들 수 있다. 대개 천연화합물을 출발점으로 하는 반합성 약물들은 그 화학구조를 얼마나 변화시키는가의 정도에 따라 약리활성의 차이를 보이게 된다.

그 자체가 불활성이거나 치료상 중요하지 않은 식물성분도 반합성법을 사용하여 약리활성이 향상되어 중요한 약물로 얻어지는 경우도 있다. 예를 들어 마과식물(Dioscorea)은 스테로이드(steroid)를 다량 함유하고 있으며, 이 식물에서 여성호르몬인 에스트로젠(estrogen)을 얻을 수 있다.

인류의 약물 탐구에는 동물도 여러 가지 면에서 유용하다. 동물은 약물시험 및 생물학적 검정시험 등에 이용될 뿐만 아니라, 그 조직의 생리적 과정에서 만들어지는 물질을 얻을 수 있다. 소, 양, 돼지 등의 내분비선에서 얻는 갑상선추출물, 인슐린 및 뇌하수체 호르몬 등이 그 예이다. 이후 각 호르몬의 구조가 밝혀지게 됨에 따라 전합성 및 반합성의 과정으로 호르몬성 물질들이 만들어지게 되었으며, 합성으로 만들어진 경구피임약을 그 예로 들 수 있다. 백신 등의 생물학적제제의 제조에 동물을 쓴 것은 1796년 에드워드 제너(Edward Jenner)로서, 영국에서 천연두 백신을 제조하는 데 사용하였으며 그 이후 동물은 수많은 인명을 구할 수 있는 백신개발에 큰 도움을 주고 있다.

오늘날의 소아마비 백신은 원숭이의 조직 배양액 중에서 얻어진 것이며, 인플루엔자 백신은 오리 또는 송아지의 임파액 중에 바이러스를 접종하여 제조할 수 있다. 앞으로 세포 또는 조직배양을 이용한 에이즈 및 암 등에 대한 백신이 개발될 가능성이 높다.

특정한 미생물을 이용하여 항생물질을 생산하는 방법으로서는 페니실린(penicillin), 에리스로마이신(erythromycin), 클로람페니콜(chloramphenicol) 등의 예를 들 수 있다. 약물의 화학구조와 활성관계에 대한 정보를 이용하여 여러 종류의 반합성 항생물질이 얻어지게 되었다. 앞으로도 미생물 배양에서 새로운 항생물질이 발견될 것이고, 그로부터 유사한 구조를 갖는 유도체들이 계속적으로 추가 개발될 것이다.

오늘날 우리는 생명의 나선구조인 DNA 사슬인 '이중나선(double helix)'을 조작하는 유전공학의 발전으로 신약개발에 있어서 새로운 시대를 맞고 있다. 그리고 이 공정을 이용하여 훨씬 저렴한 경비로 항생제, 백신 및 생물학적제제를 만들 수 있다. 유전학적인 분야에서 유래된 신약개발기술로서는 두 가지의 기본기술, 즉 DNA 재조합과 단클론항체(monoclonal antibody) 생산을 들 수 있다. 이 두 가지 기술은 세포의 단백질생산능력에 영향을 주어 원하는 단백질을 생산하도록 할 수 있다.

DNA 재조합 기술로 거의 모든 단백질을 만들어 낼 수 있으며, 인간 같은 고등종의 유전자 물질을 박테리아에게 이식하여 이들 하급 생물이 인간에게 필요한 단백질을 만들어 낼 수 있게 한다. 인간 인슐린, 인간 성장호르몬, B형 간염백신, 에포에틴-알파, 인터페론 등이 이 방법으로 생산된다.

DNA 재조합 기술은 하급 생물의 세포 내에서의 단백질 조작을 포함하는 기술인 반면, 단클론항체 기술은 환자를 포함한 고등동물의 세포 내에서 전적으로 이루어진다. 단클론항체 기술은 원하는 항체를 생산하고 순수한 항체생산과정을 끊임없이 자극할 수 있는 능력을 가진 세포를 이용한다. 단클론항체는 다음 세대의 기대되는 의료기술의 하나로서, 이미 여러 분야에 응용되고 있다. 예를 들어 임신진단시약에 단클론항체가 사용되고 있으며, 정확도가 매우 높다. 그리고 암세포의 위치를 찾아내는 수단으로서도 이용될 수 있다.

유전자 이상으로 발생하는 질병을 예방, 처치, 치료, 진단하거나 혹은 경감시키는 데 사용되는 유전자치료법도 주목 받는 차세대 기술이다. 인체는 약 10만 개의 유전자를 가지고 있으며, 이들 유전자는 거의 모든 체내기능을 조절한다. 특정 세포에서는 필요한 유전자만이 발현되고, 그 유전자로부터 특정 유형의 단백질이 만들어져서 기능을 발휘하게 된다. 유전질환에 있어서는 유전자발현이나 유전자의 배열이 변화되어 세포의 기능 이상이나 질환을 유발할 수 있다. 유전자치료법은 이러한 유전자 이상을 치료하고자 하는 방법으로서 현재 많은 제약기업들이 암, 유전성 질환, 심혈관계질환들을 치료할 목적으로 개발 중에 있다.

신약 후보물질 개발에 있어서 새로운 생명공학기술이 갖는 가능성으로 그에 대한 기대가 매우 높은 것은 사실이지만 여전히 화학적 합성이 아직은 가장 일반적으로 사용되고 있는 방법이다. 오늘날은 컴퓨터를 이용한 분자 모델링, 거대한 규모의 화합물 라이브러리(chemical libraries) 이용 및 대량 고효율 스크리닝(high-throughput screening) 과정의 도움으로 훨씬 효율적인 방법으로 신약 후보물질을 탐색하고 합성할 수 있게 되었다.

3.1.2 약효검색과 전임상 연구

전임상 단계에서 흔히 수행하는 것은 약물의 화학적, 물리학적 특성 규명 및 생물학적인 특성을 규명하기 위한 시험으로 대별된다. 특히 생물학적인 특성을 규명하기 위한 시험으로서는 약물의 약리활성 및 독성에 관한 시험을 수행한다. 그리고 그 약물이 체내에 어떻게 흡수(absorption), 분포(distribution), 대사(metabolism), 배설(excretion)되는가를 연구하는 약물동태시험을 거치게 된다. 또한 제제설계를 위한 초기 제제화 연구(early formulation study)를 통하여 임상시험을 위한 시제품(initial formulation)을 개발하게 된다. 임상시험을 수행하는 동안 이 시제품은 변경 및 보완 과정을 통하여 최종제품(final formulation)으로 개발되고, 또한 시험생산 단계(pilot plant 혹은 small scale production)에서 대량생산을 위한 스케일-업(scale-up) 과정을 거치게 된다. 초기 제제화 연구단계에서는 제제(formulation)를 개발하기 전에 우선 약물 고유의 화학 및 물리학적인 성질을 고려해야 하는데, 이 과정을 프리포뮬레이션 연구라고 한다.

3.1.2.1 신약 후보물질의 화학적, 물리학적 특성 규명

신약 후보물질은 구조, 화학식, 분자량, 성상 등의 다양한 화학적 및 물리학적인 성질들을 규명하여 다음 단계로의 개발 시 기초자료로서 활용하게 된다. 그리고 우리나라의 경우 신약의 원료물질이나 제제에 대해서 기준 및 시험방법을 설정하고, 그를 식품의약품안전처로부터 심사를 받도록 하여 의약품의 품질을 보증할 수 있도록 하고 있다. 따라서 기준 및 시험방법을 작성하기 위해서는 다양한 물리화학적인 특성들이 규명되어야 한다. 참고로 기준 및 시험방법에 기재되어야 할 사항은 다음 표 3.1과 같다.

표 3.1 기준 및 시험방법 작성 시 신약에 대한 기재항목

번호	기재항목	원료약품	제제
1	명칭	○	×
2	구조식 또는 시성식	△	×
3	분자식 및 분자량	○	×
4	기원	△	×
5	함량기준	○	○
6	성상	○	○
7	확인시험	○	○
8	시성치	△	△
9	순도시험	○	△
10	건조감량, 강열감량 또는 수분	○	△
11	강열잔분, 회분 또는 산불용성회분	△	×
12	제제학적 시험	×	○
13	특수성능 시험	△	△
14	기타 시험	△	△
15	정량법(제제는 함량시험)	○	○
16	시약 · 시액	△	△

※주: ○ 원칙적으로 기재, △ 필요에 따라 기재, × 원칙적으로는 기재할 필요가 없음.

3.1.2.2 생물학적 특성 규명

약물이 안전하고 유효한지를 판단하기 위해서는 약물이 체내에서 어떻게 흡수되고 분포되며, 그리고 저장, 대사 및 배설되는지를 알고, 나아가 그 약물이 체내의 세포(cells), 조직(tissues), 장기(organs)에 어떠한 영향을 미치는지를 알아야 한다. 현재는 사람 혹은 동물의 신체와 유사한 양상을 보이는 세포나 조직배양 혹은 컴퓨터 프로그램을 이용하여 생체 밖에서도 이러한 시험을 수행할 수 있는 방법이 많이 개발되어, 동물실험을 수행하기 전에 미리 독성을 예측하거나 혹은 생체 내에서의 거동을 예측할 수 있게 되었다. 그러나 이러한 방법이 약물연구에 있어서 동물 시험 의존도를 많이 줄이고는 있지만, 사람에 적용하기 전의 안전장치로서 수행하여야 하는 동물실험을 완전히 대체하지는 못하고 있다.

1) 약리(Pharmacology) 시험

오늘날 새로운 약물을 개발하기 위한 방법으로서 질병의 원인과 그 과정을 이해하고, 그 과정에 관여할 수 있는 물질을 설계하는 방법을 주로 사용한다. 각 질병에 대한 정확한 원인은 밝혀져 있지 않다고 하더라도 대부분의 경우 생화학적인 불균형, 비정상적인 세포 증식 및 내인성 결핍이나 외인성 화학적인 독소, 혹은 병원체에 의해 발생하는 것으로 알려져 있다.

신체의 생화학적인 과정은 정교한 효소 반응을 포함하는데, 건강한 상태와 질환상태에서의 특정 효소의 역할을 이해함으로써 그 효소에 영향을 미치는 약물을 개발할 수 있다. 이러한 대표적인 예로서는 고혈압 치료제인 캅토프릴(captopril)을 들 수 있다. 캅토프릴은 안지오텐신 전환효소(angiotensin-converting enzyme; ACE)의 기질인 안지오텐신 I(angiotensin I)과 유사한 구조를 가지고 있어 이 효소의 기질인 안지오텐신 I이 효소에 결합하는 것을 경쟁적으로 저해함으로써 안지오텐신 I이 혈압상승작용이 있는 안지오텐신 II(angiotensin II)로 전환되는 것을 막는다.

서로 다른 약물은 서로 다른 작용을 나타내게 되는데, 이는 특정 세포나 조직의 성분이 약물의 화학구조와 특이적으로 결합하기 때문이라고 알려져 있다. 이처럼 약물과 특이적으로 반응할 수 있는 생체내 성분을 수용체(receptor)라고 한다. 이러한 약물-수용체 상호작용을 연구함으로써 구조-활성 관계(structure activity relationship)를 규명하고, 그를 통하여 특정 수용체와 결합함으로써 특정 조직이나 세포에 선택적으로 작용하는 약물을 개발할 수 있다. 이러한 예로서 히스타민 수용체 중의 하나인 H2 수용체에 선택적으로 작용함으로써 위산분비를 억제하는 시메티딘(cimetidine)의 개발을 들 수 있다.

화학물질의 생물학적 활성을 평가하고, 그 작용기전을 밝히는 것은 약리학자

(pharmacologist)의 주요 책임 중 하나이다. 활성과 작용기전을 밝히기 위해 *in vitro*에서의 배양세포 혹은 효소계를 이용하거나, *in vivo*에서의 동물모델을 이용한다. 초기 연구단계에서는 우선 여러 수용체에 대한 특이성(specificity) 혹은 여러 효소에 대한 활성(activity)을 시험한다. 그런 다음 세포에 미치는 영향 및 활성을 시험한다. 그리고 이어서 그 물질의 활성과 선택성을 보다 더 정확히 알기 위해 동물로부터 떼어낸 조직을 대상으로 시험한 후, 이 약물이 특정 장기에 미치는 영향을 알기 위해 동물을 이용하여 평가한다. 최종적으로는 목적으로 하는 인체 질환을 가지고 있는 동물모델을 이용하여 약리시험을 수행한다.

대부분의 동물실험은 비용이나 이용가능성을 고려하여, 그리고 시험에 소요되는 약물이 소량이고 그리고 여러 경로(예: 경구, 흡입 및 정맥주사 등)로 투여해 볼 수 있다는 점 등 여러 이유로 주로 작은 동물, 대개 설치류(마우스, 랫트)를 대상으로 실시한다. 그러나 허가를 위해서는 최종적인 약리 및 독성실험에서 설치류를 포함하여 비설치류인 2종 이상의 다른 동물 종을 사용해야 한다. 이때 약물은 여러 용량으로 투여함으로써 효과(effect), 효력(potency), 독성(toxicity)을 결정한다.

동물실험의 일차적인 목적은 인체에 대한 안전성과 유효성을 예측하기 위한 약물효과에 대한 정보를 얻고자 하는 것이다. 그러나 종(種) 간에 존재하는 차이와 동물은 인체 반응의 완전한 예측모델이 아니기 때문에 어려움이 있다. 그럼에도 불구하고 현재 사람의 질환과 유사한 양상을 보이는 다양한 동물모델이 개발되어 있다. 그 예로서 유전적으로 제I형 당뇨병 혹은 고혈압을 가진 동물과 그리고 항암제 시험을 위한 동물에서의 종양증식모델을 들 수 있다. 또한 특정 장기나 혹은 특정 인체 질환에 대해 최적인 특정 동물 종이 밝혀져 있다. 예를 들어, 고혈압에 대해서는 개와 랫트(rat), 호흡기계에 대한 시험에 대해서는 개와 기니피그(guinea pig), 이뇨작용에 대해서는 개, 혈액 응고에 대해서는 토끼, 중추신경계에 대한 실험에는 마우스와 랫트 등이다. 불행하게도 아직까지는 모든 인간질환에 대해서 동물모델이 가능한 것은 아니다.

식품의약품안전처의 안전성 · 유효성 심사규정에 따르면, 국내에서 신약으로서 허가를 받기 위해 제출하여야 하는 약리작용에 관한 자료는 다음과 같다.

■ 약리작용에 관한 자료

비임상시험 자료로서 투여경로는 임상시험의 경우와 동일해야 한다. 다만, 시험의 종류 및 체내흡수율 등에 따라 적절히 다른 투여경로를 이용할 수 있으며, 비임상시험으로 실시 불가능하거나 실시하는 의미가 없는 것으로 인정되는 경우에는 임상시험결과로 갈음할 수 있다.

① 효력시험자료: 심사대상효능을 포함한 효력을 뒷받침하는 약리작용에 관한 시험자료로서 효과발현의 작용기전이 포함된 자료. 다만, 백신의 경우에는 감수성 있는 실험동물에서의 면역 후 공격시험(challenge test)을 통한 방어 여부를 확인할 수 있는 자료 또는 이와 동등한 시험을 통한 방어여부를 확인할 수 있는 자료로 갈음할 수 있다.

② 일반약리시험자료: 독성시험 및 효력시험, 흡수 · 분포 · 대사 · 배설에 관한 시험을 제외한 신체 각 부위(계) 및 기능에 미치는 영향에 관한 시험자료 또는 시험방법 및 평가기준 등이 과학적 · 합리적으로 타당성이 인정되는 자료.

③ 흡수 · 분포 · 대사 및 배설시험 자료.

2) 약물동태학적 거동

약물을 투여한 후 약물의 흡수, 분포, 대사, 배설(이상 네 가지 과정을 ADME라고 함) 시험을 위한 동물시험을 수행한다. ADME 자료는 추후 용량 및 투여계획 수립에 활용한다.

① 흡수(absorption): 다양한 경로(인체 투여 예정 경로 포함)를 통하여 약물을 투여한 후 흡수되는 정도(extent)와 속도(rate)를 결정한다.

② 분포(distribution): 약물이 신체 내에 분포되는 속도와 위치, 그리고 체류시간을 결정한다.

③ 대사(metabolism): 약물이 대사되는 부위, 속도 및 기전, 또한 대사체의 화학적 구조 및 약리활성을 결정한다.

④ 소실(elimination): 약물이 체내로부터 소실되는 속도와 소실률, 그리고 소실이 일어나는 경로를 결정한다.

ADME 연구에서도 약리 및 독성시험에서와 같이 2종 이상의 동물(대개 설치류 1종 및 비설치류로서 개)을 사용한다. 약물동태연구는 시간별로 혈액, 소변 및 대변 시료를 채취하여 분석하며, 또한 동물의 조직 및 장기를 검사한다. 그리고 특수실험을 수행하는데, 그 예로서는 수유 동물의 모유 중에 시험약물의 존재 가능성을 시험하고, 약물이 태반을 통과하여 태아 혈액 중으로 유입되는지의 여부 및 약물과 그 대사체가 체내에 장기적으로 체류하는지를 시험한다. 대사체 생성 및 체내분포에 대한 연구에서는 주로 방사성동위원소로 표지한 약물을 일반적으로 사용하여, 동물의 조직과 배설물 중에서의 방사능을 추적하여 수행한다.

3) 독성(Toxicology) 연구

동물에 대한 전임상 독성실험 결과에 기반을 두어 인체에 적용하는 것이 안전하다고 예측하는 것은 바람직하지만, 그렇다고 완전히 일치하는 것은 아니다. 전임상 동물실험 결과를 인체에 직접적으로 외삽(extrapolation)하여 적용하는 것은 어렵다. 왜냐하면 종(species) 간의 차이, 서로 다른 용량-반응 관계, 면역체계의 차이, 동물에서는 알 수 없는 개인적인 반응들(예: 두통)의 차이 때문이다. 비록 동물실험을 통해 인체에 대한 독성을 완전히 예측할 수 없지만, 대략적으로 독성을 나타내는 동물 종이 많을수록 인체에서도 독성이 나타날 가능성이 높다고 할 수 있다.

전임상독성시험에서는 그 약물의 (a) 단기간 독성(급성 독성) 혹은 장기간 사용 시 독성(만성독성)을 알고자 하며; (b) 특정 장기에 대한 독성; (c) 독성의 양상(mode), 부위(site) 및 정도(degree); (d) 특정 기간 동안의 저용량, 중간용량 및 고용량에 대한 용량-독성반응 관계; (e) 성 차이에 따른 독성, 생식독성(reproductive toxicity) 및 기형유발독성(teratogenic toxicity); (f) 발암성(carcinogenicity) 및 유전독성(genotoxicity)을 알고자 한다.

초기 독성시험은 설치류에서 실시한다. 그리고 이 시험이 성공적이면 이어서 비설치류, 즉 대개 개를 대상으로 시험한다. 식품의약품안전처의 안전성 · 유효성 심사규정에 따르면, 국내에서 신약으로서 허가를 받기 위해 제출하여야 하는 독성에 관한 자료는 다음과 같다.

■ 독성에 관한 자료

가. 단회투여독성시험자료
나. 반복투여독성시험자료
다. 유전독성시험자료
라. 생식발생독성시험자료
마. 발암성시험자료
바. 기타독성시험자료
1) 국소독성시험(국소내성시험포함)
2) 의존성
3) 항원성 및 면역독성
4) 작용기전독성
5) 대사물
6) 불순물
7) 기타

3.1.2.3 초기제형연구

약물을 안전하고 효과적인 제형으로 처방화하는 데 필요한 물리화학적 성질을 평가한 후 최종 처방을 결정하며, 그에 따라 소량 생산하는 방법(pilot planning)에서 대량 생산하기 위한 연구를 수행한다.

1) 프리포뮬레이션(preformulation) 연구

프리포뮬레이션 연구에서는 약물의 용해도, 분배계수, 용출속도, 물리적 성상, 안정성 등의 인자들을 고려한다.

① 용해도(drug solubility): 약물이 전신순환계에 흡수되어 치료효과를 나타내려면 어느 정도의 수용성을 가져야 한다. 물에 녹지 않는 약물(예를 들어 물에 대한 용해도가 10 mg/mL 미만인 약물)은 불완전하고도 느린 흡수를 보인다. 약물의 물에 대한 용해도를 높이기 위해서는 약물을 염이나 에스테르화물로 하여 수용성이 높은 유도체로 만들어 준다. 그리고 수용성물질과 복합체를 형성시키거나 또는 약물입자의 크기를 감소시켜서 용해도를 증가시킬 수 있다.

② 분배계수(partition coefficient): 약물이 생체막을 통과하기 위해서는 어느 정도의 지용성이 필요하다. 이 지용성의 척도로서 유상과 수상에 대한 약물분배계수를 사용한다.

③ 용출속도(dissolution rate): 약물이 매질에 녹아 나오는 속도로서, 약물의 용해도 및 분배계수와 함께 고려할 때 약물흡수에 대한 정보를 얻을 수 있다. 약물의 물리적인 형상(예: 입자크기)뿐만 아니라 그 약물의 산성형, 염기형, 혹은 염의 형태에 따라 용출속도가 달라질 수 있다.

④ 물리적 성상(physical form): 결정, 무정형 또는 약물 분말의 입자크기가 약물의 용출속도에 영향을 주어 결과적으로 흡수에 영향을 주게 된다. 예를 들어 물에 잘 녹지 않는 약물의 경우 입자크기를 줄여 표면적을 크게함으로써 위장관에서의 용출을 증진시켜, 흡수를 증가시킬 수 있다. 입자의 크기를 조절하는 것은 특히 흡입에 의해 폐로 약물을 투여하는 경우 중요하다. 입자의 크기가 작을수록 폐포 깊숙이 침투하게 된다.

⑤ 안정성(stability): 약물 자체의 물리화학적 안정성 및 여러 가지 첨가제를 첨가할 때의 안정성은 성공적인 제제를 만드는 데 매우 중요하다. 어떤 약물에 있어서 어느 한 유형의 결정형이 다른 것들에 비하여 안정성이 높다면, 그 결정형을 선택하게 될 것이다. 만약 약물이 산화에 의해 분해된다면 항산화제를 가하여 제제를 안정화시킬 수 있다. 가수분해에 의해 분해된다면 제제개발 및

공정에서 수분을 차단하고, 또한 수분과의 접촉을 차단하는 포장방법을 선택하여야 한다. 안정성시험은 여러 온도와 습도 조건(40°C, 75% 상대습도 / 30°C, 60% 상대습도) 및 빛, 공기와 포장조건을 달리하여 시험한다. 안정성에 대한 정보를 바탕으로 사용 및 보관에 대한 표시사항 및 제품의 유효기간을 설정한다.

2) 제형연구 및 시제품 생산

프리포뮬레이션 연구로부터 얻은 자료와 투여용량, 제형, 투여경로 및 시판하게 될 최종제품을 고려하여 시제품 제제를 설계한다. 대개 경구용 제제에 대해서는 제1상 임상시험에서 부형제(excipients)를 가하지 않은 활성성분만을 함유하는 캅셀이나 현탁액을 사용하여 시험을 실시할 수 있다. 임상시험을 하는 동안 ADME에 관한 시험을 수행하는데, 이때 가장 바람직한 결과를 보이는 제제를 개발하기 위해 서로 다른 제제를 사용하여 비교하기도 한다. 제2상 임상시험 동안에 최종 제제를 선정하고 제3상 임상시험에 적용한다. 이 제제가 시판 허가를 위해 허가당국에 제출하게 되는 제제이다.

임상시험용 의약품은 시험약과 대조약을 말하는데, 대조약은 시험약과 비교할 목적으로 사용하는 위약(placebo: 활성성분을 함유하고 있지 않은 비교용 제제)과 개발 중이거나 시판 중인 약제를 다 포함한다. 이들 세 가지 물질은 서로 구별할 수 없도록(즉 모양, 맛이 비슷하도록) 만들어야 하며, 눈가림 시험(blinded studies)을 하는 경우라면, 즉 편견이나 선입관을 배제하기 위해 환자나 의사, 적어도 어느 한 쪽이 어느 물질을 투여하는지 몰라야 하는 시험에서는 이들 임상시험용 의약품들은 기호명(코드명)으로 표시해야 한다. 때로는 공개시험(open label)을 하는 경우가 있으며, 이는 양쪽 모두 어느 제품을 투여하는지 알게 되는 시험이다.

3.1.3 임상시험계획서 승인신청(IND 신청)

국내 또는 외국에서 개발 중인 신약의 경우 개발단계에 적합하고 과학적 · 의학적으로 타당한 연구방법론에 의하여 임상시험계획서를 작성하여 식품의약품안전처의 승인을 얻어 임상시험을 수행할 수 있다.

임상시험을 실시하고자 하는 경우 임상시험계획 승인을 위하여 개발계획, 시험약의 구조결정 · 물리화학적 및 생물학적 성질에 관한 자료, 효력 및 안전성 약리시험자료, 흡수 · 분포 · 대사 · 배설에 관한 자료, 독성에 관한 자료 등을 포함하는 비임상시험성적에 관한 자료, 이미 실시한 임상시험성적에 관한 자료, 임상시험계획서,

임상시험자자료집, 의약품(또는 생물학적제제 등) 제조 및 품질관리기준에 맞게 제조되었음을 증명하는 자료, 자가기준 및 시험방법 등의 자료를 식품의약품안전성에 제출하여야 한다.

식품의약품안전처장은 승인을 얻고자 하는 임상시험이 안전성 · 유효성에 문제가 있는 성분을 포함한 제제, 혈액제제, 유전자치료제, 세포치료제 등 공익상 또는 보건위생상 위해가 발생하거나 발생할 우려가 있다고 인정되는 경우 임상시험을 제한할 수 있다.

임상시험계획서에 포함되어야 할 내용은 다음과 같다.

1. 임상시험의 명칭 및 단계
2. 임상시험의 실시기관명 및 주소
3. 임상시험의 책임자, 담당자 및 공동연구자의 성명 및 직명
4. 임상시험용 의약품등을 관리하는 약사의 성명 및 직명
5. 임상시험의 의뢰자명 및 주소
6. 임상시험의 목적 및 배경
7. 임상시험용 의약품등의 코드명이나 주성분의 일반명, 원료약품(의료용구의 경우에는 원자재) 및 그 분량, 제형(의료용구의 경우에는 형상 · 구조 · 수치) 등
8. 대상 질환
9. 피험자의 선정기준, 제외기준, 목표한 피험자의 수 및 그 근거
10. 임상시험의 기간
11. 임상시험의 방법(투여 · 사용량, 투여 · 사용방법, 투여 · 사용기간, 병용요법 등)
12. 관찰항목 · 임상검사항목 및 관찰검사방법
13. 예측 부작용 및 사용상의 주의사항
14. 중지 · 탈락 기준
15. 효과 평가기준, 평가방법 및 해석방법(통계분석방법)
16. 부작용을 포함한 안전성의 평가기준, 평가방법 및 보고방법
17. 피험자동의서 양식
18. 피해자 보상에 대한 규약
19. 임상시험 후 피험자의 진료 및 치료기준
20. 피험자의 안전보호에 관한 대책
21. 그 밖에 임상시험을 안전하고 과학적으로 실시하기 위하여 필요한 사항

식품의약품안전처장은 임상시험계획승인신청서를 검토하여 적합하다고 인정되는

경우 승인서를 발급한다. 임상시험은 식품의약품안전처장이 지정하는 임상시험실시기관에서 실시하여야 한다. 임상시험을 의뢰 받은 병원도 내부에 설치된 임상시험심사위원회(Institutional Review Board: IRB)의 승인을 받는 절차를 진행한다. 임상시험심사위원회는 임상의 윤리적, 과학적 타당성, 피험자의 안전보호에 대한 대책, 피험자의 선정 및 동의서 양식 등의 적합성, 피해자 보상에 대한 규약의 합리성 및 타당성을 각각 심사한다. 병원 측은 피험자가 동의하면 예측 효능과 효과, 부작용 및 위험성, 피해발생 시 보상 및 치료대책, 신분의 비밀보장에 관한 사항과 피험자 인권보호에 관해 충분히 설명해야 할 의무가 있다.

임상시험을 실시할 때에는 다음의 실시기준을 준수하여야 한다.

■ 임상시험 실시기준

1. 임상시험은 식품의약품안전처장이 승인한 임상시험계획서에 의하여 안전하고 과학적인 방법으로 실시할 것
2. 식품의약품안전처장이 지정하는 임상시험실시기관에서 실시할 것
3. 임상시험의 책임자는 전문지식과 윤리적 소양을 갖추고 해당 의약품등의 임상시험을 실시하기에 충분한 경험이 있는 자 중에서 선정할 것
4. 임상시험의 내용 및 임상시험 중 임상시험피험자에게 발생할 수 있는 건강상의 피해에 대한 보상내용과 절차 등을 피험자에게 설명하고 식품의약품안전처장이 고시한 바에 따라 동의서를 받을 것. 다만, 피험자의 이해능력·의사표현능력의 결여 등의 사유로 동의를 받을 수 없는 경우에는 친권자 또는 후견인 등의 동의를 받아야 한다.
5. 임상시험피험자의 안전대책을 강구할 것
6. 임상시험용 의약품등은 임상시험 외의 목적에 사용하지 아니할 것. 다만, 말기암 및 후천성면역결핍증 등 생명을 위협하는 중대한 질환을 가진 환자에게 사용하기 위하여 식품의약품안전처장이 별도로 정하는 경우에는 그러하지 아니하다.
7. 임상시험은 임상시험계획의 승인을 얻은 날부터 2년 이내에 개시할 것
8. 임상시험 전에 식품의약품안전처장이 정한 바에 따라 임상시험자 자료집을 임상시험자에게 제공할 것
9. 안전성·유효성과 관련된 새로운 자료 또는 정보사항 등을 입수한 경우에는 지체 없이 이를 임상시험자에게 알릴 것
10. 임상시험용 의약품은 의약품제조 및 품질관리기준 및 생물학적제제 제조 및 품질관리기준에 적합하게 제조된 것을 사용할 것

11. 매년 임상시험 실시상황을 다음 해 2월 말일까지 식품의약품안전처장에게 보고할 것
12. 임상시험을 종료한 때에는 20일 이내에 식품의약품안전처장에게 보고할 것
13. 임상시험계획서, 임상시험용 의약품등의 제조 및 관리에 관한 기록 등 임상시험실시와 관련된 각종 자료를 임상시험의 완료일부터 3년간 보존할 것. 다만 해당 임상시험용 의약품등의 품목허가를 위한 임상시험 관련 자료는 품목허가일로부터 3년간 보존할 것
14. 이상약물반응이 발생한 경우에는 의약품임상시험 관리기준에 따라 식품의약품안전처장에게 보고할 것

식품의약품안전처장은 임상시험이 다음에 해당하는 경우에는 임상시험용 의약품등의 사용금지, 회수·폐기 등 필요한 조치를 명할 수 있다.

1. 피험자가 예상하지 못한 중대한 질병 또는 손상에 노출될 것이 우려되는 경우
2. 임상시험용 의약품등을 임상시험목적 외의 상업적인 목적으로 분배하는 경우
3. 임상시험자자료집의 내용을 허위로 작성·제공한 경우
4. 임상시험용 의약품등이 효과가 없다고 판명된 경우
5. 임상시험 계획 승인 또는 변경승인을 받은 사항을 위반하는 경우
6. 의약품 임상시험 관리기준을 위반하는 경우

3.1.4 임상시험

임상시험은 원하는 목적을 달성하기 위해 임상시험관리기준과 과학적 원칙에 따라 설계, 실시, 분석되어야 하며, 각각의 임상시험계획서 및 결과보고서에는 그 목적을 명확하게 기술하여야 한다.

임상시험의 종류는 시험이 실시되는 시기에 따라 분류할 수도 있고, 임상시험의 목적에 따라 분류할 수도 있으며 의약품의 특성을 고려하여 다양한 형태의 임상시험으로 분류할 수 있다(표 3.2 참조). 순차적으로 실시된 임상시험에서 이전에 실시된 임상시험의 결과는 추후에 실시될 임상시험의 계획에 영향을 미치며, 새로이 얻어진 임상시험의 결과에 따라 의약품의 개발 전략을 수정할 수도 있다(예: 치료적 확증시험의 결과로 부가적인 임상약리시험을 실시).

임상시험의 단계는 흔히 네 개의 단계로 분류되는데(제1상 ~ 제4상), 동일분류의

표 3.2 임상시험의 목적에 따른 임상시험의 종류

임상시험의 종류	임상시험의 목적	예
임상약리 시험(1상)	• 내약성 평가 • 약동학과 약력학 정의/서술 • 약물대사와 상호작용 조사 • 치료효과 추정	• 용량–내약성 임상시험 • 단독과 반복 투여에 따른 약동학/약력학 임상시험 • 약물 상호작용 임상시험
치료적 탐색 임상시험 (2상)	• 목표 적응증에 대한 탐구 • 후속 시험을 위한 용량 추정 • 치료확증 시험을 위한 시험설계, 평가 항목, 평가 방법에 대한 근거 제공	• 대리 약리학적 평가 또는 임상적 평가 방법을 사용하여 잘 정의된 소수의 환자에서의 비교적 단기간에 걸친 초기 임상시험 • 용량-반응 탐색 임상시험
치료적 확증 임상시험 (3상)	• 유효성 입증/확증 • 안전성 자료 확립 • 임상적용을 위한 이익과 위험의 상대평가 근거 제공 • 용량과 반응에 대한 관계 확립	• 유효성 확립을 위한 적절하고 잘 통제된 임상시험 • 무작위 배정에 의한 용량-반응 임상시험 • 안전성 임상시험 • 이환율/사망률을 위한 임상시험 • 비교적 간단한 대규모 임상시험 • 대조군을 이용한 비교 임상시험
치료적 사용 임상시험 (4상)	• 일반 또는 특정 대상군/환경에서 이익과 위험에 대한 이해 • 흔하지 않은 이상반응 확인 • 추천되는 용량을 확인	• 대조군을 이용한 유효성 임상시험 • 이환율/사망률에 대한 임상시험 • 부가적인 평가 항목에 대한 임상시험 • 비교적 간단한 대규모 임상시험 • 약물경제학적 측면의 임상시험

임상시험이 몇 단계에 걸쳐서 수행될 수 있기 때문에 단계별 임상시험은 임상시험 분류에 부적절할 수도 있다. 따라서 앞에서 언급한 임상시험의 목적에 따른 분류가 바람직하며, 각 단계별 임상시험 모두가 요구되는 것이 아니라 그 내용이 중요하다는 점을 인식해야 한다(표 3.3 참조).

개발 중 새로이 얻어진 정보에 따라 초기 단계와 같은 형태의 임상시험이 부가적으로 필요할 수도 있다. 예를 들어 나중에 실시되는 혈중 농도에 대한 자료로부터

표 3.3 임상시험 단계

	피험자수	소요기간	목적	완료 성공률(%)
제1상(phase Ⅰ)	20~100명	수개월	주로 안전성	67%
제2상(phase Ⅱ)	수백명까지	수개월~약 2년	주로 유효성과 몇가지 단기간 안전성	45%
제3상(phase Ⅲ)	수백명~수천명	1~4년	안전성, 유효성, 용량	5~10%
NDA*	–	약 1~2년	시판승인 신청	–
시판 후 임상 4상	–	수년간 모니터링	제품 출시 후 부작용 관찰	–

* NDA(New Drug Application): 합성의약품 신약의 제품 판매 승인

약물상호작용에 대한 추가 실험이 필요하거나, 나중에 실시되는 이상약물반응의 발생으로 인하여 새로운 용량설정을 위한 시험이나 비임상시험 등 추가 연구가 필요하게 될 수도 있다. 또한 새로운 적응증이나 약동학 또는 치료적 탐색 임상시험이 1상 또는 2상 단계의 시기에서 이루어질 수 있다.

3.1.4.1 제1상 임상시험 단계(Phase I): 임상약리시험 등

제1상 임상시험은 임상시험용 의약품을 최초로 사람에게 투여하는 것으로 시작된다. 비록 임상약리시험이 전형적인 제1상 임상시험으로 간주되지만, 다른 개발단계에서도 추가적인 정보를 얻기 위하여 실시할 수 있다. 본 개발단계에서의 임상시험은 일반적으로 치료를 목적으로 하지 않으며, 건강한 지원자나 특정 환자군에서 실시된다. 심각한 잠재적 독성을 갖고 있는 약물의 경우, 예를 들어 항암제 등 세포독성약물은 일반적으로 환자를 대상으로 임상시험을 하게 된다. 이 단계의 임상시험은 단일군, 공개임상시험이거나 또는 관찰의 타당성을 위해 무작위 배정과 눈가림법 등을 사용할 수 있다. 제1상 임상시험에서 실시되는 연구는 다음 사항 중 1개 또는 몇 개가 복합적으로 실시된다.

① 초기 안전성, 내약성 평가
② 약동학적 평가
③ 약력학적 평가
④ 초기 잠재적 치료효과 평가

3.1.4.2 제2상 임상시험 단계(Phase II): 치료적 탐색 임상시험 등

제2상 임상시험은 환자군에서 치료적 유효성을 탐색하여 가능한 용량과 투여 기간 설정을 위한 다양한 정보 수집을 목적으로 하는 임상시험으로 간주된다. 최초의 치료적 탐색 임상시험은 다양한 연구 설계를 이용할 수 있는데, 다른 약물 대조군 또는 위약 대조군을 통한 비교임상시험 등이 포함될 수 있다. 그 이후의 임상시험들은 일반적으로 특정 치료 적응증에 대한 의약품의 안전성·유효성을 평가하기 위해 무작위 배정되고 잘 통제된 임상시험이다. 제2상 임상시험은 비교적 철저한 선정기준에 의해 모집된 환자군에서 실시되므로 그 대상군이 비교적 균일하고 엄격한 모니터링이 적용된다.

이 단계의 주된 목적은 제3상 임상시험에서 의약품의 용량 및 용법을 결정하는 것이다. 전기 제2상 임상시험은 용량 반응을 추정하기 위해서 용량의 단계적 증량 디자인을 자주 이용하고, 후기 제2상 임상시험은 용량-반응 설계를 사용하여 적응증에 대한 용량-반응 관계를 확정한다. 경우에 따라 용량–반응 관계를 확증하는 임상시험은 제2상 단계에서 실시되거나 제3상 단계에서 실시할 수도 있다.

제2상 임상시험의 또 다른 목적은 추가적인 제2상 임상시험이나 제3상 임상시험을 수행하기 위한 결과변수 평가와 치료요법(병용약물 포함), 적응증과 관련된 대상 환자군(예: 경증/중증 질환)에 대한 정보를 얻는 것이다.

3.1.4.3 제3상 임상시험 단계(Phase III): 치료적 확증 임상시험 등

제3상 임상시험은 일반적으로 주목적이 의약품의 안전성과 유효성을 확증하기 위한 임상시험으로 간주된다. 제3상 임상시험은 품목허가를 위하여 예상적응증과 대상 환자군에서 제2상 임상시험을 통하여 얻어진 의약품의 안전성과 유효성 정보를 확증하기 위해 설계된다. 장기간 투여하고자 하는 의약품의 경우, 장기 임상시험이 제2상 단계에서 시작될 수도 있으나, 대개는 제3상 단계에서 실시된다. 제3상 임상시험을 통하여 의약품의 품목허가사항에 필요한 정보를 완성하게 된다.

제3상 임상시험 단계에서는 용량-반응 관계를 추가적으로 평가하거나 더 넓은 대상이나 중증의 질환에 사용할 수 있는지의 여부, 또는 다른 의약품과 병용 가능성 여부에 대한 추가적인 연구를 실시할 수 있다.

3.1.4.4 제4상 임상시험 단계(Phase IV): 다양한 형태의 치료적 이용 임상시험 등

제4상 임상시험은 품목허가 후에 시작한다. 제4상 임상시험은 품목허가 후 실시되는 모든 임상시험을 말하며, 허가사항의 범위 이내에서 수행된다. 제4상 단계에서 수행되는 임상시험은 품목허가사항변경을 위한 연구는 아니나, 사용경험을 통한 약물 최적용량 등의 과학적 입증을 위해서 중요하며, 객관성을 제시할 수 있어야 한다. 일반적으로 실시되는 임상시험은 부가적인 약물간 상호작용, 용량-반응 또는 이상반응 추적관찰을 위한 임상시험, 허가사항 범위 이내의 적응증에서 의약품 사용을 뒷받침하기 위해 설계된 연구들(예: 이환율/사망률 연구, 역학 연구 등)이 있다.

3.1.5 신약 허가신청

신약이 임상연구를 통해 약효와 안전성을 충분히 확보하고 있다고 판단되면 미국의 경우는 FDA에, 한국의 경우는 식품의약품안전처에 허가를 신청하게 된다. 한국의 경우 식품의약품안전처에 품목허가를 신청할 때 안전성·유효성과 기준 및 시험방법의 심사를 받게 되며, 이때 제출해야 하는 자료범위는 다음과 같다.

■ 신약의 안전성 · 유효성과 기준 및 시험방법의 심사를 위한 제출자료 종류

1. 기원 또는 발견 및 개발경위에 관한 자료
2. 구조결정 · 물리화학적 성질에 관한 자료(품질에 관한 자료)
   가. 원료의약품에 관한 자료
      1) 구조결정에 관한 자료
      2) 물리화학적 성질에 관한 자료
      3) 제조방법에 관한 자료
      4) 기준 및 시험방법이 기재된 자료
      5) 기준 및 시험방법에 관한 근거자료
      6) 시험성적에 관한 자료
      7) 표준품 및 시약 · 시액에 관한 자료
      8) 용기 및 포장에 관한 자료
   나. 완제의약품에 관한 자료
      1) 원료약품 및 그 분량에 관한 자료
      2) 제조방법에 관한 자료
      3) 기준 및 시험방법이 기재된 자료
      4) 기준 및 시험방법에 관한 근거자료
      5) 시험성적에 관한 자료
      6) 표준품 및 시약 · 시액에 관한 자료
      7) 용기 및 포장에 관한 자료
3. 안정성에 관한 자료
   가. 원료의약품에 관한 자료
      1) 장기보존시험 또는 가속시험자료
      2) 가혹시험자료
   나. 완제의약품에 관한 자료
      1) 장기보존시험 또는 가속시험자료
      2) 가혹시험자료
4. 독성에 관한 자료
   가. 단회투여독성시험자료
   나. 반복투여독성시험자료
   다. 유전독성시험자료
   라. 생식발생독성시험자료

마. 발암성시험자료

바. 기타독성시험자료

1) 국소독성시험(국소내성시험포함)

2) 의존성

3) 항원성 및 면역독성

4) 작용기전독성

5) 대사물

6) 불순물

7) 기타

5. 약리작용에 관한 자료

가. 효력시험자료

나. 일반약리시험자료 또는 안전성약리시험자료

다. 흡수, 분포, 대사 및 배설시험자료

1) 분석방법과 밸리데이션 보고서

2) 흡수

3) 분포

4) 대사

5) 배설

라. 약물상호작용 등에 관한 자료

6. 임상시험성적에 관한 자료

가. 임상시험자료집

1) 생물약제학 시험보고서

2) 인체시료를 이용한 약동학 관련 시험보고서

3) 약동학(PK) 시험보고서

4) 약력학(PD) 시험보고서

5) 유효성과 안전성 시험보고서

6) 시판 후 사용 경험에 대한 보고서

7) 증례기록서와 개별 환자 목록

나. 가교자료

7. 외국의 사용현황 등에 관한 자료

8. 국내 유사제품과의 비교검토 및 당해 의약품등의 특성에 관한 자료

9. 생물학적 동등성시험에 관한 자료

한국에서 신약의 경우 위 자료는 의약품 국제공통기술문서(CTD, Common Technical Document)로 작성해야 한다. 품목허가신청 시 제품명, 분류번호 및 분류(전문 또는 일반의약품), 원료약품 및 그 분량, 제조방법, 효능 · 효과, 용법 · 용량, 사용상의 주의사항, 포장단위, 저장방법 및 사용(유효)기간, 기준 및 시험방법, 제조업자 중 제조판매품목허가증 · 신고증을 보유한 자, 위탁제조판매업자 및 위탁제조판매업자로부터 수탁을 받아 제조하는 제조업자, 수입자, 허가조건 등의 기재사항에 대해서도 함께 허가를 받게 된다.

이러한 신약개발 및 허가에 있어서 표준적인 과정 외에 신속심사제도를 두고 있다. 신속심사규정에 따르면 식품의약품안전처장은 생명공학기술을 이용하여 개발된 의약품 중 생명을 위협하는 질병 또는 비가역적 질병에 대하여 임상적 효과를 기대할 수 있는 신개념 의약품에 대하여는 제출자료의 일부를 시판 후 제출하도록 할 수 있으며, 우선적으로 신속하게 심사하여 허가할 수 있는 신속심사제도를 두고 있다.

그리고 천연물신약연구개발결과의 산업화를 촉진하기 위하여 천연물신약연구개발촉진법에 의해 식품의약품안전처장은 암, 후천성면역결핍증 등 생명을 위협하는 질병에 사용되는 천연물신약을 연구 · 개발하여 안전성과 효력 및 용법 · 용량을 입증할 수 있는 자료를 제출받은 경우에는 우선 심사하여 해당질병의 보조제로 시판 후 임상시험성적에 관한 자료 제출 등의 조건을 붙여 신속하게 허가할 수 있다. 이러한 경우 식품의약품안전처장은 시판 후 제출된 임상시험성적에 관한 자료 등을 검토하여 임상시험결과에 맞게 변경허가를 해야 하며, 시판 후 임상시험 중 중대한 부작용이 발견된 때에는 필요한 조치를 할 수 있다.

미국도 이와 유사한 제도를 운영하고 있는데, 예외적으로 매우 위급한 상황을 불러일으키는 질병이며, 효과적인 기존의 치료제가 없는 경우(orphan drug) 허가촉진프로그램(accelerated program for approval)이 가능하며, 일반 시장에 판매되기에 앞서 몇몇 환자들에게 투여할 수 있다.

3.2 신약개발과 특허

3.2.1 특허제도란?

3.2.1.1 개요

특허제도의 목적은 발명을 보호, 장려하고 그 이용을 도모함으로써 기술의 발전을 촉진하여 산업발전에 이바지하는 것이다. 즉, 발명자에게는 특허권이라는 독점 배타적인 재산권을 부여하여 보호하는 한편, 그 발명을 공개하게 함으로써 그 발명의 이용을 통하여 산업발전에 기여하고자 하는 것이다. 이런 점에서 특허제도를 신기술보호제도, 발명장려제도, 또는 사적독점보장제도라고 하기도 한다.

특허제도는 전 세계적으로 148개국에서 운용되고 있는 제도이지만 속지주의를 택하고 있기 때문에 발명자는 특허권을 행사하고자 하는 나라에 출원을 하여 그 나라의 특허권 등을 취득해야만 해당국에서 독점 배타적 권리를 확보할 수 있다. 이러한 1국 1특허의 원칙 때문에 해외출원이 필요하며, 해외출원에는 전통적인 출원방법(Traditional Patent System)과 특허협력조약(Patent Cooperation Treaty, PCT)에 의한 국제출원방법이 있다. 전통적인 해외출원은 각국 국내법에서 정하는 방식과 언어로 작성된 출원서류를 각국 특허청에 제출해야 하지만, 현재는 출원자의 국적국 특허청에 하나의 PCT 출원서를 제출하고, 정해진 기간 이내에 특허획득을 원하는 국가의 국내단계에 진입할 수 있는 PCT 출원제도가 주로 활용되고 있다.

또한 특허권은 일정한 기간 동안에만 유효한 권리로 인정받는데, 특허를 출원한 날로부터 20년이 지나면 특허권은 소멸한다. 즉 특허권은 기간과 지역에 제한이 있어서, 존속기간 내에 그 해당 특허권을 취득한 국가에서만 권리를 주장할 수 있다.

발명자는 자신의 발명을 공개하는 대가로 해당 발명에 대하여 일정기간 독점 배타적 권리를 얻게 되는데, 자신의 발명을 특허권으로 보호받기 위해서는 여러 가지 요건을 만족시켜야 한다. 일반적으로 특허요건에는 발명자가 갖추어야 할 요건(주체적 요건), 발명이 갖추어야 할 요건(객체적 요건) 및 절차적 요건이 있다. 우리나라를 비롯한 대부분의 나라는 이러한 요건에 대하여 엄격한 심사를 거쳐 등록이 가능하다고 인정될 때에만 특허권을 설정하여 주는 심사주의를 채택하고 있다. 발명자는 심사를 통하여 특허 결정된 발명에 대하여 설정등록을 하여야만 비로소 그 발명에 대하여서 특허권을 갖게 된다.

3.2.1.2 특허요건

특허의 허여 여부를 결정하는 과정에서 주로 문제가 되는 것은 특허의 객체적 요건을 만족하는지 여부이다. 특허의 객체적 요건이란 산업상 이용 가능성, 신규성 및 진보성을 말한다.

산업상 이용 가능한 발명으로는 「학술적 · 실험적」으로만 이용되거나 「발명개념」에 해당되지 않는 발명이 아닌 것을 말하며, 인간의 질병을 진단, 치료 또는 예방하는 것은 산업으로 인정되지 않으므로 특허를 받을 수 없다.

신규성(novelty)이란 새로움을 갖추어야 하는 것으로, 이미 알려진 발명과 동일한 발명은 특허를 받을 수 없는데, 이는 특허권은 새로운 기술을 공개한 자에게 그 보상으로 부여되는 것이기 때문이다.

진보성(inventive step)이란 발명의 창작수준의 난이도를 말하여 그 발명이 속하는 기술분야에서 통상의 지식을 가진 자가 특허출원 시의 알려진 발명으로부터 쉽게 발명할 수 없는 정도의 창작의 난이도를 갖춘 발명만이 특허를 받을 수 있는데, 진보성이 없는 발명에 특허를 인정하면 특허권의 난립으로 인하여 오히려 산업발전이 저해될 수 있으므로 진보성이 요구된다.

3.2.2 물질특허의 도입과 신약개발

우리나라는 1987년에 물질특허제도를 도입하였다. 즉 1987년 이전에는 외국에서 개발된 신약에 대하여 제조방법에 대한 특허만을 허여하였으므로, 국내기업들은 특허의 문제를 걱정할 필요 없이 쉽게 복제품을 만들어 시장에서 판매할 수 있었다. 그러나 물질특허제도가 시행됨으로 인해 우리나라의 제약회사들은 더 이상 복제약을 독단적으로 만들어 판매할 수 없게 되었고, 외국회사와 라이선스 계약을 맺고 그 회사의 제품을 국내시장에 들여오거나, 직접 신약을 개발해야 하는 상황에 놓이게 되었다. 결국 국내기업들은 1980년대 말부터 신약개발을 시작하였다. 그 결과, 1999년에 한국 신약 1호인 SK케미칼의 항암제 선플라가 탄생하였으며, 2002년에는 국내 5호 신약으로서 최초로 미국 FDA의 승인을 받은 LG생명과학의 팩티브가 출시되었다. 2019년 현재 화합물 신약과 바이오신약을 기준으로 총 28개의 신약이 개발되었다. 즉 특허제도의 변화는 우리나라 제약산업에 근본적인 변화를 촉발시켰고, 우리나라 제약회사들이 신약개발에 뛰어들도록 하는 직접적인 계기를 제공하였다.

3.2.3 의약분야에서의 특허 이슈

의약분야는 특허제도가 가장 활발하게 활용되는 기술분야이고, 제약산업은 특허에 대한 의존도가 매우 높은 산업이다. 이는 의약품 개발이 막대한 비용과 장시간이 소요되는 기술 의존적 과정이지만, 개발된 약품은 쉽게 복제할 수 있어서 최초로 의약품을 개발한 발명을 특허로 보호하는 것이 매우 중요하기 때문이다. 제약산업의 연구개발은 신물질을 발굴하고 임상시험을 거쳐 식약처의 승인을 받기까지 수백억 원의 비용과 10년 이상의 시간이 걸리는 어려운 과정이지만, 성공 시 특허권에 의한 시장 독점권과 막대한 수익을 창출하게 된다. 따라서 제약회사들은 엄청난 비용과 실패의 위험에도 불구하고 연구개발에 투자한 비용을 회수할 수 있고 다시 다른 신약개발을 위한 연구를 가능하게 한다. 소비자는 이렇게 지속적으로 개발되는 신약을 통하여 질병 치료의 가능성을 높이는 선순환 구조를 유지하게 된다.

또한 전자통신분야 등의 다른 연구 집약적 산업의 제품에 비하여 의약품은 일단 시장에 출시되면 그 수명이 매우 길다. 따라서 연구개발에 성공한 발명자는 그 연구 성과의 효력이 오래도록 지속되게 하기 위하여 특허권의 혜택을 좀 더 유지하려고 노력하게 된다.

한편, 의약품 연구개발에 투입되는 비용이 지속적으로 증가함에 따라 신약의 가격은 매우 빠르게 상승하고 있어서 비용 때문에 의약품을 사용하지 못하는 문제가 발생하고 있다. 따라서 질병의 치료라는 인도적 목적에 비추어볼 때 의약품에 대한 특허권 보호는 여러 가지 이슈를 발생시키고 있다.

대표적인 것이 제네릭의약품인데 제네릭의약품은 특허의 존속기간이 만료된 신약을 유효성분으로 하는 복제약을 말한다. 제네릭의약품은 특허권이 없어서 값이 저렴하지만, 그 효능은 신약과 동등하므로 환자들에게 저가로 우수한 약품을 공급할 수 있게 된다. 따라서 혁신적 신약을 특허권으로 보호함과 동시에 특허권이 만료된 의약품을 빠른 시일 내에 제네릭의약품으로 출시할 수 있도록 지원할 필요가 있다.

미국은 1984년 Hatch-Waxman 법을 제정하여 제약산업에서 신약과 제네릭의 균형을 유지하려고 했다. Hatch-Waxman 법의 정식명칭은 Drug Price Competition and Patent Term Restoration Act로서 축약형 신약신청(Abbreviated New Drug Application, ANDA) 제도 및 특허권 존속기간 연장제도의 두 가지 내용에 대하여 규정하고 있다. 축약형 신약신청 제도는 제네릭의약품의 허가 절차를 간소화한 것으로 제네릭의약품을 개발하는 회사에게 원제품인 신약의 임상자료를 원용할 수 있게 하여, 별도의 임상시험 없이 원제품과 복제품의 체내 동태가 동일함을 입증하는 생물학적 동등성(bioequivalence, BE) 자료만을 제출하여 허가를 받을 수 있도록 한 것이다. 이 법에 의하여 많은 제약회사들은 특허기간 만료 이전에 BE 시험과 ANDA를 진행하여 특허권 만료와 동시에 제네릭 제품을 출시할 수 있게 되었다. 의약품과 관련된 특허의 이슈로 몇 가지에 대하여 좀 더 자세히 살펴본다.

3.2.3.1 특허권 존속기간 연장제도

특허권의 존속기간이란 특허권을 적법하게 행사할 수 있는 법정기간을 말한다. 특허권은 기술의 속성상 영구적일 수는 없으며 일정기간 동안에만 재산권으로서 보호할 필요가 있고, 그 이후에는 공중에게 개방하는 것이 특허제도의 취지에 부합된다. 원칙으로는 특허권의 존속기간은 특허권의 설정등록이 있는 날부터 특허출원일 후 20년이 되는 날까지이다.

그러나 특허발명을 실시하기 위하여 다른 법령의 규정에 의하여 허가 또는 등록을 받아야 되고, 그 허가 또는 등록 등을 위하여 특허발명을 실시할 수 없었던 기간이 발생한 경우에는 5년의 기간 내에서 존속기간을 연장할 수 있다. 여기에 해당되는 발명은 「의약품발명」 또는 「농약이나 농약원제의 발명」이다.

의약이나 농약에 관한 발명을 실시하기 위하여서는 정부의 허가 또는 등록이 반드시 필요하고, 허가 또는 등록에 필요한 자료를 얻기 위하여 임상시험 등의 시험을 수행하는 데 오랜 시간이 소요된다. 즉 의약 또는 농약은 다른 발명과 달리 유효한 특허권을 갖고 있으면서도 그 발명을 장기간 실시하지 못하는 기간이 발생하게 된다. 따라서 허가 또는 등록을 위하여 실시하지 못하였던 기간만큼 특허권의 존속기간을 연장해 주는 제도이다. 우리나라는 1987년 물질특허와 함께 이 제도를 시행하고 있다.

특허권의 존속기간의 연장등록을 받고자 하는 특허권자는 법정기간 내에 연장 등록출원을 해야 하고 특허청의 심사를 받은 후 연장의 허가를 받아야 한다.

신약의 매출은 특허권의 존속기간 만료일에 가까워지면서 증가하는 경우가 대부분이어서 특허권의 존속기간이 연장되면 특허제품의 매출이 증가함과 더불어 제네릭 제품의 출시가 늦어지게 되는 이중의 효과를 얻게 되므로, 해당 특허의 권리자는 매우 큰 이익을 창출하게 된다.

3.2.3.2 에버그리닝 전략

신약에 대한 최초의 특허와 유사한 특허를 지속적으로 출원하고 유지하여 실질적으로 특허의 존속기간을 연장하는 효과를 거둠으로써 오래도록 독점적 권리를 얻고자 하는 것이다. 에버그리닝 전략은 신약에 대한 특허권을 갖고 있는 다국적 제약사들이 미국에서 1984년 이래로 블록버스터 의약품에 대하여 가능한 장기간 특허권의 이익을 유지하기 위하여 사용하는 가장 중요한 전략의 하나이다. 그 유형에는 염, 용매화물, 결정형, 광학이성질체, 제형, 약물동력학적 파라미터, 제법, 용도 등이 있다. 이러한 에버그리닝 특허는 침해 및 진보성 등의 문제를 발생시켜 많은 분쟁을 유발하기도 하였는데, 특히 광학이성질체 특허가 제네릭의약품 발매 시 특허분쟁의 핵심으로 나타나고 있으며 최근에는 결정형도 문제가 되고 있다.

한편, 염, 이성질체 등은 혁신적 개량기술에 의한 개량신약으로 개발될 가능성도 있어서 이러한 혁신적 개량신약은 에버그리닝과는 구별해야 할 필요가 있다. 특히 우리나라는 새로운 기술 응용을 통하여 개량신약을 개발하고자 하는 연구가 활발히 진행되고 있어서 개량신약의 개발 시 특허의 문제를 더욱 신중하게 고려해야 할 것이다.

3.2.3.3 허가-특허 연계 제도

의약품의 허가-특허 연계제도는 2007년 한·미 FTA 체결에 따라 도입되었으며 2015년 3월 15일을 기해 국내에서도 전면적으로 시행되었다. 의약품 허가 특허 연계 제도의 주된 내용은 제네릭의약품에 대한 시판 허가를 식약처에 신청하면, 이를 특허권자에게 통지하고, 그에 따라 특허권자는 제네릭 약품의 시판을 중지시킬 수 있는 판매 금지 조치를 신청할 수 있다. 그러나 특허 소송을 통해 제네릭의약품 회사가 승소하고 첫 번째로 허가를 받게 되는 경우 해당 제네릭의약품은 9개월의 우선판매기간을 가질 수 있다(우선판매품목 허가제도).

의약품 허가 특허 연계 제도의 시행은 국내 제네릭의약품의 출시를 지연시킬 수 있다는 우려를 낳고 있으나, 국내 제약기업이 오리지널 의약품에 대한 특허 도전에 성공해 제네릭이 발매될 경우 우선판매 품목기간 동안 제네릭의약품에 대한 독점권 실시가 가능해져 국내 제약회사의 R&D 투자 유인책으로 활용될 수 있을 것으로 예상되고 있다.

3.2.3.4 강제실시

강제실시(compulsory license)는 특허권자로 하여금 강제로 특허를 사용하도록 하는 것이다. 세계무역기구 '무역관련지적재산권협정'에 이 권리가 규정되어 있으며, 합리적 기간 내에 합리적 계약조건으로 권리자로부터 라이선스를 받을 수 없는 경우, 국가비상사태 혹은 긴급한 상황 또는 공공의 비영리목적 등을 위하여 정부가 강제실시권 발동을 통해 행사하게 된다. 이는 특허권자의 독점 배타적인 권리에 대한 예외적인 사용에 해당하므로 매우 제한적으로 적용된다. 강제실시의 대상이 되는 특허는 주로 난치병 질환 치료에 사용되는 고가의 의약품에 관한 것이다. 미국은 9·11 테러 이후 탄저병 치료제 가격이 너무 비싸다는 이유로 독일 바이엘사의 특허권에 대해 강제실시를 하였다.

의약품 생산시설 및 능력이 부족한 국가의 경우 의약품 특허권의 보호강화로 인하여 신약의 신속, 저렴한 공급이 불가능하게 되어 국민의 보건권이 저해될 수 있다는 점에서 강제실시의 요건을 완화하여야 한다는 이슈가 대두되었다. 현재 대부분의 약을 선진국 제약업체에 의존하는 개도국의 경우 에이즈나 조류독감에 대한 약을 강제실시하여 값싸게 공급해야 한다는 목소리가 높다.

참고문헌

- Ansel's Pharmaceutical Dosage Forms and Drug Delivery Systems, 8th Ed., Loyd V. Allen, Jr., Nicholas G. Popovich and Howard C. Ansel, Lippincott Williams & Wilkins, 2005.
- 제형의 원리와 기술, 이범진, 한건 편저, 신일상사, 2005.
- 생물약제학과 약물속도론; 약제학총서 3, 약제학분과회, 신일상사, 2005.
- 약사법
- 약사법 시행규칙
- 의약품의 품목허가신고 · 심사 규정(식품의약품안전처 고시)
- 생물학적제제 등의 품목허가신고 · 심사 규정(식품의약품안전처 고시)
- 의약품임상시험계획승인지침(식품의약품안전처 고시)

4장

제네릭의약품과 개량신약

4.1 제네릭의약품이란?

제네릭의약품(generic drug, generics)이란 오리지널 신약의 특허 또는 재심사가 만료된 후 다른 제약회사에서 동일한 성분 · 함량 및 제형으로 제조한 복제 의약품을 말하며, 일반적으로 오리지널 브랜드 약품(brand name drug)보다 저렴한 가격에 팔린다. 제네릭의약품은 오리지널 신약의 주성분(active ingredient)과 함량이 일치해야 하고, 생물학적으로 약물동력(pharmacokinetics) 및 약력학적(pharmacodynamics) 특성이 동등해야 하며 [생물학적 동등성(bioequivalent)], 조제를 위한 약전요구사항도 브랜드 약품과 동일해야 하므로 넓은 의미에서 볼 때 제네릭의약품은 브랜드 의약품과 거의 모든 면에서 동일하다고 볼 수 있다. 미국 및 유럽에서는 처방의약품 제네릭의 사용이 증가하고 있고, 대부분의 아시아 태평양 국가 정부에서는 제네릭의 사용을 촉진하고 있다. 2013년 상위 10개의 제네릭 회사가 시장의 47%를 차지하고 있고 상위 8개의 국가가 전체 제네릭 시장의 80%를 차지하고 있다. 아시아 특히 인도에서는 제네릭을 미국 및 유럽에 수출하면서 이익을 얻고 있다. 거대 블록버스터들의 특허만료에 따른 제네릭의약품 시장이 점차 확대됨에 따라 2019년에서 2027년까지 11.0% 성장하고 판매액은 2019년 2,730억 달러, 2027년에는 6,300억 달러가 될 것으로 예측되고 있다. 전 세계 바이오시밀러 시장은 2017년 160억 5,000만 달러 규모로 2025년까지 폭발적인 성장세를 이룰 것으로 예측된다(그림 4.1 참조). 특히 허셉틴, 리툭산, 엔브렐 등 글로벌 블록버스터 바이오 의약품들의 미국 · 유럽 특허가 만료되면서 바이오시밀러 판매가 본격화될 전망이다(표 4.1 참조).

특히 파머징 마켓의 성장이 제네릭 약물 수요의 지속적인 증가로 이어져 제네릭 약물은 2012년에 글로벌시장점유율의 27%를 차지하던 것이 2017년 38%로 증가

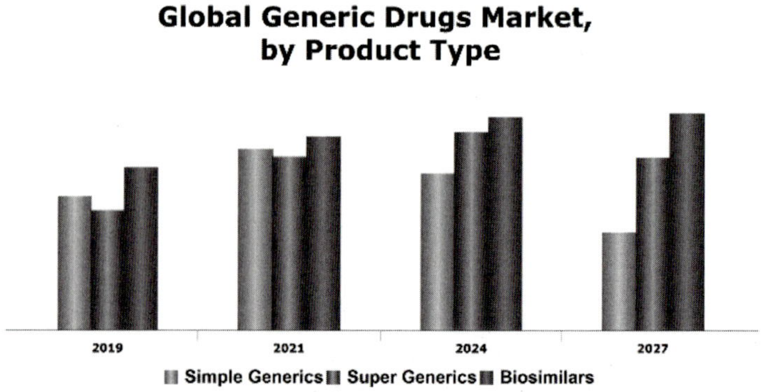

그림 4.1 Global generic market by product type

표 4.1 2019년 이후 특허 만료 의약품

제품명	성분명	적응증	제약사	특허만료일	
				미국	유럽
리툭산 (Retuxan)	Rituximab	Blood cancers, rheumatoid arthritis	로슈	2019	만료
리리카 (Lyrica)	Pregavalin	Nerve pain and fibromyalgia	화이자	2019	만료
허셉틴 (Herceptin)	Trastzumab	HeR2-positive breast cancer etc.	로슈	2019	만료
아바스틴 (Avastin)	Bervacizumab	Metastativc colorectal cancer	로슈	2019	2020
엡클루사 (Epclusa)	Velpatasvir/Sofosbuvir	Hepatitis C	길리어드	2019	
하보니 (Harvoni)	Sofosbuvir/Ledipasvir	Hepatitis C	길리어드	2019	
센시파 (Sensipar)	Cinacalcet	Calcium reducer	암젠	2019	2019
애드베어 (Advair)	Fluticasone/ Salmeterol	Asthma and COPD	GSK	2019	
레스타시스 (Restasis)	Cyclosporin	Dry eye	Allergen	2019	
리타이어리스 (Letairis)	Ambrisentan	pulmunary arterial hypertension	길리어드	2019	
서복손 필름제 (Suboxone film)	Buprenorphine/Naloxone	Opoid dependence	Indivior	2019	
아르제라 (Arzerra)	Ofatumumab	백혈병	GSK	2019	미정
포스테오 (Forsteo)	Teriparatide	골다공증	일리	2019	2019
레베미르 (Levemir)	Insulin detemir	당뇨병	노보노디스크	2019	만료
오렌시아 (Orencia)	Abatacept	관절염	BMS	2019	만료
레미케이드 (Remicade)	Infliximab	관절염	얀센	2019	만료
루센티스 (Lucentis)	Ranibizumab	황반변성	노바티스/로슈	2022	2020
아일리아 (Eylea)	Aflibercept	황반변성	바이엘	2022	2020
휴미라 (Humira)	Adalimumab	자가면역질환	애브비	2023	2019
스텔라라 (Stelara)	Ustekinumab	자가면역질환	얀센	2024	2023
옵디보 (Opdivo)	Nivolumab	면역항암제	BMS.오노	2026	2026
엔브렐 (Enbrel)	Etanercept	자가면역질환	암젠	2028	만료
키투루다 (Keytruda)	Pembrolizumab)	항암제	MSD	2028	2036

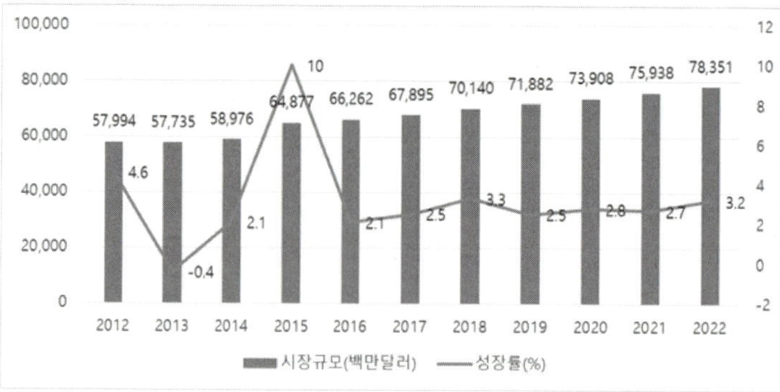

자료원: IBIS World

그림 4.2 미국 제네릭의약품 시장 동향 및 전망

되었다. 미국 제네릭 시장은 IBS World에 따르면 지난 5년간(2012 ~ 2016) 연평균 3.2%의 성장을 하면서 2017년 679억 달러로 중국, 호주, 일본, 아프리카 등과 비교해 규모가 월등히 컸으며 향후 5년간 연평균 2.9%의 성장을 지속해 2022년에는 679억 달러 규모에 이를 것으로 전망되고 있다(그림 4.2 참조).

제네릭 산업은 10개의 대형 기업이 주도하고 있으며 2018년 기준으로 Mylan(11.26억 달러), Sandoz(9.85억 달러), Teva(9.67억 달러)가 압도적 톱 3를 차지하고 있으며 Sun(4.1억 달러), Lupin(2.27억 달러), Cipla(2.20억 달러), Hikma (1.8억 달러), Sawai(1.77억 달러), Dr. Reddy's(1.74억 달러), Sanofi(1.69억 달러)의 순의 매출을 나타내고 있다.

제네릭의약품이 저렴한 가격에 판매될 수 있는 가장 중요한 원인은 일반적으로 제네릭의약품들은 신약개발을 할 수 있는 연구개발비가 충분하지 못한 비교적 규모가 작은 제약회사에서 만들어지기 때문이다. 신약을 개발해서 시장에 내놓는 대형 제약회사들의 경우 신약개발에 사용된 연구개발비용이 약값에 포함되어 있으며, 대부분의 경우 특허가 만료되기 이전에 그와 같은 투자비용을 회수하려 하기 때문에 가격이 높아지게 된다. 그러나 제네릭의약품을 개발하는 제약회사들은 생물학적 동등성(생동성, bioequivalence)시험 등 신약허가에 필요한 시험들에 비하여 매우 간단한 시험을 통하여 의약품을 개발할 수 있으므로, 실제 약을 제조하는 원가는 신약에 비하여 상대적으로 저렴하기 때문에 신약보다 저렴하게 제공할 수 있게 된다.

미국의 경우 제약회사는 제네릭의약품의 승인을 위해서 FDA에 간소화된 신약신청서(축약형 신약신청, Abbreviated new drug application, ANDA)를 제출해야 한다. 해치-왁스만 법안 혹은 왁스만-해치 법안(Hatch-Waxman Act or Waxman-Hatch Act)으로 잘 알려진 의약품 가격경쟁과 특허기간반환 법안(Drug Price

Competition and Patent Term Restoration Act)은 제약산업계의 협상을 이끌어내 ANDA 신청을 가능하게 하였다. 제네릭의약품 개발회사는 이로 인하여 조제의약품들에 관하여 보다 폭넓은 접근을 할 수 있게 되었고, 신약개발회사는 FDA가 승인 절차를 거치는 기간 동안의 제품 특허권을 회복할 수 있게 되었다.

제네릭의약품은 다음과 같은 경우 합법적으로 생산할 수 있다. 즉, 1) 특허가 만료됐을 경우, 2) 브랜드 제약회사의 특허가 실효성이 없거나, 시행할 수 없는 상태이거나 또는 브랜드 약품 특허 침해가 일어나지 않을 것이라는 사실을 제네릭 제약회사가 증명하는 경우, 3) 의약품이 특허에 걸려있지 않은 경우, 4) 특허가 등록되지 않은 나라일 경우가 그러하다.

4.2 제약산업의 발전 방향과 제네릭의약품

일반적으로 제약산업에 새로운 기술이 도입되고 안정화되는 과정은 '혁신신약' → '경쟁신약' → '제네릭의약품'의 순서로 나타난다.

4.2.1 혁신신약 단계

혁신신약이 발명되고 하나의 기술 수명주기가 시작되는 것은 대개 새로운 약물 표적이 발견되면서부터이다. 대학이나 기업에서의 기초연구에 의해 질환의 발병 기전에 대한 이해가 증가하면 특정 효소나 세포막 수용체 등이 특정 질환의 발병에 관여하는 것을 알아낼 수 있는데, 이렇게 질환의 발병 경로 상에 놓여 있어서 약물의 작용점이 되는 것을 약물 표적이라고 한다. 기초연구에 의해 새로운 약물 표적이 발견되면 그 표적에 작용하는 새로운 물질을 발견하거나 합성하기 위한 연구가 진행된다. 이 연구를 통해 약효 물질을 발굴하여 임상시험과 승인 과정을 모두 성공적으로 거치면 새로운 혁신신약이 탄생한다. 그리고 그 약을 개발한 기업은 경쟁신약이 나올 때까지 시장을 독점하는 이익을 누린다. 최초의 H_2 차단제(H_2 blocker)인 Tagamet(위궤양 치료제, 시메티딘, 글락소스미스클라인)나 최초의 ACE 억제제인 Capoten(고혈압 치료제, 캅토프릴, 브리스톨마이어스퀴브)이 대표적인 혁신신약의 사례에 속한다.

4.2.2 경쟁신약 단계

새로운 약물 표적에 작용하는 새로운 혁신신약이 시장에 출시되면, 그 약물 표적과 물질에 대한 정보는 특허 등을 통해 공개된다. 그러면 다른 제약회사들은 같은 약물 표적에 작용하면서 더 효능이 좋고 부작용은 적은 약을 개발하기 위해 노력한다. 이미 나온 혁신신약의 분자구조를 개량할 수도 있고 다른 기초 물질에서 시작할 수도 있다. 후발 주자들은 선도자와 달리 약물 표적과 먼저 나온 신약의 분자구조에 대한 정보를 가지고 시작하기 때문에 상대적으로 경쟁신약을 개발하기가 수월하다. 보통 하나의 혁신신약이 시장에 출시되면 여러 기업들이 그것의 후속 제품을 개발하는 경쟁에 뛰어들게 되고, 여러 개의 경쟁신약들이 계속해서 출시된다.

1960년대에는 경쟁신약이 나오기까지 10년 이상이 걸렸으나 1970년대에는 6년, 1980년대에는 4～5년으로 줄어들었고, 1990년대 후반에 와서는 채 1년이 안 됨을 알 수 있다. 이렇게 경쟁신약의 출시가 빨라지고 그만큼 선도 기업의 독점기간이 줄어드는 것은 대개 약물 표적에 대한 정보가 공공 지식으로 공유되어 있기 때문이다. 또한 선도자가 최초의 후보물질을 발견했을 때 보통 임상시험과 함께 특허를 등록하기 때문에, 최초의 혁신신약이 임상시험 중에 있을 때 이미 경쟁 기업들은 해당 물질에 대한 정보를 얻을 수 있는 것도 그러한 이유가 될 것이다. 그런데 경쟁신약은 하나만 개발되는 것이 아니고 많게는 수십 개까지 개발된다.

1970년대에 혁신신약이 출시된 후에 개량신약들이 경쟁적으로 출시된 예를 들어보자. 비스테로이드성 소염제는 1963년에 첫 제품이 나온 후로 1970년대에 30개의 유사제품이 개발되었고, 이 중 12개 회사는 이 분야의 신규 진입하였다. 중추신경계약물은 모두 55개가 개발되었고, 이 중 38개 회사는 이 분야의 신규 진입자였다. 항 박테리아 약물은 38개의 신약이 개발되었고, 이 중 9개 회사는 이 분야의 신규 진입자였다. 1980년대와 90년대에도 유사한 경향이 되풀이 되었다. 이 시기 동안 ACE 억제제 10개, 칼슘 통로 억제제 8개, 비스테로이드성 소염제 20개, 고지혈증 치료제 7개, 벤조디아제핀계 신경안정제 19개가 개발되었다.

이렇게 경쟁신약들이 우후죽순처럼 출시되면 시장은 극심한 경쟁 양상을 띠게 되고 마케팅이 중요해진다. 업계의 일반적 경험으로는 최초 혁신신약을 포함해서 첫 3개 제품까지는 보통 좋은 수익을 거둘 수 있다고 한다. 이러한 경험 때문에 기업들은 개량신약의 출시 경쟁에 더 적극적으로 나선다. 경쟁신약들이 나올 경우 대개 선도 기업은 큰 폭의 시장 점유율 하락을 경험하지만 그래도 시장 선도자의 역할을 쉽게 내주지 않는다. 독점기간 동안 형성된 제품에 대한 신뢰 등 선도기업의 이점

(first mover's advantage)이 있기 때문이다.

그러나 시장 점유율이 역전되는 경우도 종종 발생한다. Tagamet를 추월한 Zantac, Capoten을 추월한 Vasotec이 대표적인 예이다. 시장 지위의 역전이 일어나는 원인은 마케팅 역량뿐 아니라 제품 자체의 효능에서도 찾을 수 있다. 아직까지 대부분의 신약은 약물 표적의 자세한 기하학적 구조를 모른 채 개발되고 있기 때문에 해당 표적에 더 잘 들어맞는 물질이 존재할 가능성은 늘 열려 있다. 또한 후발 기업들은 이미 출시된 제품에서 출발하기 때문에 점점 더 좋은 약을 개발할 가능성이 그만큼 높은 것이다. 이 때문에 보통은 처음으로 혁신적 신약을 출시한 회사도 후속 연구를 통해 그보다 더 좋은 약을 개발하기 위해 노력한다.

4.2.3 제네릭의약품 단계

신약의 기술 수명주기의 마지막 단계는 혁신신약의 특허가 만료되고 제네릭의약품이 출시되는 것이다. 신약의 특허 기간은 특허 출원 후 20년이지만 임상시험 등의 기간이 있어서 보통 실질특허기간은 평균 12년 내외이다. 이 기간이 종료되면 제네릭의약품 개발회사들이 혁신신약에 대한 복제품을 개발하여 시장에 내놓을 수 있다. 미국의 경우 1984년에 Waxman-Hatch 법이 제정된 후로는 제네릭의약품 개발 회사들이 신약(original)의 특허 만료 이전에도 해당 물질을 연구할 수 있고 승인 절차도 밟을 수 있게 되어서 특허 만료와 동시에 제네릭 제품이 출시될 수 있다. 허가도 생물학적 동등성시험만으로 통과되기 때문에 제네릭의약품의 개발은 상대적으로 쉽다. 이는 제네릭의약품을 통해 약의 가격을 떨어뜨림으로써 보험 재정 지출을 줄이기 위한 조치이다. 제네릭의약품이 출시되면 역시 신약의 매출은 급격히 축소된다.

한때 세계시장 판매 1위 제품이었던 Eli-Lily 사의 우울증 치료제 Prozac은 2001년 8월에 특허가 만료되었는데, 제네릭 제품들이 경쟁적으로 출시되면서 그 해 4/4분기 매출액은 66%나 감소했다. 그리고 제네릭 제품도 보통 여러 개가 앞다투어 출시되기 때문에 이들 사이의 경쟁 또한 치열할 수밖에 없다. 여기서도 경쟁신약의 경우와 마찬가지로 초반 세 번째 제네릭의약품까지는 좋은 수익을 거둘 수 있다는 것이 업계의 일반적 경험이다. 약효에서는 차이가 없다고 봐야 하기 때문에 제네릭의 경우는 출시 시기와 마케팅 역량이 더 결정적인 중요성을 갖는다.

4.3 개량신약으로의 발전

제네릭의약품은 오리지널 신약과 약효가 같은 '단순 제네릭의약품'[혹은 카피(copy)약 이라고도 함]과 부작용을 줄이고 약효를 개선시킨 '개량신약형 제네릭의약품'으로 구분된다. 개량신약형 제네릭의약품의 예로는 해열진통제인 이부프로펜의 경우 대부분 정제이지만, 이 약을 액상의 연질캅셀로 만들어 위장관계의 부작용을 현저히 줄인 개량신약을 들 수 있다. 현재 국내 제약업계에서 출시되는 의약품은 신약, 개량신약, 제네릭 등 세 종류가 있다. 신약은 말 그대로 지금까지 없던 새로운 구조의 약을 의미하고 제네릭은 기존에 있던 신약의 특허가 만료된 후 용량, 안전성, 품질, 용도 등을 똑같이 만들어 낸 약이다(일명, 카피약이라고도 함). 여기에 최근 국내 제약업계의 새로운 트랜드로 불리는 또 하나의 의약품 '개량신약'이 있다(표 4.2 참조).

4.3.1 개량신약이란?

개량신약은 그 단어가 의미하듯이 "기존 약물의 구조나 제제, 용도 등을 약간 변형시켜서 얻어지는 약물을 통칭"한다. '구조'를 변형시켜 얻어지는 개량신약에는 신규염, 용매화물, 이성체, 프로드럭 등이 대표적인 예이다. 제제변형의 경우에는 투여경로의 변경, Bioinequivalence(CR, SR 등), 함량 증감, 복합제(복합제는 별도의 항목으로 구분하기도 함) 등이 있으며, 용도변형의 경우에는 신규 적응증이 있다. 이

표 4.2 신물질신약/개량신약/제네릭의약품 비교

항목	신물질신약	개량신약	제네릭의약품
시험항목	효능 및 독성시험(전체) 임상시험 Ⅰ, Ⅱ, Ⅲ	효능 및 독성시험(일부) 임상시험(일부, 비교임상, 비교생동)	생물학적 동등성시험
개발기간	10 ~ 15년	3 ~ 5년	2 ~ 3년
개발비용($)	5 ~ 10억 (국내: 100 ~ 500억 원)	0.03 ~ 0.2억 (국내: 5 ~ 15억 원)	0.01 ~ 0.1억 (국내: 2 ~ 5억원)
독점판매기간	14년 물질특허: 출원 후 20년 기타 특허로 추가보호	3 ~ 7년 물질특허: 출원 후 20년	없음 최초 제네릭 출시: 9개월
장점	장기간 독점, 배타적 권리 확보	물성 및 제형 변화를 통하여 적은 비용으로 상당기간 독점적 권리 확보	적은 비용과 짧은 연구개발 기간으로 제품화 가능
단점	대규모 개발비용 성공 가능성 낮음	특허 분쟁 위험	특허 분쟁 위험 및 독점기간 만료 후 과다경쟁

러한 개량신약은 그 성격별로 신약보다는 적지만 제네릭보다는 더 많은 전임상 또는 임상자료를 제출해야 되기 때문에 국내에서는 소위 '자료제출의약품'으로 분류되고 있으며, 미국의 경우에는 신약(NDA)[505(b)(1)], 제네릭(ANDA)[505(f)] 등과 차별화하여 paper NDA[505(b)(2)]로 구분하여 허가 절차를 진행하고 있다.

즉 신약과는 달리 일부 자료는 기존에 공표(publish)된 자료를 인용하여 허가 절차를 진행할 수 있다고 하여 paper NDA라고 한다. 국내에서는 개량신약에 대한 허가 절차가 모호하던 것이 2003년 '의약품 안전성, 유효성 심사기준'이 개정되어 개량신약에 대한 허가자료의 범위를 이전보다 명확히 하였고, 이를 계기로 '암로디핀 제제' 등을 시발로 한 개량신약개발이 활성화되기 시작하였으며, 최근 식약청에서보다 명확한 새로운 규정을 마련 중에 있다. 결론적으로 개량신약은 "신약도 아니고, 제네릭도 아닌 신약과 제네릭의 중간에 있는 새로운 영역"이라고 정의할 수 있다.

2002년도에 미국의 NIHCM 재단(The National Institute for Health Care Management Research and Education Foundation)에서 발표한 보고서에 의하면 개량신약을 Incrementally Modified Drug(IMD)이라고 명명하고 있으며, 직역하면 "약간 변형된 의약품" 또는 "이미 승인되어 있는 의약품을 사용하는 것을 바탕으로 하되, 생산자에 의해 화학적 구조나 제제 등을 약간 변형한 약물"로 정의하고 있다. 국내에서는 고혈압 치료제 암로디핀의 염 변경 개량신약이 처음으로 개발되어 화제에 올랐으며, 외국에서도 기존의 제네릭과 대비되는 개념으로 이러한 개량신약을 'Supergeneric'이라 부르고 있다.

최근 전 세계적으로 신약의 개발에 사용되는 연구개발비는 기하급수적으로 증가하고 있으나, 개발되는 신물질 신약의 숫자는 점점 줄어들고 있다. 개량신약에 대한 관심은 미국, 유럽 등 선진국을 포함하여 전 세계적으로 확산되고 있고, 신물질 신약개발 환경이 열악한 국내의 제약업체들도 이러한 개량신약의 개발에 관심을 많이 가지고 있다.

4.3.2 개량신약의 분류

개량신약에 대한 분류는 현재 전 세계적으로 통일되어 사용하는 것이 없으나 개량하고자 하는 기술의 성격별로 분류하는 것이 가장 체계적일 것으로 판단된다. 표 4.3은 이들 개량신약의 분류와 포함되는 기술 및 제품, 그리고 특징들을 살펴보고 있다. 이러한 개량신약의 개발은 원래는 오리지널 회사들이 제품을 전환하거나 특허기간을 연장해서 실질적인 제품의 수명을 연장시키는 전략으로 사용되어 왔으나,

표 4.3 개량신약의 분류

분류	기술 및 제품	특징
물질변형 개량신약	New salt(신규염), prodrug or ester(프로드럭 또는 에스테르), new complex, chelate, clathrate or solvate(새로운 복합체 또는 용매화물), racemate or enantiomer(라세메이트 또는 단일 이성체), 신규 결정형(polymorphism), 대사체(metabolite)	변형된 물질의 특성에 따라 기존 물질과 동등한 PK profile을 나타내는 경우와 다른 PK profile을 나타내는 경우가 있음
신규제제/제형 개량신약	Bioinequivalent formulation(서방 또는 속방 제제), change in strength(고함량, 저함량), change in dosing regimen(예: 1일 3회, 1일 1회), change in dosage form or route of administration(예: 경구용, 패취제)	동일용량, 동일 PK profile, 동일 투여경로 등으로 제제화에 따른 부형제만 다른 경우는 제외
신규용도 개량신약	알려진 제품의 새로운 용도의 추가	새로운 용도에 대한 임상시험 필요. 미국에서는 신규용도에 대한 3년의 독점기간 부여
신규 복합제 개량신약	이미 알려진 두 가지 이상의 성분을 하나의 제품으로 만들어 복용의 편리성을 도모한 복합제	복합투여에 대한 충분한 임상적용 예가 있는 경우 허가 절차가 간소화됨
기타	Rxà OTC switch, 새로운 생산방법(천연 또는 재조합 기술)에 의한 동일 원료의약품의 제조 등	-

최근에는 이러한 오리지널 회사들에 맞서 제네릭 회사들이 조기에 제품을 출시할 목적으로 활발하게 진행하고 있다.

특히 구조변형 개량신약, 신규제제/제형 개량신약, 그리고 복합제 개량신약의 연구 및 제품화가 가장 활발하게 진행되고 있다(표 4.4 참조). 또한 이미 허가된 의약품의 물리화학적 특성, 제제 및 효능을 개선하기 위해서는 적절한 DDS(drug delivery system) 기술적용이 필요하다. 대표적인 제제 기술로는 방출 제어 및 지속화 기술, 약물흡수 촉진 기술, 약물특성개선 기술, 생체이용률 조절 기술, 표적지향화 기술, 유전자 전달체 기술, 의약용 신소재/첨가제 개발 기술 등이 있으며, 개량 목적에 맞게 적용하는 것이 중요하다(표 4.5 참조).

표 4.4 개량신약 사례

종류	오리지널 개발사/제품	개량신약개발사/제품	개량신약특징	개량신약성과
구조변형 (이성체)	AstraZeneca Omeprazole (LosecTM)	AstraZeneca/ Esomeprazole (NexiumTM)	S-이성체는 R-이성체에 비해 대사안정성 증가 → 약효증가, 부작용 감소	LosecTM의 특허만료시점에 NexiumTM으로 성공적 제품 Switch, 2005년 기준 57억 달러의 거대 제품화

표 4.4 개량신약 사례(계속)

종류	오리지널 개발사/제품	개량신약개발사/제품	개량신약특징	개량신약성과
구조변형 (Prodrug)	Pfizer/Gabapentin (NeurontinTM)	XenoPort/ XP13512	Gabapentin의 새로운 Pro-drug 개발로 흡수율을 획기적으로 증가시키고 개체별 흡수차이를 줄였으며, SR Formulation 가능	Astellas에 동남아 판권 0.85억 달러+Running Royalty에 매각, 현재 임상3상 진행 중
신규제제 (제어 방출)	Bayer/Nifedipine (AdalatTM)	Alza/Oros Technology (AdalatorosTM)	삼투압을 이용한 Oros Technology의 개발로 부작용을 줄이고 1일1회 요법제 개발	Bayer에 기술이전을 하여 2004년 기준으로 약 8억 달러의 연간매출을 올림
신규용도 (적응증)	Merck/Finasteride 5mg (ProscarTM)	Merck/ Finasteride 1mg (PropeciaTM)	기존 Proscar는 전립선비대증치료제로 개발되었으나, 이후 용량을 줄여 대머리치료제 용도로 개발	2004년 기준 Proscar 매출 약 7.3억 달러 이외에 신규용도인 Propecia 매출을 약 2.7억 달러 올리고 있음
구조변형 (신규염)	Pfizer/Amlodipine besylate (NovarscTM)	한미/ Amlodipine camsylate (AmodipinTM)	기존의 베실산염을 캄실산염으로 바꾸어 광안정성을 획기적으로 개선함	2005년도 국내매출 약 400억 원의 거대품목으로 성장, 국내에 개량신약 성공모델제시

표 4.5 개량신약에 적용 가능한 DDS 기술현황

구분	기술내용	주요제품 또는 대표기술
방출제어 및 지속화형 제제	약물의 확산 제어 또는 삼투압에 의한 방출을 조절하거나 특정 조건에 반응하여 약물의 방출이 변화되는 등의 조절하는 기술 –약물 방출 패턴 조절 기술: 매트릭스형 서방성, 코팅 확산형 서방성, 물리화학적 활성화형 제어방출 (삼투압, 팽윤 등), 부위특이적 제어방출 기술 (대장, 소장 등), 속붕해성 제제 –생체감응형 제어방출 기술: 생체 리듬형 pulsatile형 방출기술, 체내물질 감응형 방출 제제, 온도 감응형 방출 기술, pH 감응형 방출 기술 –이중층 약물함유 코팅제제: 두 층에 각각 약물이 함유 –조직공학적 약물전달 기술	Calan SR /Isoptin SR, Plendil ER(매트릭스형) Glucotrol XL, Minipress XL (삼투형) Ionamin Capsules (이온교환수지) ALBIS(이중핵정) Aricept, Lamictal(속붕해정)
약물흡수 촉진 기술	약품의 흡수율을 높여서 적은 양의 약으로도 최대의 효과를 볼 수 있는 기술 –위장관내 안정화/흡수능 향상 기술 –세포막 transporter(P-Glycoprotein) 이용 기술 –BBB(Blood Brain Barrier) 통과 기술 –약물함유 nano/micro 입자이용 기술 –단백성 약물 흡수촉진 기술(흡수촉진제) –경피/경점막 흡수 기술(transfersome, 흡수촉진제 등)	인슐린 경구 및 경점막 흡수 시도(다수 group에서 시도) Glytech(Euland사) G-p저해제와 병용 처방되는 Taxane계 항암제 기술 SNAC(흡수촉진제/Emisphere사): 적용, 주사제 경구제로 개발시도
약물 특성 개선형 제제	약물의 물성이나 약효를 개선 또는 투여경로를 변경하는 기술 –물성개선: 맛, 안정성, 용해도 등 –의약품활용도 증가: 신규염, 신규용매화물, Poly-morphism, Prodrug –약효 및 독성 조절: 이성체의약품, 복합체의약품, 기존 약물의 새로운 약리학적 적응증 –제제 개선 및 제형변경: 투여경로변경, 용량증감, 제형변경	sildenafil 속붕해정(맛 차폐) 시부트라민(염 변경) 에멘드 주사제, PEGylation 약물(prodrug) 트라스트, Nicoderm, 케토톱 etc(패취제)

표 4.5 개량신약에 적용 가능한 DDS 기술현황(계속)

구분	기술내용	주요제품 또는 대표기술
생체이용률 조절 기술	약물의 안정성을 높이거나 흡수촉진 제형변경 등을 통해 생체 이용률을 증가시키는 기술 –제형변경, 투여부위에서의 안정화(위산, 효소에 의한 분해 등) –P–Glycoprotein에 의한 위장관내 efflux 방지 항암제 paclitaxol/efflux 저해제 조성물 –난용성약물 가용화 기술	HBS 혹은 다공성하이드로젤 제제(위액과 접촉하면 부유, 위장관 체류시간 늘림) Nanocystal(alza/illing 가용화 기술) Meltrex(Knoll, 무정형 가용화 기술)
표적 지향화 기술	암세포 등 병소에만 약물을 분포함으로써 약효를 극대화하고 부작용을 극소화하는 기술 –고분자 혹은 지질성 나노수송체 제조 기술: 장기 체류형, 생체감응형 수송체 –생체인식 homing device 개발 기술 –국소 주입형 전달체 개발 기술	Acyclovir, Doxyfluridine(prodrug, 특정 환경에서 발생하는 물질에 의해 분해되어 약효 발현) Neocarzinostatin, N–acetylmelphalan, adriamycin(항체와 결합)
유전자 전달체 기술	유전자 단계에서 질병 치료가 가능한 유전자치료제를 세포 내로 전달하기 위한 기술 –lipoplex/polyplex 개발 기술 –표적 인지형 유전자 전달체 개발 기술 –바이러스–비바이러스 융합형 유전자 전달체 개발 기술	다양한 고분자(PEI, PLL etc) Adeno virus 전달체
의약용 신소재/첨가제 개발 기술	응용분야: 방출지속, 흡수촉진, 물성개선, 장기 및 세포 표적지향, 가용화	그래핀, SNAC(흡수촉진제/Emisphere 사)

4.3.3 향후 국내 제약산업의 성장동력 '개량신약'

국내 제약산업은 제네릭 중심에서 벗어나 연구개발과 국외진출 확대를 통해 후진적이고 위기에 취약한 산업구조에서 환골탈태할 시점이다. 정책변화 및 시장경쟁 심화로 제네릭은 점차 시장에서 매력을 잃고 있으며, 시장경쟁에서 살아남기 위해서는 차별화된 신약이나 개량신약개발이 요구된다. 신약이나 개량신약의 경우 정부에서도 우대 정책을 펼치고 있어 이 분야에 뛰어드는 제약사들은 점차 늘어날 것으로 전망된다. 기술적으로는 신물질 신약과 제네릭의약품의 중간에 위치하고 있는 개량신약은 경제적 관점에서 볼 때 향후 국내 제약산업이 성장할 수 있는 Cash Cow로서의 역할을 충분히 해낼 수 있을 것으로 판단된다. 즉 개량신약개발에는 신약개발보다는 훨씬 적은 비용이 소요되며, 일단 개발에 성공하는 경우 독점적 위치가 보장되므로 일반 제네릭보다 훨씬 유리한 위치를 점유할 수가 있다.

이러한 개량신약의 개발은 국내 제품화에만 안주하지 말고 선진국 시장에 진출이 가능한 'Global 개량신약'으로 개발되어야만 그 효과를 극대화할 수가 있을 것이다.

전 세계적으로 가장 큰 단일시장을 형성하고 있는 미국에서는 개량신약을 개발할 수 있도록 허가규정 등이 완비되어 있으며, 최근 유럽에서도 소위 'Supergeneric'에 대한 관심 및 규정의 정비가 진행되고 있다. 선진국 시장에서의 우위를 점할 수 있기 위해서는 남들보다 앞서서 우수한 개량신약을 개발하여 적시에 출시할 수 있는 'Timing 전략'과 아울러 문제시되는 특허를 모두 극복할 수 있는 'Patent 전략'이 동시에 성공을 거두어야 한다.

그러기 위해서는 남들보다 앞서서 특허 전략 및 제품화 전략을 철저하게 세우고, 기획된 연구를 수행하는 것이 무엇보다도 중요한 성공요소가 될 것이다. 이러한 개량신약개발 전략이 성공을 거두어 우리 손으로 개발한 개량신약이 선진국 시장에 진입할 수 있을 때 국내 제약산업의 성장동력으로 작용함과 아울러, 이를 통해 국내 제약산업의 글로벌화가 이루어질 수 있을 것이다.

4.4 지적재산권 보호와 제네릭의약품

특허는 혁신의 성과가 일정 기간 동안 혁신의 개발자에게만 돌아가도록 보호해 줌으로써 혁신의 유인을 제공하는 기능이 있다. 또한 일정 기간 동안만 혁신자의 독점적 지위를 허용하고 그 이후에는 모방이 가능하도록 허용함으로써 혁신의 성과를 사용하는 사회적 비용을 줄이는 기능도 지닌다. 즉 특허보호의 기간을 적정선에서 유지함으로써 혁신에서 얻어지는 사회적 이익을 극대화하는 것이 특허보호 제도의 핵심적 기능이다. 제약산업에서의 특허와 관련된 이슈는 세 가지 정도로 요약된다.

첫째, 약품은 다른 제품에 비해 개발은 어려운 반면, 복제는 훨씬 더 쉽기 때문에 특허에 의한 보호가 결정적인 중요성을 지닌다. 효과 있는 약물을 찾아서 임상시험을 거쳐 승인을 받기까지는 수억 달러의 돈과 10년 이상의 시간이 걸린다. 그러나 그 결과 얻어지는 성과물은 화합물 하나이기 때문에 이것을 복제해서 합성하는 것은 기술적으로 너무 간단한 일이다. 이 때문에 특허에 의한 보호가 없다면 혁신적인 신약을 개발할 유인이 사라진다. 약 130개의 비즈니스 중에서 제약산업은 연구개발의 성과에 대한 전유 수단으로서 특허에 대한 의존도가 가장 높은 산업군으로 알려져 있다.

이에 비해 컴퓨터나 반도체 등의 다른 연구 집약적 산업들은 제품 출시까지의 시간(lead time)이나 실행을 통한 학습(learning by doing)에서 얻어지는 암묵적 지식 등이 이익의 전유를 위해 더 중요한 요소들로 작용하는 것으로 나타났다. 미국의 주요 제약기업 100개사의 연구개발 부서 책임자들에 대해 이루어진 한 설문조사에서는 1981~1983년에 출시된 약품들 중 60%는 특허보호가 없었더라면 개발되지 않았을 것이라는 응답이 얻어지기도 했다.

둘째, 제약산업은 임상 및 승인 기간 때문에 실질특허기간(effective patent life)이 줄어드는 문제가 있다. 보통 제약회사는 약물 후보물질이 발견되면 곧바로 특허를 출원하는데, 그 후 임상시험에 6~7년, 승인 과정에 1~2년 정도의 시간이 걸리기 때문에 막상 제품이 출시된 후에는 독점적 시장지위를 보호받을 수 있는 기간이 크게 줄어든다는 것이다. 미국의 특허보호기간은 미국 특허법에 따르면 특허 등록(grant) 후 17년이고, GATT(General Agreement on Tariffs and Trade) 규정을 따르면 특허 출원(filing) 후 20년이다. GATT 협정이 체결된 1995년 6월 8일 이후는 이 중 유리한 쪽을 선택할 수 있도록 되어 있다. 어느 경우든 임상 및 승인 기간으로 인해 실질특허기간은 줄어든다.

셋째, 사회적 비용을 줄이기 위해서는 특허기간을 적정한 선에서 제한하는 것이 필요한데, 제약산업의 경우는 이것이 더욱 중요한 이슈이다. 특허보호기간을 늘려주면 제약회사로서는 혁신의 유인이 더 커져서 신약개발에 더 많은 노력을 기울이겠지만, 의료보험을 주관하는 국가나 민간 보험회사, 그리고 환자들의 부담은 그만큼 커지는 문제가 있다. 이 때문에 모든 국가들은 약품의 특허기간을 적정한 수준에서 제한하고 특허가 만료되면 제네릭의약품이 더 쉽게 출시될 수 있도록 제도적으로 뒷받침하고 있다. 복제품의 생산에는 막대한 개발비가 필요하지 않기 때문에 제네릭의약품은 훨씬 싼 가격에 공급될 수 있고, 그만큼 보험 재정에는 도움이 된다. 미국의 경우는 민간 보험회사가 자사에 가입된 환자들을 대신해서 병원들과 협상하여 보험수가를 결정한다. 이 과정에서 민간 보험회사들은 특허가 만료된 약품에 대해서는 가격이 더 저렴한 제네릭을 처방하도록 요구하는 것이 일반적이다.

우리나라와 같이 정부가 직접 공공 의료보험을 운영하고 보험수가를 결정하는 나라들에서도 의료비 부담의 완화를 위해 제네릭을 선호하는 현상은 마찬가지이다. 미국은 1984년 Waxman-Hatch 법을 제정하여 제약산업에서 혁신 성과를 전유하는 문제에 대한 균형을 유지하려고 했다. 정식 명칭이 Drug Price Competition and Patent Term Restoration Act인 이 법은 두 부분으로 나누어져 있다. Title I에서는 제네릭의약품의 허가 절차를 간소화한 '축약형 신약신청(Abbreviated New Drug Application, ANDA)' 제도를 명시했다.

이 제도는 제네릭의약품을 개발하는 회사로 하여금 원제품의 임상자료를 원용할 수 있게 하고(즉 별도의 임상실험을 하지 않아도 된다), 단지 원제품과 복제품의 체내 대사과정이 동일함을 입증하는 생물학적 동등성(bioequivalence) 자료만을 제출하도록 요구하고 있다. 이 법이 제정되기 전에는 제네릭 제품에 대해서도 똑같은 임상시험을 요구했기 때문에 제네릭의약품의 시장 진입이 매우 어려웠었다. 또한 이 법은 제네릭 제품 개발회사가 특허 만료시한 이전에도 생물학적 동등성시험과 ANDA 검토 과정을 거칠 수 있도록 함으로써 특허 만료와 동시에 제네릭 제품이 출시될 수 있도록 하고 있다.

한편 이 법의 Title II에서는 임상 및 승인 기간으로 인해 줄어든 실질특허기간을 복구할 수 있도록 하는 특허권 연장 제도를 규정하고 있다. 법에 따르면 제약회사는 임상시험기간의 1/2과 승인심사기간 전부를 더한 기간만큼 특허권 연장을 신청할 수 있다. 단, 기간 연장은 5년까지만 가능하고, 연장의 결과 얻어진 실질특허기간이 최대 14년을 넘지 못하는 상한선 규정이 함께 있다. 또한 1984년 입법 당시에 이미 특허를 획득하고 임상시험 중인 제품에 대해서는 연장 상한선을 2년으로 제한하는 경과 규정을 두었다. 이와 같이 Waxman-Hatch 법은 한편으로는 신약의 실질특허기간을 연장할 수 있도록 함으로써 개발자의 전유이익을 확대하면서, 동시에 특허 만료(자료: FiercePharma) 후의 제네릭 출시를 쉽게 함으로써 사회적 비용을 줄이는 두 가지 목적을 동시에 성취하려는 시도라고 할 수 있다.

한편, 우리나라는 1987년부터 물질특허를 도입하였다. 이로 인해 외국에서 개발된 신약에 대해 공정·제법을 변화시켜 복제품을 만든 후 국내 시장에 내놓는 전략을 취할 수 없게 되었다. 제약회사들은 외국 회사와 라이센스 계약을 맺고 외국 제품을 국내 시장에 들여오거나, 직접 자사의 신약을 개발해야 하는 상황에 놓이게 되었다. 결국 많은 기업들이 1980년대 말과 1990년대 초를 전후해서 신약개발을 시작하였고, 그 성과는 10여 년이 경과한 후에 나타났다. 1999년 SK케미칼의 항암제 선플라가 한국 신약 1호로 식약청의 승인을 받은 것을 필두로 지난 20년간 29개의 한국 신약이 개발되었다.

이렇듯 특허제도의 변화는 우리나라 제약산업의 근본적인 변화를 촉발시켰고, 우리나라 제약회사들이 신약개발에 뛰어드는 직접적인 계기로 작용했다. 제약회사들은 대부분 신약의 특허가 만료되면 제네릭의약품을 생산한다. 특허의 수명은 나라에 따라 다르고 약에 따라서도 특허의 기간이 달라지게 된다. 일반적으로 의약품의 특허는 20년 정도이고 한번 특허기간이 종료되면 특허를 갱신할 수는 없다. 약 성분의 주요부위를 변화시켜 새로운 버전의 약품을 개발하면 새로운 특허를 받을 수는 있으나 이는 새로운 임상시험을 거쳐야 하며, 그렇다고 해서 원래의 오리지널 의약품에 대한 제네릭의약품 제조를 막지는 못한다.

일반적으로 제네릭의약품은 브랜드 의약품보다 저렴하며, 따라서 일부 환자나 의사들은 제네릭의약품의 품질에 신뢰를 하지 못하여 처방을 주거나 받기를 꺼려하는 경우가 있다. 그러나 거의 모든 경우에 브랜드 의약품과 제네릭의약품의 차이는 가격과 이름뿐이다. 제약회사들이 처음 신약을 개발해서 출시할 때에는 그 약품을 처음 개발해서 제조한 제약회사에게만 제품판매를 가능하게 하는 특허가 걸려 있다. 신약이 출시되기 전에 개발하고 테스트를 하는 비용이 수백만 달러에 이르기 때문에 브랜드 의약품 제조회사들은 자신들의 약품들에 대한 특허를 연장하고 제네릭 버전이 출시되는 것을 막기 위해 적극적인 소송을 불사하기도 하는데, 이런 일련의 과정을 일컬어 '에버그리닝(evergreening)'이라고 한다.

참고문헌

- 김민서 외 3인(2016), 신약특허의 국제적 보호 체계에 관한 연구
- 제약산업 동향 및 전망, 김병균, 2015
- 의약품 등 안전성 유효성 심사규정 제 2003-17
- 식품의약품안전처(2015.3), '의약품허가특허연계제도 안내'
- 한국지식재산연구원(2014.12.12), '심층분석보고서:허가-특허연계제도 도입에 따른 영향
- 제약분야의 에버그린 특허전략과 분쟁 사례 연구보고서, 2009년, 특허청
- 유정민(2015.12), 에버그리닝 특허전략
- Grabowski, H.G., "Patents, Innovation and Access to New Pharmaceuticals", Journal of International Economics Law, 5(2002), pp.849-860.

5장

의약품의 제형/제제

5.1 의약품 제형/제제 개요

5.1.1 의약품의 제형

약물이 생체에 투여되어 기대하는 효과를 얻으려면 목적에 적합한 형상과 성질을 구비한 것으로 가공된 것이거나, 의약품으로서 통용할 수 있는 형식을 갖춘 것이라야 한다. 다시 말하면, 약물 그대로 체내에 투여되는 경우는 거의 없고, 여러 가지를 고려하여 정제, 주사제, 캡슐제 등 여러 가지 형태의 제형(dosage form)으로 제조된 후 사용된다. 이렇게 약물을 포함한 제형으로 만드는 것을 제제화(pharmaceutical manufacturing)라고 하며, 이렇게 제조된 제제가 소비자들에게 공급된다. 처방(formula, recipe)은 의약품을 사용하여 특정인의 질병에 의해 약제를 조제하는 방법 및 용법을 지시한 것을 말하고, 처방전(prescription)은 처방을 지시한 지시서이다. 또한, 처방 또는 처방전에 의해 특정한 환자의 특정한 질병에 대한 약제를 특정한 사용법에 적합하도록 몇 가지 약물 또는 제형을 적절히 조합하여 환자에게 교부하는 업무를 조제(dispensing)라고 한다. 이런 경우 조제는 이미 만들어진 제제를 그대로 쓰는 경우도 있고 이들 몇 가지를 혼합해서 쓰는 경우도 있다.

그리고 의약품의 제조란, 의약품 원료물질을 투입하여, 미리 계획된 일련의 공정들에 의하여 반제품이나 완제 의약품을 만드는 일련의 과정을 의미한다. 의약품은 정제, 캡슐제, 산제, 액제, 주사제, 시럽제, 연고제 등 다양하며, 대한약전의 제제총칙에서는 34개의 제형으로 크게 분류하고 있다. 이들의 명칭은 제형의 형태에 의하여 산제, 액제, 연고제 등으로 분류되거나, 혹은 내용성분에 따라 시럽제, 레모네이드제, 방향수제 등으로 분류된다. 또한, 제제화 방법에 따라 틴크제, 투여방법에 따라 주사제와 리니멘트제, 투여부위에 따라 점안제와 점이제 등으로 명명되었다.

약물이 적절한 제형으로 제제화되기 위하여 의약품 원료물질(Active Pharmaceutical Ingredients, API)에 대한 여러 가지 물리적, 화학적, 생물학적 특성들을 이해할 필요가 있으며, 이러한 특성들을 고려한 적절한 제형의 설계가 필요하다. 제제화 과정에서는 원료물질의 특성에 따라 적절한 첨가제(pharmaceutical excipients)들이 사용된다. 약물 이외에 사용되는 재료에 대해 대한민국약전 12개정 통칙에서는 "첨가제는 제제에 함유된 유효성분 이외의 물질로서 의약품의 유용성을 높이고 제제화를 용이하게 하며 제제의 안정화를 도모하고 외관을 좋게 하는 등의 목적으로 사용하는 것이다."로 규정하고 있다. 의약품첨가물은 부형제, 결합제, 붕해제, 용제, 안정화제, 용해보조제, 보존제, 착색제 등과 같은 용도로서 첨가하게 된다. 이들은 일정한 성상, 질량을 유지하게 하는 목적으로 가해지는 경우도 있으며, 경시변화방지, 변질방지, 맛의 차폐 및 교정 등에도 중요한 역할을 한다.

5.1.2 제형의 필요성

원료 의약품 그대로를 환자에게 직접 투약하면 용량이나 의약품의 안전성을 보장할 수 없다. 대부분의 의약품은 아스피린이나 이부프로펜처럼 mg 단위로 투약하지만, 경우에 따라서 (예를 들면, digoxin이나 estradiol) 0.05 ~ 0.25 mg의 적은 양으로 투약되어야 하는 경우가 있다. 즉 estradiol과 같이 약 용량이 매우 작을 때(0.05 mg)에는 정확한 용량을 취해 환자에게 투여하는 것은 거의 불가능하며, 만약 필요량보다 약물을 과다투여 시 의약품의 독성에 의해 위험을 초래할 수 있다. 이와 같은 경우처럼, 정확한 용량을 환자에게 투여하고 안전성을 확보할 수 있다는 점에서 제형이 반드시 필요하며 이외에도 제형은 다음과 같은 많은 장점이 있다. 대표적인 제형화의 장점들은 다음과 같다.

① 대기 중 산소 혹은 습기에 대한 약 성분의 보호(예: 코팅정제, 밀봉된 앰플)
② 경구 투여 후 위액에서의 보호(예: 장용성 코팅제제)
③ 불용성이나 난용성인 약품을 액상 형태로 조제 가능(예: 현탁제)
④ 맛, 냄새 등의 차폐(예: 코팅정제, 방향시럽)
⑤ 의약품을 투명한 액상으로 제제화(예: 시럽, 액제)
⑥ 다양한 주성분의 방출 조절에 의해 시간에 따른 약리작용 조절이 가능(예: 서방성 제제)
⑦ 국소 부위에 약효가 발휘되도록 의약품을 외용화(예: 연고제, 크림제, 패취제, 점안제, 점이제, 비강제제)
⑧ 신체 여러부위에 적절하게 약품을 삽입할 수 있도록 함(예: 좌제, 질제제)
⑨ 주성분이 직접 혈관계로 들어가도록 함(예: 주사제)
⑩ 흡입에 의하여 약효를 나타낼 수 있도록 함(예: 흡입제, 에어로솔제)

현재 다양한 제형이 제조되어 시판되고 있는데 영국의 통계에 의하면 대표적인 제형들의 사용빈도는 정제(46%), 경구액제(16%), 주사제(15%), 캡슐제(13%), 좌제 및 페서리(3%), 외용제제(3%), 안과용제제(2%), 흡입제제(1%) 및 기타 제제 순이다. 앞서 언급한 것처럼 다양한 제형을 설계하려면 약물의 물리화학적 성질을 고려하여 만들어진 최적 제형의 유효성, 최대의 안정성과 유용성(복약순응도, 편리성)을 갖춤으로써 약물 작용을 최적화해야 한다.

5.1.3 제형설계 시 고려사항

어떤 약물을 치료요법에 응용하려면 치료목적과 질환 상태에 가장 적합한 제형을 선정해야 하며, 같은 약물이라 하더라도 여러 가지 필요성에 따라 다양한 제형들로 제제화되어야 한다. 또한 동일한 주성분과 제형이더라도 처방과 공정의 차이로 인하여 제제 간의 차이가 생길 수 있다는 사실 또한 중요하다. 따라서 제형설계 시에는 다음과 같은 점을 충분히 검토한 후에 제제화를 진행해야 한다.

① 약물의 약리작용, 용량 및 적용부위
② 약물의 물리화학적 성질
③ 약물의 체내동태(흡수, 대사, 배설 등)
④ 제제화에 필요한 각종 단위조작 및 제조장치
⑤ 제제화에 사용되는 각종 의약품첨가물
⑥ 사용할 수 있는 내용 및 포장
⑦ 제제화에 소요되는 경비

약물의 약리작용, 용량 및 적용부위와 더불어 약물의 생체 내 동태는 약효의 발현 및 그 지속성의 여부와 관계가 깊으므로 이를 충분히 고려하여 제제화에 반영해야 한다. 그렇지 않으면 본래 약물이 가진 효력을 크게 떨어뜨리거나 안전성에 문제가 있는 제제를 만들 수 있다. 또 약물의 물리화학적 성질은 형상이나 안정성에 관계가 있고 이에 따라 제제화에 필요한 각종 단위조작 및 제조장치, 제제화에 쓰이는 각종 의약품첨가물 등이 선택된다.

의약품의 제조에 사용되는 의약품 원료, 첨가제들 그리고 완제의약품의 적절한 포장 및 저장은 제품의 안정성과 효과적인 사용을 위해서 필수적인 사항이며, 제조 완료되어 포장이 되어 있다고 하더라도 규정된 대로 적절한 표시를 하지 않으면 제제화가 완료된 것이 아니라는 것을 잊어서는 안 된다. 또한, 산업약제학적 관점에서는 제제화와 품질관리에 소요되는 비용도 의약품 생산에 있어서 매우 중요한 요소로 고려되며 제제화의 필요한 제조장비, 첨가물, 용기, 포장, 인건비 등에서 충분히 고려되어야 한다.

5.2 제형의 분류 및 특성

5.2.1 제형의 분류

의약품은 형태에 따라 여러 가지 제형들로 분류되고 있으나 개개의 제형들은 반드시 형태로써 결정되는 것은 아니고, 각 제제의 조제방법, 적용부위, 적용방법 그리고 배합성분 등에 따라 분류되어 정의되고 있다. 약전 제제총칙에 수재되어 있는 제형명을 그 명명법으로 분류하면 다음과 같다.

① 형태에 의한 것: 산제, 과립제, 정제, 좌제, 경고제, 연고제, 환제
② 분산상태에 의한 것: 현탁제, 유제, 로션제
③ 조제방법에 의한 것: 엑스제, 침제, 전제, 틴크제, 유동엑스제, 주정제, 방향수제, 캡슐제
④ 적용부위에 의한 것: 안연고제, 점안제, 좌제, 경고제, 연고제, 트로키제, 로션제
⑤ 적용방법에 의한 것: 주사제, 리니멘트제, 카타플라스마제
⑥ 배합성분에 의한 것: 엘릭서제, 시럽제, 카타플라스마제, 레모네이드제

또한 제제의 형태, 형상에 의한 분류는 그 제제를 얻기 위한 단위조작, 물리화학적 성질을 다 함께 이해하기 위하여 다음과 같이 분류할 수 있다.

5.2.1.1 고형제제

고형제제(solid dosage form)에 속하는 것으로서는 산제, 과립제 그리고 정제 등이 있다. 이들은 모두 분체(powder)로 제제를 구성하고 있거나 분체를 통해 형성되므로 분체제제라고도 한다. 고형제제를 취급하는 데는 분체의 성질을 이해하는 것이 매우 중요하고 주요한 단위조작으로서는 분쇄, 분급, 혼합, 조립, 건조, 압축성형 등을 들 수 있다. 또 과립제, 정제에서는 분체의 성질을 고려하여 정확한 중량, 함량 그리고 균일성을 갖는 제제를 제조하는 것이 제제의 품질에 매우 중요하다. 캡슐(capsule)제도 보통 고형제제로서 취급되는 일이 많으나 캡슐에 넣는 의약품의 상태에 따라 분말(粉末), 입상(粒狀), 반고형 또는 유성액을 함유하고 있기에 다른 고형제제들과는 다르다. 또 환제는 그 처방과 제법으로 보아 소성(塑性, plasticity)이 강하므로 본래 반고형제제로서 취급되어야 하나 최종적인 제제의 목적 및 성상이 정제, 과립제와 유사하므로 고형제제에 포함시키는 경우가 많다. 또 고형이라는 점에서는 좌제도 고형이나 이것은 분말이 아니고 유지(油脂)를 주로 한 것이고, 원료

로 볼 때에도 연고제와 공통된 요소가 많기에 고형제제 대신에 반고형제제로 분류하는 경우가 많다.

일반적으로 고형제제는 많은 수분을 함유하지 않는 제형들이므로 약물이 가수분해를 일으킬 우려가 낮아 다른 제형들과 비교하여 상대적으로 안정성이 높다는 장점이 있다. 그러나 고형제제를 제조하는 공정들 중에는 물을 사용하는 경우가 빈번하게 있으므로, 이때에는 안정성의 확보 문제를 충분히 고려하여야 한다. 고형제제들 중에서 산제와 과립제와 같이 표면적이 큰 제제들에서는 제조공정 및 제조 후의 완제의약품에서도 흡습성(吸濕性, hygroscopicity)에 의한 영향이 일반적으로 커지므로 고려하여야 한다.

또 고형제제는 단위질량당 주약의 함유량을 미리 정해진 규정 또는 표시한 대로 정확하게 제조하는 것이 중요하다. 약전에는 함량시험과 함량균일성시험 등이 규정되어 있다. 또한, 고형제제는 그 효력의 발현에서 사용된 분체들의 성질, 입자경(diameter 또는 size), 입도분포(size distribution) 등이 큰 영향을 준다고 한다. 또한, 제제 내에 포함된 원료의 결정성(crystallinity)의 유무 그리고 결정성의 정도인 결정화도(degree of crystallinity)에 따라 체내 거동이 큰 차이를 보인다고 한다. 이 때문에 고형제제들의 제조에서는 분체들의 성질을 충분히 고려하여야 원하는 의약품의 유효성을 얻을 수 있다.

5.2.1.2 액상제제

제제가 최종 투여시 용액상태인 것을 총칭해서 액제(solutions)라고 하며, 투여부위가 인체내부에 있는 것을 내용 액제, 피부표면과 같이 외부에 사용하는 것을 외용액제라고 한다. 액상의 제제는 그 상태에 따라서 용액(solution), 현탁제(suspension), 유제(emulsion)로 나눌 수 있다. 용액은 주성분이 용매에 용해된 균질한 액체를 말하며, 흡수가 빨리 되며 약효의 재현성을 보장한다는 데서는 가장 우수하고 사용이 편리하다. 그러나 흡수의 조절이 어렵고 작용시간을 길게 할 필요가 있는 약물에는 바람직하지 않다. 또 최종적인 제형으로서 사용하는 일도 있으나, 희석하여 사용하든가 혹은 다른 제제를 만들기 위한 원료로서 사용되기도 한다. 유동엑스, 틴크제, 주정제, 방향수제도 용액의 형태로 제공되는 제형이다.

현탁제는 불용성약물이 액중에 미세하게 분산되어 균일하게 만든 액상의 제제로, 미세한 고형의 약물입자에 현탁화제 또는 다른 적절한 첨가제 그리고 정제수를 넣어 제조한다. 현탁제는 효력의 지속 또는 안정성 개선의 목적으로 사용할 수 있다. 현탁제는 주로 시럽제, 주사제 또는 점안제 제조에 종종 사용된다. 현탁제는 방치하면 입자가 중력에 의해 아래쪽으로 침강하기 때문에, 사용할 때 진탕하여 균일하게 분산시킬 필요가 있다.

유제는 주성분을 미세균질하게 유화(emulsification)한 액상의 제제라고 정의한다. 유화는 섞이지 않는 두 액체를 안정하고 균질한 혼합물로 제조 가능하게 해 주는데, 이러한 유제는 모두 액체로 이루어진 분산계(dispersing system)로서 분산상을 내상(internal phase), 분산매를 외상(external phase)이라고 한다. 기름이 내상이고 물이 외상인 경우를 수중유형(oil in water type, O/W) 유제라고 하며, 물이 내상이고 기름이 외상인 경우를 유중수형(water in oil type, W/O) 유제라고 한다. 유제가 어떤 형에 속하는가는 주로 물과 기름의 상대적인 양과 유화과정에서 사용되는 유화제(emulsifier, emulsifying agent)의 종류에 따라 결정된다(그림 5.1 참조).

액상제제에서는 물의 존재로서 일어나는 가수분해가 활발하게 일어나므로, 액상제제는 일반적으로 품질저하 속도가 고형제제에 비해 높다. 가수분해 속도는 수소이온 및 수산화이온의 촉매작용으로 가속되며, 또한 온도의 변화에 따라 가수분해 속도 역시 영향을 크게 받으므로 제조과정이나 제제화 이후의 보존방법에 대해서 pH와 온도에 대해 고려하여야 한다. 또 열역학적으로 보아 불안정 계인 현탁제, 유제에서는 현탁화제, 유화제의 선택과 함께 어떠한 현탁화, 유화공정을 선택하는가가 입자의 분산상태와 그 안정성에 대하여 미치는 영향이 크다.

또 액상의 제제에서는 미생물 증식이 쉬워 오염의 문제가 크기 때문에, 점안제와 주사제와 같은 액상제제들의 제조공정 중에서 미생물오염의 방지와 함께 완전한 멸균을 요구하고 있다. 그러나 미생물의 오염을 피할 수 없는 침제(浸劑), 전제(煎劑), 레모네이드제에서는 제제 후 곧 쓰도록 규정되어 있다. 또 시럽제에서는 멸균공정

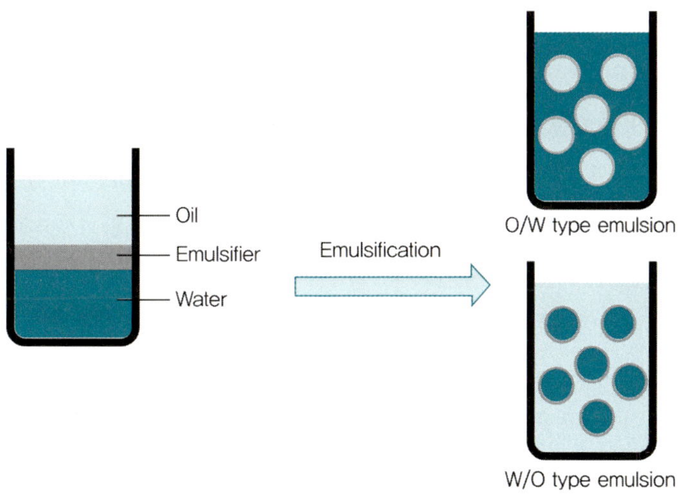

그림 5.1 유화공정에 의한 에멀전의 생성

대신에, 제형 내에 포함된 고농도의 설탕에 의해 발생하는 높은 삼투압에 의해 미생물의 증식이 방지된다.

5.2.1.3 반고형제제

반고형제제(semi-solid dosage forms)는 고체와 액체의 중간적 성질을 나타내는 제제이며, 이것에 속하는 제형으로는 연고제가 대표적이고, 이 밖에 연고제의 변형 형태인 안연고제, 경고제, 파스타제, 카타플라스마제, 크림제, 리니먼트제 등이 있다. 이들은 모두 기제와 유효성분으로 이루어진 불균일한 다상계로서 이른바 넓은 의미의 분산계 제제에 속하는 것이 많다. 반고형제제는 고형제제들과는 다르게 제제의 흐름성, 즉 유동학적인 성질(rheological property)에 따라서 의약품의 안전성과 유효성에 크게 영향을 미친다. 따라서, 반고형제제를 제조할 때에는 사용되는 첨가제들이 완제품의 흐름성에 미치는 영향을 면밀하게 고려해야 한다. 과거에는 반고형제제의 제조방법과 시험방법 등은 경험적인 내용이 대부분이었으나, 최근에는 유동학, 콜로이드화학 그리고 고분자 과학 등의 기초학문들의 발달과 도입에 힘입어 반고형제제의 설계가 현저히 발전하고 있다. 반고형제제의 제조를 위한 중요한 단위조작은 고체와 높은 점성의 혼합물을 균일한 상태로 혼합하는 연합공정(kneading), 혼합물 중의 고체의 융해와 제거를 위한 용융공정(fusion) 그리고 약물이 제형 내에 고루 잘 퍼지게 현탁시키거나 유화시키는 분산공정(dispersion)이 있다.

5.2.1.4 기타의 제제

그 밖에 특수한 제형으로서 에어로솔(aerosol) 제제가 있다. 이것은 제형이라고 하기보다는 내용과 용기가 떨어져 있지 않고 두 가지가 하나로 된 기능적 포장이라고 할 수 있으며 특수한 노즐(nozzle)을 장비한 용기에서 분사제(propellent)에 의하여 내용약품을 기관지, 피부 등의 특정한 신체부위에 분무하여 쉽게 적용가능하게 한다. 최종적으로 의약품은 분말, 용액, 유탁액, 포말(泡沫)의 형태로 분사된다. 2014년 식품의약품안전처는 현행 의약품 제형이 주로 모양(형태)에 따른 정제 등 52종으로 제한되어 적절한 품질기준 설정 및 새로운 제형 개발에 어려움이 있었으므로 의약품의 제형을 투여경로와 적용부위를 기준으로 분류 세분화하고 새로운 제형을 신설하였다. 투여경로 · 적용부위에 따라 제형을 11종으로 대분류하고 형상, 모양, 기능, 특성 순으로 분류를 세분화하였고 구강붕해필름, 지속성 주사제 등 12종을 추가하였다. 다음은 대한약전 12개정 제제총칙에 수록된 제제 각조의 내용이다.

1.1. 정제 Tablets

가. 정제(錠劑)는 의약품을 일정한 형상으로 만든 고형제제이다. 이 제제는 복용을 용이하게 하거나 주성분이 분해되는 것을 방지하기 위해서 당류 또는 당알코올류 및 고분자화합물 등의 적절한 코팅제로 코팅할 수 있다. 또한 적절한 방법으로 서방정 또는 장용정으로 할 수 있다.

나. 이 제제는 보통 다음의 방법으로 만든다. 나정은 1), 2) 또는 3)의 방법으로 만든다.

1) 주성분에 부형제, 결합제, 붕해제 등의 첨가제를 넣어 균질하게 한 것을 그대로 압축성형하거나 미리 만든 과립에 주성분과 활택제 등을 넣어 균질하게 한 다음 압축성형한다.

2) 주성분에 부형제, 결합제, 붕해제 등의 첨가제를 넣어 균질하게 한 것에 물 또는 결합제를 함유하는 용액을 넣어 적절한 방법으로 입상으로 만든 다음 활택제 등을 넣어 섞고 압축성형한다.

3) 주성분에 부형제 또는 결합제, 붕해제 등의 첨가제를 넣어 고르게 섞은 것을 용매로 습윤시켜 일정한 형상으로 성형하거나 일정한 틀에 넣어 성형한 다음 적절한 방법으로 건조한다.

4) 필름 코팅정은 보통 나정에 고분자화합물 등의 적절한 코팅제로 얇게 코팅하여 만든다.

5) 당의정은 보통 나정에 당류 또는 당알코올을 함유하는 코팅제로 코팅하여 만든다.

6) 다층정은 적절한 방법으로 조성이 다른 분립체를 층으로 쌓아 압축성형하여 만든다.

7) 유핵정은 내핵정을 조성이 다른 외층으로 피복하여 만든다.

다. 이 제제는 따로 규정이 없는 한 제제균일성시험법에 따라 시험할 때 적합하여야 한다. 다만, 당의정에 대하여 적합을 요구하는 경우에는 각조에 규정한다.

라. 이 제제는 따로 규정이 없는 한 용출시험법 또는 붕해시험법에 따라 시험할 때 적합하여야 한다.

마. 이 제제는 다음의 구강붕해정, 추어블정(저작정), 발포정, 분산정 및 용해정을 포함하며 그 제제특성에 적합한 붕해시험 또는 용출시험은 각조에 따로 규정한다. 다만, 추어블정, 발포정 및 용해정은 따로 규정이 없는 한 이 시험을 적용하지 않는다.

바. 일반적으로 밀폐용기에 보존한다.

1.1.1. 구강붕해정 Orally Disintegrating Tablets / Orodispersible Tablets

가. 구강붕해정은 구강 내에서 신속하게 용해하거나 붕해하는 정제이다.

나. 이 제제는 적절한 붕해성이 있다.

1.1.2. 추어블정(저작정) Chewable Tablets

가. 추어블정은 씹어서 복용하는 정제이다.

나. 이 제제는 복용할 때 질식되는 것을 방지하는 형상으로 만든다.

1.1.3. 발포정 Effervescent Tablets

가. 발포정은 물에서 급속히 발포하면서 용해하거나 분산하는 정제이다.

나. 이 제제는 보통 적절한 산성물질, 탄산염 또는 탄산수소염을 써서 만든다.

1.1.4. 분산정 Dispersible Tablets

가. 분산정은 물에 분산시켜 복용하는 정제이다.

1.1.5. 용해정 Soluble Tablets

가. 용해정은 물에 녹여 복용하는 정제이다.

1.2. 캡슐제 Capsules

가. 캡슐제는 의약품을 액상, 현탁상, 반고형상, 분말상, 과립상, 또는 성형물의 형태로 캡슐에 충전하거나 캡슐기제로 피포성형하여 만든 고형제제로 경구투여한다.

나. 이 제제는 경질캡슐제와 연질캡슐제의 두 종류가 있다.

(1) 경질캡슐제는 캡슐에 주성분을 그대로 또는 주성분에 적절한 부형제 등의 첨가제를 넣어 균질하게 한 것 또는 적절한 방법으로 입상 또는 성형물로 한 것을 캡슐에 그대로 또는 가볍게 성형하여 충전하여 만든다.

(2) 연질캡슐제는 주성분을 그대로 또는 주성분에 첨가제 등을 넣은 것을 젤라틴 등의 캡슐기제에 글리세린 또는 소르비톨 등을 넣어 소성을 높인 것으로 일정한 형상으로 피포성형하여 만든다.

다. 필요에 따라 캡슐기제에 착색제, 보존제 등을 넣을 수 있다. 또한 캡슐기제의 구성성분을 바꾸거나 캡슐에 적절한 제피를 하여 서방성캡슐제 또는 장용성캡슐제로 만들 수 있다.

라. 이 제제는 따로 규정이 없는 한 제제균일성시험법에 따라 시험할 때 적합하여야 한다.

마. 이 제제는 따로 규정이 없는 한 붕해시험법 또는 용출시험법에 따라 시험할 때 적합하여야 한다.

바. 이 제제는 밀폐용기에 보존한다.

1.3. 과립제 Granules

가. 과립제(顆粒劑)는 의약품을 경구투여하는 입상으로 만든 제제이다.

나. 이 제제는 보통 다음의 방법으로 만들며 필요에 따라 코팅한다. 또한 적절한 방법으로 서방성과립제 또는 장용성과립제로 만들 수 있다.

(1) 분말상의 주성분에 부형제, 결합제, 붕해제 등 첨가제를 넣어 균질하게 한 다음 적절한 방법으로 입상으로 한다.

(2) 미리 입상으로 만든 주성분에 부형제 등의 첨가제를 넣어 균질하게 한다.

(3) 미리 입상으로 만든 주성분에 부형제 등의 첨가제를 넣어 섞고 적절한 방법으로 입상으로 한다.

다. 이 제제는 제제의 입도시험법에 따라 시험할 때 적합하여야 한다.

라. 제제 중 1회 복용량씩 포장한 형태의 것(분포)은 따로 규정이 없는 한 제제균일성시험법에 따라 시험할 때 적합하여야 한다.

마. 이 제제는 따로 규정이 없는 한 붕해시험법 또는 용출시험법에 따라 시험할 때 적합하여야 한다. 다만, 용출시험을 하는 것 및 제제의 입도시험법에 따라 체를 쳐서 30호(500 μm) 체에 남는 것이 5% 이하인 것은 붕해시험법을 적용하지 않는다.

바. 이 제제는 발포과립제를 포함하며 그 제제특성에 적합한 붕해시험 또는 용출시험을 각조에 따로 규정한다.

사. 이 제제는 밀폐용기에 보존한다.

1.3.1. 발포과립제 Effervescent Granules

가. 발포과립제는 물에서 급속하게 발포하면서 용해하거나 분산하는 과립제이다.

나. 이 제제는 보통 적절한 산성물질, 탄산염 또는 탄산수소염을 써서 만든다.

1.4. 산제 Powders

가. 산제(散劑)는 의약품을 경구투여하는 분말상 또는 미립상으로 만든 제제이다.

나. 이 제제는 보통 주성분에 부형제 등 첨가제를 넣어 균질하게 만든다.

다. 이 제제 중 1회 복용량씩 포장한 형태의 것(분포)은 따로 규정이 없는 한 제제균일성시험법에 따라 시험할 때 적합하여야 한다.

라. 이 제제는 제제의 입도시험법에 따라 시험할 때 적합하여야 한다. 이 제제 중 200호(75 μm) 체를 통과하는 것이 전체량의 10% 이하인 것은 세립이라고 할 수 있다. 이 경우 산을 세립이라고 바꾸어 부를 수 있다.

마. 이 제제는 밀폐용기에 보존한다.

1.5. 경구용 액제 Liquids and Solutions for Oral Administration

가. 경구용 액제(液劑)는 액상의 내용제이다.

나. 이 제제는 보통 주성분을 그대로 쓰거나 또는 용제에 녹여 쓴다.

다. 이 제제에는 필요에 따라 교미제, 보존제, 안정제, 완충제 또는 다른 적당한 첨가제를 넣을 수 있다.

라. 이 제제의 내용제로서 1회 복용량씩 포장한 형태의 것(분포)은 따로 규정이 없는 한 제제균일성시험법에 따라 시험할 때 적합하여야 한다.

마. 이 제제는 기밀용기에 보존한다.

1.5.1. 엘릭서제 Elixirs

가. 엘릭서제는 감미 및 방향이 있으며 에탄올을 함유하는 맑은 액상의 내용제이다.

나. 이 제제는 보통 고형의 주성분 또는 그 침출액에 에탄올, 정제수, 착향제 및 백당이나 다른 당류 또는 감미제를 넣어 녹인 다음 여과하거나 다른 방법으로 맑은 액으로 만든다. 이 제제에는 필요에 따라 보존제, 용해보조제, 착색제 등을 넣을 수 있다.

1.5.2. 현탁제 Suspensions

가. 현탁제(懸濁劑)는 주성분을 미세균질하게 현탁한 액상의 제제이다.

나. 이 제제는 보통 고형의 주성분에 현탁화제 등 첨가제와 정제수 또는 기름을 넣어 적절한 방법으로 현탁하여 전체를 균질하게 만든다. 이 제제에는 필요에 따라 보존제, 안정제 등을 넣을 수 있다. 이 제제 중 변질하기 쉬운 것은 쓸 때 만든다.

다. 이 제제는 필요에 따라 쓸 때 잘 섞어 균질하게 한다.

1.5.3. 유제 Emulsions

가. 유제(乳劑)는 주성분을 미세균질하게 유화한 액상의 제제이다.

나. 이 제제는 보통 액상의 주성분에 유화제와 정제수를 넣어 적절한 방법으로 유화시켜 전체를 균질하게 만든다. 이 제제에는 필요에 따라 보존제, 안정제 등을 넣을 수 있다. 이 제제 중 변질하기 쉬운 것은 쓸 때 만든다.

다. 이 제제는 필요에 따라 쓸 때 잘 섞어 균질하게 한다.

1.5.4. 레모네이드제 Lemonades

가. 감미와 산미가 있으며 보통 맑은 액상의 내용제제이다.

나. 이 제제는 따로 규정이 없는 한 보통 염산, 시트르산, 타르타르산 또는 락트산 중의 한 가지에 단미시럽 및 정제수를 넣어 녹이고 필요에 따라 여과하여 만든다. 이 제제는 쓸 때 만든다.

1.5.5. 방향수제 Aromatic Waters

가. 방향수제(芳香水劑)는 정유 또는 휘발성물질을 포화시킨 맑은 수용액의 제제이다.

나. 이 제제는 따로 규정이 없는 한 보통 정유 2 mL 또는 휘발성물질 2 g에 미온정제수 1000 mL를 넣어 15분간 잘 흔들어 섞어 12시간 이상 방치한 다음 정제수로 적신 여과지로 여과하고 정제수를 넣어 섞어 1000 mL로 한다. 또는 정유 2 mL 또는 휘발성물질 2 g을 탤크, 정제규조토 또는 펄프상으로 된 여과지 적당량과 잘 섞고 정제수 1000 mL를 넣어 10분간 잘 저어 섞은 다음 여과한다. 여액이 맑지 않을 때에는 여과를 반복하고 정제수를 그 여과지를 통하여 넣어 1000 mL로 만든다.

다. 이 제제는 이 제제를 만들 때 쓴 의약품의 냄새와 맛이 있다.

1.5.6. 전제 및 침제 Decoctions and Infusions

가. 전제(煎劑) 및 침제(浸劑)는 보통 생약을 정제수로 침출하여 만든 액상의 제제이다. 이 제제는 쓸 때 만든다.

나. 이 제제를 만들 때에는 보통 다음 크기로 한 생약을 달아 전침제기(煎浸劑器)에 넣는다.

잎, 꽃, 전초	조절
재(材), 경(莖), 피, 근, 근경(根莖)	중절
종자, 과실	세절

(1) **전제** 보통 1일 복용량의 생약에 정제수 400 ~ 600 mL를 넣고 여러 번 저어 섞으면서 30분간 가열하여 반량 정도 되었을 때 무명으로 여과한다.

(2) **침제** 생약 50 g에 정제수 50 mL를 넣어 약 15분간 적신 다음 열정제수 900 mL를 붓고 여러 번 저어 섞으면서 5분간 가열하고 식힌 다음 무명으로 여과한다.

다. 이 제제는 만들 때 쓴 생약의 냄새와 맛이 난다.

1.5.7. 주정제 Spirits

가. 주정제(酒精劑)는 보통 휘발성의약품을 에탄올 또는 에탄올과 물의 혼합액으로 녹인 액상의 제제이다.

나. 이 제제는 따로 규정이 없는 한 의약품을 에탄올 또는 에탄올과 물의 혼합액에 녹여서 만든다.

다. 이 제제는 화기를 피하여 보존한다.

1.5.8. 틴크제 Tinctures

가. 틴크제는 보통 생약을 에탄올 또는 에탄올과 정제수의 혼합액으로 침출하여 만든 액상의 제제이다.

나. 이 제제는 따로 규정이 없는 한 생약을 조말 또는 세절하여 다음 침출법 또는 퍼콜레이션법에 따라 만든다.

(1) **침출법** 생약을 적당한 용기에 넣고 전체량의 약 3/4에 해당하는 침출제를 넣고 밀폐하여 때때로 저어 섞으면서 약 5일간 또는 가용성분이 충분히 녹을 때까지 상온에서 방치한 다음 무명으로 여과한다. 다시 잔류물에 적당량의 침출제를 넣어서 씻고 압착하여 침출액과 씻은 액을 합하여 전체량으로 하고 약 2일간 방치한 다음 위의 맑은 액을 취하거나 여과하여 맑은 액으로 만든다.

(2) **퍼콜레이션법** 생약에 미리 침출제를 소량씩 넣고 잘 섞어 적시고 밀폐하여 실온에서 2시간 방치한다. 이것을 적당한 침출기에 될 수 있는 대로 치밀하게 넣고 침출기의 아랫구멍을 연 다음 생약이 덮여질 때까지 천천히 위에서부터 침출제를 넣고 침출액이 한 방울씩 떨어지기 시작할 때 아랫구멍을 닫고 밀폐하여 실온에서 2 ~ 3일간 방치한 다음 매분 1 ~ 3 mL의 속도로 침출액을 유출시킨다. 다시 침출기에 적당량의 침출제를 넣어 유출을 계속하여 전체량으로 하고 잘 섞어 2일간 방치한 다음 위의 맑은 액을 취하거나 여과하여 맑은 액으로 만든다. 이 조작 중 방치시간 및 유출속도는 생약의 종류와 양에 따라 적당히 변경할 수 있다. 다만, 위의 어느 방법에 따라서 만들어진 제제라도 주성분의 함량 및 에탄올의 함량 규정이 있는 것은 침출액의 일부를 취하여 주성분을 정량하여 필요에 따라 침출제 등을 넣어 규정하는 함량으로 조절한다.

다. 이 제제는 화기를 피하여 보존한다.

1.6. 시럽제 Syrups

가. 시럽제는 경구투여하는 당류 또는 감미제를 함유하는 점조성의 액상 또는 고형의 내용제이다.

나. 이 제제는 보통 백당, 다른 당류 혹은 감미제의 용액 또는 단미시럽에 주성분을 넣어 용해, 혼화, 현탁 또는 유화하고 필요하면 혼합액을 끓인 다음 더울 때 여과하여 만든다. 이 제제에는 따로 규정이 없는 한 방향제, 보존제, 안정제, 유화제, 점조제, 착색제, 현탁화제 등을 넣을 수 있다.

다. 이 제제 중 변질하기 쉬운 것은 쓸 때 만든다.

라. 이 제제의 1회 복용량씩 포장한 형태의 것(분포)은 따로 규정이 없는 한 제제균일성시험법에 따라 시험할 때 적합하여야 한다.

마. 명칭에 「시럽용」이라 표시한 것은 물을 넣을 때 시럽제로 되는 과립상 또는 분말상의 제제로 보통 쓸 때 녹이거나 현탁한다. 건조시럽제로 부를 수 있으며 보통 당류 또는 감미제를 써서 과립제 또는 산제의 제법에 따라 만든다.

바. 이 제제는 기밀용기에 보존한다.

1.6.1. 시럽용 제제 Preparations for Syrups

가. 시럽용 제제는 물을 넣을 때 시럽제로 되는 과립상 또는 분말상의 제제이다. 건조시럽제라고도 부를 수 있다.

나. 이 제제는 보통 당류 또는 감미제를 써서 과립제 또는 산제의 제법에 따라 만든다.

다. 이 제제는 쓸 때 녹이거나 현탁하여 쓴다.

라. 이 제제 중 현탁하여 쓰는 제제는 필요한 경우 적절한 용출성을 갖는다.

마. 이 제제는 보통 밀폐용기에 보존한다. 다만, 제제의 품질에 습기가 영향을 줄 때는 방습용기를 쓰거나 방습포장을 한다.

1.7. 경구용 젤리제 Jellies for Oral Administration

가. 경구용 젤리제는 유동성이 없도록 성형한 겔상의 제제이다.

나. 이 제제는 일반적으로 주성분에 첨가제 및 고분자겔 기제를 가하여 혼합하고 적절한 방법으로 겔화하여 일정한 형상으로 성형하여 만든다.

다. 이 제제는 따로 규정이 없는 한 제제균일성시험에 따라 시험할 때 적합하여야 한다.

라. 이 제제는 따로 규정이 없는 한 용출시험에 적합하거나 적절한 붕해성을 갖는다.

마. 이 제제에 사용되는 용기는 일반적으로 기밀용기로 한다. 제제의 품질에 있어 수분의 증산이 영향을 미치는 경우에는 저수증기투과성의 용기를 사용하거나 저수증기투과성 포장을 한다.

1.8. 다제 Tea Bags

가. 다제(茶劑)는 보통 생약을 조말 내지 조절의 크기로 하여 1일 복용량 또는 1회 복용량을 종이 또는 포에 넣어 만든 제제이다.

나. 이 제제는 보통 전제 및 침제의 제법에 따라 만든다.

다. 이 제제는 밀폐용기 또는 기밀용기에 보존한다.

1.9. 엑스제 Extracts

가. 엑스제는 보통 생약의 침출액을 농축하여 만든 제제로 다음 두 종류가 있다.

가) 연조엑스제　　　　　　　　나) 건조엑스제

나. 이 제제는 따로 규정이 없는 한 조말로 한 생약에 적당한 침출제를 넣어 일정 시간 냉침, 온침 또는 틴크제 (나)의 (2) 퍼콜레이션법에 따라 침출하여 침출액을 여과하고 적당한 방법으로 농축 또는 건조한다. 연조엑스제는 물엿과 같은 점조도로 만든다. 건조엑스제는 분쇄할 수 있는 덩어리, 입상(粒狀) 또는 분말로 한다. 주성분 함량의 규정이 있는 것은 그 일부를 달아 정량하여 필요에 따라 적당한 부형제를 넣어 규정의 함량으로 조절한다.

다. 이 제제는 이 제제를 만들 때 쓴 생약의 냄새와 맛이 있다.

라. 이 제제는 따로 규정이 없는 한 중금속시험법 제5법에 따라 시험할 때 적합하여야 한다.

마. 이 제제는 기밀용기에 보존한다.

1.10. 유동엑스제 Fluid Extracts

가. 유동엑스제는 생약의 침출액으로 보통 1 mL 중에 생약 1 g 중의 가용성 성분을 함유하도록 만든 액상의 제제이다.

나. 이 제제는 보통 생약을 조말 또는 세절로 하여 다음의 침출법 또는 퍼콜레이션법에 따라 만든다.

(1) **침출법** 생약 일정량을 달아 적당한 용기에 넣어 생약을 충분히 적실 때까지 침출제를 넣어 밀폐시키고, 때때로 흔들어 주면서 약 5일간 또는 가용성 성분이 충분히 녹을 때까지 실온에서 방치한 다음, 원심분리 등으로 액을 분리한다. 보통 침출액의 3/4에 해당하는 양을 제1침출액으로 하여 따로 보존한다. 다시 잔류물에 적당량의 침출제를 넣어 흔들어 세척하고, 세척액을 제1침출액의 남은 1/4의 양과 합하고 필요에 따라 농축하여 제1침출액과 흔들어 섞어 혼합한 것을 A로 한다. 필요에 따라 침출제를 넣어 생약의 양과 등배량으로 한다. 약 2일간 방치한 다음, 여과하여 맑은 액을 취한다.

(2) **퍼콜레이션법** 생약 1 kg을 가지고 제1침출제를 넣어 잘 섞어서 적시고 용기를 밀폐하여 실온에서 약 2시간 방치한다. 이것을 적절한 침출기에 될 수 있는 대로 치밀하게 넣고 침출기의 아래구멍을 열고 생약이 덮여질 때까지 천천히 위로부터 제2침출제를 넣어 침출액이 한 방울씩 떨어지기 시작했을 때 아래 구멍을 닫고 밀폐하여 실온에서 2 ~ 3일간 방치한 다음 분당 0.5 ~ 1.0 mL의 속도로 침출액을 유출시킨다. 처음에 얻은 850 mL를 제1침출액

으로 하여 따로 저장하고 다시 침출기에 제2침출제를 추가하여 유출을 계속하여 제2침출액으로 한다. 다만, 방치시간 및 유출속도는 생약의 종류와 양에 따라 적절히 바꿀 수 있다. 유출속도는 생약의 사용량에 따라 보통 다음과 같이 조절한다.

생약의 질량	1분간의 유출량
1 kg 이하	0.5 ~ 1.0 mL
3 kg 이하	1.0 ~ 2.0 mL
10 kg 이하	2.0 ~ 4.0 mL

다음에 제2침출액을 될 수 있는 대로 생약의 휘발성분이 소실되지 않도록 조심하면서 농축하여 제1침출액에 합하고 (A), 제2침출제를 넣어 1000 mL로 하여 2일간 방치한 다음 위의 맑은 액을 취하거나 여과하여 맑은 액으로 만든다. 다만, 위의 침출법 또는 퍼콜레이션법 중 어느 방법에 따라서 만들어진 제제라도 주성분의 함량 또는 에탄올 함량의 규정이 있는 것은 (A)의 일부를 취하여 정량하고 결과에 따라 침출제를 넣어 규정하는 함량으로 조절한다.

다. 이 제제는 이 제제를 만들 때 쓴 생약의 맛과 냄새가 난다.

라. 이 제제는 따로 규정이 없는 한 중금속시험법 제5법에 따라 시험할 때 적합하여야 한다.

마. 이 제제는 기밀용기에 보존한다.

1.11. 환제 Pills

가. 환제(丸劑)는 의약품을 구상으로 만든 제제이다.

나. 이 제제는 보통 주성분에 부형제, 결합제, 붕해제 또는 다른 적절한 첨가제를 넣어 섞어 균질하게 한 다음 적절한 방법으로 구상으로 성형하여 만든다. 이 제제는 필요에 따라 백당이나 다른 적당한 제피제로 제피를 하거나 전분, 탤크 또는 다른 적당한 물질로 환의를 할 수 있다.

다. 이 제제는 따로 규정이 없는 한 붕해시험법 또는 용출시험법에 따라 시험할 때 적합하여야 한다.

라. 이 제제는 밀폐용기 또는 기밀용기에 보존한다.

2. 구강내 적용하는 제제 Preparations for Oromucosal Application

2.1. 구강용 정제 Tablets for Oromucosal Application

가. 구강용 정제는 구강 내에 적용하는 일정 형상의 고형의 제제이다. 이 제제에는 트로키제, 설하정, 바칼정, 부착정 및 껌제가 포함된다.

나. 이 제제는 정제의 제법에 준하여 만든다.

다. 이 제제는 따로 규정이 없는 한 제제균일성시험에 따라 시험할 때 적합하여야 한다.

라. 이 제제는 따로 규정이 없는 한 적절한 용출성 및 붕해성을 갖는다.

마. 이 제제에 사용되는 용기는 일반적으로 기밀용기로 한다. 제제의 품질에 있어 습기가 영향을 미치는 경우에는 방습성 용기포장을 사용한다.

2.1.1. 트로키제 Troches

가. 트로키제는 의약품이 입안에서 천천히 녹거나 붕해하도록 일정한 형상으로 만든 것으로 구강, 인두 등의 국소 또는 전신에 적용하는 제제이다.

나. 이 제제는 복용할 때 질식을 방지할 수 있는 모양으로 보통 다음의 방법으로 만든다.

(1) 주성분을 그대로 또는 부형제, 결합제 또는 적절한 첨가제를 넣어 섞어 균질하게 한 것을 적당한 방법으로 과립상으로 만든 다음 활택제 등을 넣어 압축성형하여 만든다.

(2) 주성분을 그대로 또는 부형제, 결합제 또는 적절한 첨가제를 넣어 섞어 균질하게 한 것을 직접 압축성형하여 만들거나 미리 만든 과립에 의약품을 그대로 또는 적당한 첨가제를 넣어 섞어 균질하게 한 다음 압축성형하여 만든다.

(3) 주성분에 백당 등의 부형제, 결합제, 습윤제 또는 첨가제 등을 넣어 섞어 균질하게 하여 습윤된 덩어리로 만든 다음 그것을 판상으로 만들어 일정한 형상으로 찍어내거나 절단한 다음 건조한다.

다. 이 제제는 따로 규정이 없는 한 제제균일성시험법에 따라 시험할 때 적합하여야 한다.

라. 이 제제 중 전신에 적용하는 것 등 필요한 경우 그 제제특성에 적합한 붕해시험 또는 용출시험을 각조에 따로 규정한다.

2.1.2. 설하정 Sublingual Tablets

가. 설하정은 주성분을 혀 밑에서 용해되어 구강점막으로 흡수되는 구강용 정제이다.

2.1.3. 박칼정 Buccal Tablets

가. 박칼정은 주성분이 어금니와 뺨 사이에서 서서히 용해되어 구강점막에서 흡수되는 구강용 정제이다.

2.1.4. 부착정 Mucoadhesive Tablets

가. 부착정은 구강점막에 부착시켜 사용하는 구강용 정제이다.

나. 이 제제는 보통 하이드로겔을 형성하는 친수성 고분자화합물을 기제로 쓴다.

2.1.5. 껌제 Medicated Chewing Gums

가. 껌제는 입안에서 씹어 의약품의 주성분이 방출되도록 만든 일정한 형상의 제제이다.

나. 이 제제는 보통 식물성수지, 열가소성수지 및 탄성중합체 등의 적절한 물질을 껌 기제로 하여 다음과 같이 만든다. 이 제제에는 적당한 코팅제 등으로 코팅할 수 있다.

(1) 껌 기제를 녹여 주성분과 감미제, 가소제, 착향제 등의 첨가제를 넣어 혼합한 다음 일정한 형상으로 성형하여 만든다.

(2) 분말상의 껌 기제에 주성분과 감미제, 활택제, 착향제 등의 첨가제를 넣어 균질하게 한 다음 일정한 형상으로 압축성형하여 만든다.

다. 이 제제는 따로 규정이 없는 한 제제균일성시험법에 따라 시험할 때 적합하여야 한다.

라. 이 제제는 적절한 용출성 또는 붕해성을 갖는다.

2.2. 구강용 액제 Liquids and Solutions for Oromucosal Application

가. 구강용 액제는 구강 내에 적용하는 액상의 제제이다.

나. 이 제제는 보통 유효성분에 첨가제 및 정제수 또는 적당한 용제를 넣어 섞어 균질하게 용해, 유화 또는 현탁하고, 필요하면 여과한다.

다. 이 제제 중 변질하기 쉬운 것은 쓸 때 조제한다.

라. 이 제제의 분포품은 따로 규정이 없는 한 제제균일성시험법에 따라 시험할 때 적합하여야 한다.

마. 이 제제는 기밀용기에 보존한다.

2.2.1. 가글제 Gargles

가. 가글제는 입안을 헹구어 구강, 인두 등의 국소에 적용하는 액상의 제제이다. 이 제제에는 쓸 때 녹이는 고형의 제제가 포함된다.

나. 이 제제는 보통 주성분에 용제 및 첨가제를 넣고 균질하게 용해시키고 필요하면 여과하여 만든다. 쓸 때 녹이는 고형의 제제의 경우에는 정제, 과립제 등의 제법에 따른다.

다. 이 제제는 기밀용기에 보존한다.

2.3. 구강용 스프레이제 Sprays for Oromucosal Application

가. 구강용 스프레이제는 구강 내 적용하는 유효성분을 안개모양, 분말상, 포말상 또는 페이스트상 등으로 분무하는 제제이다.

나. 이 제제는 다음과 같은 방법으로 만든다.

(1) 용액 등에 주성분 및 첨가제를 녹이거나 현탁시키고 필요 시 농축한 후 액화가스 또는 압축가스와 함께 용기에 충전한다.

(2) 주성분 및 첨가제를 사용하여 용액 또는 현탁액을 조제한다. 이를 용기에 충전한 다음 스프레이용 펌프를 장착한다.

다. 이 제제 중 정량분무식제제는 따로 규정이 없는 한 적절한 분무량의 균일성을 갖는다.

라. 이 제제에 사용되는 용기는 일반적으로 기밀용기 또는 내압성의 용기로 한다.

2.4. 구강용 반고형제 Semisolid Preparations for Oromucosal Application

가. 구강용 반고형제는 구강점막에 적용하는 제제이며, 크림제, 겔제 또는 연고제가 있다.

나. 이 제제는 일반적으로 주성분을 첨가제와 함께 정제수 및 바셀린 등 유성성분을 유화하거나 고분자 · 유지를 기제로서 주성분 및 첨가제와 함께 혼합하여 균질하게 한다.

(1) 구강용 크림제는 크림제 제법을 준용한다.

(2) 구강용 겔제는 겔제의 제법을 준용한다.

(3) 구강용 연고제는 연고제 제법을 준용한다.

다. 이 제제에서 다회투여용기에 충전한 것은 미생물의 증식을 억제하기 위해 적절한 보존제를 넣을 수 있다.

라. 이 제제는 구강점막에 적용할 수 있도록 적절한 점성을 갖는다.

마. 이 제제는 기밀용기에 보존한다. 제제의 품질에 수분의 증산이 영향을 미치는 경우에는 저수증기투과성의 용기 · 포장을 사용한다.

2.5. 구강용해필름 Orodispersible films for Oromucosal Application

가. 구강용해필름은 의약품을 적당한 재질의 단일 또는 다층판으로 만든 제제이다.

나. 이 제제는 따로 규정이 없는 한 제제균일성시험법에 따라 시험할 때 적합하여야 한다.

다. 이 제제는 적합한 붕해시험 및 용출시험을 각조에 따로 규정한다.

라. 이 제제는 기밀용기에 보존한다.

3. 주사로 투여하는 제제 Preparations for Injection

3.1. 주사제 Injections

가. 주사제(注射劑)는 보통 피하, 근육 내 또는 혈관 등의 체내조직 · 기관에 직접

투여하는 용액, 현탁액, 유탁액 또는 쓸 때 용제에 녹이거나 현탁하여 쓰는 고형의 무균제제이다.

나. 이 제제 중 용액, 현탁액 또는 유탁액의 제제는 주성분 그대로 또는 주성분에 첨가제를 넣은 것을 주사용수, 기타 수성용제 또는 비수성용제 등에 용해, 현탁 혹은 유화하여 균질하게 한 것을 보통 다음의 방법으로 만든다.

(1) 주사제용 용기에 충전하여 밀봉하고 멸균한다.

(2) 무균여과하거나 무균으로 조제하여 균질하게 한 것을 주사제용 용기에 충전하여 밀봉한다.

다만, 미생물 오염이 되지 않도록 충분히 주의하고, 조제부터 멸균까지의 조작은 주사제의 조성이나 저장법을 고려하여 될 수 있는 대로 신속하게 한다. 주성분의 농도를 %로 표시하는 경우에는 w/v%를 의미한다.

쓸 때 녹이거나 현탁하여 쓰는 제제로 그 명칭에 「주사용」이라 표시를 한 것에는 적절한 용해액 또는 현탁용액을 첨부할 수 있다.

다. 이 제제의 용기로 앰플, 바이알, 프리필드실린지 및 카트리지(약액이 충전된 카트리지를 전용의 주입기구에 넣어 쓴다) 등을 사용할 수 있다.

라. 이 제제를 만드는 데 쓰는 용제 또는 이 제제에 첨부하는 용해액 또는 현탁용액은 무해하며 이 제제의 치료효과를 변하게 해서는 안 된다. 용제는 다음 두 가지로 나누고 각각 다음조건에 적합하여야 한다.

(1) **수성용제** 수성주사제의 용제로는 주사용수를 쓴다. 다만, 보통은 생리식염주사액, 링거주사액 또는 그 외의 적절한 수성용액을 쓸 수 있다. 엔도톡신시험법을 적용하기 곤란한 경우에는 발열성물질시험법을 적용할 수 있다.

(2) **비수성용제** 비수성주사제의 용제로는 보통 식물유를 쓴다. 이 용제는 따로 규정이 없는 한 10℃에서 맑고 산가 0.56 이하, 비누화가 185 ~ 200, 요오드가 79 ~ 137이며 광유시험법에 따라 시험할 때 적합하여야 한다. 또 그 외의 적절한 유기용제도 비수성용제로서 쓸 수 있다.

마. 이 제제에는 따로 규정이 없는 한 착색만을 목적으로 하는 물질을 넣어서는 안 된다.

바. 이 제제에는 수성용제를 쓰는 것은 혈액 또는 체액과 등장으로 하기 위하여 염화나트륨 또는 다른 적당한 첨가제를, 또한 pH를 조절하기 위하여 산 또는 알칼리를 넣을 수 있다.

사. 이 제제에서 분할사용을 목적으로 하는 것은 따로 규정이 없는 한 미생물의 증식을 억제하기 위해 적절한 보존제를 넣는다.

아. 이 제제 및 첨부된 용해액 또는 현탁용액은 피내, 피하 및 근육 내 투여에만 사용하는 것을 제외하고 따로 규정이 없는 한 엔도톡신시험법에 따라 시험할 때 적합하여야 한다. 다만, 의약품각조에서 엔도톡신시험이 설정되어 있지 않은 것은 이를 적용하지 않는다. 엔도톡신시험법을 적용하기 어려운 경우에는 발열성물질시험법을 대신 쓸 수 있다.

자. 이 제제 및 첨부된 용해액 또는 현탁용액은 따로 규정이 없는 한 무균시험법에 따라 시험할 때 적합하여야 한다. 다만, 50 mL 이상의 이 제제는 분할사용을 목적으로 하는 것을 제외하고 따로 규정이 없는 한 멤브레인필터법에 따라 시험한다. 또 용제를 첨부한 주사제에 대해서는 따로 규정이 없는 한 첨부한 용제에 녹인 것을 가지고 시험한다.

차. 이 제제의 용기는 주사제용유리용기시험법의 규정에 적합한 무색의 것을 쓴다. 다만, 따로 규정하는 경우에는 주사제용유리용기시험법의 규정에 적합한 착색용기 또는 플라스틱제의약품용기시험법의 규정에 적합한 플라스틱제수성주사제용기를 쓸 수 있다.

카. 수액으로 쓰는 이 제제 중 100 mL 이상의 주사제의 유리용기에 쓰는 고무마개는 따로 규정이 없는 한 수액용고무마개시험법에 적합한 것을 쓴다.

타. 이 제제 및 첨부된 용해액 또는 현탁용액은 따로 규정이 없는 한 불용성이물시험법 중 주사제에 따라 시험할 때 적합하여야 한다.

파. 이 제제 및 첨부된 용해액 또는 현탁용액은 따로 규정이 없는 한 주사제의 불용성미립자시험법에 따라 시험할 때 적합하여야 한다.

하. 이 제제의 약액의 실용량은 따로 규정이 없는 한 주사제의 실용량시험법에 따라 시험할 때 적합하여야 한다.

거. 이 제제에 첨부하는 문서, 용기 또는 포장에는 따로 규정이 없는 한 다음 사항을 기재한다.

(1) 이 제제에서 용제의 규정이 없는 경우에는 이 제제를 만드는 데에 쓴 용제의 명칭

(2) 이 제제에 용제를 첨부하였을 때에는 그 용제의 명칭, 내용량, 성분 및 분량 또는 비율. 또한 주사제의 외부용기 또는 외부포장에 용해액을 첨부하였다는 사실

(3) 이 제제에 안정제, 보존제 또는 부형제를 넣었을 때에는 그 명칭 및 분량(다만, 용기 안의 공기를 이산화탄소 또는 질소로 치환하였을 때에는 그 사실을 기재하지 않아도 된다)

너. 이 제제 중 2 mL 이하의 앰플 및 이와 같은 크기의 용기 또는 2 mL를 넘고 10 mL 이하인 앰플 및 이와 같은 크기의 유리, 기타 이와 유사한 재질로 만든 용기의 표면에 직접 인쇄하는 경우에는 「주사액」, 「주사용」 또는 「수성현탁 주사액」이란 명칭 대신 「주」, 「주용」 또는 「수현주」라고 표시할 수 있다.

더. 이 제제에서 쓸 때 녹이거나 현탁하여 쓰는 것은 따로 규정이 없는 한 제제균일성시험법에 따라 시험할 때 적합하여야 한다.

러. 보통 현탁성 주사제는 혈관 내 또는 척수강 내 투여에 적용하지 않고 유탁성주사제는 척수강 내 투여에 쓰지 않는다.

머. 현탁성주사제의 최대입자크기는 보통 150 μm 이하이고 유탁성주사제의 최대입자크기는 보통 7 μm 이하이다.

버. 이 제제는 밀봉용기에 보존한다.

3.1.1. 수액제 Parenteral Infusions

가. 수액제는 정맥 내 투여하는 일반적으로 100 mL 이상의 주사제이다.

나. 주로 수분보급, 전해질보정, 영양보급 등의 목적으로 투여되지만, 지속주입을 통해 치료를 목적으로 다른 주사제와 혼합하여 사용하는 것이다.

3.1.2. 동결건조주사제 Freeze-dried Injections

가. 보통 주성분을 그대로 또는 주성분 및 부형제 등의 첨가제를 주사용수에 녹여 무균여과하고 주사제용 용기에 충전한 다음에 동결건조하거나 전용 용기로 동결건조한 다음 직접 용기에 충전하여 만든다.

3.1.3. 분말주사제 Powders for Injections

가. 보통 무균여과한 다음 결정화하여 얻은 분말 또는 그 분말에 멸균처리한 첨가제를 넣어서 주사제용 용기에 충전하여 만든다.

3.1.4. 이식제 Implants

가. 이식제(移植劑)는 특별한 주입기나 외과적 수술로 적용하며 정제된 의약품을 일정한 형상으로 압축 또는 주조하여 만든 무균으로 한 제제이다.

나. 이 제제는 보통 다음의 방법으로 만든다.

(1) 주성분을 그대로 또는 부형제, 결합제 또는 다른 적당한 첨가제와 함께 넣어 고르게 섞은 것을 적당한 방법으로 과립상으로 만든 다음 압축성형하여 멸균한다.

(2) 주성분을 그대로 또는 부형제, 결합제 또는 다른 적당한 첨가제와 함께 넣어 고르게 섞은 것을 직접 압축성형하여 만들어 멸균하거나 미리 만든 과립

에 주성분을 그대로 또는 적당한 첨가제를 넣어 고르게 섞은 다음 압축성형하여 멸균한다.

(3) 주성분을 부형제, 결합제 또는 다른 첨가제를 넣어 고르게 섞은 것을 적당한 습윤제로 습윤하여 연괴상으로 하고 이것을 틀에 넣어 성형한 다음 건조하여 멸균한다.

다. 이 제제는 따로 규정이 없는 한 무균시험법에 따라 시험할 때 적합하여야 한다.

라. 이 제제는 따로 규정이 없는 한 제제균일성시험법에 따라 시험할 때 적합하여야 한다.

마. 이 제제는 적절한 방출성을 갖는다.

바. 이 제제는 밀봉용기 또는 미생물의 혼입을 방지할 수 있는 기밀용기에 보존한다.

3.1.5. 지속성 주사제 Prolonged Release Injections

가. 지속성 주사제는 장기간 주성분의 방출을 목적으로 근육 내 등에 적용하는 주사제이다.

나. 이 제제는 일반적으로 주성분을 식물유 등에 용해하거나 현탁 또는 생분해성 고분자화합물을 사용한 마이크로스피어의 현탁액으로 한다.

다. 이 제제는 적절한 방출특성을 갖는다.

4. 투석 및 관류용 제제 Preparations for Dialysis and Irrigation

4.1. 투석제 Dialysis Solutions, Dialysis Agents

가. 투석제(透析劑)는 복막투석 또는 혈액투석에 쓰는 액상제제 혹은 쓸 때 녹이는 고형의 제제이다.

나. 이 제제는 따로 규정이 없는 한 엔도톡신시험법에 따라 시험할 때 적합하여야 한다. 다만, 엔도톡신시험법을 적용하기 어려운 경우에는 발열성물질시험법을 대신 쓸 수 있다. 이때 따로 규정이 없는 한 토끼 체중(kg)당 10 mL의 제제를 쓴다.

다. 이 제제는 pH 조절제, 등장화제 등의 첨가제를 넣을 수 있다.

라. 이 제제에 쓰는 용제는 따로 규정이 없는 한 주사용수이다.

마. 이 제제 중 쓸 때 녹여 쓰는 것은 따로 규정이 없는 한 제제균일성시험법에 따라 시험할 때 적합하여야 한다.

바. 이 제제는 복막투석제 및 혈액투석제를 포함한다.

4.1.1. **복막투석제** Peritoneal Dialysis Solutions, Peritoneal Dialysis Agents

가. 복막투석제는 복막투석에 쓰는 무균상태의 액상제제 혹은 쓸 때 녹이는 고형의 제제이다.

나. 이 제제는 보통 주성분에 첨가제를 넣고 용제에 녹여 일정용량으로 한 것 또는 주성분에 첨가제를 넣은 것을 용기에 충전하고 밀봉하여 만든다. 필요에 따라 멸균한다. 다만, 미생물 오염이 되지 않도록 충분히 주의하고, 조제부터 멸균까지의 조작은 제제의 조성이나 저장법을 고려하여 가능한 한 신속하게 한다. 주성분의 농도를 %로 표시한 것은 w/v%를 의미한다. 쓸 때 녹이는 고형제제의 경우에는 정제, 과립제 등의 제법에 따른다.

다. 이 제제는 따로 규정이 없는 한 무균시험법에 따라 시험할 때 적합하여야 한다.

라. 이 제제의 약액의 실용량은 따로 규정이 없는 한 주사제의 실용량시험법의 수액용주사제에 따라 시험할 때 적합하여야 한다. 다만, 내용량의 질량(g)을 밀도로 나누어 용량(mL)으로 환산해도 된다.

마. 이 제제는 따로 규정이 없는 한 불용성이물시험법 중 주사제에 따라 시험할 때 적합하여야 한다.

바. 이 제제는 따로 규정이 없는 한 주사제의 불용성미립자시험법에 따라 시험할 때 적합하여야 한다.

사. 이 제제에 쓰는 용기는 주사제용유리용기시험법 및 플라스틱제의약품용기시험법의 규정에 적합한 것을 쓴다.

아. 이 제제의 용기의 고무마개는 따로 규정이 없는 한 수액용고무마개시험법에 적합한 것을 쓴다.

자. 이 제제는 밀봉용기에 보존한다. 필요에 따라 미생물의 혼입을 방지할 수 있는 기밀용기에 보존한다.

4.1.2. **혈액투석제** Hemodialysis Solutions, Hemodialysis Agents

가. 혈액투석제는 혈액투석에 쓰는 액상제제 혹은 쓸 때 녹이는 고형의 제제이다.

나. 이 제제는 보통 주성분에 첨가제를 넣고 용제에 녹여 일정 용량으로 한 것 또는 주성분에 첨가제를 넣은 것을 용기에 충전하여 만든다. 쓸 때 녹이는 고형제제의 경우에는 정제, 과립제 등의 제법에 따른다.

다. 이 제제는 미생물의 혼입을 막을 수 있는 기밀용기에 보존한다.

4.2. 관류제 Irrigations

가. 관류제(貫流劑)는 체강, 상처부위나 체표면의 관류를 목적으로 수용성의 대용량으로 만든 것으로 무균으로 한 제제이다.

나. 이 제제에는 따로 규정이 없는 한 주사용수를 사용하며, 혈액 또는 체액과 등장으로 만들기 위하여 염화나트륨 또는 다른 적당한 첨가제를, 또 pH를 조절하기 위하여 무해한 산 또는 알칼리를 넣을 수 있다.

다. 이 제제에서 분할사용을 목적으로 하는 것은 따로 규정이 없는 한 미생물의 증식을 억제하기 위해 적절한 보존제를 넣는다.

라. 이 제제는 따로 규정이 없는 한 엔도톡신시험법에 따라 시험할 때 적합하여야 한다. 다만, 엔도톡신시험법을 적용하기 어려운 경우에는 발열성물질시험법을 대신 쓸 수 있다. 이때 따로 규정이 없는 한 토끼 체중(kg)당 10 mL의 제제를 쓴다.

마. 이 제제는 따로 규정이 없는 한 무균시험법에 따라 시험할 때 적합하여야 한다.

바. 이 제제는 따로 규정이 없는 한 주사제의 실용량시험법에 따라 시험할 때 적합하여야 한다.

사. 이 제제는 밀봉용기에 보존한다.

5. 기관지 · 폐에 적용하는 제제 Preparations for Inhalation

5.1. 흡입제 Inhalations

가. 흡입제(吸入劑)는 주성분을 적당한 부형제에 녹이거나 분산시켜 증기상, 미세입자상 또는 에어로솔상으로 호흡기에 적용하는 제제이다.

나. 이 제제에는 필요에 따라 주성분에 추진제, 용해보조제, 희석제, 보존제, 가용화제, 분산제, 등장화제, pH 조절제, 안정제 또는 다른 적당한 첨가제를 넣을 수 있다.

다. 이 제제는 기밀용기 또는 내압성의 밀봉용기에 보존한다.

5.1.1. 흡입분말제 Dry Powder Inhalers

가. 흡입분말제는 흡입량이 일정하게 되도록 조제된 건조분말 상태의 고체 입자로서 흡입하는 제제이다.

나. 이 제제는 일반적으로 유효성을 미세한 입자로 하여 필요한 경우 유당 등의 첨가제로 혼화하여 규질하게 한다.

다. 이 제제 중 정량흡입식의 제제는 적절한 유효성을 나타내는 균일한 송달량을 갖는다.

라. 이 제제의 주성분의 입자는 공기역학적인 적절한 입자경을 갖는다.

마. 이 제제에 사용되는 용기는 일반적으로 기밀용기이다. 제제의 품질에 습기가 영향을 미치는 경우에는 방습성의 용기를 사용하거나 방습성의 포장을 사용한다.

5.1.2. 흡입액제 Inhalation Solutions

가. 흡입액제는 네뷸라이저 등에 의하여 적용하는 액상의 흡입제이다.

나. 이 제제는 주성분에 용액 및 적절한 등장화제, pH 조절제 등을 가하고, 혼화하여 균질하게 용해 또는 현탁하고, 필요한 경우 농축한다.

다. 이 제제를 다회투여하는 용기에 충전하는 것은 미생물의 발육을 저해할 수 있는 충분한 양의 보존제를 가할 수 있다.

라. 이 제제에 사용되는 용기는 일반적으로 기밀용기이다. 제제의 품질에 수분의 증산이 영향을 미치는 경우에는 저수증기투과성의 용기를 사용하거나 저수증기투과성의 포장을 사용한다.

5.1.3. 흡입에어로솔제 Metered Dose Inhalers

가. 흡입에어로솔에는 용기에 충전한 분사제와 함께 일정량의 주성분이 분무되는 정량분무식흡입제이다.

나. 이 제제는 일반적으로 주성분에 용제 및 적절한 분산제, 안정화제 등을 가하여 용액 또는 현탁액을 만들고, 액상의 분사제와 함께 압력성의 용기에 충전한 정량펌프를 장착한다.

다. 이 제제는 적절한 주성분의 균질한 송달량을 갖는다.

라. 이 제제는 주성분의 입자는 공기역학적으로 적절한 입자경을 갖는다.

마. 이 제제에 적용하는 용기는 일반적으로 압력성의 밀봉용기로 한다.

6. 눈에 투여하는 제제 Preparations for Ophthalmic Application

6.1. 점안제 Ophthalmic Solutions

가. 점안제(點眼劑)는 결막낭 등의 눈 조직에 적용하는 액상의 무균제제 또는 쓸 때 녹이거나 현탁하여 쓰는 고형의 무균제제이다.

나. 이 제제는 보통 주성분에 첨가제를 넣고 용제 등에 녹이거나 현탁하여 일정용량으로 한 것 또는 주성분에 첨가제를 넣은 것을 용기에 충전하여 만든다. 다만, 미생물 오염이 되지 않도록 충분히 주의하고 조제에서부터 멸균까지의 조작은 제제의 조성이나 저장법을 고려하여 가능한 한 신속하게 한다. 주성분의 농도를 %로 표시한 것은 w/v%를 의미한다. 쓸 때 녹이거나 현탁하여 쓰는 이 제제로 그 명칭 중에「점안용」이라는 표시를 한 것에는 적당한 용해액 또는 현탁용액을 첨부할 수 있다.

다. 이 제제를 만드는 데 쓰는 용제 또는 이 제제에 첨부하는 용해액 또는 현탁용액에는 이 제제를 쓸 때 무해하며 이 제제의 치료효과를 변하게 해서는 안 된다. 용제는 다음 두 가지로 나누고 각각 다음 조건에 적합하여야 한다.

(1) **수성용제** 수성점안제의 용제로는 정제수 또는 적절한 수성용제를 쓴다. 첨부하는 용해액으로는 멸균정제수 또는 적절한 멸균한 수성용제를 쓴다.

(2) **비수성용제** 비수성점안제의 용제는 보통 식물유를 쓴다. 또한 적절한 유기용매도 비수성용제로 쓸 수 있다.

라. 이 제제 또는 이 제제에 첨부하는 용해액 또는 현탁용액에는 따로 규정이 없는 한 착색만을 목적으로 하는 물질을 넣어서는 안 된다.

마. 이 제제에는 눈물과 등장으로 하기 위하여 염화나트륨 또는 그 외의 첨가제 또는 pH를 조절하기 위하여 산 또는 알칼리를 넣을 수 있다.

바. 이 제제 및 첨부된 용해액 또는 현탁용액은 따로 규정이 없는 한 무균시험법에 따라 시험할 때 적합하여야 한다.

사. 이 제제 중 다회투여용기에 충전하는 것은 미생물의 증식을 억제하기 위해 적절한 보존제를 넣을 수 있다.

아. 이 제제의 수용액이나 이 제제에 첨부하는 용해액 또는 현탁용액은 따로 규정이 없는 한 불용성이물시험법에 따라 시험할 때 적합하여야 한다.

자. 이 제제 및 첨부된 용해액 또는 현탁용액은 따로 규정이 없는 한 점안제의 불용성미립자시험법에 따라 시험할 때 적합하여야 한다.

차. 현탁점안제 중의 입자의 최대입자크기는 보통 75 μm 이하이다.

카. 이 제제는 불용성이물시험법 중 점안제 시험에 영향을 주지 않는 투명한 기밀용기에 보존한다.

6.2. 안연고제 Ophthalmic Ointments

가. 안연고제(眼軟膏劑)는 결막낭 등의 눈 조직에 적용하는 반고형의 무균제제이다.

나. 이 제제는 보통 바셀린 등의 적당한 기제와 주성분의 용액이나 미세한 가루를 섞어 균질한 상태로 하여 용기에 충전한다. 다만, 미생물 오염이 되지 않도록 충분히 주의하고, 조제부터 멸균까지의 조작은 제제의 조성이나 저장법을 고려하여 가능한 한 신속하게 한다.

다. 이 제제 중 다회투여용기에 충전하는 것은 미생물의 증식을 억제하기 위해 적절한 보존제를 넣을 수 있다.

라. 이 제제는 따로 규정이 없는 한 무균시험법에 따라 시험할 때 적합하여야 한다. 다만, 따로 규정이 없으면 멤브레인필터법으로 시험한다.

마. 이 제제는 따로 규정이 없는 한 금속성이물시험법에 따라 시험할 때 적합하여야 한다.

바. 이 제제에 함유된 의약품 입자의 크기는 보통 75 μm 이하이다.
사. 이 제제는 눈 조직에 적용하기에 적절한 점성이 있다.
아. 이 제제는 미생물의 혼입을 방지할 수 있는 기밀용기에 보존한다.

7. 귀에 투여하는 제제 Preparations for Otic Application

7.1 점이제 Otic Solutions

가. 점이제(點耳劑)는 바깥귀 또는 중간귀에 적용하는 것으로 액상 또는 반고형 제제 혹은 쓸 때 녹이거나 현탁하여 쓰는 고형의 제제이다.

나. 이 제제는 보통 주성분에 첨가제를 넣어 용제 등에 녹이거나 현탁하여 일정용량으로 한 것 또는 주성분에 첨가제를 넣은 것을 용기에 충전하여 만든다. 다만, 미생물의 오염을 충분히 주의하며 조작은 제제의 조성이나 저장법을 고려하여 가능한 한 신속하게 한다. 주성분의 농도를 %로 표시한 것은 w/v%를 의미한다. 쓸 때 녹이거나 현탁하여 쓰는 제제에서 그 명칭에 「점이용」 표시를 한 것에는 용해액 또는 현탁용액을 첨부할 수 있다.

다. 이 제제를 만드는데 쓰는 용제 또는 이 제제에 첨부하는 용해액 또는 현탁용액은 다음의 두 종류로 분류한다.

(1) **수성용제** 수성점이제의 용제 및 첨부하는 용해액 또는 현탁용액에는 정제수 또는 적절한 수성용제를 쓴다. 다만, 무균으로 만드는 경우에는 첨부하는 용해액 또는 현탁용액에는 멸균정제수 또는 멸균한 수성용제를 쓴다.

(2) **비수성용제** 비수성점이제의 용제에는 보통 식물유를 쓴다. 또한 적절한 유기용제도 비수성용제로 쓸 수 있다.

라. 이 제제 또는 이 제제에 첨부하는 용해액 또는 현탁용액에는 따로 규정이 없는 한 착색만을 목적으로 하는 물질을 넣어서는 안 된다.

마. 이 제제 중 다회투여용기에 충전하는 것은 미생물의 증식을 억제하기 위해 적절한 보존제를 넣을 수 있다.

바. 이 제제 및 첨부하는 용해액 또는 현액용액 중 무균으로 만드는 경우에는 따로 규정이 없는 한 무균시험법에 따라 시험할 때 적합하여야 한다.

사. 이 제제는 기밀용기에 보존한다.

8. 코에 적용하는 제제 Preparations for Nasal Application

8.1 점비분말제 Nasal Dry Powder Inhalers

가. 점비분말제(點鼻粉末劑)는 비강에 투여하는 분말상의 점비제이다.

나. 이 제제를 만들 때에는 일반적으로 유효성분을 적절한 분말도의 미세한 입자로 하고 필요에 따라 첨가제를 혼화하여 균질하게 한다.

다. 이 제제에 사용되는 용기는 일반적으로 밀폐용기로 한다. 제제의 품질에 있어 습기가 영향을 미치는 경우에는 방습성 용기 · 포장을 사용한다.

8.2. 점비액제 Nasal Solution, Nasal Drops

가. 점비액제(點鼻液劑)는 비강 또는 비점막에 적용하는 액상제제 또는 쓸 때 녹이거나 현탁하여 쓰는 제제이다.

나. 이 제제는 보통 주성분에 용제 및 첨가제 등을 넣어 녹이거나 현탁하고 필요에 따라 여과하여 만든다. 등장화제, pH 조절제 등을 쓸 수 있다.

다. 쓸 때 녹이거나 현탁하여 쓰는 제제에서 그 명칭에 「점비용」 표시를 한 것에는 용해액 또는 현탁용액을 첨부할 수 있다.

라. 이 제제는 필요에 따라 스프레이펌프 등의 적절한 분무용 기구를 써서 분무흡입한다.

마. 이 제제 중 정량분무용 제제는 따로 규정이 없는 한 적절한 분무량의 균일성을 가진다.

바. 이 제제에서 다회투여용기에 충전하는 것은 미생물의 증식을 억제하기 위해 적절한 보존제를 넣을 수 있다.

사. 이 제제는 기밀용기에 보존한다.

9. 직장으로 적용하는 제제 Preparations for Rectal Application

9.1. 좌제 Suppositories

가. 좌제(坐劑)는 보통 주성분을 기제에 고르게 섞어 일정한 형상으로 성형하여 항문 또는 질에 적용하는 고형의 외용제이다. 이 제제는 체온에 의하여 녹거나 연화하거나 분비액에 천천히 녹는다.

나. 이 제제는 보통 주성분에 분산제, 유화제 등의 첨가제를 넣어 섞어 균질하게 한 것을 가열하여 액상으로 만든 기제 중에 녹이거나 균일하게 분산시켜 용기에 일정량 충전하고 고체로 만든 후 성형하여 만든다. 기제로는 보통 유지성기제 또는 친수성기제를 쓴다.

다. 보통 항문좌제는 원추형 또는 방추형이며 질좌제는 구형 또는 난형이다.

라. 이 제제는 따로 규정이 없는 한 붕해시험법 또는 용출시험법에 따라 시험할 때 적합하여야 한다.

마. 이 제제는 따로 규정이 없는 한 제제균일성시험법에 따라 시험할 때 적합하여야 한다.

바. 이 제제는 기밀용기에 보존한다.

9.2. 직장용반고형제 Semi-solid Preparations for Rectal Application

가. 직장용반고형제는 항문주변 또는 항문내에 적용하는 제제로서 크림제, 겔제 또는 연고제가 있다.

나. 이 제제는 주성분을 첨가제와 함께 정제수 및 바셀린 등의 주성분으로 유화하거나 고분자겔 또는 유지를 기제로 하여 유효성 및 첨가제와 함께 혼화하여 균질화한다.

(1) 직장용 크림제는 크림제 제법을 준용한다.

(2) 직장용 겔제는 겔제의 제법을 준용한다.

(3) 직장용 연고제는 연고제 제법을 준용한다.

다. 이 제제에서 다회투여용기에 충전한 것은 미생물의 증식을 억제하기 위해 적절한 보존제를 넣을 수 있다.

라. 이 제제는 직장에 적용할 있도록 적절한 점성을 갖는다.

마. 이 제제는 기밀용기에 보존한다. 제제의 품질에 수분의 증산이 영향을 미치는 경우에는 저수증기투과성의 용기포장을 사용한다.

9.3. 관장제 Enemas for Rectal Application

가. 관장제는 항문을 통하여 적용하는 액상 또는 점조한 겔상의 제제이다.

나. 이 제제는 일반적으로 정제수 또는 적절한 수용성용제를 이용하여 주성분을 용제 등에 용해 또는 현탁하여 용기에 충전하며, 분산제, 안정화제, pH 조절제 등을 사용할 수 있다.

다. 이 제제는 기밀용기에 보존한다. 제제의 품질에 수분의 증산이 영향을 미치는 경우에는 저수증기투과성의 용기·포장을 사용한다.

10. 질에 적용하는 제제 Preparations for Vaginal Application

10.1. 질정 Vaginal Tablets

가. 질정은 체액에 천천히 녹거나 분산하여 주성분을 방출하는 일정한 형상의 질에 적용하는 정제이다.

나. 적절한 용출성 또는 붕해성을 갖는다.

다. 이 제제는 정제의 제법에 따른다.

라. 이 제제는 따로 규정이 없는 한 제제균일성시험법에 따라 시험할 때 적합하여야 한다.

마. 질정은 따로 규정이 없는 한 붕해시험 적용 시 좌제에 따라 시험한다.

바. 이 제제는 기밀용기에 보존한다. 제제의 품질에 수분의 증산이 영향을 미치는 경우에는 저수증기투과성의 용기 · 포장을 사용한다.

10.2. 질용좌제 Suppositories for Vaginal Use

가. 질용좌제는 질에 적용한다. 체온에 의하여 용융하거나 체액에 서서히 용해 또는 분산함으로서 주성분을 방출하는 일정의 형상의 반고형 제제이다.

나. 이 제제는 좌제의 제법을 준용한다.

다. 이 제제는 일반적으로 구형 또는 계란형이다.

라. 이 제제는 따로 규정이 없는 한 제제균일성시험법에 따라 시험할 때 적합하여야 한다.

마. 적절한 용출성 또는 붕해성을 갖는다.

바. 이 제제는 기밀용기에 보존한다. 제제의 품질에 수분의 증산이 영향을 미치는 경우에는 저수증기투과성의 용기 · 포장을 사용한다.

11. 피부 등에 적용하는 제제 Preparations for Cutaneous Application

11.1. 외용고형제 Solid Dosage Forms for Cutaneous Application

가. 외용고형제는 피부 (두피를 포함한다) 또는 손발톱에 도포하거나 산포하는 고형의 제제이다. 이 제제에는 외용산제가 포함된다.

나. 이 제제의 분포품은 따로 규정이 없는 한 제제균일성시험에 따라 시험할 때 적합하여야 한다.

다. 이 제제는 기밀용기에 보존한다. 제제의 품질에 수분의 증산이 영향을 미치는 경우에는 저수증기투과성의 용기 · 포장을 사용한다.

11.1.1. 외용산제 Powders for Cutaneous Application

가. 외용산제(散劑)는 분말상으로 만든 외용고형제이다.

나. 이 제제는 주성분에 부형제 등을 첨가제로 가하여 혼화하여 균질하게 한 후 분말상으로 한다.

11.2. 외용액제 Liquids and Solutions for Cutaneous Application

가. 외용액제는 피부 (두피를 포함한다) 또는 손발톱에 도포하는 액상의 제제이다. 이 제제에는 리니멘트제 및 로션제가 포함된다.

나. 이 제제는 일반적으로 주성분에 용제, 첨가제 등을 가하여 용해, 유화 또는 현탁하고, 필요한 경우 농축한다. 이 제제 중 변질하기 쉬운 것은 쓸 때 조제한다.

다. 이 제제의 분포품은 유화 또는 현탁한 것을 제외하고는 따로 규정이 없는 한 제제균일성시험에 따라 시험할 때 적합하여야 한다.

라. 이 제제는 기밀용기에 보존한다. 제제의 품질에 수분의 증산이 영향을 미치는 경우에는 저수증기투과성의 용기 · 포장을 사용한다.

11.2.1. 리니멘트제 Liniments

가. 리니멘트제는 보통 피부에 문질러 발라 쓰는 액상 또는 이상(泥狀)의 외용제이다.

나. 이 제제는 따로 규정이 없는 한 보통 주성분을 물, 에탄올, 시방유, 글리세린, 비누, 유화제, 현탁화제 또는 다른 적절한 첨가제 또는 이들의 혼합물에 넣어 전체를 균질하게 만든다. 제제에는 필요에 따라 방향제, 보존제 등을 넣을 수 있다.

다. 이 제제는 보존 중에 성분이 분리되는 경우 그 본질이 변화하지 않을 때에는 쓸 때 섞어 균질하게 한다.

11.2.2. 로션제 Lotions

가. 로션제는 보통 주성분을 수성액제에 녹이거나 유화 또는 미세하게 분산시킨 외용제이다.

나. 이 제제는 보통 주성분, 첨가제 및 정제수를 써서 용액, 현탁액 또는 유탁액으로 하여 전체를 균질하게 하여 만든다. 이 제제에는 필요에 따라 방향제, 보존제 등을 넣을 수 있다. 이 제제 중 변질하기 쉬운 것은 쓸 때 만든다.

다. 이 제제는 보존 중에 성분이 분리되는 경우 그 본질이 변화하지 않을 때에는 쓸 때 고르게 섞어 쓴다.

11.3. 에어로솔제 Aerosols

가. 에어로솔제는 주성분을 같은 용기 또는 다른 용기에 충전한 액화기체나 압축기체의 압력을 이용하여 안개모양, 분말상, 포말상(泡沫狀), 페이스트상 등으로 피부, 구강내 및 혀에 분무하는 제제이다.

나. 이 제제는 보통 주성분의 용액 또는 현탁액을 조제하여 액상의 분사제와 함께 내압성의 용기에 충전하고 연속분사 밸브를 장착한다. 필요하면 분산제, 안정화제 등을 쓴다.

다. 이 제제에는 필요에 따라 교미제, 방향제, 보존제, 완충제, 용해보조제, 유화제, 현탁화제 또는 다른 적당한 첨가제를 넣을 수 있다.

라. 이 제제 중 정량분무식 제제는 따로 규정하지 않는 한 적절한 분무량의 균일성을 가진다.

마. 이 제제는 내압성의 밀봉용기에 보존한다.

11.3.1. **외용에어로솔제** Aerosols for Cutaneous Application

가. 외용에어로솔제는 용기에 충전된 액화가스 또는 압축가스와 함께 주성분을 분무하는 에어로솔제이다.

나. 이 제제는 주성분의 용액 또는 현탁액을 조제하고, 액상의 분사제와 함께 내압성의 용기에 충전하고 연속분사밸브를 창착한다. 필요한 경우 분사제, 안정화제 등을 사용한다.

다. 이 제제는 내압성의 용기에 보존한다.

11.3.2. **펌프스프레이제** Pump Sprays for Cutaneous Application

가. 펌프스프레이제는 펌프에 의하여 용기 내 주성분이 분무되는 스프레이(에어로솔) 제제이다.

나. 이 제제는 주성분 및 첨가제를 용해 또는 현탁하고, 충전한 후 용기에 펌프를 장착한다.

다. 이 제제는 기밀용기에 보존한다. 제제의 품질에 수분의 증산이 영향을 미치는 경우에는 저수증기투과성의 용기 · 포장을 사용한다.

11.4. 연고제 Ointments

가. 연고제(軟膏劑)는 피부, 구강점막, 항문 주위 또는 항문 내에 도포하는 주성분을 기제에 녹이거나 분산시킨 반고형의 외용제이다. 이 제제에는 유지성연고제 및 수용성연고제가 있다.

(1) **유지성연고제** 보통 유지류, 납류, 파라핀 등의 탄화수소류 등의 유지성기제를 가온하여 용융하고 주성분을 넣어 고르게 섞어 녹이거나 분산시켜 전체가 균질하게 될 때까지 섞어서 만든다.

(2) **수용성연고제** 보통 마크로골 등의 수용성기제를 가온하여 융해시키고 주성분을 넣어 전체가 균질하게 될 때까지 섞어서 만든다. 이 제제 중 변질하기 쉬운 것은 쓸 때 만든다.

나. 이 제제는 주약의 함량이 일정한 한 기제의 조성비를 변경하여 물리적 성상을 적절하게 조절할 수 있다.

다. 이 제제는 패유성의 냄새가 없다.

라. 이 제제를 다회투여용기에 충전한 것은 미생물의 증식을 억제하기 위해 적절한 보존제를 넣을 수 있다.

마. 이 제제는 피부, 구강점막 및 직장에 적용하는 데 적절한 점성을 갖는다.

바. 이 제제는 기밀용기에 보존한다.

11.5. 크림제 Creams

가. 크림제는 피부, 구강점막, 항문 주위 또는 항문 내에 도포하는 수중유형 또는 유중수형에 유화시킨 반고형의 외용제이다. 유중수형에 유화시킨 친유성의 제제에 대해서는 유성크림제라고 할 수 있다.

나. 이 제제는 보통 바셀린, 고급알코올 등을 그대로 또는 유화제 등의 첨가제를 넣어 유상으로 하고 따로 정제수를 그대로 또는 유화제 등의 첨가제를 넣어 수상으로 하여 어느 한쪽의 상에 주성분을 넣고 각각 가온하여 유상 및 수상을 맞추어 전체가 균질하게 될 때까지 흔들어 섞어 유화하여 만든다.

다. 이 제제에서 다회투여용기에 충전한 것은 미생물의 증식을 억제하기 위해 적절한 보존제를 넣을 수 있다.

라. 이 제제는 피부, 구강점막 및 직장에 적용하기에 적절한 점성을 갖는다.

마. 이 제제는 기밀용기에 보존한다.

11.6. 겔제 Gels

가. 겔제는 피부, 구강점막, 항문 주위 또는 항문 내에 도포하는 액체를 침투시킨 분자량이 큰 유기분자로 이루어진 반고형상(겔상)의 외용제이다. 이 제제에는 수성겔제 및 유성겔제가 있다.

나. 이 제제는 보통 다음의 방법으로 만든다. 이 제제는 필요에 따라 안정제를 넣을 수 있다.

(1) 수성겔제는 주성분에 고분자화합물, 기타 첨가제 및 정제수를 넣어 녹이거나 현탁시켜 가온 및 냉각 또는 겔화제를 넣어 섞는다.

(2) 유성겔제는 주성분에 글리콜류, 고급알코올 등의 액상의 유성기제 및 기타 첨가제를 넣어 섞는다.

다. 이 제제에서 다회투여용기에 충전한 것은 미생물의 증식을 억제하기 위해 적절한 보존제를 넣을 수 있다.

라. 이 제제는 피부, 구강점막 및 직장에 적용하는 데 적절한 점성을 갖는다.

마. 이 제제는 필요에 따라 쓸 때 잘 흔들어 섞는다.

바. 이 제제는 기밀용기에 보존한다.

11.7. 경피흡수제 Transdermal Systems(Patches)

가. 경피흡수제(經皮吸收劑)는 피부에 적용하여 주성분이 피부를 통하여 전신순환혈류에 송달될 수 있도록 설계된 제제이다. 또한 이 제제에는 주성분 및 첨가제

를 가지고 만든 혼합물을 반고형으로 하여 지지체에 적당한 양을 옮겨 쓰는 것도 포함한다.

나. 이 제제를 만들 때는 보통 수용성 또는 비수용성의 천연 또는 합성고분자화합물 또는 이들의 혼합물을 기제로 하고 이들에 주성분을 녹이거나 현탁시킨 혼합물에 필요에 따라 점착제, 용제, 흡수촉진제 등을 넣어 지지체에 전연하여 만든다. 또한 주성분과 기제 또는 첨가제로 된 혼합물을 방출조절막 및 지지체로 된 방출제에 봉입하고 성형하여 만들기도 한다.

다. 이 제제는 따로 규정이 없는 한 방출특성을 나타내는 시험에 따라 시험할 때 적합하여야 한다.

라. 이 제제는 따로 규정이 없는 한 제제균일성시험법에 따라 시험할 때 적합하여야 한다.

마. 이 제제는 피부에 적용하는 데 적절한 점착성을 가진다.

바. 이 제제는 기밀용기에 보관한다.

11.8. 카타플라스마제 Cataplasma

가. 카타플라스마제는 보통 주성분과 물을 함유하는 혼합물을 이상(泥狀)으로 만들거나 포상(布上)에 전연성형하여 국소의 습포(濕布)에 쓰는 외용제이다.

나. 이 제제는 보통 주성분을 정제수, 글리세린 등의 액상의 물질과 섞고, 전체를 균질하게 하거나 수용성 고분자, 흡수성 고분자 등의 천연 또는 합성 고분자화합물을 정제수와 섞고 주성분을 넣어 전체를 균질하게 하여 무명 등에 전연시켜 성형하여 만든다.

다. 이 제제에서 이상으로 만든 것은 보존 중에 성분이 분리되는 경우가 있어도 그 본질이 변화하지 않을 때에는 고르게 섞어 쓴다.

라. 이 제제는 피부에 적용하는 데 적절한 점착성을 가진다.

마. 이 제제는 기밀용기에 보관한다.

11.9. 첩부제 Plasters

가. 첩부제(貼付劑)는 보통 포(布) 또는 플라스틱제 필름 등에 주성분과 기제 또는 첨가제로 된 혼합물을 전연(展延) 또는 봉입(封入)한 다음 피부표면의 환부에 또는 피부를 통하여 국소환부에 주성분이 도달할 수 있도록 점착시켜 쓰는 국소에 작용하는 외용제이다.

나. 이 제제는 따로 규정이 없는 한 보통 수용성 또는 비수용성의 천연 및 합성 고분자화합물 또는 이들의 혼합물을 기제로 하여 필요에 따라 이에 주성분을 기제와 섞어 균질하게 한 다음 전연 또는 봉입하여 성형한다. 이 제제 중 보통 따로 규정

이 없는 한 지방, 지방유, 지방산염, 납, 수지, 플라스틱, 정제라놀린, 고무 등 및 이들의 혼합물을 원료로 하거나 이들을 기제로 하여 주성분을 고르게 섞어 상온에서 보통 고형으로 하여 적절한 형태로 만든 것은 경고제라고 할 수 있다.

다. 이 제제는 피부에 적용하는 데 적절한 점착성을 가진다.

라. 이 제제는 밀폐용기 또는 기밀용기에 보존한다.

11.10. 페이스트제 Pastes

가. 페이스트제는 보통 의약품의 분말을 비교적 다량 함유하게 만든 연고제와 같은 외용제이다.

나. 이 제제는 보통 지방, 지방유, 바셀린, 파라핀, 납, 글리세린, 물 또는 이들의 혼합물을 기제로 하여 이것에 의약품의 가루를 고르게 섞어 만든다.

다. 이 제제는 패유성의 냄새가 없다.

라. 이 제제는 저장 중 응고되거나 성분이 분리되는 경우 그 본질이 변화하지 않을 때에는 고르게 섞어 사용한다.

마. 이 제제는 밀폐용기에 보존한다.

5.3 제제설계 및 제조

제제설계 및 제조를 위한 제제공학은 유효성과 안정성이 뛰어난 제제를 설계하고 제조하여 품질이 보증된 제제를 공급하는 것에 관한 학문분야이다.

약물을 제형화하는 과정에서 우선 약물의 물리화학적인 특성 뿐만 아니라 생물학적인 특성을 파악하고 이를 고려하는 것이 매우 중요하다. 의약품의 제형을 결정하기 위한 사전연구로서, 프리포뮬레이션(preformulation)은 최적의 제형설계를 목적으로 하여 제제화(formulation) 이전에 미리 약물의 물리화학적인 특성과 생리학적인 원리를 조사하여 제형설계에 유용할 정보를 제공할 수 있도록 하는 연구활동을 말한다. 따라서 '제제화 전 연구' 또는 '예비제제설계'라고도 한다.

이러한 연구에는 농도와 순도를 확인하기 위한 적절한 시험법의 개발, 물을 포함한 여러 가지 용매에서의 약물의 용해도, 물질이 가진 고유한 용출속도, 고체와 액체상태에서의 안정성, 물질의 이온화도 및 pH에 대한 의존성 확인, 지질에 대한 친화성인 분배계수의 확인, 입자의 성상 및 결정형, 결정형에 따라 달라지는 녹는점, 약물의 분해시 얻어지는 분해산물 및 분해산물의 특성 등 물리화학적 특성들이 포함된다. 물리화학적인 특성 이외에도 약리작용과 독성 등과 같은 생리학적인 관계와 통상의 부형제들과의 혼합성을 규명하여 제제화 진행 시 예측되는 안정성도 동시에 파악한다. 프리포뮬레이션 결과를 바탕으로 제형설계를 포함한 초기 제제설계 연구를 진행하며 소규모 생산을 위한 제제화로부터 대규모 생산에 대비하는 연구를 준비한다.

프리포뮬레이션 결과를 바탕으로 원료의약품에서 반제품 단계를 거쳐 최종의 의약품을 제조하기 위해서는 여러 단계의 단위 공정들이 필요하다. 의약품 생산에 있어 분쇄, 분급, 혼합, 과립제조, 건조, 타정, 코팅, 유제 및 현탁제의 제조, 여과, 멸균, 그리고 포장 등이 주요한 공정들이다.

5.3.1 분쇄

분쇄(milling)는 물리적인 방법에 의해 원료 또는 의약품을 분말로 만드는 것을 의미한다. 물리적인 마찰력, 압축력, 충격력 혹은 절단력 등을 가해 크기를 조절하는 것을 의미하기도 하며, 생약의 경우에는 작은 절편으로 하는 것을 의미하기도 한다. 제제에 포함되는 주성분과 첨가제들은 상황에 따라서 적절한 크기로 존재해야 하기 때문에 이 때 분쇄공정이 필요하다. 분쇄를 통해 얻을 수 있는 장점은 어떤 물질의 표면적을 증가시켜 용해를 촉진하고, 용출(dissolution)을 증가시킴으로써 약물이 신체 내에 흡수되는 속도를 크게 증가시킬 수 있다는 것이다. 이 밖에도 현탁제나 연고제에서 다른 약과의 혼합에 있어 균일성을 향상시켜 분산도를 향상시키는 것, 산포제의 경우에 약물이 피부에 잘 부착되게 하기 위한 것, 약물의 복용을 용이하게 하는 것, 생약의 침출을 용이하게 하기 위한 것 등 매우 다양한 목적을 가진다. 분쇄공정에 의하여 분체의 비표면적(specific surface area)이 크게 증가하는데, 비표면적은 어떤 물질이 단위 무게당 갖는 표면적으로, 고체의 계면의 넓이를 나타내는 지표로서 제제화 단계와 약물의 전달단계에서 매우 중요한 변수 중 하나이다. 일반적으로, 미세하게 분쇄된 입자는 같은 중량의 큰 입자보다 더 짧은 시간에 용해되며 흡수도 빠르다.

분쇄에 사용되는 기기를 분쇄된 입자의 크기에 따라 조쇄기, 중쇄기, 미분쇄기로 분류한다. 입자의 크기는 메쉬(mesh, 1인치에 들어가는 체눈수, 약전에서는 체의 호수)로 표현되는데, 20메쉬 이상의 크기를 조분쇄, 20 ~ 200메쉬(840 ~ 74 mm)의 크기를 중분쇄, 200메쉬 이하의 크기로 생산하는 것을 미분쇄로 표시한다. 분쇄기의 운전에 따라 조분쇄 및 중분쇄의 입자를 생산할 수도 있다. 이러한 입자의 크기는 약물의 전달, 추출, 입자의 건조, 과립의 유동성, 입자 간의 혼합, 착색성, 코팅특성 등 제제의 제조 전 공정에 영향을 미치게 된다.

제약공정에서는 입자의 크기에 따라 입자들이 모여 이루는 분체들의 성질이 큰 차이를 보이므로, 입자의 크기를 정확하게 나타내는 것이 중요하다. 입자의 크기를 표현하는 방법으로 입자를 구형으로 가정하고 지름으로 나타내는 경우가 일반적인데, 실제로 강한 에너지가 가해져서 파쇄된 입자들 중에는 구형이 아니라 불규칙한 형태를 띄는 경우가 많다. 이러한 경우에는 지름만으로는 입자의 크기를 나타내는 것이 어려우므로, 대신에 상당지름(equivalent diameter)을 사용한다. 불규칙한 어떤 입자의 지름을 부피 또는 침강속도가 같은 구형의 입자의 지름으로 바꾸어 표현하는 경우, 이것을 구상당지름이라고 한다.

입자크기의 분포를 측정하는 방법으로 가장 간편하고 쉬운 방법은 현미경을 사용하는 것이다. 이론적으로, 광학현미경의 경우 백색광의 파장한계인 400 nm까지의 입자를 측정할 수 있고 자외선을 이용하면 100 nm까지 해상도를 향상시킬 수 있다. 하지만 현미경을 이용한 입자의 측정은 취해서 분석하는 샘플과 측정자에 따라서 측정값의 차이가 크게 발생할 수 있다는 것이 단점이다. 일반적으로 사용되는 다른 방법에는 체분리법(sieving method)이 있는데, 체망의 크기를 정확하게 알고 있는 여러 가지 규격의 표준체들을 사용하여 입자크기의 분포를 측정한다. 이는 현미경법보다 간단하며 사용자 간의 편차도 작은 장점이 있다. 측정의 한계는 일반적으로 50 μm이고 micromesh를 이용하면 그 한계를 10 μm까지 확대할 수 있다. 또 다른 입자크기 측정방법으로는 Stokes 식을 따르는 액체의 매질 내에서 입자의 침강속도를 측정하여 입도중량분포곡선을 얻는 침강법(sedimentation), 흡착법, 전기전도도법, 레이저/X선 회절법 그리고 산란법 등이 있다.

소규모의 시료는 유발(막자사발, mortar)과 유봉(막자, pestle)을 이용하여 분쇄공정을 수행한다. 이렇게 약을 가는 과정을 연마(trituration)라고 하며, 필요에 따라서는 분말이 녹지 않는 액체로 되어 있는 소량의 연화제(글리세린 혹은 미네랄 오일을 종종 사용)를 넣고 페이스트 상태로 만들고 분쇄를 진행하기도 한다. 이런 방식을 연화(levigation)라고 하며, 보통 연화과정을 거친 입자는 더 작아진다.

분쇄기는 분쇄될 원료를 도입하는 공급부, 실제 분쇄를 담당하는 부분의 고정부와 회전부, 그리고 분쇄물 배출부의 3부분으로 되어 있다. 분쇄는 직접압축, 충격, 절단, 그리고 마모 등과 같은 작용의 조합으로 이루어지는데, 회전분쇄기, 햄머분쇄기, 롤러분쇄기, 제트분쇄기가 일반적으로 많이 사용되는 분쇄기의 형태이다. 분쇄기의 운전방식에 따라 개회로분쇄 및 폐회로분쇄로 분류한다. 원료가 분쇄기를 일

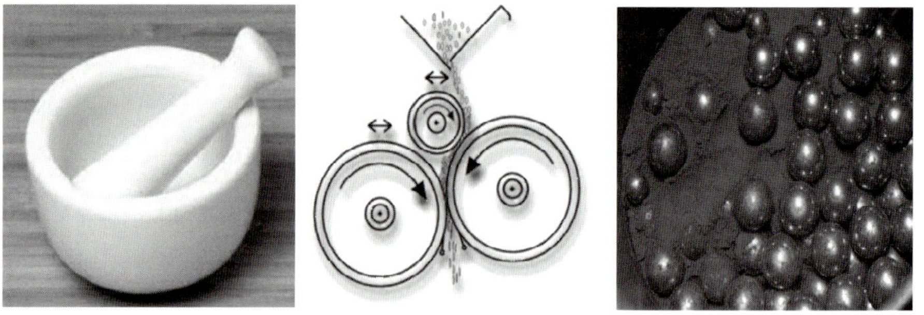

그림 5.2 몇 가지 분쇄기의 형태(유발과 유봉, 롤러분쇄기, 볼밀링기와 분쇄된 시료들)

회 통과하는 형태를 개회로분쇄라고 하는 반면, 배출부에서 나온 분쇄물의 전체 또는 일부가 공급부로 되돌려지는 형태를 폐회로분쇄라고 하는데, 미세한 분쇄물의 제조에 폐회로분쇄가 사용되고 생성물 배출속도가 상대적으로 낮다. 분쇄기의 일반적인 특성과 형태를 그림 5.2와 표 5.1에 나타내었다.

이외에도 3,000 ~ 20,000 rpm의 속도로 회전하는 고속회전자와 고정자로 구성되는 콜로이드밀이 있는데, 아주 작은 입자경을 갖는 분산매체를 생산하는 데 적합하다. 분쇄에 영향을 미치는 요소로서 분쇄될 원료의 고체로서의 특성, 분쇄장비, 그리고 제품의 사양이 주된 것이다. 분쇄될 재료의 물리적 성질은 특히 분쇄장비, 즉 분쇄공정을 결정하는데, 예를 들면 섬유상의 재료는 충격이나 압력보다는 절단력이 적합하고, 잘 부서지는 재료에는 마모, 충격, 압축 등의 방법을 사용해야 할 것이다. 이외에도 분쇄될 재료의 경도가 분쇄기의 마모를 일으키고, 분쇄 시 발생하는 열은 분쇄물의 특성을 변화시킨다. 제조하고자 하는 분쇄생성물의 사양에 따라 적절한 분쇄기를 선택하도록 주의하여야 할 것이다.

의약품제제의 생산에 이용되는 분쇄기로는 볼분쇄기(ball mill), 롤러분쇄기, 햄머분쇄기, 제트분쇄기, 콜로이드밀 등이 있는데, 다음의 여러 가지 요소에 의하여 선

표 5.1 각종 분쇄기의 일반적 특성

분쇄기 형태	분쇄력	분쇄물크기 (mesh)	분쇄 원료	주의할 재료
제트분쇄기	충격, 마모	400 이상	잘 깨지는 재료	연질, 점성 재료
햄머분쇄기	충격	4 ~ 325	약제 분말	삭마성 재료
롤러분쇄기	압축	20 ~ 200	연질 재료	삭마성 재료
회전분쇄기	충격, 마모	20 ~ 200	삭마성 재료	연질 재료
마모분쇄기	마찰, 마모	20 ~ 200	연질, 섬유상 재료	삭마성 재료
절단분쇄기	절단	20 ~ 80	섬유상 재료	잘 깨지는 재료
볼분쇄기	충격, 마모	~ 200	삭마성 재료	연질 재료

택된다. 분쇄조작은 원료의 물리적 성상(경도, 수분량, 표면의 상태 등), 크기, 분쇄 후 얻고자 하는 입자의 크기 및 분쇄량(배치크기, 생산성 등)을 고려하여 적절한 분쇄방식을 선택하여야 한다. 분쇄기 선택을 위해 고려해야 할 조건은 분쇄물의 상태(입도크기 및 분포, 형태, 수분함량, 물리화학적 특성), 분쇄기의 용량과 생산성, 조작의 다양성(습식방식 또는 건식방식, 운전속도에 따른 변화, 공정 중 안정성), 미분의 제어(고가 의약품) 그리고 경제성 고려(점유공간, 생산 단가) 등의 여러 가지를 고려하여야 한다.

5.3.2 분급

제약공정들을 통하여 얻어지는 분체들은 여러 가지 크기의 입자들이 모여 이루어진 것으로 일정한 크기를 가진 입자들만 가진 분체는 얻어지지 않는다. 따라서 분쇄나 과립화 등 공정을 통해 얻어진 넓은 크기 분포의 입자들을 일정한 크기의 입자군으로 나누는 과정이 필요하며 이러한 공정을 분급(classification)이라고 한다. 다시 말하면, 분급은 크기에 따라 입자들을 분류하는 것으로 원활한 고형제제의 생산을 위해서 중요하다. 일반적으로 불균일한 입도의 분체는, 제제 생산에서 중요한 공정인 혼합공정에서 혼합성을 크게 저하시키거나, 타정공정에서도 여러 가지 장애를 일으키는 경우가 많다.

이러한 분급은 방식에 따라 건식법 또는 습식법으로 분류되고, 건식법은 다시 사분법과 기류분급법으로 나누어진다. 습식에는 습식사분법, 기계적습식분급법, 수력분급법, 침강분급법, 원심력습식분급법 등이 있다. 일반적으로 많이 사용되는 사분법(sieve screening)은 망(網, screen) 또는 체망(sieve) 위에 분체를 올려놓고 입자의 크기에 따라 분류하는데, 망면을 고정시키는 망면고정식과 망면을 움직여주는 망면운동식이 대표적으로, 대량생산을 위한 제제공정에서는 망면운동식이 주로 사용된다. 망을 이용한 방법은 비교적 큰 입자들(일반적으로 100 μm 이상)에 적용 가능한 방법으로 보통 4 ~ 9개가 배열된 한 세트의 체망에 진동기를 이용하여 분급을 수행한다(그림 5.3 참조). 기류분급(air current screening)은 비교적 작은 입자들(100 μm 이하)에 적용할 수 있는 방법으로 물이나 공기와 같은 유체에서 입자가 침강하는 속도차를 이용하여 분급에 응용하는 것이다.

기류분급장치는 건식방법과 습식방법이 있지만, 습식방법은 분급하고자 하는 시료를 액체에 담궈야 하는 어려움이 있으므로 사용이 흔하지 않다. 건식용 기류분급장치는 중력, 관성력, 원심력을 이용하는 방식으로 나누어진다. 중력식은 상승기류

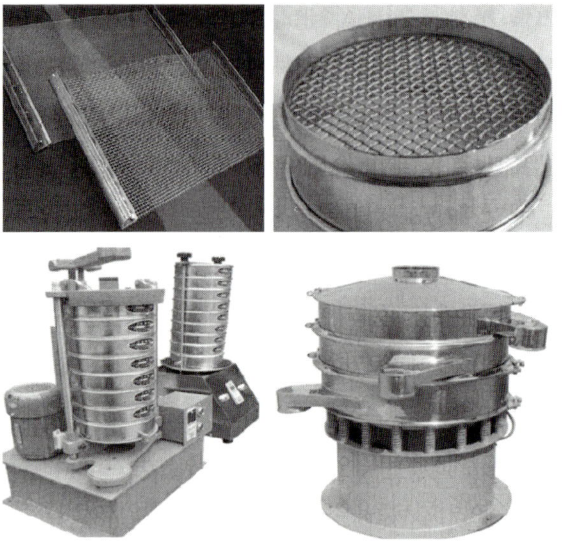

그림 5.3 분급에 사용되는 설비들(스크린, 표준체망(sieve), 여러 체망이 장착된 진동형 분급장치, 생산현장에서 사용되는 대형 분급기).

와 입자의 하강속도의 평형을 기준으로 입자를 분류하는 데 가장 간단한 기류분급 방식이지만 성능이 뛰어나지는 않다. 원심식은 흔히 사이클론(cyclone)이라고 하는 장치를 이용하는 것으로 현장에서 자주 이용된다. 큰 입자는 원통을 따라 하강하여 배출구로 분리되는데 분급정도와 미분의 회수율이 좋고 짧은 시간에 많은 양의 시료를 처리할 수 있어 효율적이다.

5.3.3 혼합

혼합(mixing)은 2종류 이상의 물질을 서로 섞어 균질한 상태(homogeneous state)가 될 수 있도록 하는 공정이며, 제제공정에서 매우 중요한 단위조작이다. 제제의 균일성(uniformity)은 품질에 큰 영향을 미치므로, 혼합공정의 중요성은 더욱 강조된다. 또한 의약품 생산의 제조단위가 대규모화되는 추세에 있어서, 완전한 혼합은 필수적이다. 완전히 혼합되지 않은 제제의 경우 정제에서는 함량균일성, 붕해시간, 파괴강도 등이 크게 저하되고, 과립제에서는 균일성이 상실되어 품질의 저하를 초래한다. 더구나 최근의 의약품의 처방에서 다양한 목적을 가진 여러가지 주성분들 또는 첨가제들이 혼합되는데, 서로 상반되는 특성을 가진 성분의 경우 혼합이 불완전하여 문제가 되는 경우가 종종 있다. 혼합은 단순하게 혼합공정의 시간을 늘린다고 균일성이 확보되는 것이 아니며, 혼합되는 입자의 크기, 형태, 표면성질, 분체들의

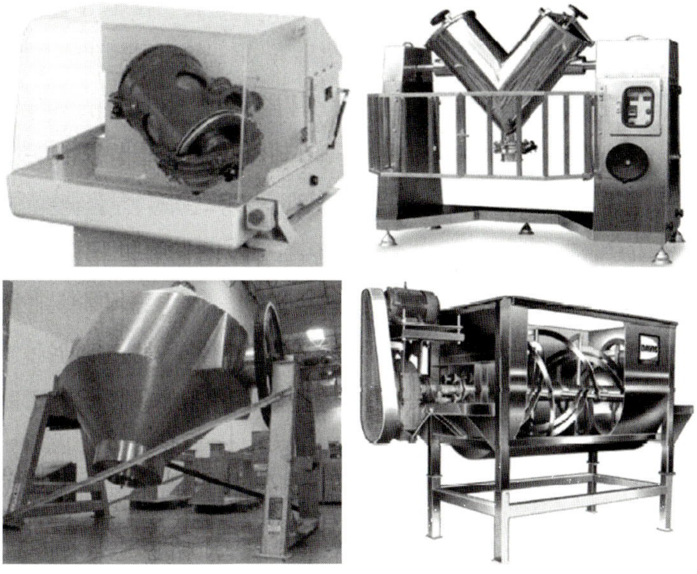

그림. 5.4 산업 현장에서 이용되는 다양한 혼합기(Tubular mixer, V-type mixer, double cone mixer, ribbon mixer)

밀도, 유동성, 부착성, 응집성 등 다양한 물리화학적 성질과 혼합의 비율, 혼합기의 종류와 특징과 운전 조건, 혼합기 운전 시 혼합기 내에 채워진 시료의 양 등에 따라서 혼합결과가 변한다.

소규모의 혼합을 위해서는 유발, 유봉, 약스푼, 체 및 조제용 혼합기 등을 사용하며, 대량으로 혼합이 필요할 때에는 다양한 종류의 혼합기들 중 선택하여 사용한다. 혼합기의 바람직한 특성으로는 혼합된 분체가 무작위한(random) 운동을 할 수 있도록 힘을 전달하는 것이다. 혼합기의 운전에 따라 분체의 운동궤적이 어떤 형태를 나타내는가, 또는 혼합되는 입자 중에 무거운 입자와 가벼운 입자의 분포를 파악하는 것, 혼합기가 갖는 한계혼합도에 도달하는 시간 등이 혼합기의 성능을 판단하는 기준이 될 수 있다.

혼합기의 종류로는 원통형, V형, 정방형, 나선형, 리본형 등이 있다(그림 5.4 참조). 원통형 혼합기가 대표적이기는 하나 무작위한 움직임을 줄 가능성이 적어 시간이 오래 걸린다. V형 혼합기는 혼합속도가 빠르나 분체의 물성에 따라 혼합도가 좋지 않을 수 있다. 정방형 혼합기는 회전축이 대각선을 벗어나는 편심을 이용하여 복잡한 양상의 움직임을 만들어내고, 짧은 시간에 좋은 혼합을 얻을 수 있게 된다. 나선형 혼합기는 혼합조가 고정되어 있고, 나사에 의하여 분체가 이동하여 연속적인 혼합공정을 수행할 수 있는데, 요구혼합도에 한계가 있다. 리본형 혼합기는 리본

형태의 회전날개를 이용하여 특수한 경우의 혼합에 사용된다.

혼합기가 갖춰야 할 요건으로는 재료의 주입, 배출 및 취급이 쉽고 정전기 발생으로 인한 폭발, 누전 등의 위험이 없어야 하며 안전성이 있어야 한다. 이와 같이 균일한 제제의 생산을 위해서는 분체물성의 파악 및 혼합기의 선택이 중요하고 혼합기의 조작조건이 적절히 선정되어야 한다. 혼합기에 분체를 주입하는 비율, 혼합비율, 혼합기 회전속도, 혼합시간 및 분체의 입도분포 등의 요소가 크게 영향을 미친다.

5.3.4 과립화

과립화는 분말의 혼합물을 일정한 응집체들로 만드는 과정이다. 그 결과로 더 큰 입자들이 만들어지며, 큰 입자들의 생성은 제약공정의 진행 시 많은 장점을 가진다. 제약공정에서 과립화를 하는 주된 목적은 우수한 흐름성과 혼합된 성분들의 분리방지를 위해서이다. 제약공정 중에 제조된 과립은 다음 공정을 거쳐 캡슐이나 정제와 같은 성형제제를 제조하며, 과립물 그대로 산제나 세립제 등과 같은 완제품으로 사용되기도 한다. 분립체 제제의 일반적인 특징은 액상제제에 비하여 정확한 약용량을 복용하기에 용이하고, 다른 성형제제들과 비교하여 흡수면에서 유리하고, 화학변화와 미생물 오염에 대하여 안정하고, 다른 약과 배합변화가 적으며, 약용량을 크게 할 수 있는 장점이 있다. 이 중 산제는 입자의 비표면적이 크므로 내복 시 약물의 용해와 흡수의 측면에서 다른 고형제제에 비해서 유리하고, 세립은 비산성이나 부착성이 적으며, 취급하기가 쉽고, 타분체 제제와 비교적 균일하게 혼화되며, 산제에 비해서 복용하기가 쉬운 특징이 있다. 세립은 20호(840 μm) 체를 통과하고 35호(500 μm) 체에 잔류하는 것이 전체량의 5% 이하이고 그 중 200호(74 μm) 체를 통과하는 것이 전체량이 10% 이하인 것으로 정의된다. 약전에 수재된 세립으로는 건조수산화 알루미늄겔 세립이 있다.

과립(granulation)은 산제에 비해서 비산성이 적고 유동성이 좋으며 입도가 균일하기 때문에 스푼으로 취한 양이 정확하고, 비표면적이 작기 때문에 산제에 비해 보존성이 좋고, 대량으로 내복하는 의약품의 형태로서 적당하다. 다만 다른 분체들과 균일하게 혼합하기 어렵다. 과립제는 적용입도가 12호(1680 μm) 체를 전량 통과하고 14호(1410 μm) 체에 남는 것이 전체량의 5% 이하이고, 45호(350 μm) 체를 통과하는 것은 전체량의 15% 이하인 일정한 크기를 갖는 고형제제의 일종으로 포 또는 병으로 포장하는 것이 일반적이다.

넓은 의미의 과립은 과립 그대로 제제에 이용되는 산제, 세립제 그리고 과립제 외에도 정제 또는 경질캡슐제 제조를 위한 과립을 모두 포함한다. 정제 또는 경질캡슐 제조를 위한 과립 또는 혼합물은 직접혼합물, 건식과립 및 습식과립 등의 3가지로 분류된다. 직접혼합물은 주성분 및 부형제를 혼합하여 직접 타정하거나 충전할 수 있는 혼합물이다. 이 방법은 주성분의 함량이 적고 함량균일성에 문제가 없어서 과립화를 수행하지 않더라도 충분히 높은 품질의 제제를 얻을 수 있을때 사용한다. 건식과립은 주성분 및 부형제를 혼합하고 강한 압력을 가하여 응집물(slug, aggregates)을 성형하고 얻어진 응집물을 체로 걸러서 일정한 크기로 조절하여 만든다.

건식과립은 제조과정 중에 열과 결합액(습식과립 제조에서 사용함)을 가하지 않고 제조되는 것이 특징이며, 열이나 액체가 가해졌을 때 문제가 일어날 가능성이 있는 주성분의 제제화에 유용하다. 따라서 건식과립의 제조법은 직접혼합공정보다는 복잡하나, 습식과립공정과 비교해 결합액을 사용하여 과립화하지 않으며, 결합액을 제거하는 건조 공정이 없기 때문에 간단하다. 건식과립의 생산을 위한 장비로는 롤러 콤펙터(roller compactor)가 있는데, 혼합물을 롤러 사이에서 가압하여 성형하고 얻어진 성형물을 분쇄하고 체를 통과시켜 과립을 제조한다.

습식과립은 주성분과 부형제를 혼합한 혼합물에 결합제와 결합액(일반적으로 물 또는 에탄올을 사용함)을 이용하여 응집체를 형성하고, 결합액을 제거하는 건조공정과 입자의 크기를 고르게 하는 정립공정을 거쳐 제조한 일정한 크기의 과립이다. 습식과립 공정에서 가해지는 결합액은 과립의 생성 및 성장에 매우 중요한 역할을 하며, 함께 사용하는 결합제와 작은 입자들이 서로 뭉쳐 과립이 형성될 수 있게 한다. 과립의 제조 시 첨가되는 부형제는 주성분과 상호작용이 없어야 함은 물론이고, 결정셀룰로오스와 같이 주성분을 흡착하여 주성분의 정량에 방해가 되지 않는 물질을 사용해야 한다.

직접혼합물에는 유동성과 압축성이 좋고 비산성 및 응집성이 없는 부형제로 과립형 결정셀룰로오스, 직타용 유당, 겔화전분 그리고 최근에는 루디프레스 등을 주로 사용한다. 건식과립에 사용되는 부형제는 압축성 및 붕해성이 유동성보다 중요한 특성이고, 이에 적합한 분말형 결정셀룰로오스 및 유당 등을 사용한다. 습식과립에는 결합용액, 결합제 및 부형제가 이용되는데 결합용액으로는 물, 에탄올, 이소프로판올 등이 사용되고, 결합제로는 포비돈, 히드록시프로필셀룰로오스 및 히드록시프로필메틸셀룰로오스 등이 사용되며, 부형제로는 옥수수전분, 유당, 분말형 결정셀룰로오스 및 인산일수소칼슘 등이 사용된다.

과립제조 과정에서 주로 사용되는 설비는 주성분과 부형제 등을 혼합하는 혼합기(mixer), 건식과립의 제조를 위해 롤러 콤펙터(roller compactor)를 사용하고, 습식

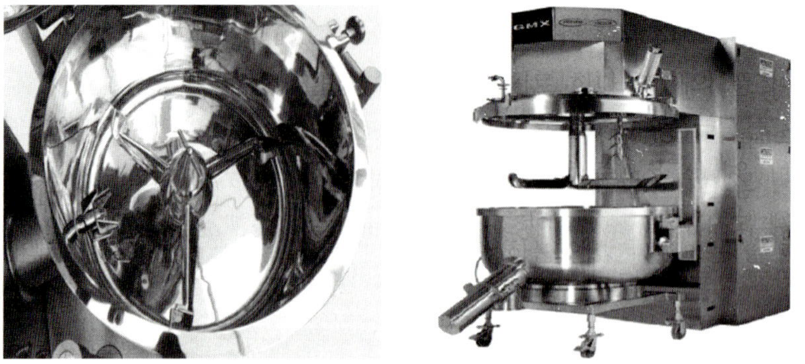

그림 5.5 고속연합기(교반날개와 분쇄기가 장착된 고속연합기의 내부와 외부)

과립의 제조를 위해서는 유동층조립기(fluid bed granulator), 고속연합기(high-shear mixer) 그리고 압출기(extruder) 등을 사용한다. 여러 가지 습식과립 제조장비들 중, 고속연합기와 유동층조립기는 생산현장에서 가장 빈번하게 이용되고 있다. 고속연합기는 1980년대부터 습식과립 제조에서 가장 일반적으로 사용되는 방법이다. 기기 용기 내에 여러 개의 날개로 된 교반날개(impeller)와 세단기(chopper)가 장착되어 고속으로 회전하며 고전단으로 혼합물을 혼합하고 힘을 가하여 밀도가 높은 과립을 생성시킨다(그림 5.5 참조). 이 방법은 재현성 높게 밀도 높은 과립 생산이 가능하면서도 짧은 공정시간을 필요로 한다는 점이 장점이다. 유동층조립기는 주성분과 첨가제들로 이루어진 분체를 공기 흐름을 이용하여 유동층(fluid bed)으로 만들고, 이 유동층에 결합제를 분사시켜 과립을 생성하는 원리를 사용한다. 유동층조립기는 혼합, 과립화 그리고 건조를 모두 진행할 수 있어, 다른 습식화 공정에 비해 반제품에 대한 관리를 줄일 수 있으며 공정시간을 단축할 수 있는 장점이 있어 매우 유용한 방법이다(그림 5.6 참조).

생산된 과립의 특성은 과립을 이용하여 생산되는 최종 제제의 품질에 큰 영향을 미치기 때문에, 과립의 크기, 형태, 크기분포(PSD, particle size distribution), 표면

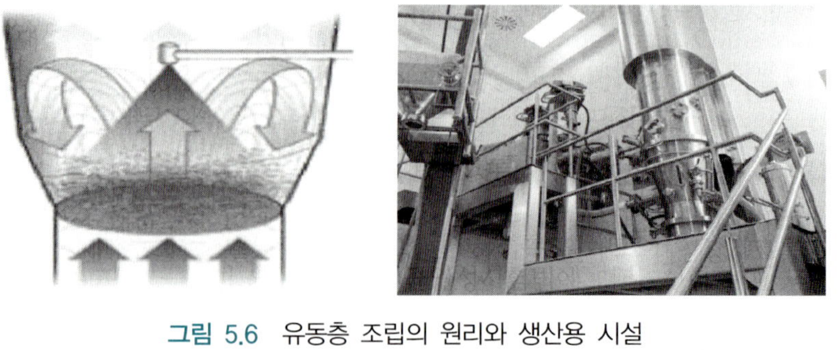

그림 5.6 유동층 조립의 원리와 생산용 시설

적, 분체 밀도(powder density), 공극률(porosity), 충전도(packing ability), 압축성(compressibility) 및 유동성(flow properties)에 대한 규명이 필요하다. 특히, 과립의 크기는 제제의 강도와, 충진성, 유동성, 건조속도, 중량편차 및 붕해 특성에 큰 영향을 미친다. 과립의 크기에 영향을 미치는 요소로는 결합액의 양, 습식제립시간, 결합제의 종류 및 양, 부형제의 입자크기, 과립기의 종류 및 사용조건 등이 있다.

5.3.5 건조

건조(drying)공정은 열을 가하여 액체를 함유한 물질로부터 액체를 제거하는 과정이다. 수분이 제거되면 부피와 중량이 감소되어 운반비와 저장비용이 감소되며, 화학반응성이 감소되어 안정성이 증가하며, 곰팡이와 세균의 성장이 억제되고, 습윤된 물질과 비교하여 부서지기 쉬운 특성을 가져 분쇄 및 혼합이 용이해진다. 의약품 원료의 합성이나 추출에 있어서 건조는 최종공정에서 별도로 이루어지지만, 제제화 공정에서 건조는 주로 습식과립화 후의 결합액의 제거를 위해서 수행된다.

고체의 건조정도를 표시하기 위해 건조감량(LOD: loss on drying) 및 수분함량(MC: moisture content)을 사용한다. 수분함량은 시료 중 포함된 수분의 양을 나타내며 종종 함수량이라고 한다. 건조감량은 시료 일정량을 규정한 온도에서 일정시간 동안 건조하였을 때 감소하는 중량으로서 시료 중의 수분, 결정수 또는 휘발성 물질의 양을 측정할 수 있다.

고형제제를 위한 제약공정에서 건조대상은 주로 분말 또는 과립이며, 드물게 정제 같은 완제품이 건조의 대상이 되는 경우가 있다. 건조 대상이 되는 물질은 고온에서 안정성이 좋지 않아 낮은 온도에서 취급해야 하는 것도 있고 고온에서 건조하여도 문제가 없는 물질도 있다. 특히, 높은 온도에서 분해되거나 다른 부형제들과 반응하는 약물들은 건조방법의 결정 또는 건조조건 설정에 신경을 써야 한다.

건조과정의 초기에는 시료의 표면에 있거나 표면 가까이에 있는 수분이 빠르게 증발된다. 건조속도는 시료에 공급되는 열량에 비례하며, 이때에는 건조 대상의 온도와 단위시간당 건조량도 거의 일정하므로 항률건조(constant rate of drying) 단계라고 한다. 분체 입자의 표면에서 수분이 제거되면 내부의 수분이 시료의 표면으로 이동하여 제거되기 시작한다. 이때는 내부에서 수분이 이동해야 하기 때문에 수분의 제거 속도는 표면에서 제거되는 속도에 비해 매우 느리며, 건조 속도는 수분이 표면으로 이동하는 속도에 따라 결정된다. 이런 상태를 감률건조(falling rate of drying)라고 한다.

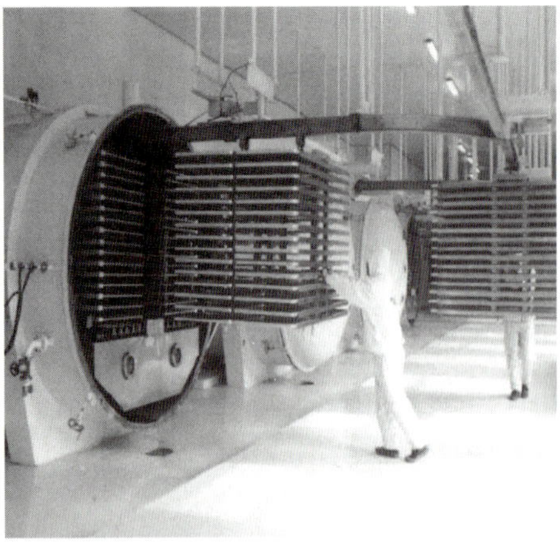 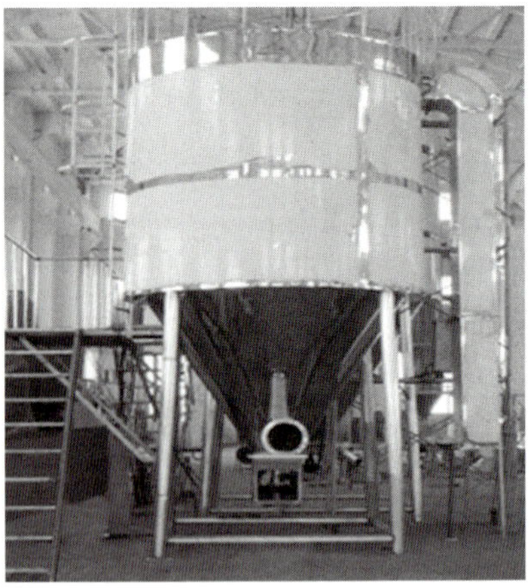

그림 5.7 생산용 동결건조기와 분무건조기

건조에 사용되는 기기는 열풍건조기, 전열가열건조기, 동결건조기 그리고 분무건조기 등이 있다(그림 5.7 참조). 열풍건조기는 가열된 공기를 통해 시료를 건조하는 방식으로, 가열한 공기를 선반 사이로 불어 넣어서 시료를 건조시키며 건조공정에서 많이 사용된다. 전열가열 건조기는 전기에 의해 가열된 금속면에서 시료의 건조가 진행된다. 전열가열방식은 유체의 흐름을 사용하지 않으므로 비산하기 쉬운 시료의 건조에 유용하다. 동결건조기는 용액 또는 현탁액 상태의 시료를 동결시키고, 온도와 압력이 낮은 3중점 이하에서 동결된 시료를 승화시켜 고형성분을 얻는 방법이다. 건조과정 중 열을 가하지 않으므로 열에 불안정하거나, 상압에서 건조 시 쉽게 분해되는 시료에 적합한 방법이다. 분무건조는 액체상태 또는 현탁액을 가열된 공기의 흐름에 분산시켜 급속히 건조시켜 분말상태의 제품을 얻는 건조법을 말한다. 이 방법은 건조에 짧은 시간이 소요되며, 짧은 시간 동안만 열을 가하므로 열풍건조 방법과 비교하여 시료에 가해지는 열량이 작다는 것이 장점이다.

5.3.6 타정

정제는 주성분 원료에 적절한 첨가제들을 혼합한 분체를 일정한 모양으로 성형한 제제를 말한다. 정제는 주형(molding)에 의해 제조되는 일부를 제외하면 대부분 분체 또는 과립을 타정기(tableting machine)를 이용하여 강한 압력으로 압축(compression)하는 타정(tableting)에 의해 제조된다. 정제는 용량을 정확하게 투여할 수 있으며, 제조 방법이 간단하고 안정성이 뛰어나다는 장점이 있다. 정제는 원형, 타원형, 장방형 또는 다른 독특한 모양으로 제조될 수 있으며, 여러 형태의 펀치(punch)와 다이(die)에 따라 정제의 모양과 크기를 쉽게 만들 수 있다(그림 5.8 참

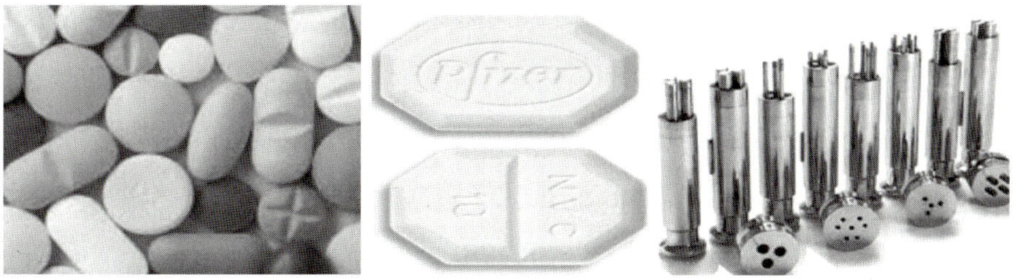

그림 5.8 여러 가지 형태의 정제들 및 정제를 성형하기 위한 다양한 펀치와 다이

조). 상부펀치와 하부펀치의 표면에 새겨져 있는 각인에 의해 정제표면에 문자와 그림들을 표시할 수 있다. 정제의 표면에는 필요에 따라 제조회사의 기업명, 제품의 기호, 식별번호, 코드번호, 용량 등을 간단하게 표시한다. 정제에 따라서는 2조각 또는 4조각으로 쉽게 분리되도록 분할을 위한 홈이 패어지도록 펀치를 제작하기도 한다.

정제를 제조할 때에는 주성분과 부형제들의 혼합물을 타정하여 성형하기도 하고, 건식과립 또는 습식과립물을 타정하여 성형하기도 한다. 습식과립을 이용한 정제의 성형에서는 타정에 앞서 진행되는 건조공정에서 적절한 수분함량으로 과립이 건조되도록 조절하여야 한다. 타정공정에서 사용되는 과립이 갖는 몇 가지 특성들은 타정공정 뿐만 아니라 완성된 정제의 특성에도 많은 영향을 미치기 때문에 매우 중요하다. 타정 과정에서 사용되는 과립의 특성은 밀도, 유동성(flow property), 개개 과립들 간의 결합력, 공극률, 분체의 형태 및 입도분포 등이 주요하게 고려되는 인자이다. 일반적으로, 연하고 다공성인 과립은 단단하고 밀도 높은 과립에 비하여 낮은 압축력에 의해서도 잘 응집되는 정제를 만든다. 반면에 단단하고 밀도가 높은 과립은 보다 규칙적인 형태를 갖고 있어 균일하게 충전된다.

타정공정에서 사용되는 정제를 구성하는 혼합물에는 정제의 형태를 부여하는 부형제(희석제), 정제가 위장에서 쉽게 붕해되도록 하는 붕해제, 압축시 약물과 부형제를 결합시켜주는 결합제 그리고 타정기 내에 장착된 펀치와 다이에서의 마찰을 감소시키기 위하여 활택제의 첨가가 필요하다. 활택제는 혼합물과 다이 사이에 마찰력을 감소시키는 얇은 막을 형성하게 한다. 타정에서 빈번하게 사용되는 활택제로는 스테아린산, 스테아린산칼슘, 경질파라핀 등이 있다. 타정에서 펀치에 의한 혼합물의 압축과정이 끝나면 생성된 정제는 다이 밖으로 배출되며, 새로운 혼합물이 다이 내를 채운 후 압축공정이 진행되는 과정이 반복된다. 제조된 정제는 외관 외에도 다른 물리적인 품질기준들에 적합해야 한다. 반드시 시험해야 하는 항목으로는 정제의 질량, 제제균일성(함량균일성, 질량편차), 두께, 경도, 마손도, 붕해 그리고 용출이 있다. 이러한 요소들은 정제를 완성한 후가 아닌 공정 중에 세심하게 관리되어야 하며, 생산한 후에는 미리 계획된 제품의 품질관리 기준에 적합한지에 대하여 시험하고 확인해야 한다.

대한민국약전에는 개개 제제 중의 유효성분의 균일성을 확인하는 시험법으로 제제균일성시험법이 제시되어 있다. 제제균일성시험은 질량편차시험과 함량균일성시험 중 어느 한 방법으로 시험한다. 질량편차시험은 주성분의 분포가 균일하다고 가정하고 제제의 질량편차를 함량의 편차로 보고 각 제제의 질량을 저울에 달아 제제 중 주성분 함량을 균일성으로 추정하는 시험이다. 나정과 필름코팅정은 따로 규정이 없는 한 주성분함량이 25 mg 이상이고 동시에 제제 중 주성분의 비율이 질량비로서 25% 이상인 경우에 질량편차시험을 적용하며 이 조건을 만족하지 않는 경우에는 함량균일성시험을 수행한다. 함량균일성시험은 제제 내 주성분의 함량을 측정하여 성분의 함량이 허용범위 이내에 있는지를 확인하는 시험이다. 보통 주성분 함량이 25 mg 미만이거나, 주성분의 양이 25% 미만인 나정과 필름코팅정 그리고 당의정 등 그 외 제제에 함량균일성시험이 적용된다.

타정기는 강한 압력을 가해 정제를 성형하게 되는데, 일반적으로 압축력이 높아질수록 경도의 경도는 높아지고 두께는 얇아진다. 정제의 경도와 두께는 정제를 구성하는 분체의 양, 분체의 압축특성, 그리고 압축력에 의해 결정되며, 붕해와 용출 양상에 큰 영향을 미치므로 매우 중요한 정제의 평가기준이다. 정제가 제조된 후에도 필름코팅 공정, 포장공정 그리고 운송을 거치게 되는데, 이때에 파손되지 않을 정도의 충분히 높은 경도를 가져야 한다. 정제의 경도는 정제를 파괴하는 데 필요한 힘으로 나타낸다. 경도를 측정하기 위하여 경도측정기를 사용한다. 마손도는 정제의 무게를 측정한 후, 투명한 드럼 안에서 일정한 속도로 회전시키며 반복해서 낙하시킨 후, 정제의 부스러짐 정도를 정제 무게의 감소량을 측정하여 계산한다. 일반적으로 정제는 초기 질량의 1% 이하로 마손되어야 기준에 적합한 것으로 판단한

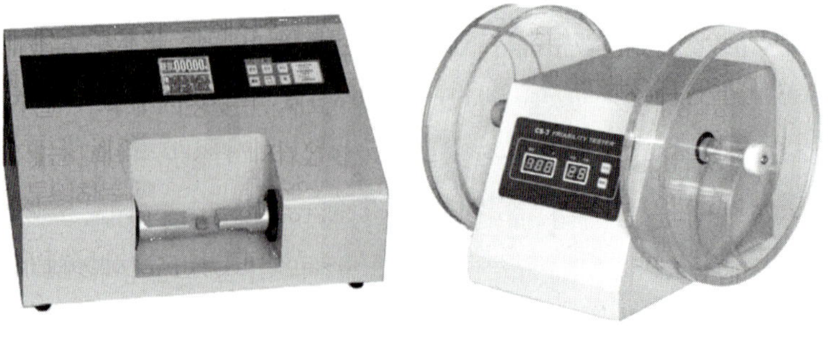

그림 5.9 정제의 마손도와 경도 측정을 위한 장치들 (경도측정기, 마손도측정기)

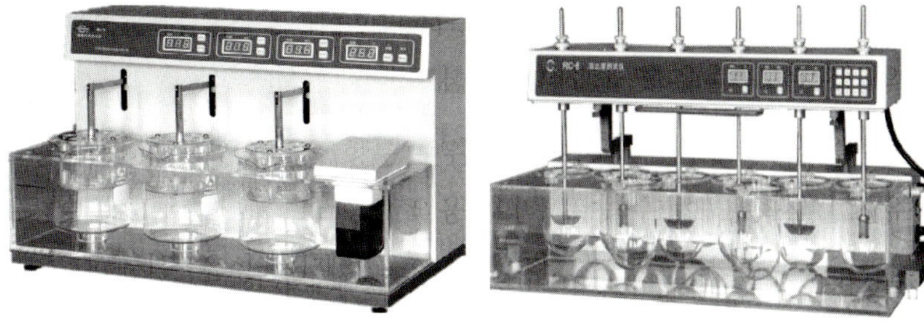

그림 5.10 붕해기와 용출기

다. 정제의 질량손실에 대한 비율인 마손도는 정제의 내구성을 의미하며, 정제 생산 이후의 공정에서 파손될 가능성을 나타내는 지표가 된다(그림 5.9 참조).

위장관 내에서 정제 중의 주성분이 흡수되기 위해서는 정제가 붕해되어 정제의 형상이 부서진 후에 주성분이 소화액에 완전히 용해되어야 한다(그림 5.10 참조). 붕해시험법은 정제, 캡슐제, 과립제 등이 시험액 중에서 규정시간 안에 붕해되는지를 확인하는 시험법이다. 붕해시험은 제제 중의 주성분이 소화액 중에 완전히 용해되어 흡수가 가능한 상태가 되는 용출과는 구별된다. 정제는 붕해시험기에서 수행되는 붕해시험 기준에 적합해야 한다. 붕해시험에 사용되는 시험액은 대한민국약전에서 제1액(pH 1.2), 제2액(pH 6.8) 그리고 물 3종이며, 따로 기준이 없는 한 시험액으로 물을 써서 37°C에서 시험한다. 일반적으로 나정은 30분 그리고 코팅정제는 60분에 시험기에서 꺼내어 붕해양상을 확인한다. 검체의 잔류물이 있든 없든 분명한 형체가 없는 연질의 물질일 때, 또는 불용성의 제피일 때 검체는 붕해되었다고 판정한다.

정제의 용출은 정제 내의 주성분이 액 중에 용해되어 흡수가능한 상태가 되는 정도를 시간에 대해 나타내는 것으로, 생체 내에서의 약물의 흡수를 예측하거나 정제의 품질을 나타낼 수 있는 중요한 기준이다. 용출시험은 고형제제에 대하여 용출시험규격에 적합하다는 것을 판정하기 위한 시험이다. 대한민국약전에는 용출시험을 수행하는 장치(용출기)를 규정하고 있으며, 제1법(회전검체통법, 장치 1), 제2법(패들법, 장치 2) 그리고 제3법(flow-through cell법, 장치 3)이 수록되어 있다. 제1법 및 제2법을 이용한 용출시험은 빈번하게 사용되며 규정된 용량의 시험액을 37°C로 설정하고 수행한다. 시험액은 보통 제1액(pH 1.2)과 제2액(pH 6.8)을 사용한다. 용출결과에 대한 적합판정은 제형에 따라 대한민국약전의 규정에 따른다.

타정기는 한 세트의 펀치와 다이를 장착하여 타정하는 단발식타정기(single-station tablet press)와 여러 개의 펀치와 다이를 동시에 장착하여 타정하는 다발식타정기

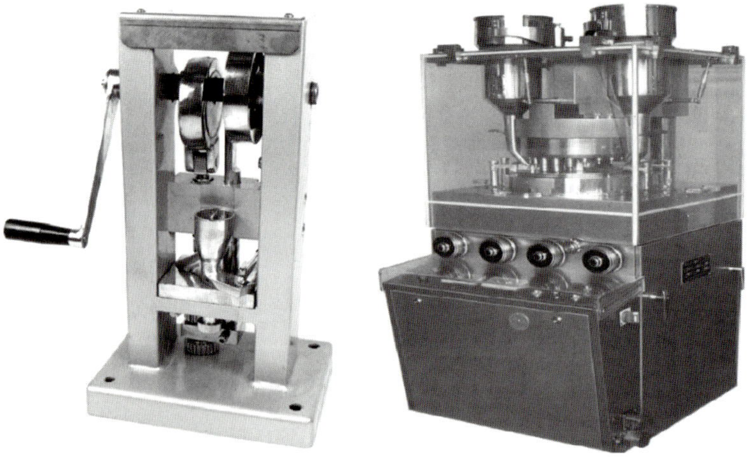

그림 5.11 정제 제조에 이용되는 타정기(단발식타정기와 다발식타정기).

(multi-station tablet press)가 있다(그림 5.11 참조). 일반적으로 연구개발과정에서는 단발식타정기를 사용하여 여러 가지 특성을 조사하고, 다발식타정기는 생산설비로 많이 이용된다. 단발식타정기와 다발식타정기 외에도 유핵타정기 또는 다층정타정기와 같은 특수한 타정기가 있다. 다층타정기는 하나의 다이 안에 정제 제조용 혼합물을 여러 번 공급하고 각각 압축하면 한 정제 내에 여러층을 가진 다층정을 제조할 수 있다. 유핵정은 완성된 정제 내에 또 다른 정제(핵정)가 포함되어 있는 형태로 유핵타정기를 사용하여 제조할 수 있다.

5.3.7 코팅

약물의 코팅(coating)은 음식물의 보존방법에서 그 기원을 찾을 수 있는데, 1600년대 프랑스에서 내복약의 나쁜 맛을 감추기 위한 수단으로 사용된 기록이 있다. 약물의 코팅은 일반적으로 다음과 같은 목적으로 수행한다.

① 불편한 의약품의 맛을 차단
② 제제를 외부 환경 인자로부터 보호
③ 서방화(제제로부터 약물 방출 제어)
④ 장용화(약물의 체내에서 방출부위 조절)
⑤ 분립체의 표면 물성 개선
⑥ 제제의 외관 개선 등

코팅의 종류로는 당의(糖衣, sugar coated)코팅 및 필름코팅 등이 있다. 당의코팅은 백당을 사용하여 정제의 표면을 코팅하는 것인데, 필름코팅에 비해 두꺼운 코팅이 필요하기 때문에 단가가 비싸고 공정시간이 오래 걸린다는 단점이 있어 최근에는 응용사례가 매우 적다. 필름코팅에는 일반필름코팅, 장용성필름코팅 그리고 서방성필름코팅이 있다. 약물이 위 내에서 방출되지 않고, 장내에서 방출되도록 설계된 필름코팅을 장용코팅이라 하는데, 약물이 위에서 방출되었을 때 불안정하거나 위벽을 자극하여 문제가 되는 약물들의 제제화에 종종 이용된다. 장용코팅은 pH에 따라 용해도가 변화하는 물질을 사용하여 코팅을 진행하는데, 사용하는 물질에 따라서 특정한 pH에서 약물을 방출할 수 있게 조절할 수 있어, 약물을 전달하고자 하는 위치에 정확히 전달할 수 있다는 장점이 있다. 서방출코팅은 일반방출제제에 비해 주성분이 천천히 더 오랫동안 방출되는 제제이며, 일반제제보다 긴시간 동안 약효를 지속시켜 환자에게 투약하는 횟수를 줄일 수 있다는 장점이 있다.

종종 사용되는 코팅제를 다음에 나타내었다.

① 일반필름코팅: MC(메틸셀룰로오스), HEC(히드록시에틸셀룰로오스), HPMC(히드록시 프로필 메틸셀룰로오스), PVP(포비돈) 등

② 장용성코팅: CAP(초산프탈산 셀룰로오스), PVAP(초산프탈산폴리비닐), HPMCP(히드록시 프로필 메틸셀룰로오스 프탈레이트) 등

③ 서방성코팅제: EC(에틸셀룰로오스), carnauba wax, Eudragit, 고급지방산 등

코팅공정에서 사용되는 가장 중요한 첨가제로는 필름에 유연성을 부여하기 위한 가소제가 있다. 이외에도 코팅면에 색깔을 내기 위하여 적절한 색소를 사용하기도 하며, 원활한 코팅공정을 위해서 계면활성제를 코팅액에 녹여 사용하기도 한다. 즉 원하는 목적에 따라 적절한 코팅물질 및 첨가제를 선택하고 사용하는 양을 조절하여 코팅의 특성을 조절할 수 있다.

코팅 방법으로는 팬 코팅법, 유동층코팅법, 압축코팅법, 분무법 등이 있다. 팬코팅법은 가장 일반적으로 사용되는 것으로 코팅팬(내용물 혼합이 잘 되게 경사지게 회전하는 구형의 팬)에 나정 또는 과립 등을 넣고 회전시킨다. 여기에 코팅제 용액을 분무하고 가열한 건조공기를 보내 용제를 증발시킨다. 유동층코팅법은 팬코팅에 비해 건조가 효과적이고 과립, 분말 코팅도 가능하지만 작은 입자의 경우 비산의 문제가 있고, 정제에는 적용이 어렵다는 단점이 있다. 압축코팅법은 특수 타정기로 핵정을 압축성형하며 코팅할 수 있는 방식으로 물과 유기용매와 같은 용매에 영향을 받지 않고 팬코팅에 비해 중량편차가 적고 조작이 간단하다. 압축코팅은 용매를 사용하지 않는 공정이므로 습기에 불안정한 약물을 함유하는 정제의 코팅에 안전하

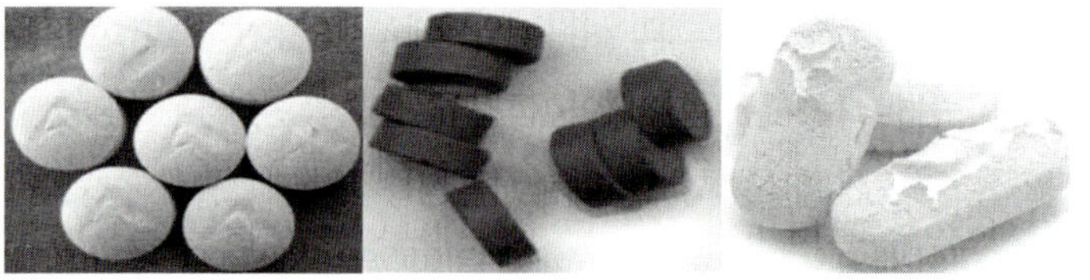

그림 5.12 필름코팅공정에서 나타나는 여러 가지 장애현상들(뚜렷하지 않은 정제 표면의 각인들, 서로 달라붙은 코팅정제, 필름피막이 찢어진 코팅정제)

게 사용할 수 있는 장점이 있다.

필름코팅은 피막의 양이 적으면서도 피막이 잘 벗겨지지 않으며 정제의 강도가 증가되어 효과적이다. 또한, 정제의 표면에 착색 및 글자의 각인이 용이하여 정제의 식별이 쉬운 정제제조가 가능하다. 사용물질로는 셀룰로오스 유도체로 구성된 코팅액이 주로 사용되고, 코팅액에는 가소제 그리고 분산제를 같이 혼합하여 사용한다. 필름코팅 시 중요한 것은 분무속도와 건조속도의 균형을 유지하는 것이다. 만약 정제 표면 코팅액의 건조속도에 비해 분무속도가 크게 느리다면 코팅공정의 시간이 크게 증가할 것이고, 코팅액의 건조속도보다 분무속도가 높다면 코팅액의 점성에 의해 코팅 중인 정제들이 서로 달라붙거나 필름 피막이 찢어지거나 필름이 정제의 각인이나 도안을 메우는 현상들이 일어나므로 각별한 주의가 필요하다(그림 5.12 참조). 코팅공정 중에 발생하는 문제점들은 코팅액의 성분 중 가소제 또는 첨가제를 변경하거나 코팅공정에서 사용되는 코팅액의 분무속도, 건조온도, 팬의 회전속도 등을 조절하여 해결할 수 있다.

코팅 후에는 얻어진 제품에 대해서 품질검사를 거쳐야 한다. 색상(색조 및 균일성), 크기, 외관 그리고 제품의 효능 및 안정성에 영향을 줄 수 있는 물리적 결함에 대한 검사가 포함되어야 한다. 코팅의 효과를 평가하기 위해 붕해시험 및 용출시험을 실시하기도 한다. 붕해시험은 정제가 깨져서 10 mesh의 체를 통과할 수 있는 입자가 되는 데 필요한 시간을 측정하고, 용출시험은 시간경과에 따른 주성분의 용출량을 측정한다.

5.3.8 여과

여과(filtration)란 다공성 필터로 처리하여 분산액으로부터 입자나 균을 분리하는 과정이다. 여과매체에 포집된 고체를 잔사(residue)라고 하고, 여과되어 청정한 (clear) 액체를 유출액(effluent) 또는 여액(filtrate)이라고 한다.

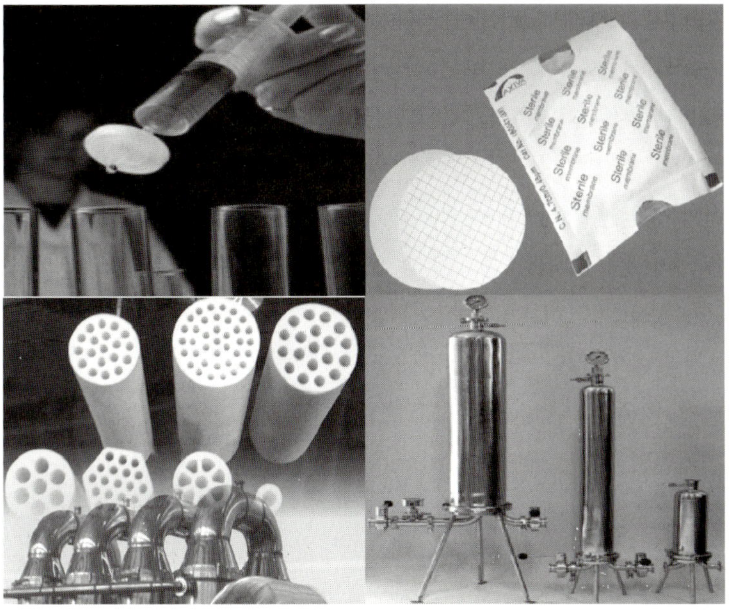

그림 5.13 다양한 형태의 여과용 필터와 장치

여과가 멸균의 수단으로 사용되는 경우가 많이 있는데, 열에 민감한 물질의 멸균에 유용한 방법이다. 제약산업에서는 여과가 액체 및 기체의 멸균에 다양하게 사용되는데, 최종 제품용액이나 현탁용 용제가 그 대상이 된다. 의약품의 요구기준에 따라 다양한 종류의 여과용 필터가 사용되는데 여과하는 시료와 여과장치의 관계, 슬러리의 성질 및 최종 제품의 품질기준을 잘 파악하여 적절한 여과 시스템을 적용해야 한다(그림 5.13 참조).

사용되는 필터용 재료(filter media)로는 거름천(filter cloth), 금속망(woven wire cloth), 결합직물 및 크라프트지, 멤브레인 등이 있고, 멤브레인은 세공크기(pore size)에 따라 세공막(macroporous membrane, $>$10.0 μm), 미세공막(microporous membrane, 0.05 ~ 10.0 μm), 초여과막(ultrafiltration membrane, 0.001 ~ 0.05 μm), 역삼투막(reverse osmosis membrane, $<$0.001 μm)으로 구분되며 각각 서로 다른 용도로 사용된다. 거르고자 하는 물질에 따라 필터 선택이 달라지는데 체액 중의 모든 세포는 5 μm, 정맥주사에서 위험하다고 생각되는 모든 비활동성 입자는 1.2 μm, 모든 부유입자는 0.8 μm, 모든 장내 세균군 박테리아는 0.45 μm 그리고 모든 세균은 0.2 μm의 세공을 갖는 멤브레인필터를 사용하면 여과가 가능하다.

일반적으로 필터는 얇은 막으로 수많은 작은 세공(pore)들이 존재하기 때문에, 필터가 막히는 것을 방지하기 위하여 전여과(prefiltration)를 통해 여과속도를 떨어뜨리며 필터의 압력을 가중시키는 고형물 케이크(cake)를 제거하여 필터의 수명을 증가시키고 여과의 효율성을 올린다.

5.3.9 멸균

멸균이란 어떤 물질 중에서 모든 미생물을 사멸시키거나 제거하는 과정을 말한다. 멸균제제를 얻는 데는 최종멸균을 하는 방법과 최종멸균을 사용할 수 없는 경우가 있다. 최종멸균법은 피멸균물이 최종용기 또는 포장된 상태에서 멸균되어 멸균 후의 미생물 사멸을 정량적으로 측정 또는 추측할 수 있는 멸균법을 말한다. 최종멸균의 방법으로는 가열법, 조사법 그리고 가스멸균법이 있으며, 최종멸균이 불가능한 경우에는 여과멸균법을 사용한다.

최종멸균 중 가열법은 열에 의해 미생물을 사멸시키는 방법으로, 고압포화수증기 중에서 미생물을 사멸시키는 고압증기멸균법과 가열된 건조기체를 통해 사멸시키는 건조기체멸균법이 있다. 건조기체멸균법은 고온의 수증기에 의해 효과적으로 멸균할 수 없는 물질, 유리기구나 수술도구의 멸균 또는 건조약품이나 비수성용액의 포장을 위한 건조용기의 멸균에도 사용된다. 조사법은 전리방사선을 조사하여 미생물을 직접 사멸시키는 방사선법과 고주파를 조사하여 발생하는 열을 이용해 사멸시키는 고주파법이 있다. 열이나 습기에 민감한 물질은 기체를 이용한 멸균법이 유용하다. 멸균용 기체로는 산화에틸렌(에틸렌옥사이드) 기체가 많이 이용되는데, 산화에틸렌은 반응성과 가연성이 큰 기체이므로 적절한 비율의 불활성 기체로 희석하여 멸균공정에서 사용한다.

5.3.10 포장

제조된 제제의 품질을 유지하기 위해 적절한 포장이 반드시 필요하며, 어떠한 포장을 선택할 것인가는 제품의 물리화학적 특성과, 필요한 보존정도, 그리고 제품의 마케팅적 필요성 등 여러 가지를 고려하여 적절히 선택할 수 있다. 포장 재료는 1) 주위 환경으로부터 제제를 보호할 수 있어야 하며, 2) 포함하고 있는 약물과 반응해서는 안 되고, 3) 제제의 맛이나 냄새가 새어나게 해서는 안 되며, 4) 독성이 없어야 하고, 5) 관련 기관(예를 들면 식품의약품안전처)에 허가를 취득한 물질이어야 하며, 6) 고속 포장 기계에 적용 가능해야 한다.

5.3.10.1 플라스틱 포장

플라스틱은 값이 싸고, 고품질을 얻을 수 있으며, 원하는 모양으로의 성형이 용이하고 경량이라는 장점들 때문에 가장 빈번하게 의약품의 포장재로 사용된다. 또한,

플라스틱 용기는 파손에 대한 내구성이 좋으며 유통 및 사용 과정에서 안전하게 사용할 수 있다는 장점을 가진다.

약제를 플라스틱 용기로 쓸 때에는 폴리에틸렌, 폴리프로필렌, 폴리염화비닐, 폴리스티렌, 폴리메틸메타크릴레이트, 폴리에틸렌테레프탈레이트, 폴리트리클로로에틸렌 등이 빈번하게 사용된다. 또한, 플라스틱 용기는 상기한 폴리머와 적절한 첨가제를 포함하며, 약제 포장용으로 사용할 때에는 포장재료의 성분이 침출되어 독작용 또는 화학적 배합부적이 없도록 하여야 한다. 어떤 첨가물을 얼마나 넣을 것인가는 폴리머의 재질, 플라스틱을 용기로 만들어내기 위해 어떤 공정을 택할 것인가, 용기로서 어떤 기능을 할 것인가, 어떤 의약품을 포장할 것인가에 따라 결정된다.

5.3.10.2 유리 포장

유리 역시 약제의 포장에 빈번히 사용되는데 이것은 유리가 좋은 약제 보호기능을 가지고 있으며 경제적이고, 특히 유리용기는 다양한 크기와 모양으로 가공할 수 있기 때문이다. 유리용기는 화학적으로 불활성인 재질을 가지고 있어야 하며, 약제 성분이나 환경의 오염원들이 투과하지 못하여야 한다. 또한 재질은 단단해야 하고 관련기관의 허가가 있어야 한다. 유리는 시간에 따라 변하지 않고 비교적 안정하지만 빛의 투과는 차단할 수 없다. 유리용기를 사용하면서 빛의 차단이 필요한 경우에는 색(특히 갈색)이 들어가 있는 유리용기를 사용한다. 유리용기의 단점으로는 깨지기 쉽고 무겁다는 점이다.

5.3.10.3 튜브형 포장(Collapsible tubes)

1) 금속성 재질

튜브형 포장(Collapsible tubes)은 일정량의 내용물을 배출할 수 있으며 내용물을 배출한 후 뚜껑을 막음으로써 외부의 오염을 다시 차단할 수 있고 내용물을 적절히 보호할 수 있다는 점에서 중요한 용기이다. 특히 금속성 재질로 튜브형 포장을 만드는 경우 일단 배출된 내용물이 용기 안으로 다시 들어가지 않으므로 오염에 의한 문제가 없다는 장점이 있다. 일반적으로 금속성 포장은 가볍고 깨지지 않으므로 고속 자동 충진과정을 적용할 수 있다.

2) 플라스틱

금속제의 collapsible tube에 비해 이 재질은 기능적인 특성이 우수하다. 플라스틱 tube는 1) 가격이 저렴하고, 2) 가벼우며, 3) 오랫동안 사용할 수 있고, 4) 촉감이 우수하며, 5) 유연하여 약제의 배출이 용이하고, 6) 대부분의 화합물에 대해 불활성이며, 7) 냄새가 없고, 8) 깨지지 않으며, 9) 누출이 없고, 10) 사용기간 중 일정한 형태를 유지할 수 있다는 장점이 있다. 또한 플라스틱 tube는 배출된 내용물이 다시 빨려 들어가서 뚜껑을 닫을 때에 내용물이 과다하게 흘러나지 않는 장점이 있다.

5.3.10.4 마개

마개는 보통 생산품의 안정성과 적합성 측면에서 가장 취약하면서도 중요한 용기의 구성원이다. 원래 마개는 내용물의 배출을 막고, 용기 내로 이물질이 들어가는 것을 막아야 한다. 의약품 포장 재료들처럼 마개도 역시 주요한 포장 재료들 중에 하나이며, 이 때문에 마개를 이루는 구성성분과 포장되는 의약품과의 적합성(suitability), 안정성 유지 정도, 편의성 등을 충분히 고려하여야 한다. 효과적인 밀봉에 있어서는 용기의 형태, 제품의 물리 화학적 성질, 그리고 주어진 시간과 조건하에서 어느 정도의 안정성-적합성이 필요한지 등을 고려해야 한다.

5.4 약물전달시스템

5.4.1 서론

5.4.1.1 약물전달시스템의 정의

인간의 오랜 숙원인 건강과 생명의 연장은 인류의 큰 관심 속에 지속적인 연구대상이 되고 있다. 이를 위해 인류는 보다 효과적인 의약품을 개발하고자 많은 노력을 기울였고, 1940~50년대에 이르러 근대적 의미의 신약개발이 시작되면서 인간의 평균 수명은 획기적으로 늘어나게 되었다. 약물의 흡수, 분포, 대사, 배설을 설명하는 약물동태학(pharmacokinetics)의 발전은 생체 내에서의 약물 추적 및 예측을 가능하게 하였으며, 생화학적, 면역학적 기술의 발전은 약물작용의 분자 수준에서의 해석을 가능하게 하였다.

약물이 약리 효과가 최적으로 발현될 수 있는 제형으로 가공되어 최적의 경로로 인체에 투여되면, 약물은 제형으로부터 방출된 후 흡수되고 혈류를 따라 각 장기로 분포된 다음 대사를 거쳐 배설되게 된다. 이때 약물치료 효과를 안정적이고 효과적으로 발현하고 약물을 가능한 작용부위에 선택적으로 작용할 수 있도록 약물의 생체 내 거동을 각종 기술로 제어하여 약물의 부작용을 줄이고 효능을 증가시켜야 한다는 필요성이 제기되었다. 이렇게 약물의 부작용을 줄이고 효능과 복용 편이성(patient compliance)을 극대화시켜 약물을 체내에 효율적으로 전달할 수 있도록 설계된 투여시스템이 약물전달시스템(Drug Delivery System, DDS)이다.

전 세계적으로도 1990년도 이후 다국적 기업들이 보유하였던 블록버스터 의약품의 물질특허 만료로 인해 기존 제품의 시장을 유지하고 특허권을 연장할 목적으로 새로운 제형과 투여경로를 이용한 약물전달시스템을 개발하고자 하는 노력은 계속되고 있다. 복용이 편리하면서 치료효과가 뛰어나고 부작용이 적은 제제의 개발을 통하여 환자들의 편의성을 높이고 의사를 비롯한 의료진들의 사용편의성을 높이기 위해 DDS 연구개발도 새로운 전기를 맞이하고 있다. 최근에는 유전공학을 통해 생산된 생물의약품(biopharmaceuticals)의 특허만료에 따라 염기서열이나 당구조 일부를 변형시킨 바이오시밀러(Biosimilar)와 지속적인 약효발현을 목표로 하는 차세대 바이오의약품을 지칭하는 바이오베터(Biobetter)에 대한 연구를 위한 DDS 연구가 활발히 진행되고 있다.

5.4.1.2 약물전달시스템 개발 역사

인간이 사용한 의약품은 대부분 경구나 외용으로 투여되었다. 그러나 1796년 Edward Jenner가 종두백신을 투약할 때 피부에 펠렛 형태의 체내 주입용 인공삽입물(implant)을 사용한 것을 시작으로 경구투여경로 이외의 투약방법이 고안되기 시작하였다. 1835년 Larfague가 Lancet(침)을 morphine 용액에 담가놓아 적신 후 피하층에 투약한 기록이 있고, 1853년에는 Charles Gabriel Pravaz가 피하주사용 주사기를 사용한 바 있다. 그러나 근대적 약물전달시스템의 발달은 1970년대에 들어서 Geigy사가 하루 2회 투약하는 Voltarol SR이라는 서방제를 개발하면서 가속화되기 시작하였다. 대중에게 많이 알려져 있는 대표적인 DDS의 사례인 녹내장 치료목적 제제 Ocusert는 안점막에 적용하여 사용하는 서방제이며, Progestasert와 같은 피임목적의 서방제형도 1970년대에 들어 개발되었다(그림 5.14 참조).

1980년대에 들어서는 삼투현상을 이용한 Alza 사의 OROS 시스템 개발이 대표적인 DDS 개발의 성공사례가 되었다. 또한 폐, 눈, 코, 구강점막 등을 통한 대체투여경로 연구 역시 약물전달시스템 연구의 중요한 분야로 대두되기 시작하였다. 1990년대에 들어

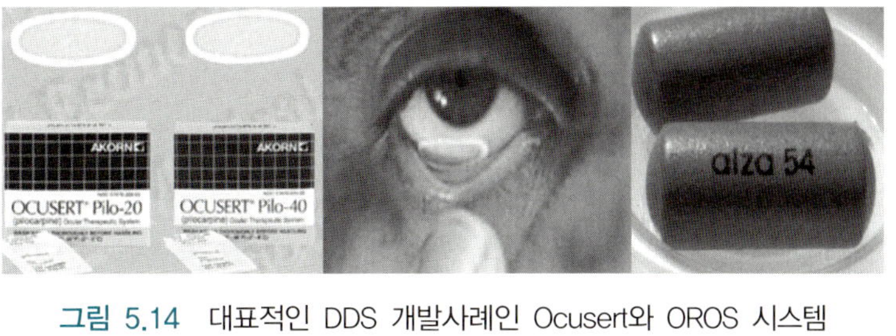

그림 5.14 대표적인 DDS 개발사례인 Ocusert와 OROS 시스템

서는 Elan 사의 SODAS 및 Skypharma 사의 Geomatrix 등의 조절 방출성 제제들이 개발되었고, Zydis 및 Oral Solv와 같은 구강속붕해정이 개발되기에 이르렀다.

약물전달시스템 개발에 있어서 최근까지 큰 관심의 대상이 되고 있는 분야는 생명공학분야이다. 2000년대에 들어 Amgen 사는 PEG(polyethyleneglycol)을 결합시킨 G-CSF(granulocyte-colony stimulating factor)의 지속제형인 Neulasta를 출시하였고, Genetech 사는 PLGA(poly-lactide-co-glycolid) 고분자를 이용한 인간성장호르몬의 지속제형 개발을 시도하여 FDA 승인을 받아 출시한 바 있으며, 국내 LG생명과학 연구진에 의하여 히아루론산(hyaluronic acid)을 이용한 인간성장호르몬 1주 제형이 개발되기에 이르렀다. 최근 전 세계적으로는 유전자변이를 치료하기 위해 유전자(gene), siRNA(silence inter-fering RNA) 또는 줄기세포 전달용 지능형 약물전달시스템(intelligent DDS)의 개발이 활발히 진행되고 있다.

5.4.2 약물전달기술의 분류

약물전달시스템의 분류는 투여부위에 따른 분류와 사용 기술을 바탕으로 분류하는 방법이 일반적이다. 투여부위별로는 경구투여형, 경피전달형, 흡입형(경폐형), 주사형(피하), 점막투여형 등으로 분류할 수 있고, 사용된 기술에 의한 분류는 크게 방출제어형, 흡수과정제어형, 표적지향형, 지능형 약물전달시스템으로 분류할 수 있다.

5.4.2.1 투여부위에 따른 분류

1) 경구투여형 약물전달시스템

약물은 경구로 투약하는 것이 가장 일반적이다. 국제의약품 연구센터(The center for Medicines Research International)의 전망에 의하면 제형연구의 50%가 경구제 개발에 집중되어 있는 것으로 보고된 바 있다. 경구투여형 약물전달시스템 분야는 서방형 경구제제, 표적지향형제제, 흡수개선형제제, 속붕해정 등을 들 수 있다. 제제를 경구로 투여하면 위에서 붕해와 용출의 과정을 거쳐 위장관 점막을 통해 체내로 흡수된다. 경구투여는 다른 투여경로와 비교할 때 가장 편리하고 안전한 투여방법이다. 그러나 대부분의 생물의약품들의 경우에는 분자량이 크고 수용성인 특성으로 인해 체내 흡수가 매우 어려우며, 위 내에서의 낮은 pH와 소장에 존재하는 다양한 효소들, 그리고 흡수과정에서 장 상피세포에 존재하는 다양한 효소들에 의하여 쉽게 불활성화된다. 또한 Taxol과 같은 항암제는 P-gp(P-glycoprotein)에 의해 흡수과정이 원활하지 않기 때문에 대체투여경로 개발 및 새로운 약물전달을 위한 전략들이 연구되고 있다. 표 5.2에 경구투여 시의

표 5.2 경구투여 제제의 생리적 장벽과 경구투여 시 장애를 극복하기 위한 약제학적 노력

생리적 장벽	약제학적 노력
위액의 낮은 pH (약 1.2)	장용피, microencapsulation
장내에 존재하는 다양한 단백질 분해 효소	효소억제제(Aprotinin, soybean trypsin inhibitor 등) 펩타이드의 화학적 수식 물리학적 방어(Liposome, lipids, microspheres, emulsion 등)
생체막의 점막	미셀화 Bile salts, Surfactants 등의 흡수촉진제
짧은 체류시간	방출제어형 약물전달시스템 점막부착성 약물전달시스템
P-gp 등의 efflux pump	P-gp inhibitors

생리학적 장애요인들과 이들에 대한 해결방안을 요약하였다.

2) 경피전달형 약물전달시스템

경피제제는 1970년대 초 미국의 Alza 사에 의해 개발이 선도된 이후 담배 금단현상 치료를 위한 니코틴 패치, 멀미치료제인 스코폴라민 패치, 고혈압 치료제인 클로니딘 그리고 폐경기증상치료에 에스트라디올 패치가 개발되었다. 또 다른 경피제제에는 케토프로펜, 다이클로페낙 그리고 피록시캄과 같은 소염·진통 약물의 플라스터제제가 있다. 국내에는 태평양제약의 케토톱을 비롯하여 SK제약의 트라스트, 삼양사의 류마스탑, 제일약품의 케펜텍 등이 1,000억 원 이상의 국내시장을 형성하고 있다.

■ 경피제제의 장점

- 경구투여 시 흡수되어 간에서 약물의 분해가 일어나서 약효가 크게 저하되는 현상인 초회통과효과(first-pass effect)를 거치지 않으므로 생체이용률(bioavailability)을 높일 수 있다.
- 장시간 동안 연속투여가 가능하다.
- 경구투여가 곤란한 환자에게도 투여할 수 있다.
- 주사 등에 비해 환자의 고통, 부담이 적다.
- 경구투여에 비해 흡수에 영향을 끼치는 인자가 적고 제어하기 쉽다.
- 혈중 농도를 장시간 필요수준으로 유지하기 쉽다.
- 필요에 따라 흡수를 용이하게 중단할 수 있다.

최근에는 liposome, niosome, nanoparticles, transfersome과 같은 colloid 약물전달시스템들과 polymer implants, microneedle 그리고 초음파 또는 전기적 도움으로 약물의 전달효율을 높이는 방법들로 알려진 phonophoresis, electroporation, iontophoresis 등의 방법들도 활발히 연구 중이다.

3) 흡입형(경폐형) 약물전달시스템

흡입방식의 약물투약법은 역사적으로도 천 년 이상의 가장 오래된 방법으로써 최초의 흡입기구는 히포크라테스에 의해 고안된 것으로 알려져 있다. 1920년대에 유리로 제조한 squeeze-bulb nebulizer를 통해 아드레날린(adrenaline)을 천식치료에 사용한 바 있고, 1940년대에 최초의 흡입식 항생요법이 사용되었다. 근대화된 흡입제형의 시작은 1956년 약물을 일정한 양만큼 분무할 수 있도록 하는 기구들이 개발되면서부터, 1970년대에는 beta-agonist와 corticosteroids가 흡입제로 개발되었다(그림 5.15 참조).

흡입형 약물전달시스템은 주로 천식치료 목적으로 많이 사용되고 있으며, Flovent(fluticasone), Pulmicort(budesonide), Atrovent(ipratropium), Ventoline (albuterol) 등이 대표적인 사례이다. 최근에는 전신작용을 목적으로 폐의 넓은 표면적을 이용하여 인슐린이나 leuprolide와 같은 단백질 약물을 흡수시키려는 연구가 많이 수행되고 있다. 폐를 이용한 투여제제를 개발하기 위해서는 폐에 대한 생리학적인 이해와 정량적으로 투여 가능한 분무기(MDI: Metered-dose inhaler)의 개발이 가장 중요한 부분이며, 임상적으로는 폐에 도달한 입자의 안전성도 큰 이슈이다. 2007년 Pfizer에서 출시한 흡입형 인슐린 제제인 Exubera는 시판 이후 미세 입자의 폐 침착에 따른 부작용으로 시장에서 사라진 바 있어 안전성의 중요성을 보여 주는 대표적인 사례이다.

4) 주사형(피하) 약물전달시스템

1800년대에 최초로 금속 주사침을 이용한 치료가 소개된 이후 현재까지 주사형 약물전달시스템은 빠른 약효발현을 목적으로 하는 약물들에 광범위하게 적용되고 있다. 그러나 인슐린과 같이 장기간에 걸친 약물투약이 필요한 경우에 주사제는 환자의 순응도 측면에서는 가장 선호도가 낮다는 단점이 있어 현재는 주사침 없이 약액이나 분말상태의 약제를 투약할 수 있는 제형연구가 활발히 진행되고 있다. 또한

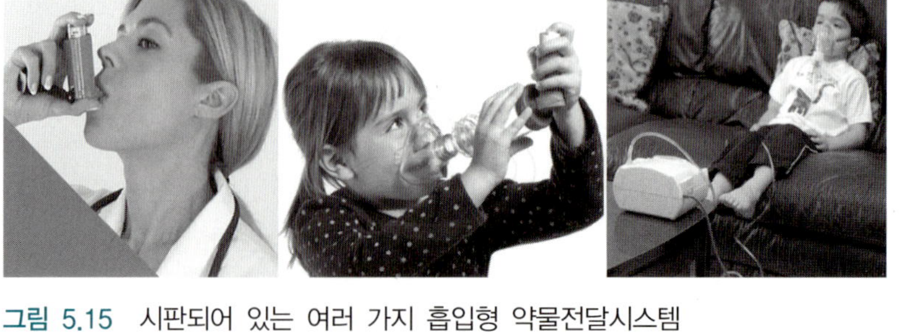

그림 5.15 시판되어 있는 여러 가지 흡입형 약물전달시스템

최근에는 생물공학의 발전과 함께 서방형 주사제, 표적지향형 주사제 등 고도화되고 차별화된 제제개발이 연구되고 있으며, 마이크로스피어나 임플란트 등의 제형들이 지속적 약효발현을 위한 목적으로 주사제 개발에 접목되고 있다.

5) 점막투여형 약물전달시스템

인체의 점막은 코, 눈, 질, 요도, 직장, 구강 등을 들 수 있다. 일반적으로 점막에는 혈관과 림프관이 많이 분포하고 있어 점막을 통한 약물전달 방법의 장점에는 약물의 흡수가 빠르다는 점과 곧바로 전신순환으로 이행할 수 있다는 점에서 간초회통과 회피의 장점을 들 수 있다. 주사제와 비교할 때 점막을 통한 약물투여 방식은 상대적으로 환자의 순응도가 높으며 자가투약이 용이하다는 장점이 있다.

5.4.2.2 기능에 따른 분류

1) 방출제어형 약물전달시스템

방출제어형 약물전달시스템은 작용부위에서 농도-시간 패턴의 최적화를 통하여 약물의 투여속도를 조절할 수 있는 형태를 지칭한다. 즉, 1) 약물의 방출을 조절함으로써 약효의 지속, 2) 일시적으로 혈중 농도 상승으로 인한 부작용 방지, 3) 유효농도 범위 유지, 4) 미리 설계된 시간 프로그램에 따라 혈중 농도를 생체 내 재현 등의 특성들을 포함하고 있다. 방출제어형 약물전달시스템의 대표적 사례로는 삼투압제어 약물전달시스템, Pulse 방출형 약물전달시스템, Geomatrix System, 대장 표적제제(colon delivery system), 이온교환수지 방출제어시스템 및 SODAS(solid drug absorption system) 등이 있다.

(1) 삼투압 제어시스템

삼투압 제어시스템은 OROS라는 이름으로 1982년 영국에서 개발되었다. 이 시스템은 소화관 내의 물이 반투막을 통과하여 시스템 내부로 침투하면 시스템 내부에 있던 삼투압 물질과 혼합하면서 삼투압을 발생시키고 이 삼투압의 힘으로 시스템 내부에 있는 약물을 좁은 레이저로 생성한 구멍을 통하여 0차 속도로 약물을 방출하는 제제이다. 이 시스템의 큰 특장점은 체내의 내부 환경(pH 등)에 관계없이 약물을 방출시킬 수 있다는 점이다. OROS 플랫폼 기술을 이용하여 개발된 제제는 metotrolol, salbutamol, nifedipine, pseudoephedrine, verapamil, theophylline 등 다수 있으며, blockbuster로 의약품 시장을 주도하고 있다.

(2) Pulse 방출형 약물전달시스템

Pulse 방출형 약물전달시스템(일정 지연시간 후 방출되는 시스템)을 활용한 대표적인 사례는 R.P Scherer 사의 Pulsincap이며, 이 시스템은 불용성 body에 하이드로 겔로 만든 plug가 붙어 있고 이것을 다시 수용성 캡으로 씌운 캡슐제이다. 체내에 투여하면 캡이 위액에 녹은 다음 plug가 팽윤되어 그 힘으로 plug가 body에서 튕겨져 빠져 나오게 되고 body 중에 들어 있던 약물이 방출된다는 특징이 있다. 대장 표적용 제제로 관심을 끌고 있으며, 진단시약으로 FDA 공인을 받았다.

(3) Geomatrix System

Geomatrix System은 Skyepharma 사의 자회사인 Jenta Jago 사에서 상품화시킨 DDS 시스템으로 이태리의 한 약대에서 개발한 제제로서, 간단하게 말하면 정제를 다층으로 만들어 각층의 방출을 달리하여 방출을 조절하는 시스템이다.

(4) **대장 표적제제**

대장 표적제제(colon delivery system)는 약물이 위장이나 소장에서는 방출 또는 흡수되지 않고 대장에서만 방출 흡수되는 시스템이다. 기존의 제제는 대부분 위나 소장에서 붕해, 용출되어 약물이 방출되기 때문에 소장 말단 또는 궤양성 대장염(ulcerative colitis)이나 크론병(crohn's disease) 및 대장암의 치료에는 부적절하다. 대장 표적제제로는 P&G, Fering 사의 mesalazine 제제와 Astra 사의 bude- sonide 제제 등이 있다.

(5) **이온교환수지 방출제어시스템**

이온교환수지 방출제어시스템은 약물을 이온교환수지의 미립자에 흡착시킨 후 PEG로 처리하고 다시 ethylcellulose로 코팅한 미립자제제이다. 소화관 내의 Na+와 K+가 ethylcellulose 막을 통과하여 제제 내에 들어오면 약물이 수지로부터 유리되어(ion exchange) ethylcellulose 막을 통해 방출시키는 기전을 가지고 있다. 약물의 방출은 소화관의 pH나 온도, 소화관의 내용물의 부피 등의 영향을 받지 않고 12시간 동안 일어날 수 있게 된다.

(6) SODAS

SODAS(Solid Drug Absorption System)는 Elan 사의 대표적인 약물전달시스템으로 직경 1 mm의 multiparticle bead를 경질캅셀에 충전한 서방성 제제이다. 위 내용물 배출시간이나 소화관의 운동성, pH 변화, 음식물의 유무 및 환자의 자세에 관계없이 소화관 내의 부위에 약물이 정밀하게 방출조절할 수 있다. 현재 SODAS를 이용한 제제는 약 30여 개가 개발되었고 일부 제품은 상품화되었다.

2) 흡수과정 제어형 약물전달시스템

(1) **흡수촉진제**

흡수촉진제(absorption enhancer)를 이용하는 방법은 생체막을 통한 약물의 흡수를 촉진시키기 위해 사용되고 있으며, 주로 경피흡수나 경점막(직장, 비강, 구강, 안구, 질)에 적용하는 제제에 적용한다. 흡수촉진제는 생체점막에 적용시 생체막에 대한 가역적, 일시적 손상을 유발하여 흡수를 촉진시킨다. 따라서 흡수촉진제는 1) 약리학적으로 불활성이며, 2) 자극 및 독성이 없어야 하며, 3) 투과촉진효과와 작용시간이 적절해야 하고 예측, 조절이 가능해야 한다. 또한 4) 가역적 손상, 즉 제거 즉시 생체막이 원래의 장벽특성을 회복하여야 한다.

흡수촉진제가 많이 사용되는 분야는 주로 경피약물전달분야이다. 피부가 외부 물질의 침투를 방어하는 장벽이라는 측면에서 피부로의 약물전달은 어려움이 있다. 피부로 약물전달을 위해서는 적절한 지용성의 특성을 지녀야 하며, 원하는 양의 약물을 투과시키기 위해서는 적절한 흡수촉진방법이 사용되어야 한다. 흡수촉진방법은 계면활성제, 테르펜(terpene)류, 지방산, 지방산알콜류 등의 화학적 흡수촉진제를 쓰는 방법과 초음파를 활용한 초음파영동법(sonophoresis), 전기적 반발력과 전기삼투현상을 이용하는 이온영동법(iontophoresis), 고전압을 이용하여 피부에 가역적인 구멍을 형성하여 약물을 전달시키는 전기천공법(electroporation) 등의 물리적 흡수촉진방법이 있다. 그러나 물리적 흡수 촉진 방법들은 약물의 효과적 전달을 위해 에너지원을 필요로 하는 전기조절장치에 의존한다는 점과, 나아가 실제 적용이나 비용면에서 제약이 있다는 문제점이 있다.

앞에서 언급한 피부에 약물전달을 위한 구멍을 형성하는 poration 방법과 micro-needles, jet injection 방법과 같은 피부에 미세한 구멍을 형성하여 약물을 전달하는 방법들은 저분자량 약물, 고분자량, 그리고 심지어는 입자 크기의 약들까지 경피 전달을 획기적으로 증가시킬 수 있다는 장점이 있는 반면, 피부 손상과 이로 인한 외인성 감염물질의 침입과 같은 단점과 안전성 측면의 문제가 제기되어 사용면에서 큰 제약이 있는 것이 현실이다. 그럼에도 경피투여용 서방성 제제는 간에서의 초회통과효과를 거치지 않으므로 생체이용률(bioavailability)을 높일 수 있으며, 장시간 동안 연속투여가 가능하고, 방출제어를 통한 약물의 흡수속도도 조절할 수 있다는 장점이 있어 많은 응용과 연구가 진행 중이다.

(2) 프로드럭

약물의 흡수성 자체에 한계가 있는 경우 사용 가능한 방법 중 하나가 프로드럭(prodrug)이다. 프로드럭이란 화학적으로 약물의 구조를 변형시켜 체내 흡수 이후 체내에 존재하는 효소(주로 가수분해효소)에 의하여 활성을 나타내는 약물로 전환되는 형태의 방법을 말한다. 프로드럭의 주목적은 바로 약물의 낮은 생체막 투과효율의 증진에 있다.

프로드럭의 대표적인 예로 아드레날린 유도체를 이용한 프로드럭을 녹내장치료에 사용한 것을 들 수 있다. 아드레날린 점안제는 눈으로 투약 시 흡수되는 약물보다 혈류로 유입되는 양이 더 많다. 아드레날린은 수용성이기 때문에 안구로 흡수가 어려운데 dipivaloyl epinephrine은 지용성이 높아져 각막 투과율이 10배 상승되었으며, 안방수(anterior chamber)로 흡수되면 가수분해효소에 의해 아드레날린으로 변화된다. 이로 인해 아드레날린이 지닌 심장독성을 100분의 1로 낮추고 약효는 100배가량 극대화시킬 수 있었다.

(3) 표적지향형 약물전달기술

표적지향(targeting) 약물전달기술이란 투여된 약물이 약효를 나타내기 위해 약물 또는 그 대사물이 직·간접적으로 약효발현과 관계있는 부위에 도달하는 것을 의미한다. 표적지향 약물전달기술은 암세포 등 병소에만 약물을 분포시킴으로써 약효는 극대화하고 부작용을 극소화시킬 목적으로 설계되며, 주로 미립자 운반체(리포좀·에멀전, 지질미립구·마이크로스피어)를 담체(carrier)로 이용하고 있다. 리포좀이나 에멀전 또는 지질미립구는 주로 간장이나 비장 등의 세망내피계조직, 염증부위, 혈관, 동맥경화벽 등에 선택적으로 분포하는 성질을 지니고 있다. 특히 리포좀은 독성이 적고 입자크기, 표면전하, 지질구성 등의 조절이 가능하기 때문에 응용 가능성이 매우 큰 약물전달시스템이다.

표적지향 기술은 1) 체내에서 약물의 안정성을 향상시킬 수 있고, 2) 다양한 생체장벽의 투과효율을 높일 수 있으며, 3) 적은 양의 의약품을 사용하여 효과를 나타낼 수 있다는 장점이 있다.

(4) 지능형 약물전달시스템

지능형 약물전달시스템(intelligent drug delivery system)은 온도, pH, 혈당농도 등 생체 내의 변화를 인식하여 약물의 방출을 조절하거나 특정부위로의 타게팅을 구현하는 개념의 기술이다. 지능형 약물전달의 대상이 되고 있는 약물에는 인슐린과 같은 내인성 펩타이드 또는 호르몬을 들 수 있다. 약물전달시스템은 생체 내 변화에 반응하는 방법에 따라 생체모방형접근법(Biomimetic approach)과 하이브리드접근법(Hybrid approach)으로 분류할 수 있다. 생체모방형은 생체 내 구조나 기능을 모방한 인공재료들을 통해 시스템에 생체 변화에 반응하는 기능을 부여하는 방법을 말하며, 하이브리드형 접근법은 고분자 또는 세라믹과 같은 인공재료에 살아 있는 세포 또는 생체분자시스템을 조합하여 생체 내 변화에 반응하는 기능을 부여하는 방법을 말한다.

5.4.3 약물전달시스템의 설계

5.4.3.1 약물전달시스템 개발 전 고려할 사항

약물전달시스템은 의약품의 단순한 배합에서부터 고도의 기능성을 갖는 제형까지 통칭하는 것으로 경구, 주사, 경피, 점막 등 인체의 다양한 경로를 통하여 환자에게 적용되고 있다. 인체로 투여된 제제로부터 방출된 약물은 혈액과 림프계의 운반 경로를 통하여 생체막과 장기 등으로 이동 후 특정 부위에 도달하게 된다. 약물은 질환 부위에 분포되어 있는 수용체와 결합하게 되어 치료 효과를 나타내게 되고, 일부는 인체의 대사체계와 간 등에 의하여 대사되어 체외로 배출된다.

약물치료 시 최적의 효능과 안전성을 확보하기 위해서는 약물이 특정한 작용부위에 선택적으로 도달해야 하기 때문에 다양한 방법을 사용하여 투여부위로부터 약물이 체외로 배설될 때까지의 체내 동태를 제어하는 것이 필요하다. 최대의 약물치료 효과를 얻을 수 있는 효과적인 약물전달시스템을 개발하기 위해서는 약물의 작용부위, 투여경로 및 약물이 작용부위로 도달하기 위해 통과하는 경로와 장애물 등에 대한 이해가 필요하다. 이상적인 약물 투여 방법은 약을 적용한 즉시 약효가 나타나고, 치료기간 중 일정한 혈중 농도를 유지하며, 치료 종료 시 즉시 약효가 중단된 후 체내에서 제거되는 것이다. 그러나 일련의 약물전달과정에서 인체의 정상부위에 과량의 약물이 작용함으로써 부작용을 나타내는 경우와 낮은 혈중 농도로 인하여 치료 효과가 작아지는 경우 치료효과를 만족하기 위하여 빈번한 투여를 해야 하는 경우가 많이 발생하고 있다. 또한, 주사와 같이 환자가 심리적으로 기피하는 경우 투여 경로를 변경해야 할 경우도 있다. 이러한 제기된 문제점들로 인하여 투여된 약물의 생체이용률의 증진, 치료효과의 향상, 환자의 약물 복용 순응도의 증가 등을 위해 새로운 약물 전달 방법이 연구되고 있다.

약물전달시스템은 경피전달(transdermal delivery), 경구전달(oral delivery), 점막전달(mucosal delivery), 이식전달(implant delivery) 그리고 주사제(parenteral delivery) 등 매우 다양한 방법으로 개발되어 인체에 적용되고 있다.

5.4.3.2 약물의 체내 흡수

약물의 체내 동태, 즉 체내 이행과 변화는 복잡한 과정이지만 크게 흡수, 분포, 대사, 배설 등으로 나누어 설명될 수 있다. 약물은 체중, 연령, 성, 임신, 인종, 체온, 생체 리듬, 유전인자, 영양 상태, 약물 상호작용, 투여 제형 등에 의해 그 효과가 달라진다. 그러므로 약물의 기본적인 인체 흡수는 다음과 같이 약물의 고유 특성에 의해 영향을 받는다. 우선 약물 입자의 크기는 흡수에 크게 영향을 미친다. 미세화된 약물 입자는 큰 유효 표면적을 가지며 유효 표면적이 클수록 용해속도가 커지면서 흡수는 빨라진다. 그러나 극단적으로 미세화된 분말은 서로 응집하려는 성질이 강해져서 오히려 용해속도가 감소하는 경우도 있다. 그리고 약물의 수용성과 지용성 성질은 생체막에 대한 약물의 확산속도에 변화를 주어 흡수에 큰 영향을 준다. 또한 무정형 약물은 용해 시 결정의 격자 에너지를 극복할 필요가 없기 때문에 결정형에 비해 비교적 쉽게 용해되어 빠르게 흡수될 수 있다. 약물 결정의 무수물은 수화물보다 수중에서 용해속도가 크다. 염 형태의 약물은 물에 쉽게 해리되어 비해리형의 산이나 염기보다 용해가 빠르다. 이와 같이 약물의 용해 및 흡수 특성에 영향을 미치는 변동인자를 조절하는 것이 약물 작용을 제어하는 중요한 수단이 된다.

5.4.3.3 제형의 설계

순수한 약물 그대로 인체에 투여하는 경우에는 유효성, 안전성 그리고 사용에 있어 편의성을 확보하기 어렵기 때문에, 적절한 제형으로 제제화하여 사용해야 한다. 제형은 약물의 유효성과 안전성을 크게 변화시킬 수 있으므로 약물의 선택만큼 적절한 제형의 선택은 중요하며, 약물에 따라서는 같은 제형이라고 하더라도 처방이나 제조방법에 따라서 위장관 내에서의 흡수속도, 흡수량, 약효의 지속시간, 독성의 발현 여부 등이 크게 차이 나는 경우가 있으므로 제형설계 역시 신중해야 한다. 약물의 특성, 투여량, 투여부위, 지속시간 등을 고려하여 적절한 첨가제들과 공정을 선택하여 제형을 설계해야 한다.

제형을 이루는 구성물질들로는 무기물질들도 사용되지만, 주요한 첨가제들은 자연계에서 유래했거나 합성된 고분자물질들이 대부분이다. 이러한 첨가제들은 일반적으로 저렴한 가격에 구입이 용이해야 하고, 충분한 정도의 순도를 가지고 있어야 하며, 적절한 용해도 및 안정성을 나타내고, 인체와 높은 적합성을 가지며, 여러 제제화 단계에서 진행되는 단위공정에서 사용될 수 있을 만큼 좋은 물성을 가지고 있어야 한다. 제형설계에서 사용할 수 있는 물질들은 대한민국약전(Korean Pharmacopoeia; KP), 미국약전(United States Pharmacopoeia-National Formulary; USP-NF), 유럽약전(European Pharmacopoeia; EP) 등과 같은 공정서들에 수록되어 있으므로 참고하여야 한다. 의약품 제조에 사용되는 첨가제들은 종류가 많으며, 같은 이름을 가진 첨가제라고 하더라도 제조회사나 등급에 따라서 기능이나 용도가 매우 다양하고 물리화학적 성질과 품질에서 큰 차이가 있기 때문에 제형 설계를 위해서는 이런 내용들을 충분히 이해하고 고려해야 한다. 예를 들어 의약품 제조에서 빈번하게 사용되는 고분자인 HPMC(히드록시프로필메틸셀룰로오스)는 등급에 따라 분자량의 분포가 매우 넓으며, 분자량의 분포에 따라서 제제 내에서 사용될 때 결합력과 방출특성에서 매우 큰 차이를 보인다. 또한, 같은 등급의 HPMC를 사용하더라도 사용량과 사용하는 공정에 따라서 일반방출제제 또는 방출제어형제제 설계용으로 다르게 사용될 수 있다.

제조된 제형으로부터 약물의 방출은 약물의 성질, 제형의 특성 그리고 주변 환경에 따라 크게 달라질 수 있다. 고분자를 이용하여 제조한 제형에서 약물이 방출되는 경향에 따라서 다음의 그림 5.16과 같이 분류할 수 있다. (a)와 같이 약물을 고분자를 이용하여 캡슐 형태로 코팅한 시스템은 고분자 막을 투과해 약물이 확산되며 이 과정을 통해 약물의 지속적인 방출을 얻을 수 있다. (b)는 고분자 매트릭스 내에 약물이 균일하게 분포되도록 제조된 시스템으로 약물은 확산에 의해 외부로 방출된다. (c)에서는 약물을 포함하고 있는 고분자가 어떤 작용에 의해 제거되면서 약물을 방출한다. (d)는 인체 내에 있는 용매에 의해 중합체가 팽윤하면서 약물을 방출하며, (e)는 용매가 제제 내로 침투한 후에 세공을 형성하고, 형성된 세공을 통해 약물이 방출됨을 나타낸다.

5.4.3.4 약물 작용과 혈중 농도

제형화된 의약품이 인체에 투여되는 경우에 약물이 발휘하는 약리 작용 및 효능의 정도를 정확하게 예측하고 정량화하는 것은 쉽지 않다. 하지만, 인체에 투여된 후에 흡수된 약물의 혈중 농도나 배설된 요(urine)에서의 약물농도를 측정하여, 유효성분이 흡수되어 작용부위에 전달되는 양(extent)과 속도(rate)를 확인하는 것은 가능하다. 특히 약물의 혈중 농도를 경시적으로 관측해서 얻은 혈중 농도-시간 곡선으로부터의 정보는 약효발현의 전제조건이 되며, 제형설계에서 매우 중요한 정보로 사용된다. 제형설계단계에서는 가장 바람직한 흡수양상을 갖는 제형을 얻기 위해서 혈중 농도－시간 곡선을 비교하는 방법을 사용하기도 한다. 이때 신중하게 고려해야 하는 것은 체내의 약물의 농도가 너무 낮아서 치료효과가 없을 수도 있으며, 반대로 약물의 농도가 너무 높아서 환자에게 독성이 나타날 수 있다는 것이다. 원하는 치료효과를 얻으면서도 독성 등의 부작용이 나타나지 않게 하기 위해서는 체내의 약물 농도가 치료농도범위(therapeutic range)에 들 수 있도록 적절하게 제형이 설계되어야 한다.

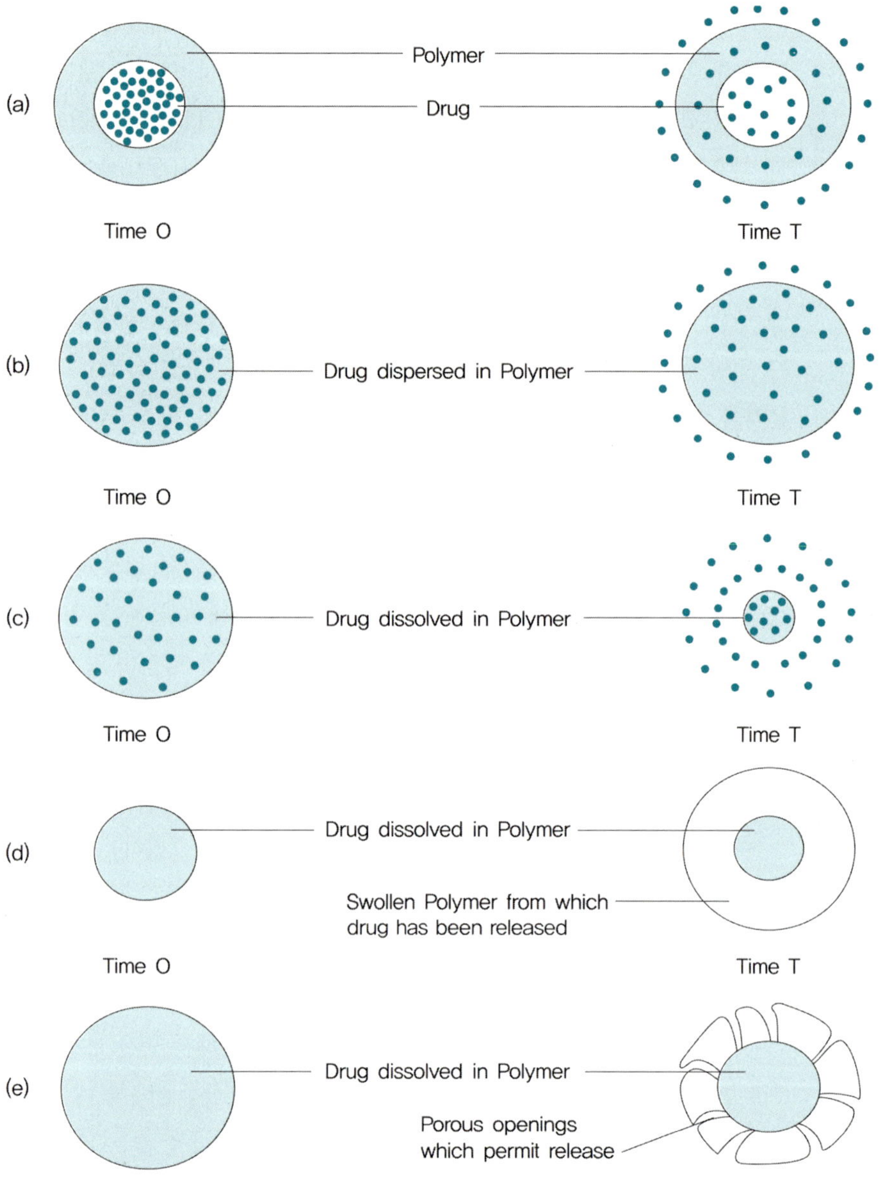

그림 5.16 방출 제어의 원리

그림 5.17은 약물 투여 후 약물의 시간변화에 따라 혈중 농도의 변화를 나타내고 있다. A는 제제를 정맥으로 주사한 경우로, 주사된 약물은 혈관을 통해 신속히 전신으로 분포하므로 초기 혈중 농도가 매우 높아 약효의 발현이 빠르지만, 초기의 높은 약물 농도에 의해서 부작용이 나타날 가능성도 높음을 나타낸다. 약물이 경구로 투여된 경우에는 일반적으로 약물이 위장관 내에서 흡수되어 혈중으로 이행하는 일정시간 후에 약물농도의 최고점을 나타내는 B의 형태를 보인다. 실제로 약물요법

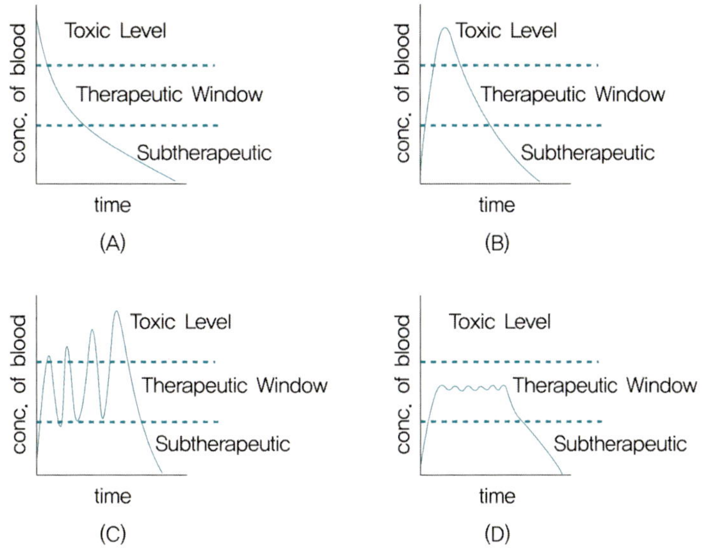

그림 5.17 약물 투여 후 약물의 혈중 농도의 시간적 변화

을 시행하는 경우에는 혈장 내에서의 약물 농도를 치료농도범위에서 유지하기 위하여 일정한 시간간격을 두고 약물을 반복적으로 투여하거나(C), 약물을 지속적으로 주입하기도 한다. 약물이 지나치게 빨리 체외로 소실되지 않고 서서히 방출되어 치료농도 범위에서 약물의 혈중 농도를 지속적으로 유지하기 위한 제형의 필요성이 제기되었으며, D는 지속형 약물방출시스템 적용 시 장시간 동안 치료농도범위에서 유지되는 혈중 농도를 보여 주고 있다.

참고문헌

- 약제학 분과회(2018), 제제학
- 제제공학 편찬위원회(2005), 제제공학
- 대한민국약전 12개정 제제총칙
- 한국과학기술정보연구원(2005), 약물전달시스템기술
- 한세광(2008), 약물전달시스템의 개발현황 및 전망

6장

바이오의약품과 천연물의약품

6.1 바이오의약품

6.1.1 바이오의약품의 역사

미국의 Stanly Cohen과 Herbert Boyer에 의해 1973년 최초로 도입된 유전자재조합기술은 그동안 추출 및 정제 위주의 생물학적제제에 커다란 변화를 가져왔다. 1982년에는 Eli Lilly가 인간 인슐린 제제인 휴물린(Humulin)을 출시하면서 재조합 단백질 치료제가 바이오의약품(biological product) 역사의 새로운 장을 열었다. 그리고 1980~90년대에는 인간성장호르몬인 프로트로핀(protropin, 1985년), 인터페론 제제인 인트론 A(intron-A, 1986년), 빈혈 치료제인 에포젠(Epogen, 1989년) 등의 혁신적 제품들이 출시되어 다양한 난치병을 치료할 수 있게 되었다. 바이오의약품이 제약산업의 중요한 한 축을 차지하게 된 것이다. 이러한 바이오의약품은 질병에 대해 특이적 선택성으로 작용하기 때문에, 화학적 합성의약품에 비해 부작용이 적고 임상시험 성공률도 높다는 장점이 있다.

바이오의약품(규정상의 명칭은 생물의약품)은 특히 낭포성 섬유증이나 크론병, 비호지킨성 림프종 등과 같은 환자수가 적은 희귀성 질병(orphan disease) 및 선천적 질병의 치료에 공헌을 하였다. 초기의 바이오의약품은 소수의 환자군을 겨냥한 제품임에도 상업적으로도 큰 성공을 거두었다. 이러한 상업적 성공은 바이오의약품의 특성상 DNA 조작기술, 대량 발효기술, 고도의 단백질 정제기술 등 첨단기술을 요구하기 때문에 기술 우위에 따른 독점권이 강하고, 그만큼 고부가가치를 지녔기에 가능하였다.

최근에는 바이오의약품이 분자 생물학, 단백질 공학, 면역학과 같은 전통적인 학문의 발전과 더불어 유전체학(genomics), 단백질체학(proteomics), 대사체학 (metabolomics)과 세포융합(cell fusion) 기술 및 정보기술(Information technology) 등 새로운 연구수단의 개발에 힘입어 전통적인 단백질의약품의 적용범위를 넘어서고 있다. 바이오의약품은 세포 및 유전자치료제, 줄기세포치료제, 유전자 재조합 의약품, 동등생물의약품(biosimilar), 개량생물의약품(biobetter) 등과 같은 첨단바이오의약품으로 발전되고 있다.

바이오의약품은 역사적으로 전통의약품, 합성의약품, 바이오신약, 유전자 기반 신약 등으로 의약품 시장 흐름을 보이고 있다(그림 6.1 참조).

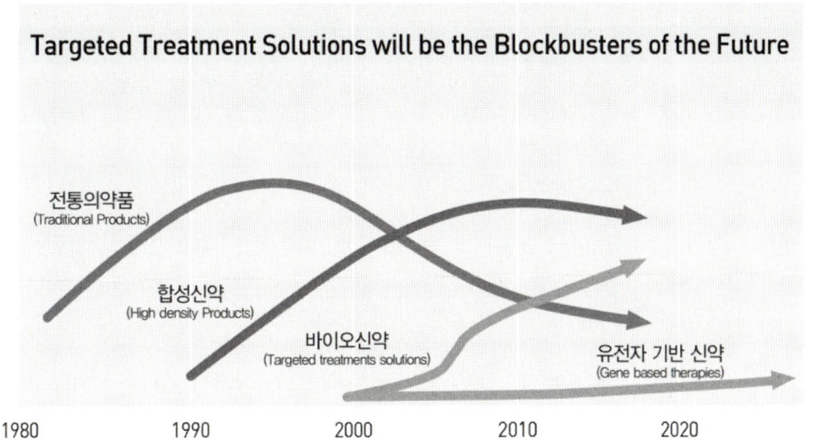

그림 6.1 의약품 시장 흐름

(출처: IBM Pharma 2010-The Threshold of Innovation (2018 첨단바이오의약품 산업 백서, 편집본))

6.1.2 바이오의약품의 개요

바이오의약품이란 유전자재조합, 세포배양 등 사람이나 다른 생물체에서 유래된 것을 원료 또는 재료로 하여 만들어진 의약품을 말한다. 바이오의약품은 생명체 관련 바이오 기술(BT, bio- technology)을 직접 활용하여 생산하기 때문에 합성의약품처럼 체내에서 발생하는 대사산물이 없어 독성이 매우 낮다. 치료효과 역시 질환의 발병기전에 선택적으로 작용하므로 난치성 및 만성질환에 뛰어난 효과를 보인다. 하지만, 물질 및 제조방법과 관련해서 합성의약품에 비해 큰 분자량과 복잡한 3차원 분자구조로 되어있거나, 살아있는 세포를 이용해 만들어지기 때문에 제조과정이 까다롭고 환경에 영향을 많이 받는다는 단점도 지니고 있다.

바이오의약품에 대한 정의는 국가별로 차이가 있는데, 우리나라는 「약사법」에서 정의하고 있는 의약품에 바이오의약품을 포함하여 규정하고 있으며, 하위 규정인 「생물학적제제 등의 품목・허가 심사 규정」에서 '사람이나 다른 생물체에서 유래된 것을 원료 또는 재료로 하여 제조한 의약품'으로 고시하고 있다. 또한 2019년 새롭게 재정된 「첨단재생의료 및 첨단바이오의약품 안전 및 지원에 관한 법률(첨단재생바이오법)」에서는 「약사법」에 따른 의약품 중 세포치료제, 유전자치료제, 조직공학제제, 첨단바이오융복합 제제 등과 같이 살아있는 세포・조직 또는 유전자를 원료로 제조한 바이오의약품으로 별도의 정의를 내리고 있다(표 6.1 참조). 국내뿐만 아니라 미국, 일본, 유럽, 중국 등의 나라별 바이오의약품의 정의 및 분류를 표 6.2에 나타냈다.

표 6.1 국내 바이오의약품의 분류별 정의

분류	정의
생물학적제제	• 생물체에서 유래된 물질이나 생물체를 이용하여 생성시킨 물질을 함유한 의약품으로 물리적·화학적 시험만으로는 그 역가와 안전성을 평가할 수 없는 제제 • 백신, 혈장분획제제, 독소·항독소 등을 포함
유전자재조합 의약품	• 유전자조작기술을 이용하여 제조되는 펩타이드 또는 단백질 등을 유효성분으로 하는 의약품 • 항체의약품, 펩타이드 또는 단백질의약품, 세포배양의약품 등을 포함(세포배양의약품이란 세포배양기술을 이용하여 제조되는 펩타이드 또는 단백질 등을 유효성분으로 하는 의약품)
세포치료제	• (생허심) 살아있는 자가, 동종, 이종 세포를 체외에서 배양·증식하거나 선별하는 등 물리적, 화학적, 생물학적 방법으로 조작하여 제조하는 의약품 • (첨단재생바이오법) 사람 또는 동물의 살아있는 세포를 체외에서 배양·증식하거나 선별하는 등 물리적, 화학적 또는 생물학적 방법으로 조작하여 제조한 의약품 • (첨단재생바이오법) 다만, 생물학적 특성이 유지되는 범위에서 단순분리, 세척, 냉동, 해동 등의 최소한의 조작을 통하여 제조된 것으로서 총리령으로 정하는 것은 제외함
유전자치료제	• (생허심) 질병 치료 등을 목적으로 인체에 투입하는 유전물질 또는 유전물질을 포함하고 있는 의약품 • (첨단재생바이오법) 유전물질의 발현에 영향을 주기 위하여 투여하는 것으로서 유전물질을 함유한 의약품 또는 유전물질이 변형·도입된 세포를 함유한 의약품
동등생물의약품 (바이오시밀러)	• 이미 제조판매 또는 수입품목 허가를 받은 품목과 품질 및 비임상, 임상적 비교동등성이 입증된 의약품
개량생물의약품 (바이오베터)	• 이미 허가된 바이오의약품에 비해 안전성, 유효성이나 유용성이 개선되었거나 의약기술에 있어 진보성이 있는 의약품
조직공학제제	• 조직의 재생, 복원 또는 대체 등을 목적으로 사람이나 동물의 살아있는 세포나 조직에 공학기술을 적용하여 제조한 의약품
첨단바이오 융복합제제	• 세포치료제, 유전자치료제, 조직공학제제와 「의료기기법」 제2조제1항에 따른 의료기기가 물리적·화학적으로 결합(융합, 복합, 조합 등을 포함한다)하여 이루어진 의약품. 다만, 주된 기능이 의료기기에 해당하는 경우는 제외

(출처 : 「생물학적제제 등의 품목허가·심사 규정」(식품의약품안전처 고시 제2018-78호, 2018.10.26.일부 개정) 및 「첨단재생의료 및 첨단바이오의약품 안전 및 지원에 관한 법률」 (법률 제16556호, 2019.8.27.제정, 시행 2020.8.28.)

- 생허심: 「생물학적제제 등의 품목허가·심사 규정」 약칭
- 첨단재생바이오법: 「첨단재생의료 및 첨단바이오의약품 안전 및 지원에 관한 법률」 약칭

표 6.2 국내·외 주요 국가별 바이오의약품 정의 및 범위

국가	이름	정의
대한민국 (MFDS)	생물(바이오)의약품	**[정의]** 사람이나 다른 생물체에서 유래된 것을 원료 또는 재료로 하여 제조한 의약품으로서 보건위생상 특별한 주의가 필요한 의약품 **[범위]** 생물학적제제, 유전자재조합의약품, 세포배양의약품, 세포치료제, 유전자치료제, 기타 식품의약품안전처장이 인정하는 제제를 포함함
	첨단바이오의약품	**[정의]** 생물의약품 중 살아있는 세포, 조직, 유전자를 원료로 물리적, 화학적, 생물학적 방법으로 조작하여 제조한 의약품 **[범위]** 세포치료제, 유전자치료제, 조직공학제제, 첨단바이오융복합제제, 그 밖에 세포나 조직 또는 유전물질 등을 함유하는 의약품으로서 총리령으로 정하는 의약품

표 6.2 국내 · 외 주요 국가별 바이오의약품 정의 및 범위(계속)

<table>
<tr><th>국가</th><th>이름</th><th>정의</th></tr>
<tr><td rowspan="2">미국
(FDA)</td><td>Biological products</td><td>[정의] 사람의 질환 또는 건강상태를 예방, 치료, 완치하기 위해 사용할 수 있는 제품
[범위] 바이러스, 치료 혈청, 독소, 항독소, 백신, 혈액구성성분 또는 혈액제제, 알러젠 제품, 이와 유사한 의약품 또는 3가 유기 비소화합물* 등</td></tr>
<tr><td>HCT/P</td><td>[정의] 인체세포, 조직 또는 세포유래, 조직유래 제품이란 수령자에게 implantation, transplantation, infusion or transfer 하기 위해 인체 세포나 조직으로 구성되거나 포함되는 제품
[범위] 뼈, 인대, 피부, 뇌막, 심장 판막, 각막, 말초나 골수 혈액으로부터 유래한 조혈모세포, 자가 연골세포, 합성 기질의 상피세포, 정액, 기타 생식 조직 등
※재조합 인슐린 또는 성장호르몬과 같은 호르몬제제는 합성의약품으로 분류(PHS Act가 아닌 FD&C Act 관리 하에 있음)
※식물 유래 의약품(한약 또는 천연물의약품)은 바이오의약품 범주에 포함)</td></tr>
<tr><td rowspan="2">유럽
(EMA)</td><td>Biological medicinal products</td><td>[정의] 활성성분이 생물학적인 물질을 포함하는 제품
생물학적인 물질은 생물학적 원료로부터 추출되거나 생물학적인 원료에 의해 생산된 것으로, 그것의 품질을 결정하거나 특성을 부여하고 또한 생산하고 관리하는 과정에서 생리 화학적 시험과 생물학적 시험을 필요로 하는 물질로 정의
[범위] 백신, 혈액제제, 소변, 조직 유래 의약품, 사람 또는 동물에서 유래된 생체물질, 생명공학기술을 이용한 재조합단백질, 유전자치료의약품, 세포치료의약품</td></tr>
<tr><td>ATMPs**</td><td>[정의] 유전자치료의약품, 체세포치료의약품, 조직공학제제
[범위] 유전자치료의약품(사람유래, 이종유래), 체세포치료의약품(인체와 이종세포조직), 이종 간 이식 의약품, 조직공학제제</td></tr>
<tr><td rowspan="2">일본
(PMDA)</td><td>생물유래제품

특정생물유래제품</td><td>[정의] 사람 그 외의 생물(식물 제외)에 유래하는 것을 원료 또는 재료로서 제조하는 의약품, 의약부외품, 화장품 또는 의료기기 중 보건 위생상 특별한 주의를 필요로 하는 것으로서 후생 노동 대신에 약사 · 식품위생 심의회의 의견을 들어 지정하는 것
특정생물유래제품이란, 생물유래제품 중 판매, 대여, 수여 후 해당 생물 유래 제품에 의한 보건위생상의 위해 발생 또는 확대를 방지하기 위한 조치를 강구할 필요가 있는 것으로, 후생 노동대신에 약사 · 식품위생 심의회의 의견을 들어 지정하는 것을 말함
[범위] 백신, 독소/항독소, 기타 인체 또는 동물 유래 원료로 제조된 의약품, 세포 유래 단백질의약품, 유전자치료제, 생명공학 제품(세포 · 유전자 기반 의약품), 혈액 및 혈장분획제제, 알러젠 등</td></tr>
<tr><td>재생의료 등 제품</td><td>[정의] 다음의 의료 또는 수의료에 사용되는 것이 목적인 물품 중 인간 또는 동물의 세포를 배양하거나 가공한 것 (가) 인간 또는 동물의 신체 구조 또는 기능의 재건, 복원 또는 형성 (나) 인간 또는 동물의 질병 치료 또는 예방
[범위] 인간세포가공제품(인간성체줄기세포가공제품, 인간 ES세포 가공제품, 인간 iPS세포 가공제품), 동물세포가공제품(동물체세포가공제품, 동물성체줄기세포가공제품, 동물 ES세포 가공제품, 동물 iPS세포 가공제품), 유전자치료용 제품(플라스미드벡터 제품, 바이러스벡터 제품, 유전자발현치료제품)</td></tr>
</table>

표 6.2 국내·외 주요 국가별 바이오의약품 정의 및 범위(계속)

국가	이름	정의
중국 (NMPA)	생물제품	**[정의]** 생물(사람 또는 동물, 미생물) 유래 조직 또는 세포로 제조된 생물학적 활성을 갖는 유래 물질을 원료로 생명공학적 기법을 활용하여 제조한 의약품. 치료용 생물제품(治疗用生物制品)과 예방용 생물제품(预防用生物制品: 백신류)으로 나누어 관리 **[범위]** 백신, 독신, 톡소이드, 면역 혈청, 혈액제제, 면역 글로불린, 항원, 알러겐, 세포 유래 물질, 호르몬, 효소, 발효 제품, 단일클론항체, 유전자재조합의약품, IVD 면역진단제제를 포함함

(출처: 의약품안전나라(nedrug.mfds.go.kr) > 의약품등정보 > 바이오의약품 > 글로벌국가정보 > 인허가제도
*3가 유기 비소화합물 : 사람의 질환 및 상해를 예방, 치료 또는 관리에 적용할 수 있는 arsphenamine 및 그 유도체(또는 기타 다른 3가 유기 비소화합물)
**AMTPs: Advanced Therapy Medicinal Product

바이오의약품은 특허 유무와 신규성에 따라 바이오신약, 개량생물의약품(바이오베터), 동등생물의약품(바이오시밀러)으로 구분할 수 있다. 합성의약품과는 달리 바이오의약품의 경우 동일한 단백질이라 하더라도 생산에 이용하는 생물공정의 차이에 의해 미세한 구조적 변화가 있을 수 있고, 이러한 변화가 최종제품의 효력에 영향을 미칠 수 있어 바이오의약품의 복제약은 바이오시밀러로 정의되고 있다.

합성의약품과 비교할 때 바이오의약품은 엄청난 부가가치를 동반하며 연구개발 시 전임상 요구 자료가 적다. 또한 제품의 효능과 안전성 예측이 용이하며 상대적으로 합성의약품에 비해 임상성공 확률이 높아 상업화 성공 가능성이 커서 세계적으로 적극적인 기술개발이 진행되는 상황이다(표 6.3 참조).

게다가 인류의 보건복지가 향상되어 암이나 유전병과 같은 난치성 질환에 대해 효과적인 치료를 위한 새로운 치료제의 필요성이 증가하고 있다. 이에 대한 해결책으로 적은 부작용과 독성으로 높은 효력을 갖는 바이오의약품에 대한 기대가 높아지고 있다. 따라서 바이오의약품의 개발은 인류복지에 기여할 뿐만 아니라 기술, 지식 집약적인 바이오산업의 특성상 21세기 산업 성장을 주도할 핵심 분야로 주목을 받고 있다.

현재 바이오의약품은 재조합단백질의약품, 치료용 항체, 예방 및 치료용 백신, 유전자치료제 분야로 분류되어 성장하고 있다.

6.1.2.1 유전자재조합 의약품

바이오의약품은 생명체 관련 바이오 기술(BT, bio-technology) 의 발달과 함께 성장하였고, 특히 유전체 정보 해석과 그에 따른 유전자재조합기술의 활용을 통해 발전해가고 있다. BT기술은 유전자재조합기술, 세포주 개발기술, 세포배양기술(바

표 6.3 합성의약품과 (첨단)바이오의약품 차이점

	합성의약품	(첨단)바이오의약품
원료	합성화학물질	생물체 유래물질 (세포, 조직, 유전물질 등)
원료의 고려사항	품질(시험분석으로 확인 가능)	시험분석으로 확인 가능한 품질 외에 공여(기증)자의 동의 등 윤리성, 감염질환 확인 등안전성 확보 필요
구조	물리화학적 특성이 명확한 저분자 구조	정확한 특성 분석이 불가능하고, 활성과 구조가 일정하지 않음
제품의 안정성	대부분 온도·빛 등 환경에 안정적	온도·빛· pH 등 외부 환경에 민감, 미생물 오염에 취약
	대부분 36개월	(세포치료제 사례)대부분 3일 이내 (유전자치료제 사례)영하 135℃에서 24개월
제조	간단한 화학적 합성으로 대량생산	복잡한 제조과정의 맞춤형 소량 생산
	원료, 공정, 설비변화가 품질에 영향이 비교적 적음(제조공정의 변이성이 매우 낮음)	원료, 공정, 설비의 변화가 의약품 자체를 변화(제조공정의 변이성이 매우 높음)
	상대적으로 복제가 쉽고 낮은 제조비용	복제가 불가능하고 높은 제조비용
치료효과	비교적 명확한 약리기전, 대다수 사람에게 일관적 효과 기대	(세포치료제)약리기전이 불확실 (유전자치료제)복합적인 기전 환자에 따른 맞춤형 치료 가능
	대부분 질병의 증상개선에 그침	질병의 근본적인 원인치료 가능
안전성	약물 특이적이거나 약물 대사와 관련된 이상반응	생물체 유래물로 고유독성은 낮으나 면역거부반응, 종양발생 등의 이상반응이 있음. 특히 장기 안정성 결과 매우 부족
비임상 시험	동물 시험을 통하여 약물의 독성 및 효과를 예측 가능	동물 시험으로 인체결과를 예측하는 데 한계
투약방법	대부분 경구·주사 등 일반적 투여경로	대부분 주사 또는 주입, 이식 등 시술을 동반한 투여

(출처: 식품의약품안전처(첨단바이오의약품법안 검토 보고서, 의안정보시스템, 2017.11))

이오리액터), 정제기술 등이 있는데, 특히 유전자재조합기술은 의약품 제조 분야에서 당뇨병 특효약인 인슐린과 암 치료 등에 이용되는 사이토카인 유전자재조합 의약품 생산을 가능하게 하였다.

유전자재조합 의약품이란 치료를 목적으로 하는 유전자를 유전자조작기술을 이용하여 숙주에 도입(transfection)시켜 제조되는 펩타이드 또는 단백질 등을 유효성분으로 하는 의약품이다. 생체에서 충분히 얻기 힘든 치료용 단백질 성분을 대량 생산한 의약품이며 단백질의약품, 항체의약품, 펩타이드 또는 세포배양의약품 등이 여기에 해당된다.

1) 단백질의약품

단백질의약품이란 유전자재조합기술, 세포배양기술, 바이오공정기술을 바탕으로 의약용 단백질을 미생물이나 동물세포시스템을 이용한 대량생산을 통해 질환 치료 등을 목적으로 사용하는 제품을 말한다. 단백질의약품은 천연 단백질과 동일한 구조의 단백질을 사용하던 1세대 제품, 단백질 재설계나 단백질 공학기술을 응용하여 신규 효능 또는 개선된 효능의 단백질의약품을 설계하고 안정화를 통하여 지속성 제제화를 갖추는 2세대 제품 등을 포함하고 있다.

유전자재조합기술을 이용하여 대장균 및 동물세포 등에서 생산되고 있는 에리스로포이에틴(erythropoietin), 인간성장 호르몬, 인슐린, 인터페론 등이 대표적인 재조합 단백질의약품들이다(표 6.4). 특이항원에 선택적으로 작용하는 항체를 개발하고 제품화하여 사용하는 항체의약품은 별도로 구분되고 있다.

초기 단백질의약품은 유전자재조합기술이 아닌 동물의 부산물이나 인체 조직 또는 혈액에서 분리하여 제품화하였으나 HIV와 간염 바이러스를 비롯한 바이러스 감염 문제, 잠재적인 암 유발인자의 잔류 가능성 등과 같은 심각한 오염 문제들로 인

표 6.4 단백질의약품

성분	적용증	브랜드명	개발자	생산 Host	구분
Insulin	당뇨병	Humulin	Eli Lilly	미생물(*E. coli*)	1세대
Insulin	당뇨병	Novolin	Novo Nordisk	미생물(*E. coli*)	1세대
Growth hormone	성장호르몬 결핍	Nutropin	Genentech	미생물(*E. coli*)	1세대
Growth hormone	성장호르몬 결핍	Humatrope	Eli Lilly	미생물(*E. coli*)	1세대
Interferon alpha-2b	C형 간염	Intron-A	Schering-Plough	미생물(*E. coli*)	1세대
PEG interferon alpha-2b	C형 간염	PEG-intron A	Schering-Plough	미생물(*E. coli*)	2세대
PEG interferon alpha-2a	C형 간염	Pegasys	Roche	미생물(*E. coli*)	2세대
Erythrooietin	빈혈	Epogen	Amgen	동물세포(CHO)	1세대
Hyperflucosylate d EPO	빈혈	Aranesp	Amgen	동물세포(CHO)	2세대
Erythropoietin	빈혈	Procrit	Johnson & Johnson	동물세포(CHO)	1세대
tPA	심장발작, 심부전	Activase	Genentech	동물세포(CHO)	1세대
Growth hormone	성장호르몬 결핍	Protropin	Genentech	미생물(*E. coli*)	1세대
G-CSF	항암치료 보조	Neupogen	Amgen	미생물(*E. coli*)	1세대
PEG G-CSF	항암치료 보조	Neulasta	Amgen	미생물(*E. coli*)	2세대
Imiglucerase	고셔병(Gaucher disease)	Cerezyme	Cerezyme	동물세포(CHO)	1세대
Interferon beta	다발성 경화증	Avonex	Biogen	동물세포(CHO)	1세대

해 현재는 사용되지 않으며 유전자조작을 통한 재조합 의약품으로 대체되고 있다.

2) 항체의약품

항체는 혈액, 조직액 등에 존재하는 항원을 무력화시키기 위해 B 세포(백혈구의 일종)가 항원에 특이적인 형질세포로 분화하며 분비하는 단백질이다. 치료용 항체는 암세포의 사멸, 바이러스 감염의 차단, 염증성 사이토카인(cytokine) 작용 차단 등의 질환 치료를 목적으로 사용되는 단일클론항체를 의미한다. 항체에 특이적인 항원이 발현된 세포만을 특성적으로 공격할 수 있으며, 목적 세포에 치료제를 운반해서 공격할 수도 있는 장점을 갖고 있으므로 학계에서 상당히 주목하고 있다. 초기의 제품들은 마우스 항체를 그대로 사용하였으나 면역원성 문제로 인해 사용되지 않고, 현재는 인간 항체와 유사한 형태로 만든 키메라 항체(80~90% 인간화), 인간화 항체(90~95% 인간화), 인간 항체 등이 유전자재조합 등의 기술을 이용하여 개발되고 있다.

단일클론항체는 세포융합기술에 의해 융합세포주(hybridoma)를 확립하고 이를 배양하는 생산기술이 개발되면서 이목을 끌기 시작하였으며, 표적 항원에 1대 1로 결합할 수 있다. 현재는 phage display library, yeast display library와 같은 단일클론항체 선별 기술의 발달로 인해 단기간에 항원에 대해 높은 친화도를 갖는 항체를 선별할 수 있다. 또한 선별된 항체의 친화도(affinity)를 증가시킬 수 있는 affinity maturation을 통해 효력을 증가시키고, 단백질 공학을 이용해 항체의 면역원성(immunogenicity)을 제거하는 등의 기술이 적용되고 있다.

항체의약품은 기존 재조합 단백질의약품 대비 적응증의 범위가 넓어 종양, 면역질환, 전염성 질환, 순환계 질환, 신경계 질환 등 다양한 종류의 질환에 적용할 수 있다. 2019년 기준 전세계 판매 Top 5 의약품 중 항체의약품이 3개가 포함될 정도로 항체의약품은 의약품 시장에서 가장 주목받는 분야로 성장하였다(표 6.5).

표 6.5 2019년 매출 Top 5 의약품 및 2025년 전망(E) (단위: 십억 달러)

순위	제품명	2019	2025E	분류	기업명
1	휴미라 (Humira)	19.2	10.3	바이오(항체)	AbbVie(애브비)
2	키트루다 (Keytruda)	11.1	22.2	바이오(항체)	Merck Sharp & Dohme(MSD)
3	레블리미드 (Revlimid)	9.7	12.4	화학합성	Celgene(셀젠)
4	엘리퀴스 (Eliquis)	7.9	18.7	화학합성	Bristol Myers Squibb(BMS)
5	옵디보(Opdivo)	7.2	12.0	바이오(항체)	Ono(오노)

(출처: Nat Rev Drug Discov. 2020 Apr;19(4):228. GlobalData, Drug Sales and Consensus Forecast database. 2019 Sep.)

6.1.2.2 예방 및 치료용 백신

백신이란 다양한 감염성 질병과 암을 예방 또는 치료할 목적으로 독성을 줄인 병원체 자체나, 병원체 구성분의 일부를 이용하여 면역체계의 자극을 통해 습득된 항원에 대한 특이적 반응을 유발하여 생체 내에서 항체를 유도할 수 있는 생물학적제제를 말한다. 15세기 중국에서 천연두 상처를 가루로 만든 후, 인위적으로 유아들에게 접종한 것이 최초로 백신의 기본개념을 이용한 사례이다. 이후 1979년 영국의 의사인 Edward Jenner가 안전한 우두의 농포를 이용한 우두(천연두) 백신을 개발했었고, 현재 안전하면서도 효과를 극대화한 백신들이 개발되어 인류의 건강을 지켜주고 있다. 하지만 이러한 노력에도 불구하고 HIV, 말라리아, HCV 등 후천성 면역 반응(adaptive immune response)을 피할 수 있는 다양한 감염성 병원균에 대한 백신 개발은 여전히 풀어야 할 과제이다.

백신은 제조방법에 따라 크게 약독화 생백신(live attenuated vaccine)과 사백신(inactivated vaccine)으로 분류된다. 생백신은 약독화한 병원체를 투여하여 가벼운 감염을 일으켜서 면역을 획득시키는 것으로 천연두(smallpox), 소아마비(polio), 결핵(BCG), 홍역, 볼거리, 풍진 혼합(MMR) 및 수두 / 대상포진(VZV) 백신 등이 있다. 생백신은 감염 방어력이 크며 면역상태가 비교적 오래 지속되는 등 우수한 효과를 가지지만. 약독균주에서 강독균주로의 역변환, 기타 virus의 혼입, allergy 반응 등의 부작용과 위험성을 가지고 있다. 반면, 사백신이란 불활성화시킨 미생물 또는 미생물의 대사물(toxoid)을 생체에 넣어 면역반응을 일으키는 것으로 콜레라, 장티푸스, 광견병, 인플루엔자(Flu), 소아마비, 일본뇌염(JEV), 인유두종바이러스(HPV, 자궁경부암예방), A형(HepA) · B형(HepB) 간염, 백일해 · 파상풍 · 디프테리아 toxoid 혼합(tdap) 백신 등이 있다. 사백신은 생백신이 갖는 위험성이 없는 대신 항체가 생성되는 효율이 낮다는 단점이 있다.

그동안 백신은 바이러스나 세균 등 병원균에 감염되기 전에 면역체계를 활성화함으로써 질병을 예방하는 목적(예방용 백신 : prophylactic vaccine)으로 인식되고 개발되었다. 그러나 면역학 분야의 지식 축적과 바이오기술(BT) 발전이 크게 이루어지면서 최근에는 암 특이 항원(tumor-specific antigen : TSA)을 암환자에게 투여해 면역시스템을 활성화하여 암을 치료하는 항암백신, 외부에서 항체를 넣어주는 기존 항체 치료제와 달리 DNA를 직접 몸속에 삽입하여 항체생성을 유도하는 DNA백신, 바이러스의 구조를 모방하여 재조합으로 발현시킨 virus like particle, 항원에 대한 정보를 적재한 면역세포 백신(T 세포, 수지상 세포) 등 만성질환이나 난치성 질환

표 6.6 세대 구분에 따른 백신의 종류

구분		분류	기업명
전통적인 백신 (conventional vaccines)	1세대	약독화 생백신 (live attenuated vaccines)	질병을 일으키는 바이러스 및 세균의 병원성을 약화시킨 형태
		불활성화 백신(Inactivated vaccines)	사백신이라고도 불리며, 병원체를 배양한 후 열 또는 화학물질 처리로 불활성화시킨 백신. 상백신보다 면역반응이 약해 여러 차례 접종 필요
	2세대	아단위 및 결합백신 (subunit and conjugated vaccines)	병원균의 단백질 중 면역체계를 활성화해주는 항원 단백질을 분리 정제한 아단위 백신. 결합백신은 다당류 껍질을 가진 박테리아를 인식하기 위해 단백질에 다당을 결합하여 면역체계를 활성화
		톡소이드 백신 (toxoid vaccines)	박테리아가 분비하는 독소를 열 또는 화학물질 처리로 비활성화시켜 질병을 유발하지 못하게 만들어진 백신
		재조합 백신 (recombinant vaccines)	유전자재조합기술에 의해 생산된 항원을 이용하여 제조된 백신
		DNA백신 (DNA vaccines)	병원균의 항원을 코딩하는 유전자가 포함된 Plasmid DNA를 숙주세포에 삽입하면 스스로 항원물질을 만들어 면역반응(항체생성)을 활성화
		재조합 바이러스벡터 백신 (recombinant viral vector)	병원성이 약하거나 없는 바이러스를 벡터로 활용하여 특정 미생물의 항원 유전자를 재조합해 체내로 전달하면 바이러스가 증식함에 따라 면역 기능이 활성화되는 백신

(출처: 글로벌 백신 시장현황 및 전망. 바이오인더스트리. 2019.06.; No.138)

등 치료를 목적으로 하는 치료용 백신(therapeutic vaccine)으로 백신의 범위는 확대되고 있다(표 6.6).

6.1.2.3 유전자치료제

유전자치료(gene therapy)는 치료 유전자를 환자의 체내로 도입시켜 결손 유전자를 교정하거나 세포에 새로운 유전자를 추가하여 암, 감염성 질환, 유전질환 등을 치료하거나 예방하는 방법을 말하며, 이처럼 질병 치료를 목적으로 인체에 투여하기 위하여 제조된 유전물질로 구성된 의약품을 유전자치료제라고 한다. 따라서 유전자치료제란 '유전물질 발현에 영향을 주기 위하여 투여하는 유전물질' 또는 '유전물질이 변형되거나 도입된 세포 중 어느 하나를 함유한 의약품'으로 정의할 수 있다.

유전자치료제는 투여 방법에 따라 체외 혹은 체내 유전자치료제로 구분된다. 체외 치료는 인간세포에 유전자를 도입한 후 유전자 도입 세포(gene-modified cell)를 환자의 체내에 투입하는 방법으로, 해당 치료방법의 경우 치료해야 할 표적세포에 대한 선별 공략이 가능하다는 이점이 있다. 단, 세포 조작이 요구되기 때문에 비용이 많이 들고 품질관리가 어렵다는 단점이 있다. 체내 치료는 환자의 몸에 필요한 유전자를 직접 주입하는 방법으로 환자에 따른 특이성이 비교적 적고 비용도 절약된다. 단, 전달체에 따라 유전자전달 효율, 발현량, 안전성 등에 차이가 있다.

유전자가 세포 수준에서 제대로 된 치료 역할을 하기 위해서는 유전자치료제가 높은 효율로 표적 조직에 전달되어 세포 내로 도입되어야 하는 유전자전달(gene delivery) 기술이 무엇보다도 중요하다. 유전자를 세포 내로 전달하기 위한 전달체(vector)는 바이러스의 사용 여부에 따라 바이러스성 벡터와 비바이러스성 벡터로 구분된다. 바이러스성 벡터는 자신이 가진 유전물질을 숙주세포로 전달하는 바이러스 고유의 특징을 이용하므로 강력한 유전자 전달효율을 나타낸다. 비바이러스성 벡터를 이용한 유전자 전달의 경우, 엔도솜이 리소좀과 융합된 다음 엔도리소솜에서 유전자들이 분해되는 문제점이 있으나, 바이러스성 벡터의 경우에는 리소솜을 통과하지 않고 핵 내로 유전자를 전달하기 때문에 유전자 전달효율이 높다는 장점이 있다. 하지만, 체내 주입된 바이러스 벡터가 병원성 바이러스로 변이될 위험성과 바이러스의 캡시드 단백질에 의한 면역원성, 크로모좀으로의 유전자 삽입에 의한 잠재성 발암 유전자(oncogene)의 활성화 등의 단점도 가지고 있다. 바이러스벡터의 종류로는 레트로바이러스(retrovirus)와 아데노바이러스(adenovirus)를 비롯한 아데노부속 바이러스(adeno-associated Virus: AAV), 렌티바이러스(lentivirus), 폭스바이러스(pox virus)와 단순포진 바이러스(herpes simplex virus) 등이 주로 사용된다.

반면, 비바이러스성 벡터는 바이러스성 벡터와 비교하여 자가복제 등의 감염 위험성이 없고 전달할 유전자의 크기 제한이 없으며, 면역반응을 유발하는 면역원성의 문제가 적어 반복투여가 용이하다는 이점이 있다. 또한 구조가 단순하고, 바이러스성 벡터에 비해 제조 및 대량생산이 쉽다는 평가를 받고 있다. 하지만 바이러스에 비해 유전자 전달효율이 낮고, 발현 지속시간이 짧다는 부분들은 임상도입을 위해 해결해야 할 과제이다. 종류로는 naked DNA(plasmid), 리포좀(liposome)이나 리포플렉스(lipoplex), 리보솜 등의 특수 화합물을 이용한 DNA 코팅, 양이온성 지질전달체 및 고분자 전달체 등이 있는데, naked DNA를 인체에 직접 주입하는 방법이 가장 많이 활용된다. naked DNA는 비바이러스성 유전자 전달체의 가장 단순한 형태로 다른 물질과의 결합 없이 plasmid DNA 자체가 유전자치료제로 사용되는 형태이다. 최근에는 암세포 등에 선택적으로 유전자를 전달하여 암세포를 사멸시키는 제품들에 대한 연구개발도 진행되고 있다.

6.1.2.4 세포치료제

세포치료제(cell therapy)는 세포와 조직의 기능을 복원하기 위해 살아있는 자가(autologous), 동종(allogenic), 혹은 이종(xenograft)의 세포를 체외에서 증식, 선별하거나 여러 가지 방법으로 세포의 생물학적 특성을 변화시키는 행위를 통하여 치료, 진단, 예방의 목적으로 사용되는 의약품이다.

세포치료제는 사용하는 세포의 종류에 따라 체세포(somatic cell) 치료제와 줄기세포(stem cell) 치료제로 나눌 수 있다. 체세포치료제는 분화가 완료된 조직 세포 자체를 이용하는 것으로, 주로 연골재생과 피부재생의 목적으로 사용되는 세포치료제와 항암치료를 목적으로 하는 면역세포치료제로 구분된다(표 6.7).

줄기세포치료제는 주로 성체줄기세포(adult stem cell)를 의미하며 성체줄기세포는 골수나 제대혈에 섞여 있는 극소량의 줄기세포를 분리해 치료에 사용하는 기술이다. 배아를 사용하는 배아줄기세포와 달리 윤리적 문제로부터 비교적 자유로운 편이기 때문에 줄기세포 치료제는 주로 성체줄기세포를 기반으로 연구가 이루어지고 있으며, 현재 국내에서 시판 허가를 받은 4종의 줄기세포치료제 역시 성체줄기세포를 기반으로 한다. 최근 이미 분화가 끝난 세포를 인위적으로 역분화시켜 만능 분화능(pluripotent)을 가지도록 유도된 역분화줄기세포(induced pluripotent stem cell, iPS)

표 6.7 세포치료제의 유형

<table>
<tr><th></th><th>종류</th><th>세부 유형 예시</th><th>적용 질환 예시</th></tr>
<tr><td rowspan="3">줄기세포</td><td>배아줄기세포(Embryonic Stem Cells)</td><td rowspan="3">–조혈모줄기세포(HSC[2])
–중간엽줄기세포(MSC[3])</td><td rowspan="3">–심혈관질환
–척수손상
–관절염, 당뇨</td></tr>
<tr><td>역분화줄기세포(iPS[1])</td></tr>
<tr><td>성체줄기세포(Adult Stem Cells)</td></tr>
<tr><td rowspan="3">면역세포</td><td>T세포(T cells)</td><td>–종양 침윤 T 세포(TIL[4])
–CAR[5]–T 세포
–TCR[6]–T 세포</td><td rowspan="3">–백혈병, 림프종
–간암, 폐암, 전립선암
–자가면역질환</td></tr>
<tr><td>자연살해세포(NK cells[7])</td><td>–CAR–NK 세포</td></tr>
<tr><td>수지상세포(Dendritic cells)</td><td>–유전자 조작 수지상세포</td></tr>
<tr><td rowspan="2">체세포</td><td>피부세포(Epidermal cells)</td><td>–표피, 진피 세포</td><td>–피부화상, 흉터</td></tr>
<tr><td>연골세포(Chondrocytes)</td><td></td><td>–퇴행성 관절염</td></tr>
</table>

1) induced Pluripotent Stem Cells
2) Hematopoietic Stem Cell, 혈액과 면역세포로 분화되는 줄기세포
3) Mesenchymal Stem Cell, 근육, 뼈, 지방 등의 중간엽 조직으로 분화되는 줄기세포
4) Tumor Infiltrating Lymphocytes, 암세포 주변에 모여 있는 림프구
5) Chimeric Antigen Receptor
6) T Cell Receptor
7) Natural Killer cells, 외부 바이러스나 암세포를 공격하는 면역세포

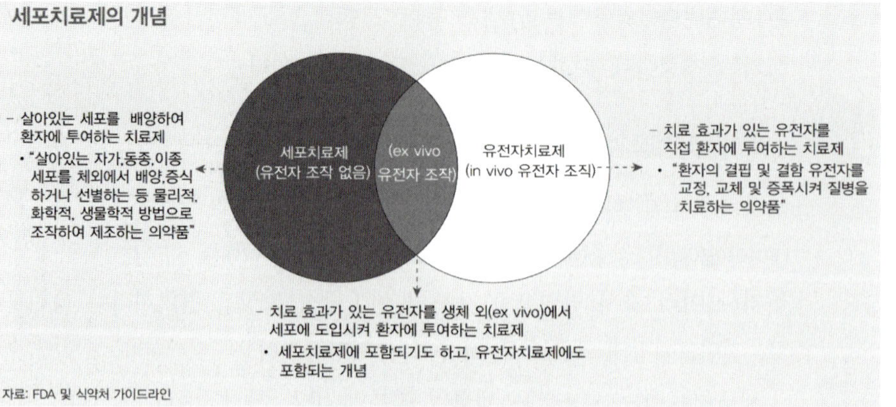

그림 6.2 세포치료제의 개념

가 많은 관심을 받고 있으나, 현재 역분화줄기세포는 발암유전자(oncogene)를 이용하여 유도되기 때문에 안전성에 대한 우려가 높은 편이다.

한편, 면역세포인 T 세포에 CAR(chimeric antigen receptor)라는 항원 수용체를 결합하여 제작한 CAR-T와 같이 유전자치료의 매개체로 세포를 이용하는 기술이 도입되어 개발이 이루어지면서, 세포치료제와 유전자치료제를 구분이 모호한 상황이 발생하게 되었다. 이 경우, CAR 유전자 부위가 실질적인 치료 역할을 해서 세포치료제로도, 유전자치료제로도 볼 수 있어 '세포·유전자치료제' 라는 명칭을 사용하기도 한다(그림 6.2). 향후 세포치료제는 CAR-T와 같이 유전자치료제, 저분자 화합물 및 바이오의약품과의 융합을 통해 병용 치료제 및 병용치료기술 형태로 발전하여 새로운 시장을 형성할 것으로 보인다.

6.1.3 바이오의약품 관련 기술

유전자재조합기술과 세포융합기술의 발전으로 1982년 재조합 인슐린이 미국 FDA 승인을 획득하면서 바이오의약품의 새로운 역사가 시작되었다. 이러한 바이오의약품은 단백질치료제를 지령하는 유전암호를 운반체에 삽입하고 이를 바이러스, 미생물, 효모 및 포유동물 유래 세포주들에 도입해서 생산되는 백신, 혈액제제, 호르몬, 사이토카인, 항체, 효소 등 단백질의약품이 주류를 이루어 왔으나, 최근에는 세포치료제 및 유전자치료제 등도 개발되고 있다.

일반적으로 단백질의약품의 생산에는 차이니즈 햄스터의 난소세포(chinese hamster ovary, CHO cells)가 주로 이용되고 있다. 이러한 동물세포를 배양하기 위해서는 무균상태를 유지해야 하고 영양 및 산소 공급, 온도 및 습도 조절 등을 위한 고가의

표 6.8 치료용 단백질 생산 host별 비교

특성	대장균	효모	식물세포	동물세포
세포 성장 (Doubling time)	빠름(수십 분)	빠름(수십 분)	느림(5일 이상)	느림(2~3일)
성장 배지의 가격	Low	Low	Low	High
대량배양	쉬움	쉬움	쉬움	어려움
재조합단백질 발현 수준	Low to high	Low to Medium	일반적으로 낮음	Low to high
재조합단백질의 세포 외 분비	불가능	가능	가능	가능
당화(glocosylation)	불가능	가능(사람과 차이)	가능(사람과 유사)	가능(사람과 유사)
대표 제품(물질명)	Humulin(insulin)	Leukine (GM-CSF)	Elelyso (taliglucerase alfa)	Epogen (erythropoietin)

설비와 장치를 갖추어야 한다. 생산성 향상을 위해서는 이에 비례하여 생산설비도 늘려야 하므로 현재의 세포배양에 의존한 생산시스템에서는 제조단가가 낮아지지 않아 바이오의약품은 여전히 고가이다.

제조단가의 문제를 해결하기 위해 단위 부피당 단백질 생산성을 늘리기 위한 공정제어 연구와 새로운 배지성분의 개발이 지속적으로 이루어지고 있으며, 동시에 새로운 발현 벡터와 숙주세포의 개발도 꾸준하게 진행되고 있다. 최근에 동물세포 배양기(bioreactor)에서 배양되는 동물세포의 생산성은 항체의 경우 리터당 수에서 수십 그램(g) 수준이며, 이는 1980년대 중반에 동일한 공정에서 측정된 생산성에 비해 100배 이상 향상된 것이다. 값비싼 동물 세포 배양시스템을 대체하기 위한 재조합 단백질 생산 host로 대장균, 효모, 식물세포 등이 사용되기도 한다. 각 생산 host별 특징을 표 6.8에 정리하였다.

한편 이미 출시된 제품의 제형을 개선하거나 적응증을 확대한 제품들에 대한 연구가 계속되면서 바이오의약품 시장의 지속적인 성장에 기여하고 있다. 제형 개선의 일례로 인터페론 베타, GM-CSF, EPO 등에 대한 지속성 제품의 개발이 활발히 이루어지고 있다. 적응증을 확대한 예로 Amgen 사의 Epogen의 경우 처음에는 만성 신부전증 환자의 빈혈 치료제로 승인을 받았으나, 현재는 암 치료의 화학 요법에 따른 빈혈 치료제로도 쓰이고 있다. 또한 Genentech의 Lucentis는 항암 항체 치료제인 Avastin으로부터 아미노산 일부의 서열을 변형시켜 황반변성 치료제로 사용되고 있다.

6.1.3.1 유전자재조합기술

유전자재조합기술은 기능성 단백질을 암호화하는 특정 유전자를 분자생물학 기술을 활용하여 인위적으로 조작하는 것을 뜻하며, 변형된 유전자를 목적에 맞는 세포에 주입하여 이들 균주로부터 연구에 필요한 유전자나 단백질을 대량으로 생산하는 기술을 포괄적으로 일컫는다. 현재 유전자재조합기술은 세포융합기술과 더불어 신약개발 및 생산분야에서 큰 비중을 차지하고 있는 만큼 바이오의약품의 핵심 기술로 부각되고 있다.

수많은 전체유전자(genome) 중 원하는 DNA로부터 단백질을 획득하는 과정은 여러 가지 효소 반응을 거쳐 단계적으로 진행된다. 이 중 중합효소연쇄반응(polymerase chain reaction, PCR)은 Taq DNA 중합효소를 이용하는 것으로 수많은 DNA 염기서열에서 목표로 하는 DNA만을 선택적으로 증폭시키는 기술이다. PCR 과정을 통하여 DNA는 최대 109까지 증폭되는데, 이는 조작할 수 없는 아주 적은 양의 DNA로부터 특별한 제한 없이 무한적으로 복제된 DNA를 얻을 수 있다는 사실을 의미한다.

증폭시킨 DNA를 세포에 도입하기 위해서는 이를 수송해주는 벡터(vector)라는 또 다른 외부 유전자와 결합해야 한다. 벡터는 보통 plasmid라고 불리는 bacteria에서 분리된 원형의 DNA가 사용되는데, 최근에는 여러 용도 및 목적에 따라 다양한 벡터들이 개발되었다.

PCR을 통해 증폭된 DNA를 벡터와 재조합하기 위해서는 DNA를 절단하고 봉합하는 과정이 필요하다. 제한효소(restriction enzyme)는 특정 염기서열만을 인식하여 DNA을 절단하는 가위 역할을 한다. 일반적으로 벡터에는 여러 종류의 제한효소가 인식하는 부위(multiple cloning site, MCS)가 존재하기 때문에, 알맞은 제한효소를 선별하여 반응시키고 증폭된 DNA와 함께 T4 DNA ligase 효소로 처리하면 목표 DNA가 삽입된 재조합 DNA(recombinant DNA)가 만들어지게 된다.

재조합된 DNA는 형질전환(transformation), 형질도입(transduction), 형질감염(transfection) 등의 과정을 거쳐 세포 안으로 도입되는데, 사용되는 균주는 그 목적에 따라 대장균과 같은 미생물이나 효소, 동물 및 식물세포가 사용될 수 있다. 형질전환 된 균주를 대량으로 배양함으로써 연구에 필요한 DNA를 다량으로 획득하거나 인슐린, 인터페론, 간염 백신, 성장호르몬 등과 같은 인간에게 필요한 다양한 바이오의약품을 대량으로 생산할 수 있다. 유전자재조합의 원리는 그림 6.3에 나타내었다.

유전자재조합기술은 세포나 조직으로부터 특정 단백질을 직접 추출하는 것과는 달리 극미량의 유전자로부터 수없이 복제할 수 있다. 따라서 대량 생산에 용이하며

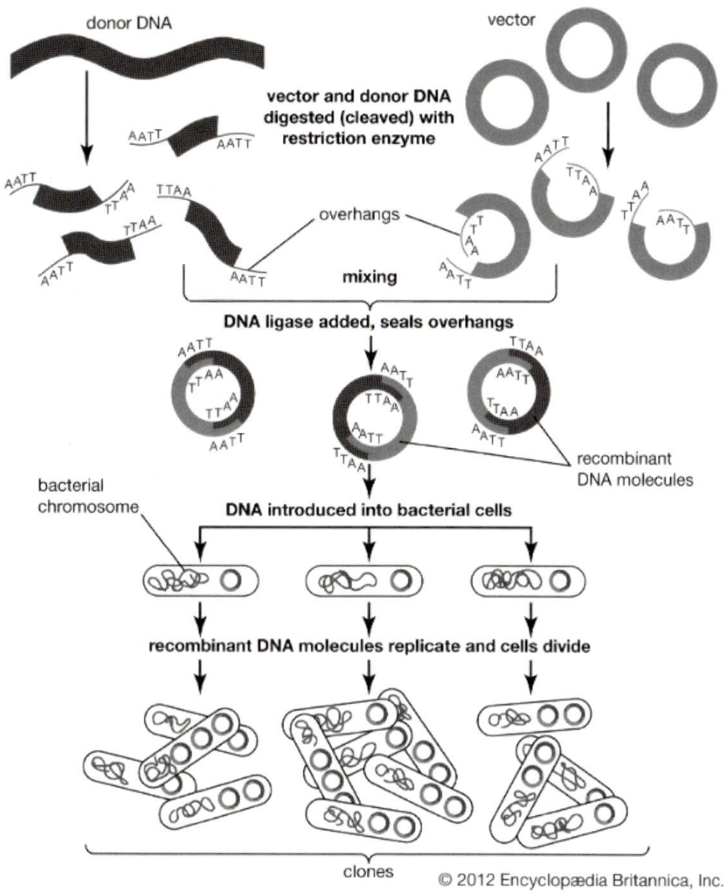

그림 6.3 유전자재조합의 원리
(출처: Encyclopedia Britannica, 2012)

다른 기술과 비교하여 비용적인 측면에서도 상당히 경제적이고 상대적으로 조작이 간편하다. 유전자재조합기술은 세포 배양기술과 더불어 바이오의약품의 개발에 필수적인 기술이며, 최근 대두되고 있는 유전자치료제에 있어서는 핵심 영역에 해당하는 기술이다.

6.1.3.2 세포배양기술

미생물, 식물세포, 동물세포 등의 세포배양은 현탁세포배양(suspension cell culture)을 기반으로 하고 있으며 방법에는 그림 6.4에서 묘사된 것처럼 회분식 배양(batch culture), 유가식 배양(fed-batch culture), 연속식 배양(continuous culture) 및 관류식 배양(perfusion culture) 방식이 있다.

재조합 단백질을 생산하는 숙주세포를 일정량의 성장배지에 접종하여 배양한 후,

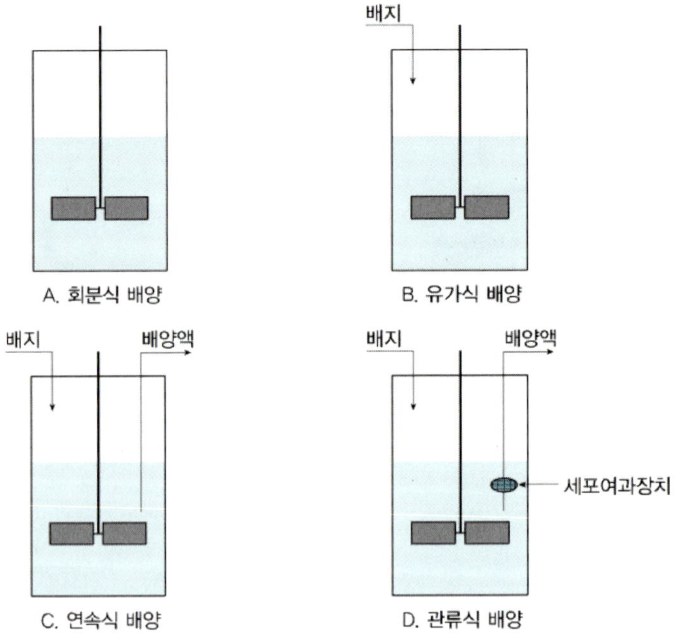

그림 6.4 다양한 세포배양 방식

성장이 완료되면 배지로부터 숙주세포를 회수하는 방식의 회분식 배양은 다양한 배양 방법 중 가장 널리 이용되는 방법이다. 회분식 배양의 또 다른 방법인 반복회분배양(repeated batch culture)은 한 번 배양이 끝난 다음 배양액에서 세포를 분리하고, 분리한 세포의 일부나 전체를 다시 배양기에 넣고 새로 준비한 배지를 가한 다음 다시 회분배양하는 방식이다. 이 방법은 전배양, 본배양의 세척, 살균 및 냉각 등의 과정이 필요하지 않아서 일반적인 회분배양에 비해 전체적인 회분배양시간이 짧아지는 장점이 있다. 그러나, 세포를 분리하고 다시 공급하는 과정이 반드시 무균상태에서 실시되어야 하며 생산세포의 활성이 유지되어야 하는 한계를 가지고 있다.

유가식 배양은 회분배양과 유사하지만, 재조합단백질의 생산성을 높이기 위해 성장에 필요한 영양분이 고갈되지 않도록 배양 도중에 배지를 배양기에 지속해서 공급하는 방법이다. 이러한 방법을 통해 세포 농도와 재조합단백질의 생산량을 10배 가까이 높일 수 있어서 재조합단백질이 세포 내에서 발현되는 조건에서 유용하게 사용될 수 있다.

새로운 배지를 일정한 속도로 공급하고, 공급 속도와 같은 속도로 배양액을 연속적으로 배양기 밖으로 배출시키는 방식의 연속식 배양은 새로운 영양분의 공급으로 인해 세포의 생산효율이 높다. 그러나 연속적으로 주입되는 배지의 공급과정에서 오염 가능성이 높아서 무균상태를 유지하기가 어렵고, 장기간의 운전에서 조성되는 새로운 환경에 적응한 변이주가 나타날 수 있어 생산균주로서의 특성을 잃는 경우가 발생할 수 있다는 단점이 있다.

관류식 배양은 연속식 배양과 유사하나 새로운 배지를 공급하면서 세포를 여과한 후 배지만을 회수하는 방식이다. 재조합단백질을 연속으로 회수하면서 새로운 배지를 공급하기 때문에 발효조 내 세포 농도가 높아지는 장점이 있으나 부가적인 배지 공급 및 회수 장치로 설비 가격이 높다.

6.1.3.3 단백질공학기술

단백질공학기술은 인간의 질병과 연관된 단백질의 구조와 기능 관계에 대한 연구를 바탕으로 유전공학을 이용하여 단백질의 구성단위인 아미노산 서열을 바꾸어 단백질의 3차 구조를 변형시키는 기술이다. 단백질공학기술은 단백질 내의 일정 부분을 제거하거나 두 개 이상의 서로 다른 단백질을 서로 융합시켜 새로운 형태의 단백질을 만드는 기술을 포함한다. 변형된 단백질은 화학적 및 생물학적으로 새롭고 유용한 특성을 가질 수 있으며, 이 기술은 단백질의 구조 및 기능에 대한 연구, 효소작용 기전의 규명, 단백질의 안정성 연구, 기능이 향상된 바이오의약품 개발 등에 이용할 수 있다.

생명체의 생리활동은 20여 개의 아미노산(amino acid)의 조합으로 만들어진 다양한 단백질(protein)인 생체 효소계와 각종 신호전달체계를 담당하는 단백질에 의해 기능을 발휘하고 있다. 이러한 단백질의 중요성 때문에 생체활동에 있어서 최근 단백질의 구조분석을 통한 구조-기능(structure-function)의 상관성을 연구하는 분야가 주목을 받고 있으며, NMR(nuclear magnetic resonance)과 x선-결정법(X-ray crystalography) 등을 이용하여 단백질의 구조에 관한 많은 연구가 이루어지고 있다.

6.1.3.4 세포융합기술

세포융합기술은 서로 다른 생물의 세포를 합쳐 하나의 잡종세포를 만드는 기술로 이 기술을 이용하면 서로 다른 두 생물이 가진 우수한 형질을 소유하는 새로운 생물을 만들 수 있다. 토마토 세포와 감자 세포를 융합하여 줄기에는 토마토가 열리고 땅속에는 감자가 열리게 되는 포메이토(pomato), 그리고 분열능력이 없는 항체생산 세포와 분열능력이 왕성한 종양 세포주를 세포융합시킨 융합세포를 이용한 단일클론항체(monoclonal antibody)가 세포융합기술의 대표적인 예에 해당한다.

항체는 혈청 내에서 발견되는 단백질로 항원과 결합하는 면역글로불린(immunoglobulin: Ig)이다. 하나의 항원에 대해 서로 다른 항원결정기(epitope)를 인지하는 항체들의 집합을 다클론항체(polyclonal antibody)라고 하며, 하나의 항원에 대해 하나의 항원결정기를 인지하는 동일한 항체들의 집합을 단일클론항체라고 한다. 특정항원의 특정 에피토프만을 인식하는 단일클론항체를 생산하는 항체생산 세포(B 세포)를 비장으로부터 분리해서 배양하면 증식력이 약하고 수명도 짧다. 그래서 분열 능력이 우수한 골수종양(myeloma) 세포와 융합시켜 융합세포로 만들면, 오랫동안 증식을 계속해서 항체를 생산해 낼 수가 있게 된다. 1975년 Milstein과 Köhler에 의해 최초로 단일클론항체가 개발된 이래 오늘날 수많은 단일클론항체가 개발되어 진단, 치료, 예방영역에서 다양하게 응용되면서, 항체요법은 제2의 전성기를 맞고 있다.

단일클론항체를 만드는 방법은 항체생산 세포를 많이 가지고 있는 생쥐의 비장(spleen)이나 림프절(lymph nodes)로부터 B 세포를 분리한 다음, 무한정 증식이 가능하나 항체를 만들지 못하는 골수종양세포(myeloma tumor cell)를 섞고 polyethylene glycol(PEG)를 첨가해 세포융합시켜 하이브리도마(hybridoma) 세포를 구축한 다음, 이 융합세포를 포함한 세포현탁액을 배지에서 배양하고 목적 단일항체를 생산하는 세포를 표지항체 면역분석법을 이용하여 스크리닝 하는 것이다. 얻어진 융합세포, 즉 하이브리도마 세포는 배양장치에서 배양하거나 누드마우스(생쥐)의 복강 내에 옮겨 증식시켜 배양 상등액 혹은 복수(ascite) 안에 항체를 대량으로 생산시킨다. 항체의 정제에는 항체와 특이적으로 결합하는 프로테인 A 또는 프로테인 G를 결합시킨 세파로오스 수지(sepharose resin)를 이용한 친화 크로마트그래피(affinity chromatography)를 사용한다. 단일클론항체 세포주 확립과정은 그림 6.5에 나타내었다.

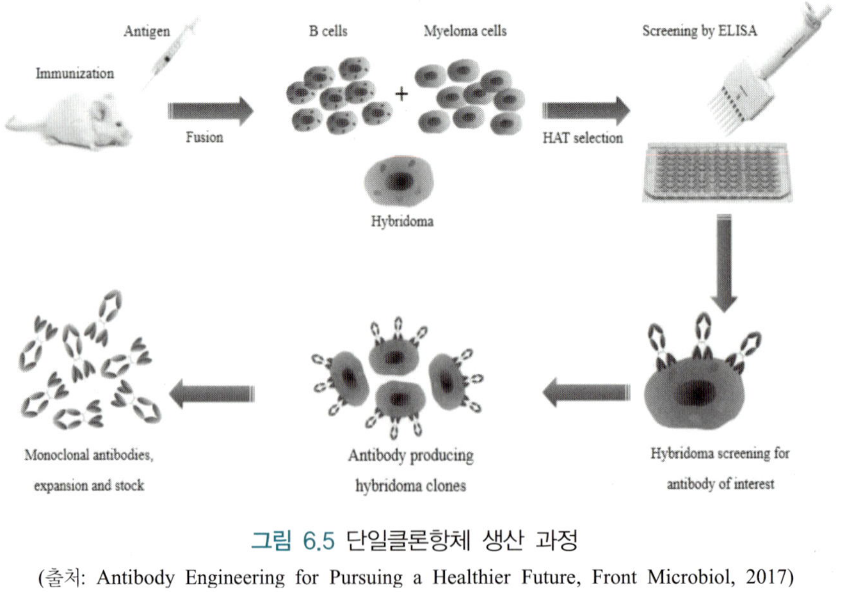

그림 6.5 단일클론항체 생산 과정
(출처: Antibody Engineering for Pursuing a Healthier Future, Front Microbiol, 2017)

단일클론항체는 특정 항원 결정기만을 인식하는 균일한 항체이므로, 특정한 단백질, 당지질, 핵산 등의 동정 및 기능의 해석에 활용된다. 또한, 종양세포에만 결합하는 단일클론항체에 항암제를 결합시켜 암세포에만 집중적으로 작용하는 미사일요법, 에이즈 바이러스에 대한 항체 치료제 개발 등에 활용될 수 있다.

6.1.3.5 줄기세포 생산기술

줄기세포란 특정한 조직이나 기관, 즉 피부・신경・혈액・연골・각종 장기 등 신체를 구성하는 모든 종류의 세포로 분화할 가능성을 갖춘 세포를 말한다. 줄기세포는 크게 배아줄기세포(embryonic stem cell), 역분화줄기세포(induced pluripotent stem cell)와 성체줄기세포(adult stem cell)로 분류된다.

배아(embryo)란 수정 후 8주까지 발생이 진행된 상태를 일컫는 말이다. 배아줄기세포는 배발생 과정에서 유래하는 세포로, 모든 조직의 세포로 분화할 수 있는 능력을 지녔으나 아직 분화되지 않은 세포이다. 배아줄기세포는 미수정란의 난자에서 핵을 제거한 후 환자의 체세포 핵을 이식하여 인위적으로 발생을 유도하는 과정에서 획득할 수 있으며, 최종적으로 각종 장기로 분화시켜 환자에게 조직 거부반응이 없는 장기를 생산하는 것이 목적이다. 이론적으로 배아줄기세포는 일반세포와는 다르게 몸을 구성하는 모든 종류의 세포로 분화할 수 있어 특별한 조건에서 배양한다면 무한대로 세포증식이 가능하다. 또한 노화가 진행되지 않는 세포이기 때문에 한 개의 배아줄기세포만으로도 수많은 환자의 치료에 이용할 수 있으며, 오랫동안 배양해도 염색체의 이상이 나타나지 않는다. 이처럼 배아줄기세포는 무한한 능력을 갖고 있어 이론적으로 전분화능 줄기세포라고도 한다. 그러나 여성의 난자를 사용한다는 윤리적 문제와 인간 복제에 대한 우려로 현재까지도 논란이 끊이지 않고 있다. 줄기세포의 종류 및 이를 이용한 치료 모식도를 그림 6.6과 6.7에 나타내었다.

역분화줄기세포(유도만능줄기세포)는 분화가 끝난 체세포에 분화 관련 유전자를 주입하여 분화 이전의 단계로 되돌려 배아줄기세포처럼 만능성(pluripotent)을 유도해 낸 세포이다(그림 6.8). 환자의 체세포를 줄기세포로 전환시키므로 면역 거부 반응에 대한 우려가 없으며, 이론적으로 배아줄기세포와 같이 전분화능을 갖는다. 역분화 줄기세포는 배아줄기세포와 달리 난자를 사용하지 않으므로 윤리적 문제로부터 자유롭고 유도방법 또한 비교적 간단하므로, 배아줄기세포를 대체할 수 있는 새로운 시스템으로 기대되고 있다.

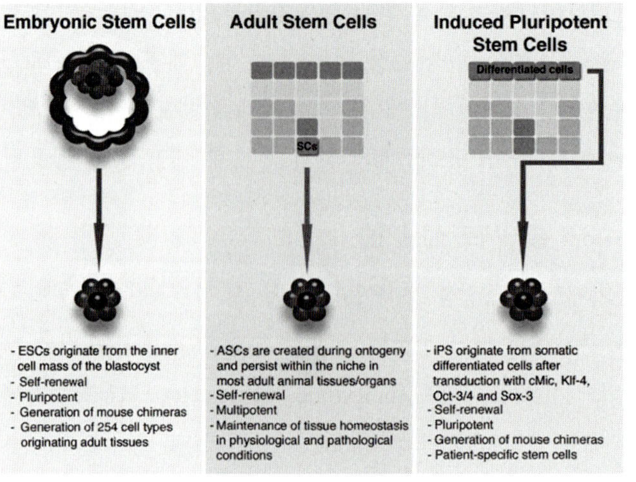

그림 6.6 줄기세포의 종류

(출처: Stem Cells and Neurological Diseases, Discovery medicine. 2010.)

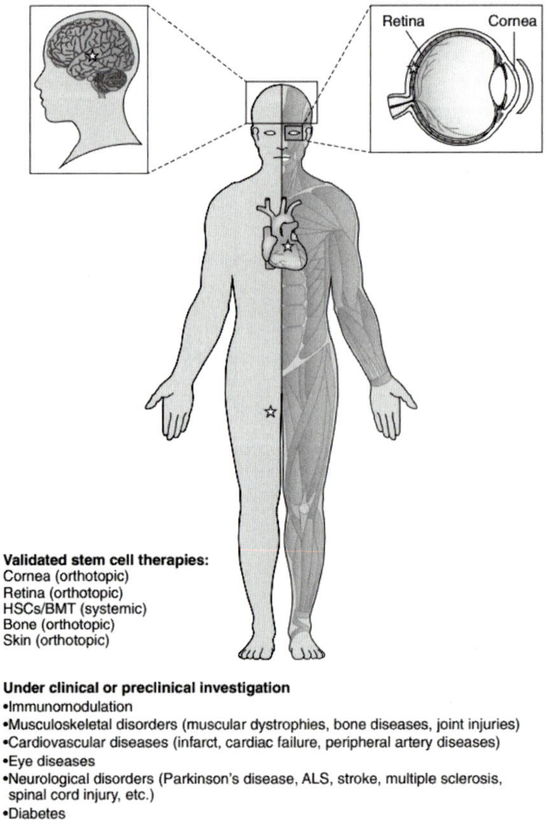

그림 6.7 줄기세포치료제 개발 현황

(출처: Advances in stem cell research and therapeutic development, Nat Cell Biol, 2019)

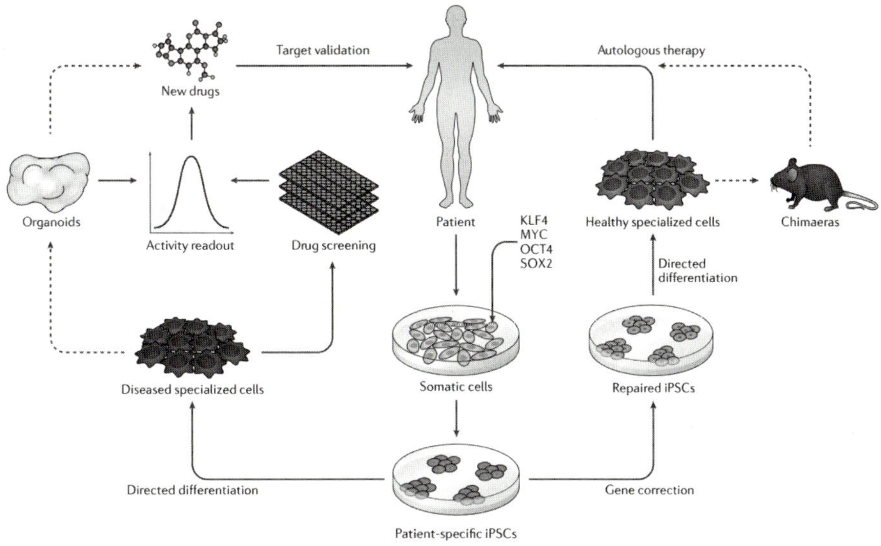

그림 6.8 역분화줄기세포(유도만능줄기세포) 유도 방법 및 치료제 활용
(출처: Induced pluripotent stem cells in disease modelling and drug discovery. Nature, 2019)

성체줄기세포는 이미 특정 조직으로의 분화가 운명지어져 있어 이들이 위치한 장소의 고유조직으로만 복제된다고 알려져 있다. 하지만 최근에는 신경줄기세포를 이용하여 혈구 세포를 만들고, 조혈모세포를 이용하여 신경원세포를 만드는 데 성공하는 등 성체줄기세포에서도 전능성을 보여 주는 연구결과가 많이 나오고 있다. 최근 골수 세포나 탯줄혈액인 제대혈(cord blood), 지방세포 등이 신경이나 근육과 같은 세포로도 분화할 수 있다는 사실이 알려지면서 성체줄기세포를 이용하여 다양한 질병을 치료하려는 시도가 시행되고 있다. 배아줄기세포와 성체줄기세포의 주요 차이점들을 표 6.9에 요약하였다.

6.1.3.6 신약개발 기반기술

최근 생명공학기술을 이용한 신약개발 연구는 단백질체학(proteomics)이나 생물정보학(bioinformatics) 등의 연구로 얻어진 정보를 통해 이루어지고 있다. 특히 조합화학(combinatorial chemistry), 고효율 검색(HTS; high throughput screening)과 관련된 다양한 기술들이 개발되어 설계된 화합물군(compound library)을 이용해 미리 신약을 합성하고 약효를 평가하는 기술까지 발전하고 있다. 선진국은 이러한 신약개발을 더욱 빠르고 효율적으로 최적화하기 위해 생물-화학정보학 기술을 이용한 정보분석시스템을 사용하여, 대량의 생리활성 후보물질들을 예측하고 이를 상업화하여 신약개발의 경쟁력을 강화하고자 노력하고 있다.

표 6.9 성체줄기세포, 배아줄기세포, 유도만능줄기세포의 비교

종류		기원	장점	단점
성체줄기세포	자가 (환자에서 추출)	인체의 거의 모든 장기 및 조직에 분포	• 면역거부반응 없음 • 안전성 입증, 임상 적용 중	• 다른 세포로 자라는 분화능력 낮음 • 대량 생산 어려움
	타가 (다른사람에서 추출)		• 대량 생산 가능 • 임상 적용 중	• 면역거부반응 • 분화 능력 낮음
수정란 배아줄기세포		불임 부부로부터 얻은 냉동 배아	• 다양한 세포로 분화 능력 • 대량 생산 가능	• 면역거부반응 • 암 발생 가능성 • 수정란 파괴에 따른 윤리논란
복제 배아줄기세포		여성의 난자	• 면역거부반응 없음 • 다양한 세포로 분화 가능	• 난자 파괴로 윤리 논란 • 연구성과 부족
유도만능줄기세포		인간의 모든 체세포	• 윤리 논란서 자유 • 다양한 세포로 분화 가능 • 대량 생산 가능	• 면역거부반응 • 암 발생 가능성 • 바이러스 감염

신약개발 기반기술은 cGMP(current good manufacturing practice), 바이오칩(biochip), HCS(high content screening) 기술을 포함한다. 즉 단백질체학 및 생물의약품 cGMP 기술을 포함한 바이오신약개발의 기반기술로 생물의약품을 해외시장에 수출하기 위해 유효성, 안전성 등이 확보된 의약품을 재현성 있게 생산하고 이를 평가하는 데 사용되는 기술을 총칭한다.

바이오칩 분야는 바이오기술이 IT에 접목되어 나온 제품으로 초미세유체역학(microfluidics) 기반 바이오칩, 하이컨텐트 스크리닝 시스템(HCS) 등을 총칭한다. 바이오칩 기술은 특수처리된 표면 위에 유전자, 단백질, 세포 등의 바이오물질을 고정하여 동시다발적으로 많은 정보를 획득하고, 이렇게 획득한 정보를 신약개발과 진단 등에 활용하는 기술이다.

초고감도 하이컨텐트 스크리닝(high contents screening, HCS)기술이란, 세포내의 다양한 목표물질에 대해 시공간적으로 분해능이 높은 고감도 형광 이미징을 기반으로 복합적이고 기능적으로 스크리닝하는 기술로서, 신약개발의 시간과 비용을 최소화할 수 있는 기반 기술이다.

생물의약품 cGMP 기술은 바이오신약이나 개량 생물의약품 등을 선진국 시장에 진입시키기 위해서는 필수적으로 요구되는 중요 기술로서, 이 기술을 확보하지 못한다면 생물의약품과 관련된 국내 제조업은 국제적으로 도태될 수 있다. 최근 셀트리온과 삼성바이오로직스 등이 보유한 생산 설비가 미국 FDA로부터 GMP 승인을

받음으로써, 한국도 선진국 수준의 바이오의약품 생산 설비를 보유하고 관련 기술을 확보한 국가로 인정받고 있다.

바이오의약품이 합성의약품과 마찬가지로 개발리스크가 높음에도 불구하고 성장가능성이 높은 분야로 지목되는 이유는 의약품 개발효율이 높아 개발비용이 합성의약품에 비해 적게 든다는 점과 제법상의 차이로 특허 취득이 용이하다는 장점 때문이다.

6.1.4 해외 바이오의약품(신약) 개발동향

최근 생명공학기술의 발전에 힘입어 화학합성의약품 대비 뛰어난 치료효과와 낮은 부작용, 짧은 개발 기간과 높은 개발 성공률로 알려진 바이오의약품이 글로벌의약품 시장에서 차지하는 비중이 점차 확대되고 있다. 특히, 세포 및 유전자치료제와 같은 새로운 기술의 3세대 바이오의약품의 등장은 미래 제약산업 성장에 크게 기여할 것으로 기대된다.

2019년 Evaluate pharma 보고에 따르면, 2018년 기준 전체 의약품 시장(처방의약품 및 일반의약품)은 8,640억 달러로 집계되었으며, 이 중 바이오의약품 시장이 2,430억 달러로 전체의약품 시장의 28%를 차지하고 있는 것으로 나타났다. 이러한 바이오의약품 시장의 규모는 시장의 약 60%를 차지하는 미국의 주도하에 향후 5년(2019 ~ 2024년)간 연평균 8.5%의 고성장을 지속하여, 2024년 시장규모가 3,880억 달러(32%)에 달할 것으로 예상된다(그림 6.9).

최근 글로벌 바이오의약품 시장은 단백질이나 항체의약품 등 1세대 바이오의약

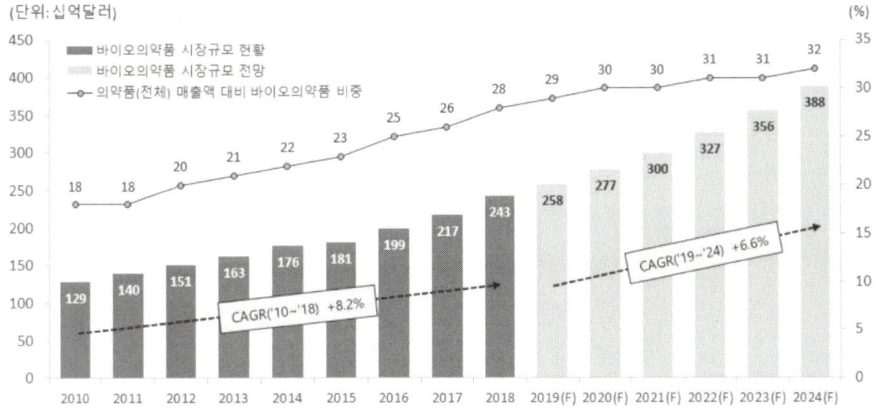

그림 6.9 글로벌 바이오의약품 시장규모 및 전망(2010~2024)
(출처: Evaluate Pharma World Preview 2019. Outlook to 2024 (2019.6))

품의 특허가 만료됨에 따라 바이오시밀러의 사용이 확대되어 제품개발을 위한 경쟁이 가속화되고 있다. 바이오시밀러는 바이오신약 대비 개발비용 및 개발기간을 절감할 수 있고 제품가격이 바이오신약의 약 70% 수준으로 저렴하며, 이미 검증된 제품을 생산하기 때문에 단기간에 성장이 가능하다는 장점이 있다. 또한 세계 각국이 의료비 재정부담을 축소하고, 의약품에 대한 환자의 접근성 개선 등을 위해 아태 시장을 중심으로 저렴한 복제약 사용을 장려할 것으로 보여 급격한 시장 확대가 예상된다. 식품의약품안전처 조사에 따르면 2016년부터 2020년까지 블록버스터급 바이오신약 특허 8개 제품(휴미라, 엔브렐, 레미케이드, 맙테라, 뉴라스타, 허셉틴, 고날에프, 란투스)의 특허가 만료된다. 따라서 세계 바이오시밀러 시장은 2017~2023년 연평균 30.6%로 고성장하여 2017년 97억 달러(4.2%)에서 2023년 481억 달러(12.9%)에 이를 것으로 기대되며(Frost & Sullivan, 2019), 2017년 연평균 30.6%로 고성장하여 2017년 97억 달러에서 2023년 481억 달러에 이를 전망이다(Frost & Sullivan, 2019, 그림 6.10). 국내외 글로벌 제약사들은 이러한 시장의 요구에 빠르게 대응하여 바이오시밀러의 개발을 진행하고 있다. 2018년 4월까지 127개의 바이오시밀러 의약품이 개발되었고, 개발 중인 파이프라인 개수도 103개로 집계되고 있다(표 6.10).

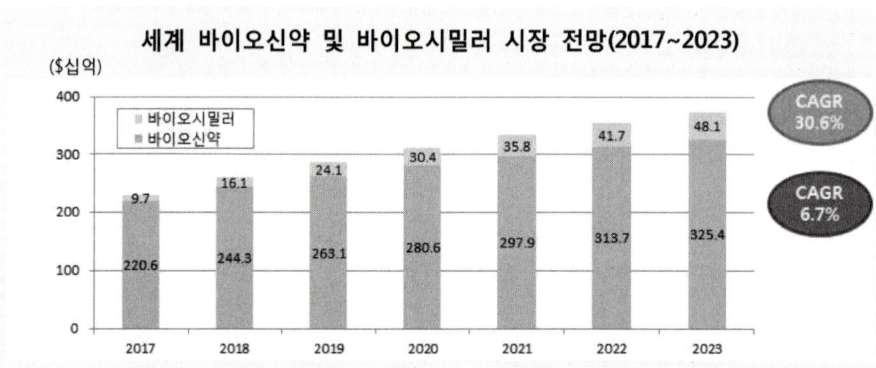

그림 6.10 글로벌 바이오신약 및 바이오시밀러 시장 전망

(출처: Frost & Sullivan, 2019)

표 6.10 바이오시밀러 품목허가 및 임상시험 현황

[표 1] 바이오시밀러 카테고리별 허가 개수

바이오시밀러 카테고리 (Biosimilar Category)	승인된 제품 (Number of Approved Products)
재조합형 호르몬 (Recombinant hormones)	28
재조합형 성장인자 (Recombinant growth factors)	47
단일클론항체 (Monoclonal antibodies)	31
융합단백질 (Fusion proteins)	6
인터페론 (Interferons)	10
저분자량 헤파린 (Low Molecule Weight Heparins)	5
합계	127

[표 2] 임상시험 중인 바이오시밀러 개수 (2018년 4월 기준)

바이오시밀러 카테고리 (Biosimilar Category)	임상시험 진행 중인 바이오시밀러 개수 (ongoing)	임상시험 완료된 바이오시밀러 개수 (completed)	합계
재조합형 호르몬 (Recombinant hormones)	5	3	8
재조합형 성장인자 (Recombinant growth factors)	11	11	22
단일클론항체 (Monoclonal antibodies)	39	22	61
융합단백질 (Fusion proteins)	4	4	8
기타 (Others)	1	3	4
합계	60	43	103

(출처: BCC Research, 2018)

6.1.4.1 단백질의약품

인슐린, 백신, 성장호르몬 등으로 일컬어지는 1세대 바이오의약품인 단백질의약품은 1982년 Genentech에서 개발하고 Eli Lilly 사에 의해 제품화된 인슐린(휴물린, Humulin)이래 재조합기술을 이용하여 인터페론, 인간성장인자 (hGH), Erythropoietin (EPO), 치료용 항체 등으로 상용화가 이루어졌다. 1980년대 시장에 진입했던 1세대 바이오의약품은 합성의약품 중심이었던 신약개발의 흐름을 바이오의약품 개발 쪽으로 움직이게 한 큰 원동력이 되었다. 하지만, 1세대 바이오의약품의 특허가 만료 또는 만료에 임박하면서 기존 제품들과 품질 및 비임상, 임상시험에서 동등성을 비교 입증한 동등생물의약품 즉, 바이오시밀러(biosimilar)와 바이오시밀러보다 뛰어난 효능의 바이오베터(biobetter)가 바이오의약품을 대체하게 된다.

최근 단백질의약품의 기술개발은 약효 지속성을 위한 재조합 융합단백질 분야(Fc 융합단백질, 알부민 융합단백질, 펩타이드 motif 융합단백질, 독소(toxoid) 융합단백질)와 고분자 결합형 단백질 신약(PEG 결합 독소 및 고분자 단백질 결합), 통증 경감을 위한 주사형 제형개발 등이 이루어지고 있다. 특히 단백질의약품 대부분이 주사제이므로 투여 시 발생하는 통증을 줄이기 위해 경구나 경피, 비강이나 폐 흡입 같은 대체 경로로 투여하는 기술개발이 선진국을 중심으로 이루어지고 있다. 가장 활발하게 비주사형 제품개발이 시도되는 단백질로는 인슐린을 들 수 있으며, 그 이외에 인터페론이나 성장호르몬, EPO, PTH 등도 미국과 유럽의 소규모 바이오기업을 중심으로 활발한 기술개발이 시도되고 있다.

6.1.4.2 항체의약품

바이오의약품의 품목별 매출은 주로 항체의약품이 약 90%를 차지하고 있으며, 항체의약품 중에서 관절염 치료제와 항암 치료제가 대부분의 시장을 형성하고 있다. 또한 연간 매출 10억 달러를 넘어서는 블록버스터 바이오의약품의 특허 만료가 도래함에 따라 개발비용이 절감되고 짧은 임상 기간으로 제품화할 수 있는 바이오시밀러에 대한 연구개발이 지속해서 이루어지는 추세이다.

단일세포군 항체가 최초로 제품화된 항체의약품은 1986년 Ortho Biotech 사의 치료용 마우스 항체인 Orthoclone OKT3이었으며, 1994년 이후 항체의약품의 제품화가 가속화되어 현재까지 47종의 제품이 출시되어 있다(표 6.11). 주로 항체의약품은 난치성 질환 치료(암, 면역질환, 감염질환, 호흡기질환, 심혈관질환 당뇨 및 대사질환 등)를 위해서 대부분 표적지향적인 치료제로 개발이 되고 있으며, 항체 제조기술도 초기의 키메라 항체개발에서 현재는 인간화항체와 완전 인간항체 기술을 이용

표 6.11 시판중인 항체 치료제 (출시 연도별 대표 제품)

출시	종류	개발자	상품명	타겟	적응증
2000	인간화	Celltech/Wyeth	Mylotarg	CD33	급성 골수성 백혈병
2001	인간화	Millennium/Shering AG	Campath	CD52	급성 임파구성 백혈병
2002	방사면역 접합체	Abbott Lab.	Humira	TNF-α	류마티스
2003	키메릭	Corixa/GSK	Bexxar	CD20	비호지킨성 림프종
2004	인간화	ImClone/BMS	Erbitux	EGFR	결장 직장암
2006	인간화	Genentech	Lucentis	VEGF	습성 황반변성
2007	인간화	Alexion	Soliris	보체 C5	발작성 야간 혈색뇨증
2008	인간	UCB	Cimzia	TNF-α	크론 병
2009	인간	Novartis	Ilaris	IL-1β	크리오피린 관련 주기적 증후군(회귀 염증성 질환)
2010	인간	Amgen	Prolia	RANK ligand	폐경기 이후 골다공증
2011	인간	BMS	Yervoy	CTLA-4	악성 흑색종
2013	인간	Centocor	Stelara	IL-12, IL-23	건선성 관절염
2014	인간화	Takeda	Entyvio	Integrin$\alpha 4 \beta 7$	크론 병

한 의약품 개발까지 진행되고 있다. 단백질공학기술의 발달에 따라 기존 항체의 문제점인 면역원성 발생 가능성을 낮추거나, 항원에 대한 친화도를 높여 효력을 증가시키는 방법들이 개발되어 적용되고 있다. 또한 항체의 구조를 변형시켜 이펙터 기능을 증가시키거나 체내 동태를 개선할 수 있는 engineered antibody와 두 개의 항원을 동시에 인지할 수 있는 bi-specific antibody와 같은 신개념의 항체도 개발되고 있다.

6.1.4.3 유전자치료제

유전자치료제 개발의 필수적인 요건은 치료 유전자의 개발과 벡터의 선정 및 조작에 있다. 특히 벡터 시스템의 개발은 유전자치료의 성공을 좌우하는 가장 중요한 요소로서 이에 관련된 연구가 세계적으로 활발히 진행되고 있다. 유전자치료제 기술은 난치성 질환 외에도 광범위한 질환에도 적용이 가능하며, 그 핵심기술의 하나인 유전자 전달 기술은 생명공학 기반기술로 기초연구에 다양하게 이용될 수 있어 그 활용범위도 상당히 넓다.

2003년 중국 SiBiono 사의 항암 유전자치료제인 Gendicine(p53 발현 아데노바이러스)이 중국 FDA로부터 시판허가를 받으면서 세계 최초로 발매된 유전자치료제가 되었고, 2005년에는 Shanghai Sunway BioTech 사의 두경부암 치료용 유전자치료제 H101이 중국에서 허가를 받아 세계 두 번째로 발매된 유전자치료제가 되었다. 한편 유럽에서는 네덜란드의 UniQure 사가 개발한 지단백지질분해효소 결핍증 치료제인 Glybera가 2012년 서구 최초로 승인을 받았고, 2016년 희귀질환 중증복합면역결핍증 치료제인 Strimvelis와 희귀질환 고위험혈액암치료제인 Zalmoxis, 2018년 Novartis의 희귀 유전성 망막질환 치료제 Luxturna 등이 승인을 받았다. 이 외에도 난치성 질환 및 항암 치료를 중심으로 유전자치료제를 적용하기 위한 임상시험이 계속해서 늘어나고 있다. 유전자치료제의 시장은 2008년에는 900만 달러에 불과했으나 2015년에는 약 3억 1,600만 달러, 2017년에는 7억 9,400만 달러에 도달하여 연 67.7%의 고성장이 예상된다.

6.1.4.4 백신

예방백신이 주류를 이루고 있는 백신시장의 대부분은 다국적 의약회사인 GSK, MSD, Sanofi, Pfizer, Novartis 등 5개 회사가 58% 이상을 점유하고 있다(표 6.12). 그러나 2015년 Novartis의 백신 사업부가 GSK로 인수될 예정에 따라 추후 4개 회사가 시장을 각축할 가능성이 크다.

이런 세계적인 백신 생산업체는 기존 백신이 갖는 안전성, 특이성, 용도 제한 같

표 6.12 세계 백신 시장 점유율

회사명	GSK	MSD	Sanofi	Pfizer	Novartis	기타
점유율	15%	14%	13%	11%	5%	42%

(출처: IMS database, 2014)

은 결점을 극복하기 위해 세포배양백신, 유전자재조합 백신, 수지상세포 기반 백신, 플라스미드 DNA 및 바이러스 기반 백신 등에 대해서 BT기술을 활용하여 연구하고 있다. 기존의 예방적 차원의 방어용 백신 외에도 AIDS, 말라리아, 탄저균 같은 치명적인 질환뿐만 아니라, 알츠하이머, 고혈압, 천식, 동맥경화, 암 등을 대상으로 하는 치료용 백신의 개발도 이루어지고 있다. 최근 자궁경부암을 예방하기 위한 백신이 GSK와 MSD에서 출시됨에 따라 백신을 이용한 암의 예방과 치료가 현실화되고 있다.

6.1.4.5 세포치료제

세포치료제 개발은 과거 피부재생, 연골 결손, 근골격계 질환 등을 중심으로 이루어지던 흐름에서 최근에는 암, 면역 질환, 퇴행성 질환 등을 대상으로 하는 면역세포 및 줄기세포에 대한 연구로 변화되었다.

면역세포치료제의 경우, 외부 유전자 조작을 통해 T 세포(혹은 NK 세포)를 변형시키고 이 세포를 체내에 재투여하는 유전자 조작 세포치료제가 연구개발의 중심을 차지하게 되었다. 유전자 편집·엔지니어링 기술을 통해 면역세포에 도입되는 유전자 부위가 원하는 작용 부위에 따라 변형될 수 있으므로, 암이나 자가면역질환과 같이 난치성 질환의 원인을 해결할 수 있는 대안으로 자리매김하고 있다. 면역세포치료제 중 가장 임상적으로 활발한 연구가 진행되고 있는 CAR-T(NK)는 CAR 부위가 갖는 신호전달시스템을 통해 암세포를 살상하는 효능이 즉시 강화된다. CAR-T(NK)는 항암치료효과, 특히 혈액암의 치료에서 뛰어난 임상 결과를 보여 주고 있어, 2020년 기준 858건의 임상시험이 등록되어 있을 정도로 활발하게 연구가 진행 중이다. 이는 지난해와 비교하여 66.2%나 증가한 수치이다(그림 6.11). 그리고 최근 개발 파이프라인의 흐름을 보면, CAR 부위는 2세대와 3세대 등을 거치며 기존의 CD19에서 벗어나 CD33, PSCA, BCMA, EpCAM, Her2, GPC3, mesothelin 등 표적 항원을 다양화하고 부작용을 감소시키는 방향으로 개발되고 있다(표 6.13). 다음으로 주목받는 TCR-T(NK) 세포는 2006년 미 국립암센터(NCI)의 연구진들이 전이성 흑색종 환자를 대상으로 한 연구에서 치료 성과를 거두면서 관심을 받기 시작하였다. 이 세포는 2017년 8월 소아청소년 재발·난치성 B 세포 급성 림프구성

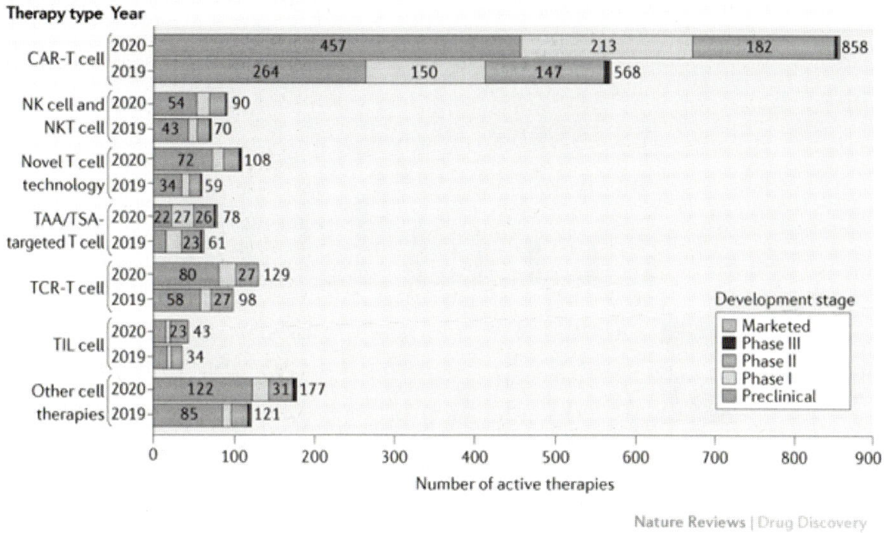

그림 6.11 항암세포치료제 파이프라인 임상현황
(출처: Nat Rev Drug Discov. 2020.5.26)

백혈병을 대상으로 하는 Novartis 사의 Kymriah가 최초로 FDA에서 허가되면서 항암 시장의 이목을 끌고 있다.

글로벌 줄기세포 치료제 시장은 현재 성체줄기세포 치료제가 가장 큰 비중을 차지하고 있다. 하지만 연구개발 측면에서는 PCR, DNA 시퀀싱, 유동 세포 계측법 및 크로마토 그래피와 같은 세포 분석 도구 및 기술의 진보에 힘입어 다능성 줄기세포(iPSCs)와 같은 표적 줄기세포의 개발도 이루어지고 있다(그림 6.12).

표 6.13 CAR-T 관련 주요 해외기업 기술개발 현황

기업	국적	내용
블루버드 바이오	미국	다발성골수종과 부산각화층 대상 CAR-T 치료제
셀레틱스	프랑스	급성림프구성백혈병, 급성골수성백혈병, 희귀혈액암 등 대상 CAR-T 치료제
셀메디카	영국	호지킨림프종, 급성림프구성백혈병, 비소세포폐암 등 대상 CAR-T 및 TCR-T 치료제
셀야드	벨기에	여러 암종에 적용 가능한 CAR-T 치료제
다이나벡스	미국	다중 악성종양, 악성흑색종, 두경부편평세포암 등 대상 TLR(Toll 유사 수용체) 치료제
젠사이트	프랑스	희귀 망막신경질환, 망막색소변성증 대상 유전자치료제
메디친AG	독일	급성골수성백혈병, 공수이형성증후군 대상 예방백신
토카젠	미국	재발성 및 신규 악성신경교종 대상 유전자치료제
트랜스진	프랑스	비소세포폐암, HPV 양성 암 대상 치료용 백신

(출처: 한국바이오의약품협회, 데일리팜 재인용)

(단위: 십억 달러)

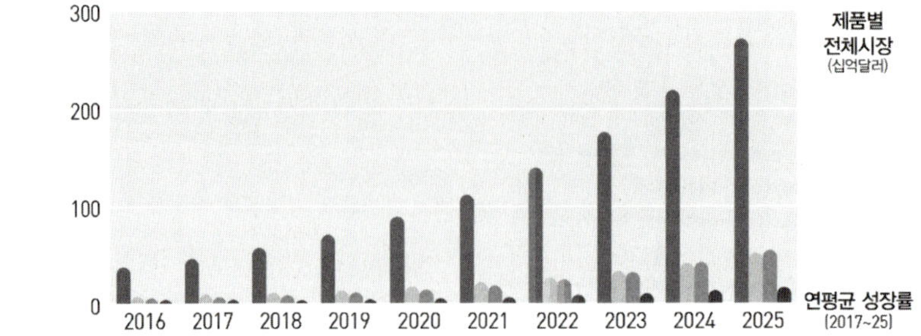

	2016	2017	2018	2019	2020	2021	2022	2023	2024	2025	연평균 성장률 (2017~25)
성체	37.5	46.2	57.1	71.0	88.6	111.2	139.961	176.638	219.48	273.266	24.9%
배아	7.0	8.6	10.6	13.2	16.5	20.7	26.021	32.822	40.763	50.727	24.8%
iPSC	4.6	6.0	7.8	10.3	13.5	17.9	23.656	31.319	41.172	54.172	31.8%
기타	1.6	2.1	2.7	3.4	4.4	5.8	7.491	9.772	12.587	16.24	29.4%
합계	50.6	62.8	78.3	97.9	123.1	155.6	197.1	250.6	314.0	394.4	25.8%

그림 6.12 글로벌 줄기세포 시장 현황 및 전망(2016~2025)

(출처: Inkwood Research, Global Stem Cell Market Forecast, 2017-2025(2017.04). 생명공학정책연구센터 재가공)

6.1.5 국내 바이오의약품(신약) 개발동향

국내 의약품 개발은 글로벌 기업에 비해 규모가 작은 중소기업들이 대부분을 차지하고 있다. 2018년 매출액 1조 이상을 기록한 제약사가 5개(유한양행, GC녹십자, 광동제약, 대웅제약, 한미약품)에 불과할 만큼 기업의 자금력이나 기술력이 부족한 상황이며, 시장규모에서도 전체의약품(18년, 23조 1,175억 원) 대비 9.6%(18년 2조 2,309억 원)로 미미한 수준이다. 하지만 최근 셀트리온, 삼성바이오에피스, LG생명과학 등 대기업들이 의약품사업에 본격적으로 뛰어들면서 우리나라의 바이오시밀러와 바이오베터 제품들이 글로벌 시장에서 두각을 나타내기 시작했다. 그로 인해 바이오헬스 부문의 기대감이 점점 높아지는 추세이다(그림 6.13). 식품의약품안전처

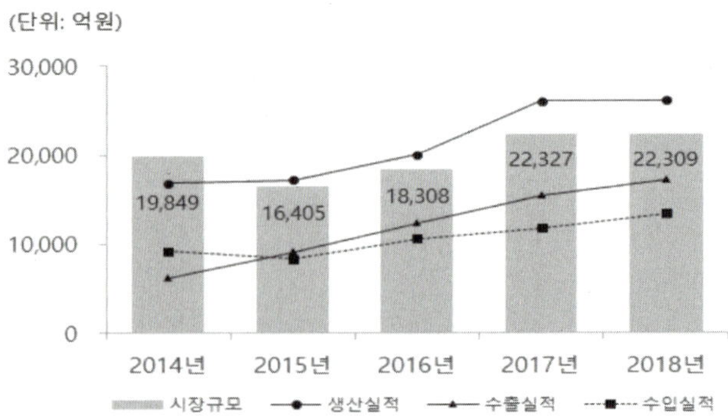

그림 6.13 국내 바이오의약품 연도별 시장규모(2014~2018년)

(출처: 식품의약품안전처, 2019)

식품의약품안전평가원은 이러한 흐름에 발맞추기 위하여 2020년 4월, 바이오 의약산업의 글로벌경쟁력을 갖출 수 있는 국내개발 바이오시밀러의 신속한 제품화 지원을 위한 '바이오시밀러 제품화 지원단'을 출범하였다.

6.1.5.1 단백질의약품

국내 바이오산업은 신약개발보다는 1세대 바이오의약품의 시밀러를 개발하고 생산하는 데 주력하고 있다. 대표적인 제품으로는 B형 간염백신(LG 생명과학, 녹십자), 인간 성장호르몬(LG 생명과학, 동아제약), GM-CSF(LG 생명과학), G-CSF(동아제약), EPO(CJ 제일제당, LG 생명과학, 동아제약, 대웅제약), 인터페론(LG 생명과학, CJ 제일제당, 녹십자, 동아제약), 진단시약제제(동아제약, LG 생명과학, CJ 제일제당) 등이 있다. 1세대 바이오시밀러의 개발과 생산을 토대로 축적된 기술과 노하우를 바탕으로 개량신약(바이오베터)에 대한 연구가 늘고 있으며, 이와 더불어 2세대 바이오의약품(항체)의 시밀러를 개발하기 위한 노력도 병행하고 있다(표 6.14).

6.1.5.2 항체의약품

항체의약품의 주요 적응증이 항암 및 면역질환이므로 점차 고령인구 증가로 인해 동 분야의 질환이 급속히 증가하여 항체의약품의 중요성이 확대되고 있다. 최근 항체의약품 시장의 급신장과 관련하여 LG 생명과학, 녹십자, 이수앱지스를 포함한 제약사와 벤처사를 중심으로 50개 이상의 바이오 기업에서 활발하게 연구가 진행 중

표 6.14 국내 바이오베터 개발 현황

제약사	제품	적응증	단계	특징
셀트리온	램시마 SC	자가면역질환	임상3상	투약방식 변경 (정맥주사→피하주사)
GC녹십자	MGAH22	유방암	임상3상	허셉틴대비 약물효능 향상
일동제약	IDB0062	황반변성	비임상	루센티스 대비 약물효능 향상 및 내성개선
한올바이오파마	HL036	안구건조증	임상2상	레스타시스 대비 약물효능 향상
한미약품	롤론티스 외 9종	호중구감소증	임상2상	투약편의성 개선 (1일 1회→1개월 1회)
한독	HL2351	자가염증질환	임상2상	오리지네이터 아나킨라 대비 반감기 증가
알테오젠	hGH-NexP	성장호르몬결핍	임상2상	투약편의성 개선 (1일 1회→1주 1회)

(출처: 양영구 기자, 메디칼 옵저버. 2020.07.09)

이다. 2015년 우리나라에서는 항체시밀러인 클로티넵주(이수앱지스)와 램시마(셀트리온)가 바이오시밀러로 허가되었다.

특히 2009년도 삼성전자의 항체의약품 개발에 대한 참여는 제약업체에 큰 반향을 불러일으켜 바이오신약개발 중 항체의약품 개발의 중요성을 확인해 주었으며, 현재 Rituxan(만성 림프구성 백혈병 치료제), Remicade(류마티스 관절염 치료제)를 포함하여 특허 만료가 임박한 블록버스터 항체 치료제에 대한 시밀러들이 개발되어 유럽과 미국 등에서 판매 중이다. 셀트리온 역시 바이오시밀러 제품을 개발하고 있으며, 허셉틴, 레미케이드, 리툭산에 대한 시밀러 제품들이 해외로 판매되고 있다(표 6.15). 2018년 휴먼 데이터 사이언스 기업 한국 아이큐비아(IQVIA)의 글로벌 바이오시밀러(biosimilar) 분석보고에 따르면, 레미케이드(인플릭시맙), 란투스(인슐린 글라진), 엔브렐(에타너셉트), 맙테라(리툭시맙) 등 4개 의약품의 바이오시밀러의 경우 전체 판매액의 66%를 한국 바이오기업이 차지했으며, 특히 레미케이드 바이

표 6.15 국내 항체 바이오시밀러 개발 현황

업체명	제품명	오리지널 제품	적용증	단계
삼성바이오로직스	임랄디	휴미라	류마티스 관절염 등	유럽 시판
	플릭사비(유럽)/렌플렉시스(미국)	레미케이드	류마티스 관절염 등	유럽, 미국 시판
	베네팔리(유럽)/에티코보(미국)	엔브렐	류마티스 관절염 등	유럽 시판, 미국 허가(19.04)
	온트루잔트	허셉틴	유방암	유럽 시판, 미국 시판 예정
	SB8	아바스틴	대장암, 폐암	유럽 허가 신청(19.07), FDA 허가 신청(19.11)
	SB11	루센티스	황반변성	임상 3상 진행 중
	SB12	솔리리스	발작성야간혈색소뇨증(PNH)	임상 3상 진행 중
셀트리온	인플렉트라	레미케이드	류마티스 관절염 등	유럽, 미국 시판
	트룩시마	리툭산	만성 림프구성 백혈병 등	유럽, 미국 시판
	허쥬마	허셉틴	유방암	유럽 출시, 미국 시판 예정
	CT-P17	휴미라	류마티스 관절염 등	임상 3상 진행 중
	CT-P16	아바스틴	대장암, 폐암	임상 3상 진행 중
종근당	CKD-701	루센티스	황반변성	임상 3상 진행 중
에이프로젠	GS071	레미케이드	류마티스 관절염 등	일본 허가
	AP052	리툭산	만성 림프구성 백혈병 등	전임상
	AP062	허셉틴	유방암	미국 임상 1상
LG화학	유셉트	엔브렐	류마티스 관절염 등	일본 출시
	LBAL	휴미라	류마티스 관절염 등	한국, 일본 임상 3상 진행 중
동아쏘시오홀딩스(디엠바이오)	허셉틴 등 3개			전임상

(출처: 각사, 유진투자증권)

오시밀러는 한국 제품이 전체 바이오시밀러 판매액의 99%를 차지할 정도로 국내 업체들의 선전이 두드러진다.

6.1.5.3 유전자치료제

유전자치료제는 지난 50여 년간 괄목할 만한 성장을 이룬 분자생물학 및 재조합 DNA 기술에 기반을 두고 있다. 유전자치료제 개발은 1970년대 이론적인 토대가 마련되었고, 1980년대에 레트로바이러스를 비롯한 벡터시스템에 대한 연구가 활발해지면서 가시화되었다. 그리고 1989년 최초의 유전자치료제 임상허가를 시작으로 본격적인 개발이 시작되었다(그림 6.14).

국내의 유전자치료제 관련연구는 학계 및 산업계에서 CAR-T 기술을 포함하는 항암 면역세포 치료제, 레트로바이러스, 아데노 바이러스 등의 바이러스성 벡터를 이용한 표적 지향적 치료제 개발연구가 주를 이루며, 비바이러스성 벡터의 개발연구 및 인리포솜 폴리머 개발연구도 다수 진행되고 있다. 그리고 이렇게 개발된 유전자치료제 기술들은 Novartis, Pfizer 등 해외 글로벌 기업에 기술가치를 인정받아 기술 이전이나 인수 합병 등의 투자 형태로 거래되고 있다(표 6.16). 국내 유전자치료제 개발이 활기를 띠면서 현재 유전자치료제 개발 업체가 8개 사(15품목)에 달했으며, 임상 역시 활발하게 진행되고 있다(표 6.17).

표 6.16 유전자치료기술의 기술이전계약의 예

Date	Licensor	Licensee	Technology	Status	Deal Size (US$ M)
Feb 2018	Voyager Therapeutics	AbbVie	AAV vectors that deliver monoclonal antibodies directed against accumulations of tau protein for Alzheimer's Disease	Phase II	1,069
Feb 2018	Sangamo Therapeutics	Kite (Gilead)	Zinc finger nuclease technology platform	–	3,010
Jan 2018	Spark Therapeutics	Novartis	LUXTURNA Retinal pigment epithelium-specific protein 65kDa (RPE65)	BLA approved	170
Jan 2018	Sangamo Therapeutics	Pfizer	Zinc finger DNA binding protein gene therapy for ALS and FTLD	Pre-clinical	162
Dec 2017	Legend Biotech	Janssen (J&J)	Chimeric antigen receptor (CAR) T-cell drug candidate, LCAR-B38M, which specifically targets B-cell maturation antigen (BCMA)	–	350
May 2017	bluebird bio	Novartis	Proprietary lentiviral vector platform	–	

(출처: 유전자치료의 현주소와 미국의 규제현황, BioIN, 2018.10)

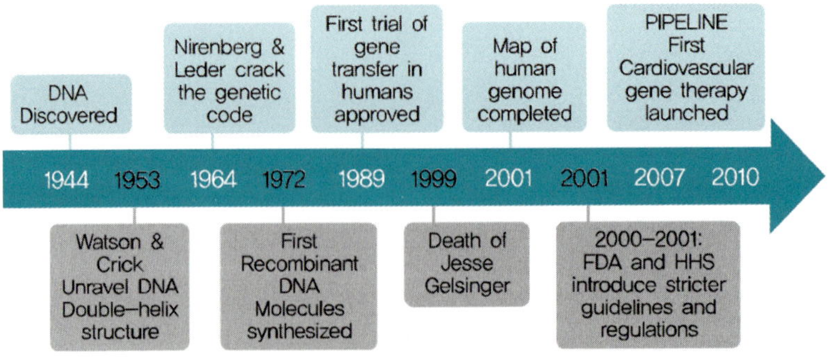

그림 6.14 유전자치료제의 개발사
(출처: 바이오제품 및 바이오 기술개발 동향 2010, 지식경제부)

표 6.17 국내 유전자치료제 기업 임상 현황

개발 기업	유전자치료제	대상 질환	개발 단계
녹십자	JX-594	간암	글로벌 임상 3상 준비 중
바이로메드	VM202-PAD	허혈성 지체질환	미국, 한국 임상 3상 준비중
	VM202-DPN	당뇨병성 신경병증	미국, 한국 임상 3상 준비중
	VM202-ALS	근위축성 측삭경화증	미국 임상 1/2상 진행 중
	VM202-CAD	허혈성 심장질환	한국 임상 2상 준비 중
제넥신	GX-188E	자궁경부 전암	한국 임상 2상 진행 중
코오롱생명과학	VOSSA-K	중증 무릎 골관절염	미국 임상 3상 진행 중 한국 품목허가(BLA) 취소

(출처: 교보증권 리서치 센터)

6.1.5.4 백신

국내의 자체생산이 가능한 백신종류는 8종(B형 간염, 일본뇌염, 수두, 인플루엔자, 장티푸스, 두창)에 불과하며 주로 기초예방접종 대상연구에 국한된다. 반면 디프테리아, 백일해, 파상풍 예방 백신(DTaP), 소아마비(폴리오), 인플루엔자, 홍역 등의 백신은 현재까지도 원액이나 외국산 완제품을 수입하는 실정이다. 2009년도에 녹십자가 신종플루에 대한 백신을 자체 생산할 수 있는 기술을 확보함에 따라 국내 예방백신 개발능력은 차츰 선진국 수준에 도달하고 있다.

백신 자급 품목을 늘리기 위해 식약처의 지원으로 민간 기업 주도의 백신 국산화를 위한 연구가 진행되고 있으며, 2017년까지 필수 예방백신 5종, 프리미엄백신 4종, 대유행 또는 대테러 대비 백신 3종을 국산화할 계획이다.

6.1.5.5 세포치료제

세포치료제는 2001년 연골이식 및 조혈 적응증으로 허가된 자가유래 세포치료제 콘드론을 필두로 2013년 9월까지 국내에서 16품목이 허가되었으며, 자가 유래 세포치료제가 가장 많은 비율을 차지하고 있다(표 6.18). 줄기세포치료제의 경우 성체 줄기세포를 중심으로 제품화 연구가 활발히 이루어지고 있다. 세포치료제의 국내 임상현황은 2013년을 기준으로 26개 업체에서 심근경색, 뇌경색 또는 척수손상 등의 난치병 치료제를 포함하여 총 80건의 세포치료제 임상시험이 완료되었거나 진행 중이다. 이 중 줄기세포치료제 임상시험은 총 31건으로 미국, 유럽과 비교하여 세계적으로 많은 수의 임상이 진행 중이다.

표 6.18 국내 세포치료제 승인 현황

업체명	제품명	분류	분류	대상질환	허가 년도
세원셀론텍	콘드론	자가	연골세포	무릎연골결손	2001
테고사이언스	폴로덤	자가	피부각질세포	피부화상치료	2002
	칼로덤	동종	피부각질세포	피부화상치료, 당뇨병성족부궤양	2005 2010
바이오솔루션 (구, 엠씨티티)	케라힐	자가	피부각질세포	피부화상치료	2006
JW크레아젠	크레아박스-알씨씨주	자가	수지상세포	전이성 신세포암	2007
녹십자셀 (구, 이노셀)	이뮨셀엘씨주	자가	활성화T림프구	간암	2007
세원셀론텍	알엠에스 오스론	자가	뼈세포	국소 골형성 촉진	2009
안트로젠	퀸셀	자가	최소조작 지방세포	피하지방 결손	2010
에스바이오메딕스	큐어스킨	자가	섬유아세포	여드름 치유과정에서 수반된 함몰부위 개선	2010
메디포스트	카티스템	동종	제대혈 유래 중간엽줄기세포	골관절염 환자의 무릎 연골결손 치료	2012
안트로젠	큐피스템	자가	지방유래 중간엽줄기세포	크론병으로 인한 누공 치료	2012
코아스템	뉴로나타-알주	자가	골수유래 중간엽줄기세포	근위축성축삭경화증(루게릭병)환자에서 질환진행속도 완화	2014
바이로솔루션 (구, 엠씨티티바이오)	케라힐-알로	동종	피부각질세포	심부2도 화상의 재생 피화 촉진	2015
테고사이언스	로스미르	자가	피부유래섬유아세포	중증도 이상의 비협골 고랑의 개선	2017

(출처: 세포치료제 및 유전자치료제 허가현황. 식품의약품안전처. 2018.01.24 기준)

6.1.6 바이오의약품 향후 전망

세계 바이오의약품 시장은 1990년대 후반부터 두각을 나타낸 항체의약품의 발전에 힘입어 지속적으로 성장할 것으로 보인다. LG 경제연구원의 조사 자료에 따르면 유전자재조합기술을 바탕으로 한 인간성장호르몬, 인터페론, EPO 등이 국내 바이오의약품 산업의 성장을 이끌어 왔으며, 2005년에는 단일클론항체의약품이 성장세를 주도할 것으로 전망된다.

한편 2세대 바이오의약품으로 불리는 항체의약품은 1997년 비호지킨성 림프종 치료제인 Rituxan이 출시된 이후 현재까지 47개의 제품이 미국 FDA로부터 승인을 받아 시판 중이며, 2013년 기준으로 전 세계에서 314개의 단일클론항체 제품이 임상시험 중에 있다. 치료용 항체는 현재 인간화 항체와 키메라 항체가 시장을 주도하고 있으나 점차 인간항체가 시장의 주류를 이룰 것이며, 항체와 합성 약물을 결합한 ADC(Antibody drug conjugate) 형태의 치료제가 시장에서 급부상할 것으로 예측된다. 이 외에도 유전자치료제와 세포치료제 역시도 난치성 유전질환 등의 치료와, 기존 항암 치료제의 한계를 극복할 수 있는 대안으로 제시되고 있어 향후 2020년에는 바이오의약품을 주도할 수 있는 신기술로 기대되고 있다.

향후 세계 의약품 시장의 성장은 항암제와 면역억제제, 피부질환치료제 등 3대 부문이 주도할 전망이다(Evaluate Pharma, 2018). 그중 항암제(Oncology) 부문은 2018년 매출 점유율이 14.3%이며 2024년까지의 연평균 성장률은 11.4%로 높은 수준을 유지할 것으로 기대된다. 이에 따라 암치료제 매출 역시 2018년 1,238억 달러에서 2024년 2,366억 달러로 성장할 것으로 예상된다. 항암제의 뒤를 이어 면역 억제제(Immunosuppressant)와 피부질환치료제(Dermatologicals)는 각각 연평균 성장률 15.7%, 12.6%로 성장할 것으로 기대된다. 또한 세포치료제와 유전자치료제를 중심으로 희귀의약품 성장이 더욱 가속화될 전망이며 미국과 중국을 중심으로 활발하게 연구개발이 진행되고 있다. 이에 향후 안전성, 유효성, 비용 등이 화두가 될 것으로 보인다.

6.2 천연물의약품

6.2.1 천연물의약품의 정의

천연물이란 육상 및 해양에 생존하는 동·식물 등의 생물과 생물의 세포 또는 조직

배양산물 등 생물을 기원으로 하는 산물들을 포함하는 개념으로, 식량자원뿐만 아니라 질병의 예방과 치료에 경험적으로 사용됨으로써 약용자원으로서 역할을 하였다. 이러한 천연물에 함유된 물질들이 생체에 직·간접적으로 영향을 미치는 것을 천연물 성분이라 한다. 천연물 성분을 이용하여 연구·개발한 의약품은 국가의 역사·문화적 배경과 법규로 인해 다양한 용어, 즉 생약 또는 생약제제(crude drug or herbal medicinal preparation), 식물의약품(botanical drug, 미국) 또는 식물제제(HMP; herbal medicinal product, 유럽), 중약(TCM; traditional chinese medicine, 중국), 한약(방)제제(kampo, 일본) 등으로 표현되고 있다. 천연물의약품은 의약용 소재로서 동서양을 막론하고 역사적으로 대부분 식물을 사용하였기 때문에 식물자원을 이용한 의약품을 의미할 수 있다.

그 중 생약은 자연으로부터 얻어지는 미생물, 동·식물 및 광물의 대사산물을 의약품으로 사용하기 위하여 절단, 분쇄, 추출 등의 간단한 가공을 통해 그 본질을 변화시키지 않은 상태의 천연물, 혹은 이들로부터 약효 성분을 추출하여 사용하거나 정제를 만들어 사용하는 것들을 통칭한다. 천연물을 임상에 사용한 경험이 역사적으로 풍부한 국가인 우리나라와 중국, 일본 등에서는 질병치료에 사용되는 천연물을 생약이라고 일컫는다.

6.2.2 천연물의약품의 기원

고대인들은 학질이나 열병에 걸리면 주술과 함께 버드나무의 추출물을 복용하여 열을 내리게 하였다. 이 치료법은 기원전 1,500년대 고대 이집트의 파피루스에서도 언급되었으며, 지난 100년 동안 사람들이 가장 많이 이용한 의약품 중 하나인 아스피린(Aspirin)을 이용한 방법이다. 아스피린이 정제된 의약품으로 개발된 시초는 1702년 영국에서 버드나무로부터 추출한 황색가루를 학질과 말라리아 환자들에게 일정량 복용시킨 결과, 열을 내리는 효과가 있었다는 Edword Stone의 보고이다. 아스피린은 살리실산 염의 의약품으로 진통제, 해열제와 심혈관 질환이나 심장마비 예방약으로 사용되고 있다.

1830년에 화학자들은 버드나무에서 살리신(Salicin)이라는 물질을 추출하였고 이렇게 추출한 살리신에서 살리실산을 합성해 해열제로 사용하였다. 1870년에는 살리신 유도체들이 소염과 진통에 효과가 있음이 발견되었고 그중 살리실레이트 나트륨을 관절염 치료제로 사용하였지만, 심각한 부작용으로 인해 사용을 중지하고 있다.

현재 전 세계적으로 고대부터 질병 치료에 효과가 있다고 알려진 천연물에서 약효가 있는 물질과 성분을 찾기 위해 많은 연구가 이루어지고 있다. 또한 유효 성분을 직접 추출, 분리하는 과정보다 대량 생산을 위한 화학적, 유전공학적 방법 개발도 진행 중이다. 이는 적은 시간과 비용으로 생산된 의약품들로 질병에 의한 고통을 겪는 사람들의 치료를 도와주기 위해서이다.

6.2.3 천연물의약품의 특징

- 천연물은 전통적으로 빈번히 사용되었으므로 축적된 정보가 있어 합성물질보다 비교적 안전하다. 따라서 의약품화하였을 경우 합성신약에 비해 안전하고 개발기간이 짧으며 성공률이 높다.
- 천연물의약품은 다양한 유효성분이 존재하고 있고 다양한 기능을 지닌, 즉 다중의 성분(Multi-component), 다중의 기능(Multi-function)을 가지고 있다.
- 다중의 성분에 대한 각 성분을 입증하기에는 어려운 점이 있고, 성분 중에 미지의 화합물을 포함하고 있어 명확하게 규명되지 않으며, 함유된 성분들의 상호작용에 의해 약효의 상승과 강하에 영향을 미칠 수가 있다.
- 다중의 기능은 다양한 발병기전에 의해 만성질환에 임상적 효과를 강화할 수 있는 장점이 있다. 이는 만성/난치성 장기복용 약물로 개발 시에 유리하다.
- 다중의 성분, 다중의 기능은 천연물의약품 개발 시 품질관리(Quality Control) 측면 즉 활성, 순도, 안정성, 동등성 관리 등에서 어려움이 있다. 또한 유효성분이 명확하지 않고 작용기전이 명확하지 않은 점에서 개발 시 많은 연구가 필요하다.
- 알려지지 않은 천연물 자체에 독성이 있을 수 있고, 재배과정 중에 농약, 중금속, 톡신류 등에 의한 오염이 발생할 가능성이 있으며, 약물 상호작용에 의한 독성 발현될 가능성이 있다.
- 기원의 식물, 재배지, 기후, 수확시기, 가공방법 등이 천연물의 품질에 영향을 미칠 수 있어 원료 표준화에 대한 지속적인 연구가 필요하다.

6.2.4 국내외 범위 및 분류

미국은 식물성 물질(조류, 미세균류 및 이들의 복합물 포함)을 원료로 제조한 식물의약품(botanical drugs)이란 용어를 천연물의약품의 공식적인 명칭으로 사용한다. 이는 식물성 성분을 함유하는 식품첨가물, 의료기기 및 화장품도 포함한다. 그러나 재조합 DNA 기술이나 클로닝 같은 기법으로 유전적으로 변형시킨 GMO 식물종으로 만든 제품, 식물을 기질로 사용되는 경우를 포함한 효모, 박테리아 및 미생물의 배양물과 식물세포의 배양물, 항생제 / 아미노산 / 비타민과 같이 약물이나 식품의 용도로 이미 허가받은 제품 및 식물에서 유래했지만 정제된 물질(예: paclitaxel)이나 암 추출물로부터 합성된 estrogen과 같이 화학적으로 변형된 화합물의 경우는 이에 포함되지 않는다.

유럽에서는 천연물을 추출물 상태로 의약품으로 개발해 질병 치료에 널리 이용해 왔으며, herbal medicinal product(HMP)라고 부르고 있다. HMP는 활성물질으로 1종 이상의 천연물(herbal substance) 또는 천연물제제(herbal preparation)를 함유하는 의약품 용어로서 동일한 의미로 phytopharmaceutical이라는 용어도 사용하고 있다. 천연물 성분(herbal substance)이란 주로 식물이나 식물의 특정 부위 · 조류 · 곰팡이 · 이끼 등을 일반적으로 특별 가공을 거치지 않고 건조된 상태(신선한 것을 사용하는 경우도 있음)를 말하며, 천연물제제는 천연물 성분을 추출 · 증류 · 분획 · 정제 · 농축 또는 배양하여 얻은 결과물을 말한다.

중국은 중약으로 표현하며, 중국의 천연물신약은 국경 내에서 판매되지 않았던 의약품, 즉 중국 내나 국외 의약품 제조 기업이 처음으로 중국에서 판매하는 의약품을 일컫는다. 난이도에 따라 1 ~ 5류로 분류하는데, 중약제제는 대부분 3 ~ 4류 신약에 집중되어 있다. 1류 신약은 천연 약물에서 추출한 유효성분 및 그 제제, 2류 신약은 식물, 동물, 광물 등의 약물질로 제조한 제제, 3류 신약은 중약제 대체품, 4류 신약은 중약재에서 새로 개발한 약의 부분으로 제조한 제제, 5류 신약은 천연약물에서 추출한 유효성분으로 제조한 제제를 지칭한다.

일본은 한약(방)제제로 표현하며, 900여 품목의 한약제제를 시판하면서 그 중 148종의 전문의약품이 전체 한방제제의 80%를 차지하고 있다. 후생노동성의 우수의약품 제조관리기준(GMP)과 일본한방의약품 제조산업협회가 자체적으로 규정하고 있는 한방의약품제조관리기준으로 고품질의 한방제제를 관리하고 있다.

천연물의약품과 관련된 내용을 살펴보면 다음과 같다(그림 6.15).

- 천연물은 육상 및 해상에 존재하는 동물·식물 등의 생물과 생물의 세포 또는 조직 배양 산물 등 생물을 기원으로 하는 산물.
- 천연물성분은 천연물에 함유된 물질로서 미량으로 생체에 직접, 간접으로 영향을 미치는 등 생리활성을 가지는 물질.
- 천연물과학은 천연물로부터 천연물 성분의 분리, 화학구조의 규명, 생물활성의 탐색, 효과적인 생산 및 제조방법의 연구 등 천연물과 그 성분을 연구, 활용하는 학문과 기술.

현재 대한약전에는 생약(crude drug), 생약제제(herbal medicinal preparation), 한약

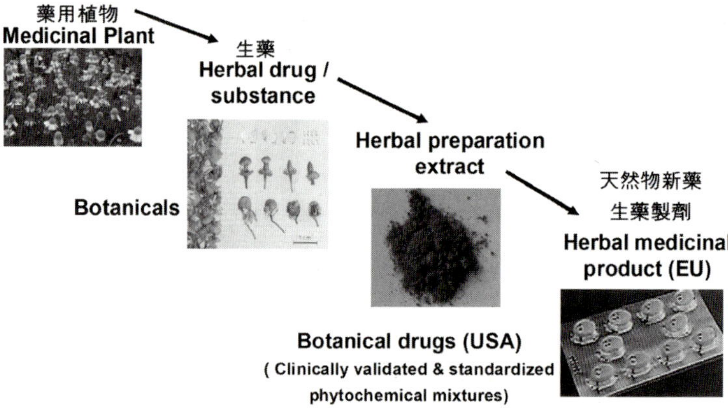

그림 6.15 천연물 및 천연물의약품과 관련된 용어
(출처: 성상헌, 천연물의약품, 분자세포생물학 뉴스레터, 2012.10.)

(oriental medicine) 및 한약제제(oriental therapeutic preparation)로 구분하고 있고, 천연물을 이용한 건강기능식품 또한 법으로 규정하고 있다.

- 생약(대한약전 규정)은 동물·식물의 약용으로 하는 부분, 세포내용물, 분비물, 추출물 또는 광물 등.
- 생약제제(약사법 규정)는 서양의학적 관점에서 본 천연물제제로 한방의학적 치료 목적으로는 사용되지 않는 제제를 말하며(약사법 2조 6항), 천연물을 기원으로 하되 특정성분을 추출·정제하여 제제화한 것은 생약제제로 간주하지 않음.
- 한약(약사법 규정)은 동물, 식물 또는 광물에서 채취된 것으로 주로 원형대로 건조, 절단 또는 정제된 생약.
- 한약제제(약사법 규정)는 한약을 한방원리에 따라 배합하여 제조한 의약품.
- 건강기능식품(건강기능식품법 규정)은 인체에 유용한 기능성을 가진 원료나 성분을 사용하여 정제, 캅셀, 분말, 과립, 액상, 환 등의 형태로 제조·가공한 식품.

국내에서는 2000년 1월 12일 천연물 성분을 이용한 신약연구개발과 산업화를 촉진하기 위해 「천연물신약 연구개발 촉진법」을 신설하고, 2002년 「의약품의 품목허가·신고·심사 규정」에 천연물신약에 대한 허가 요건 및 심사기준을 별도로 마련하여 천연물신약 육성을 모색하였다. 현재 공정서에 등재된 생약재로서는 대한약전 131품목과 약전외생약규격집 389품목 등 520품목이 등재되어 있으며 그중 418품목의 생약재가 식물자원에서 유래하고 있다. 한편, 천연물자원으로부터 사용하고 있는 생약/한약제제를 이용하여 개발한 천연물신약이 전문의약품이 되면 한방 의료기관에서는 사용할 수 없다는 점이 논란이 될 수 있다.

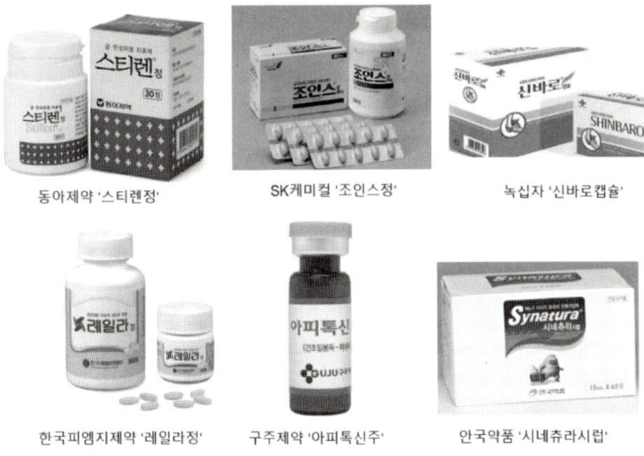

그림 6.16 국내 천연물신약으로 허가받은 제품들
(출처: 곽승화, 천연물을 기반으로 한 신약 및 의약품 개발에 대한 연구 동향, BRIC View 2019)

천연물 성분을 이용한 신약연구개발과 산업화를 촉진하기 위해 신설된 법률과 규정을 기반으로, 2000년대 국내 천연물신약 1호인 동아제약의 스티렌과 모티리톤, SK케미칼의 조인스, 녹십자의 신바로, 안국약품의 시네츄라, 한국피엠지제약의 레일라, 구주제약의 아피톡신주, 영진약품의 유토마 등이 식약처로부터 천연물신약으로 허가를 받았다(그림 6.16).

하지만 2015년, '천연물신약 연구개발사업 추진실태' 감사에서 '천연물신약이 허가 심사 과정에서 지나친 특혜를 받고 있다'는 문제가 제기된다. '신약에 비해 느슨한 심사기준을 정하는 것은 불합리하다'는 감사원의 지적에 따라 2017년 5월 23일 식품의약품안전처는 약사법의 신약과 오인될 천연물신약의 용어를 삭제하고, 임상시험의 종류 및 시험방법, 신속심사 근거 조항 등 천연물신약과 관련된 허가 규정을 모두 제거하였다. 천연물의약품의 허가 요건을 국제 규격 수준에 맞추도록 자료제출 요건은 표 6.19와 같이 변경되었다.

6.2.5 천연물의약품 개발

6.2.5.1 연구영역

일반적인 신약연구개발 과정은 단일 표적 / 단일 성분을 기본으로 선도물질 탐색 및 최적화 과정을 통해 선도물질(화학합성물)을 개발하고 비임상 / 임상의 개발단계로 진행하며, 새로운 특정 성분을 추출하거나 가공하여 약물을 제조한다. 반면에 천연물의약품은 경험적인 안전성과 유효성이 입증된 생약을 사용하기 때문에 부작용이 적어 개발비용과 기간을 절감할 수 있다. 또한 신약개발에 필요한 기본적인 임

표 6.19 식품의약품안전처의 천연물의약품의 허가기준

	2002. 8. 1. 개정고시	2008. 8. 14. 개정고시	2017. 5. 23 개정고시
근거	의약품 등의 안전성 · 유효성 심사에 관한 규정	의약품의 품목허가 · 신고 · 심사 규정	
천연물 신약정의	제1항제1호중 "보건복지부장관 또는 식품의약품안전청장"을 "식품의약품안전청장"으로 하고 동항에 제12호를 다음과 같이 신설한다. 12. "천연물신약"이라 함은 천연물신약개발촉진법 제2조제3호의 규정에 의한 의약품으로서 천연물성분을 이용하여 연구 · 개발한 의약품중 조성성분 · 효능 등이 새로운 의약품을 말한다.	제2조(정의) 이 규정에서 사용하는 용어의 정의는 다음 각호와 같다. 17. "천연물신약"이란 「천연물신약개발촉진법」제2조제3호에 따른 의약품으로서 천연물성분을 이용하여 연구 · 개발한 의약품 중 조성성분 · 효능 등이 새로운 의약품으로서 [별표 1]의 의약품의 종류 및 제출자료의 범위 중 Ⅰ. 신약 및 [별표 2]의 생약 · 한약제제의 제출자료 중 Ⅰ. 신약 및 Ⅱ. 자료제출의약품의 1.부터 4.까지에 해당하는 의약품을 말한다.	제2조(정의) 1.~16. (현행과 같음) 17. 〈삭제〉
허가기준 (제출자료 범위)	신약과 동일하게 약품 개발 등에 관련된 모든 자료를 요구하고 심사 기원 · 발견 및 개발경위에 관한 자료 구조결정, 물리학적 성질에 관한 자료 안정성에 관한 자료 독성에 관한 자료 약리작용에 관한 자료 임상시험성적에 관한 자료 등	자료제출의약품에 해당하는 천연물신약은 일반신약보다 완화된 기준을 적용 독성에 관한 자료 12가지 중 유전독성, 생식독성, 발암성 등 10가지 자료심사 면제 동물에 대한 약리작용 등 약효시험 면제 사람을 대상으로 하는 임상시험 일부 면제	신약 및 일부 자료제출의약품에 대한 독성시험 자료 제출대상을 확대하고, 유해물질 관리를 위한 자료제출 강화 품질 일관성 확보 및 유해물질 관리를 위한 성분프로파일 및 잔류 · 오염물질 관련 자료 등을 제출 신약 및 일부 자료제출 의약품에 대하여 유전독성시험자료 제출 의무화 등 독성시험 자료제출 대상 확대 '지표성분 설정 가능한 생약'을 고시한 [별표 7] 생약 삭제

상 및 독성 기록에 대한 정보에 근거하기 때문에 신약 후보를 선정하고 정보를 수집하는 비임상 이전단계까지의 기간을 일반 신약개발보다 단축할 수 있다. 천연물신약 연구개발을 기초연구, 중개연구, 산업화 연구로 분류해서 살펴보자면(그림 6.17), 기초연구는 천연물을 탐색하는 과정으로 전통의학, 민간약, 한방의학서 등에서 정보를 수집하고 신약으로 개발될 물질을 분획하고 추출하는 과정을 뜻한다. 중개연구는 천연물의 성분 효과와 성능을 탐색하는 과정으로 약리활성과 약효에 대하여 연구하며, 대상 천연물의 산업화 가능성에 대하여 검증하고 약효를 최적화시키

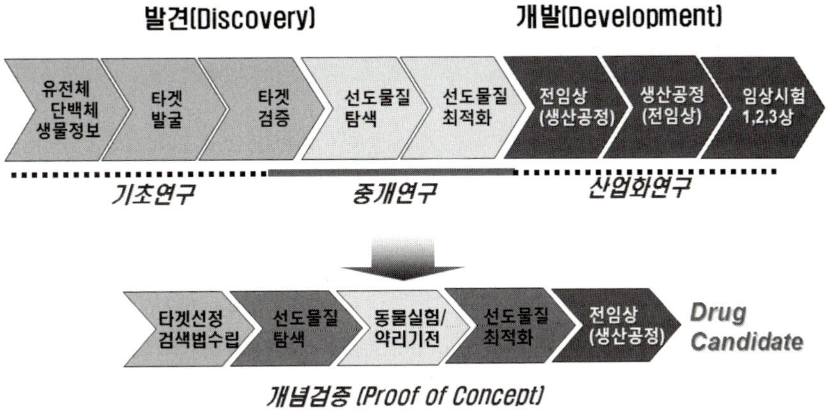

그림 6.17 신약연구개발 과정
(출처: 제3차 천연물신약연구개발촉진계획 수립, 한국보건산업진흥원, 2011.1)

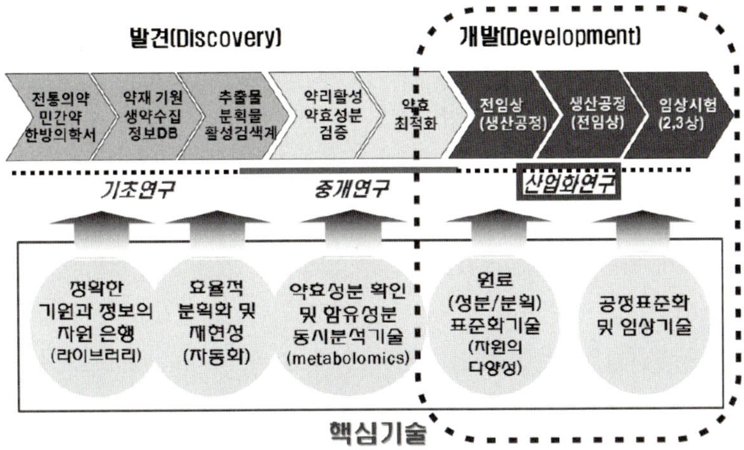

그림 6.18 천연물의약품 연구개발 과정
(출처: 제3차 천연물신약연구개발촉진계획 수립, 한국보건산업진흥원, 2011.1)

는 단계이다. 마지막으로 산업화 연구는 천연물의 체계적인 산업화를 위한 단계로 비임상시험(전임상), 생산공정연구, 임상시험으로 나눌 수 있다(그림 6.18).

6.2.5.2 해외의 천연물의약품 개발 현황

의약품, 건강기능식품 등을 포함하는 세계 천연물과 관련된 시장은 연간 8~10%의 성장률을 기록하고 있으며, 판매되는 의약품의 50% 정도가 천연물의약품이거나 천연물에서 유래된 단일물질이다. 천연화합물의 예는 신종인플루엔자(신종플루) 치료제인 시킴산(shikimic acid)으로부터 합성한 물질인 타미플루(오셀타미비르), taxus brevifolia의 taxol을 제품화한 paclitaxel(Bristol-Myers Squibb), camptotheca acumi-

표 6.20 해외 대표적인 천연물 유래 의약품

제품명	업체	원료	적응증	비고
아스피린	바이엘	버드나무	해열진통제	100년 전 개발
탁솔	BMS	서양주목	항암제	12억 달러/년
타미플루	길리어드	팔곽회향	항바이러스제	30억 달러/년
은행잎엑스	슈바베	은행잎	혈액순환	20억 달러/년
차전차엑스	P&G	질령이씨	정장제	3억 달러/년

(출처: 2012 국가생명연구자원 통계자료집)

nata의 camptothecin을 이용한 topotecam(smithkline beecham), irinotecan (pharmacia & upjohn)들과 같은 저분자 신약이 있다(표 6.20).

1958년부터 1982년까지 미국 NCI(National Cancer Institute) 주도하에 1,550속, 3,390종의 식물로부터 114,000개 추출물을 대상으로 항암제 개발을 위한 검색이 실시되었다. 1982년 이후 승인·등록된 총 868종의 NCE(New Chemical Entities: 신약후보물질) 중 천연물신약은 40종(4.6%)으로 심혈관계 치료제 6종, 항암제 9종(aclarubicin 등), 면역관련 치료제 9종, 대사성 질환 치료제 3종, 항균제 9종(teicoplanin 등), 기타 4종이었고 209종(24.1%)이 천연물 유래 반합성 물질로 보고되었다.

세계 여러 국가는 천연물신약 후보물질의 동등성을 확보하기 위해 품질관리기준을 마련하고 관련기술 확보에 노력하고 있다. 미국 FDA는 원료약재는 전문가를 통해 동정, 제조공정의 배치 별로 표본을 보관, 수확시기, 장소, 기후 등의 정보를 기록하도록 하였으며, 분광분석 및 크로마토그래프 패턴분석을 활용한 화학적 동정을 통해 품질관리를 수행할 수 있음을 명시하였다. 유럽 EMEA 역시 Guideline of specifications(EMEA / CVMP 815 / 00 Rev1, 2006)에서는 생약성분, 생약조제물, 생약제제, 전통생약제제 시험 절차 및 허용기준의 관리를 제시하였으며, 관련기술로 GAP 및 GMP 준수, 제조공정의 밸리데이션이 사용될 수 있음을 명시하였다. Guidline on quality of herbal medicinal products / traditional herbal medicinal products(EMEA / CVMP 814 / 00 Rev1, 2006)에서는 핑거프린트 크로마토그래프가 적절히 사용될 수 있음을 제시하였다. 이러한 기술들을 사용하여 유럽은 천연물신약의 유효성분 및 활성 마커 성분들의 함량에 대한 허용범위를 준수하며, 이를 바탕으로 하는 표준관리기술을 필요로 하게 된다.

국가적으로 미국은 1994년 미국의회에서 제정된 DSHEA(Dietary Supplements and Human Education Act) 법을 토대로 안전문제를 일으키는 식이보충제(Dietary Supplements)에 대해 FDA에 규제 권한을 부여하고, 소비자에게 식이보충제에 대한 이해를 전달함으로써 천연물 산업발전의 토대를 마련하였다. 이후 미국 정부는 의회의 요구에 부응하여 NIH(National Institute of Health) 산하에 대체보완의약센터(National Center for Complementary and Alternative Medicine)와 천연건강보조식품연구실(Office of Dietary Supplements)을 설립함과 동시에 연구비를 매년 기하급수적으로 증가시켜서 관련 연구 분야의 대학교 및 기업연구소 등을 지원하였다. 그리고 2004년 DSHEA의 후속 조치로 FDA가 Botanical Drugs Guidance for Industry를 발표하였고, 전통약물을 포함하는 생약원료를 이용한 천연물신약(Botanical drug products)의 새로운 등록허가요건 규정을 만들어 시행하였다. 하지만, 기업들의 시도에도 불구하고 가이드라인 제정 이후 미국 FDA에 승인된 제품은 2006년에 허가된 베러겐(Veregen, 녹차 추출물 : 생식기 및 항문주위 사마귀 치료제)과 2012년 허가된 풀리작(Fulyzaq, 용혈수 껍질 추출물 : 에이즈 환자의 설사치료제) 등 2건에 불과하였고, 제도적 보완을 요구하는 의견들이 많아졌다. 이에 FDA는 두 식물의약품 승인과정에서 이슈로 제기되었던 임상연구 단계에서 고려해야 할 부분 등을 보완하여 2016년 12월 Botanical Drug Development Guidance for Industry를 제정함으로써 botanical drugs 개발과 승인 과정을 좀 더 체계화시켰다. 현재 미국 FDA에 임상허가신청 대비 승인된 천연물의약품은 매우 저조한 상태이다(그림 6.19).

유럽 내 식물요법 유럽협력기구(ESCOP: The European Scientific Cooperative on Phytotherapy)는 유럽 각국의 전문가들이 생물생약에 대한 평가범위, 연구개발

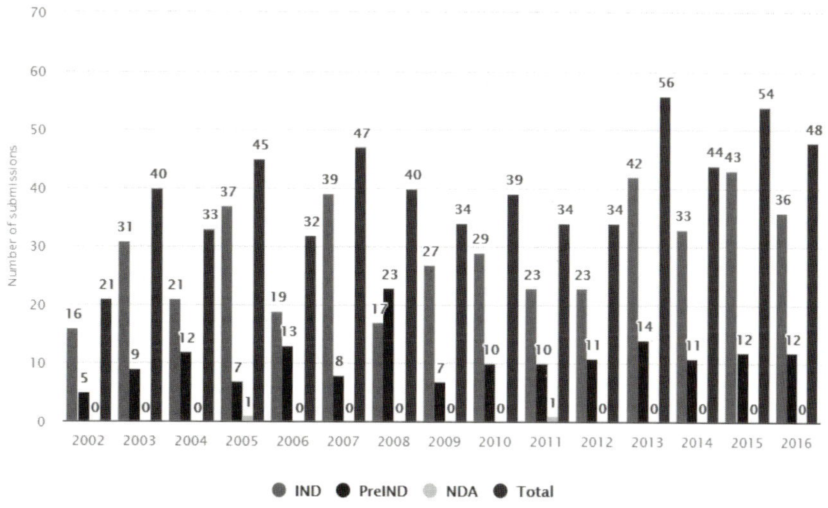

그림 6.19 천연물의약품의 미국 FDA 신청 현황
(출처: 미국 FDA Botanical Reviewer Team, 2017)

방향을 결정하도록 한다. 독일은 1961년 독일약품법(AMG I), 1976년 독일약품법(AMG II)을 제정하여, 독일약품법(AMG I)에 따라 생약제제는 등록만 하면 사용할 수 있도록 하였고, AMG II에 따라 천연물의약품은 식물약품이라는 개념 아래 품질, 유효성, 안전성에 대해 검토를 받은 후 허가하도록 하였다. 효능을 인정하여 독일에서 허가된 생약의 수는 약 800여 종에 이르며, 2004년 독일의 의약품연방연구원에 따르면 허가된 천연물의약품의 수는 2269개에 이른다. 1996년부터 정부 주도하에 민간회사와 함께 천연물 성분과 유도체를 수집 확보하여 신약 등으로 개발하는 'Natural Product Pool' 프로그램 시행중에 있으며, 기존에 사용되었던 Herbal medicine에 대한 과학적 검토를 Kooperation Phytopharmaka GbR을 통하여 진행하고 있고, 2008년 255개의 Herbal drug list를 발간하였다. CAM(Complementary and Alternative Medicine)에 대한 과학적 검증의 필요성이 대두되면서 약효에 대한 재검토를 체계적으로 진행하는 Cochrace Review(The Corchrace Collaboration)을 진행하고 있다. 영국은 천연물의약품을 CAM이라는 이름으로 인정하고 있으며 국영보건서비스(NHS)의 무상의료서비스에 포함하지 않는다. 하지만 효과가 검증된 CAM에 대하여 NHS 의료서비스에 포함해야 한다는 의견이 증가하면서, 약효검증을 진행하고 있다.

중국은 1999년 의약품 개발을 지원하기 위하여 중약신약허가심사법을 도입하여 체계적인 제도를 마련하였고, 2007년 10월 개정된 약품등록관리방법을 통하여 천연물의약품을 합성의약품과 대등하게 개발 관리되도록 하였다. 2002년 중국과학기술부, 국가발전계획위원회, 중의약관리국 등 8개 부처 명의로 중약현대화 발전강요(2002- 2010년)를 제정하여, 중국의 중약산업은 품질표준화의 미흡, 품질검사방법과 기술의 낙후, 생산기술의 후진성 등을 원인으로 과학기술혁신을 통한 중약현대화 중요성이 강조됨에 따라 중약현대화 발전강요를 제정하였다. 상한론, 신농본초경, 본초강목 등 다양한 전통의약지식과 TCM(Traditional Chinese Medicines) 처방에 사용된 방대한 정보자료를 바탕으로 TCM의 약리학적 활성성분과 기능을 현대과학적 분석기법으로 재정립하고자 '혁신약물과 중약현대화' 계획을 수립하였다.

6.2.5.3 국내 천연물의약품 개발 현황

현재 국내에서 시판 중인 천연물의약품은 8종이다. 그중 동아제약의 스티렌캅셀(위염 치료제)의 경우 2009년 기준 900억 원의 매출을 기록한 것으로 조사되어 천연물신약의 첫 번째 블록버스터로서 주목받고 있으며, prostaglandin(PG) 생성을 촉진하여 위점액분비 촉진 및 혈류량을 증가시켜 위점막을 보호하고 손상된 세포의 치유를 촉진시킨다. 또한 H. pylori 균으로부터 자극을 받은 호중구에 의한 free radical 생성을 차단하여 위점막 손상을 억제하는 약리기전을 갖고 있다.

SK제약의 조인스정(관절염 치료제)의 경우도 2002년 출시된 이후 누적 매출이 4000억 원(2019년)을 기록하는 등 천연물의약품 시장에서 성공사례로 등극했다. 하지만, 2012년 Layla와 Utoma 이후 국내 제약회사들이 제품개발을 위해 노력하고 있으나 현재 식약처 품목허가를 받은 제품은 없는 실정이다. 게다가 2017년 5월 천연물의약품 허가규정에서 '천연물신약' 용어가 삭제되고, 성분프로파일 제출 등 허가 관리기준이 강화되면서 의약품 개발업체들의 부담이 더욱 커지게 되었다.

하지만 이러한 어려움에도 연구개발은 이어졌고, 최근 다수의 천연물의약품 파이프라인들이 임상에 성공하면서 품목허가에 대한 기대감이 높아지고 있다. 2018년 미국 NeuroBo Pharmaceuticals에 기술을 이전한 동아에스티의 DA-9801(산약, 부채 : 당뇨병성 신경병증치료제)과 DA-9803 (상심자, 복령피 : 알츠하이머 치료제), 종근당의 CKD-495(육계 : 급성·만성 위염 치료제), 영진약품의 YPL-001(산꼬리풀 : COPD 치료제), 광동제약의 KD101(연필향나무 : 비만 치료제), 일동제약의 ID1201(천련자 : 알츠하이머 치료제), 대화제약의 DHP1401(야생대추 씨앗 : 알츠하이머성 치매치료제) 등이 국내외에서 임상시험이 진행되고 있다(표 6.21).

표 6.21 국내 제약사의 천연물의약품 개발 파이프 라인 현황

업체	프로젝트명	적응증	주요 성분	개발현황	비고
유한양행	YH23537	치주염, 관절염		임상2상(한국)	2011년 오스코텍으로부터 기술이전(BT-301)
녹십자	GC6101A	위염	금은화추출물	임상2상(한국)	
SK케미컬	HMP301/SOT B07	천식	산두근	임상3상실패 (한국)	유효성 확보실패
	HMP302	알츠하이머		임상3상(한국)	
	HMP303	위염		임상2상(한국)	
	HMP304	과민성대장증후군		임상2상(한국)	
	SD142	만성동맥폐쇄증		임상1상(한국)	
동아에스티	모티리톤	기능성소화불량	현호색/견우자	출시(한국) 임상2상(미국)	5-HT 수용체자극, 아세틸콜린 분비 증가
	DA-9801	당뇨병성 신경병증	부채마/신약		
	DA-9805	파킨슨병	목단피, 시호, 백시	비임상	미국 IND 준비 중
휴온스	HU-002 (HL정)	지방간	후박		2016년 임상 3상 진입예정
	HU-003	패혈증	금은화추출물		2016년 임상 2상 진입예정

표 6.21 국내 제약사의 천연물의약품 개발 파이프 라인 현황(계속)

업체	프로젝트명	적응증	주요 성분	개발현황	비고
휴온스	HP05	파킨슨병	봉독		2014년 임상 3상에서 약효입증실패
일동제약	ID1202	알츠하이머	천련자		P13K/AK 경로 활성화를 통한 anti-amyloidogenic
영진약품	YPL-001	만성폐쇄성질환	일지형(신끄리풀)		항산화 HDAC2활성화
	YRA-1909	류마티스관절염	벌꿀		노비셀과 공동 개발 중. 2016년 1월 임상 2상 승인
안국약품	AK903	치주질환			
	NRF803	당뇨병성신증			2021년 발매 목표
	AG-1301	호흡기계치료지			
동화약품	DW-1209M	당뇨병성신증			
	KOB03	알레르기비염			
	DW2007	염증성장질환			

(출처: 미래에셋증권, 박재철)

정부 차원에서도 2019년 3월 식품의약품안전처 의약품안전국 소속으로 '융복합제품혁신지원단'을 창단하여 천연물의약품의 품목허가 업무를 담당하게 하고, 국립산림과학원에서는 국내산 약용 소재 표준 데이터인 천연물 지도를 만들어 산업화 활용할 수 있도록 지원하는 등 천연물의약품 개발을 장려하기 위해 노력하고 있다.

6.2.6 식물 자원의 중요성

의약품 시장에서 그동안 개발된 신약의 70% 이상이 생물자원에서 기원한 것으로 알려져 있는데, 식물유래의 천연물은 신약개발의 핵심소재였을 뿐만 아니라, 현재에도 전 세계 전통의약의 85%가 식물추출물에서 기원하고 있을 정도로 천연물의약품 시장의 중심자원이다.

식물자원의 유형은 ① 실물자원(종자, 표본, 유전체, 영양체), 이들로부터 발굴/확보한 ② 연구/산업용 소재(추출물, 천연화합물, 유전자) 및 ③ 정보자원(실물/소재 DB, 유전자 DB, DB를 연계한 네트워크 시스템)으로 나눌 수 있다.

천연물의약품 개발에 실물자원을 확보하는 일은 가장 중요한 것으로, 과거 선진국과 다국적기업들은 실물자원을 선점하여 의약산업에서 막대한 개발이익을 독점해 왔다. 물론 현재에도 신약개발을 위한 실물자원 확보전략은 여전히 유효하다. 식물추출물, 천연화합물 등 신약개발의 연구·산업용 소재자원 구축은 의약 및 기능성 식품·

표 6.22 국내 주요기관의 식물자원 및 소재 확보현황

주요기관	확보현황	비고
한국식물추출물은행 (한국생명공학연구원)	식물 17,000점(자생 1,689종 5,000점 해외식물 12,000점) 종자 2060점(자생 1,500종 5,088점 해외 560종)	표본, 추출물 표본, 추출물
국립수목원(산림청)	식물자원 3,608종 320,603점	종, 영양체
국립농업과학원(농촌진흥청)	종자 15만9천점, 영양체 27,100점	종자, 영양체
연구소재은행(재)	식물자원 9,469,499점	유진자원포함
국립중앙과학관	식물자원 21,300	종자, 영양체
국립생물자원관	식물자원 357,819	유전자원
국립공원관리공단	식물자원 4,200	영양체

(출처: WebZine 2011년 20호 [천연물신약])

화장품 산업의 인프라적인 성격이므로 주로 국가적으로 수행하고 있으며 대개 실물자원 확보와 함께 동시에 진행하고 있다. 정보자원의 경우, 최근 생명공학기술과 생명정보 분석기술이 접목되면서 각 자원의 정보(종정보·표본데이터, 유전체·단백체·대사체, 생태계데이터 등)가 방대한 규모의 통합정보로 구축되고 네트워크로 연결되고 있다. 이러한 정보자원은 신종개발, 유용천연물 개발, 타겟발굴, 질환모델 개발, 개인맞춤형 의약 등 첨단 신약개발에 접목되고 있으며 천연물신약개발에서도 약재 표준화, multi-target에 대한 과학적 규명에 유용하게 사용될 수 있다.

우리나라 경우, 식물자원의 대표적 확보기관은 표 6.22와 같다. 농촌진흥청은 식량자원 중심, 산림청은 수목류 중심, 교과부나 환경부에서는 종다양성 확보에 주력하여 종자·유전자를 중심으로 수집·보관·전시를 목적으로 식물자원을 수집해 왔다. 추출물 소재확보기관으로서 한국식물추출물은행은 국내외 17,000여 점의 식물추출물과 표본을 확보하고 연간 50,000점 이상을 연구개발 기관에 분양하고 있다. 그 외 (재)연구소재은행과 농촌진흥청도 일부 식물자원에 대한 추출물은행을 운영하고 있다(표 6.22).

외국의 경우도 식물자원 및 소재자원의 구축분야는 국가/기업체별로 상당한 부분이 비공개적으로 진행되고 있거나 사용자를 엄격히 제한하고 있다. 의약개발로 이어질 때 얻을 수 있는 막대한 이익을 독점하고자 하는 강한 기대감이 반영되었기 때문이다. 해외 식물자원은 국가별로 종자, 추출물, 유전자 등 소재별로 다양한 기관에 분산·관리되어 정확한 실물자원에 대한 자료를 찾기 어려우나 대표적 사례는 표 6.23과 같다.

표 6.23 해외 주요기관의 식물 및 소재자원 확보현황

주요기관(국가(	확보 현황
NCI (미국)	• 1550속, 3,390종 식물과 114,000개 추출물을 확보 • 25개 국가로부터 식물자원수집, 천연화합물 중심으로 항암제 등의치료제개발 연구함. 정보 제한적 공개
MSB program (영국)	• 전 세계 식물자원의 10%인 24,000여 종의 식물종자 확보를 목표 • 영국 식물 종자 94% 수집완료(종자/영양체 수집 중심)
Chimiotheque Nationale (프랑스)	• 11,000 추출물, 40,000 천연화합물 확보 • 유럽 12개국과 연계한 수집·관리·분양 시스템을 갖춤
Kunming Institute of Botany (중국)	• 중국, 동남아지역 종자 1.5만종과 100만여 점 식물표본
N표 6.15 해외 주요기관의 식물 및 소재자원 확보현황BPGR (인도)	• 197,839점 종자 보존, 100만점 목표 • 정부, 연구기관 대학의 네트워크로 자원관리

(출처: WebZine 2011년 20호 [천연물신약])

6.2.7 천연물의약품의 전망

다국적 제약사들은 블록버스터급 합성의약품의 특허 만료에 따라 다른 의약품의 개발이 필요하다는 것을 인식하고, 천연물 유래 의약품의 개발을 위해 botanical drug을 포함하는 천연물 유래 의약품 개발에 특화된 회사와 적극적인 기술이전 또는 공동개발 추진과 같은 자체 핵심역량을 기울이고 있다.

또한 오랜 기간 사용되어온 천연물에서 표적에 재현성 있게 작용하고 안전성이 확보된 성분을 찾고 있다. 현재까지 개발되어 온 천연물의약품 중 절반이 항암제, 다음은 호르몬과 대사 관련 질환이며 그 외에도 감염 질환, CNS / 통증, 자가면역질환과 피부질환을 적응증으로 하고 있으며, 만성 · 난치성 질환으로 영역이 확산되고 있다. 또한 고령화가 급속히 진행됨에 따라 노화억제, 고령자용 제제(anti-aging), 항암, 면역강화 제제, 비만방지, 뷰티 제제(anti-obesity), 성인병 예방 등의 질환 개선을 위해 천연물의약품이 발전할 것으로 예상된다. 식물 재배와 천연물의약품 개발을 지탱할 수 있는 기술의 발전과 환경 보호에 대한 필요성이 확대되고 있다.

천연물의약품의 장점은 합성의약품보다 안전하므로 믿을 수 있다는 점이지만, 천연물의약품의 미국 시장 진입을 위해서 더 많은 과학화와 표준화, 규격화 및 복잡한 임상시험이 필요할 것이다.

참고문헌

- 고은지(2002.10.23.) 새로운 성장 기회 모색하는 바이오의약품 시장, LG주간경제 698호, LG경제연구원
- 머니투데이(2006.1.31.) 바이오 신약업체 어떤게 있나? (http://blog.naver.com/lst01/21470346)
- 안현호, 정용익(2003.7.23.) 바이오의약품 - 시장을 알아야 기술도 성공한다, 산업자원부 공보관실 보도자료 (http://www.mocie.go.kr).
- 조영화(2004.11.) 바이오 신약 - 질환별 바이오 신약개발의 장기 주력분야 분석, 한국과학 기술정보연구원.
- 하종명, 이상현, 이재화, 하배진(2003) 생명공학의 이해, 신라대학교 출판부.
- 국훈, 김승업, 김형준, 남광일, 박광성, 양성렬, 오유경, 오일환, 윤택림, 이민철, 이승철, 이창규, 임정묵, 최성규(2002) 줄기세포, 전남대학교 출판부.
- 한국바이오 협회(2010) 바이오 시장 및 바이오 기술개발 동향, 지식경제부
- 생명공학백서(2009) 분야별 연구개발 및 관련산업 동향, 한국생명공학연구원
- 김홍진, 남두현(2008. 8) 생명공학의약품학, 신일북스
- Kimball John W: The nature of immunity. Introduction to immunology. MaCmillian Publishing Co., New York. 3-14, 1983
- Kimball John W: Humoral immunity. Introduction to immunology. MaCmillian Publishing Co., New York. 15-32, 1983
- Kimball John W: Cell-mediated immunity (CMI). Introduction to immunology. MaCmillian Publishing Co., New York. 33-53, 1983
- 小山次郎: 補体系. 免疫. 化學同人. 109-137, 1984
- Bellanti: The principles of immunology. Immunology Ⅲ. W. B. Saunders Co., Philadelphia. 1-15, 1985
- The Historical Development of Vaccines, Pasteur and Modern Science, Science Tech Publishers, Madison, 2011
- Xo Hui et al: Development of effector CD8+ T cells in contact hypersesitivity occurs independently of CD4+ T cells. The Journal of Immunology. 158: 4620-4633, 1997
- 木村三生夫 外: Virus의 感染免疫. Vaccine 最前線. 醫藥 channal 社. 10-18, 1988
- Mike de Veer: New Developments in Vaccine Research-Unveiling the secret of

Vaccine Adjuvants, Discovery Medicine, Johns Hopkins medicine, 2011

- Kenneth S. Warren: New scientific opportunites and old obstacles in vaccine development. Proc. Natl. Sci. USA 83, 9275-9277, 1986
- Moss R. B etal: In vivo lmmune funtion after vaccination with inactivated, gp120 depleted HIV-1 antigen with immunostimulatry. Vaccine 18: 1081-1087, 2000
- Raviprakash. K etal: Dengue virus type 1 DNA vaccine induces protective immune responce in rhesus macaques JGV 81: 1659-1667, 2000
- Lebecque. S: Antigen receptors and dendric cells. Vaccine 18: 1603-1605, 2000
- 小山次郎: 抗原抗體反應. 免疫. 化學同人. 63-84, 1984
- Herscowiz Herbert B: Immunophysiology: Cell function and cellula interaction in antibody formation. Immunology III. W. B. Saunders Co., Philadelphia. 117-159,1985
- Roitt Ivan etal: Adaptive and innate immunity. Immunology. Gower Medical Publishing, London. 1.7, 1985
- Yoshitsugi Hokama etal: The Immune system: Cellula basis . Immunology and immunopathology. Little, Brown and Co., Boston. 1-27, 1982
- Roitt Ivan etal: Adaptive and innate immunity. Immunology. 1.1-1.9, 1985
- 김현수: 새로운 백신의 개발 및 개량전망. 감염.24: 261-269, 1985
- Gagnon L. etal: D-LysAsnProYyr tetrapeptide: a novel B-cell stimulant and stabilized bursin mimetic. Vaccine 18: 1886-1892, 2000
- Grotto I. etal: Major adverse reaction to yeast-derived hepatitis B vaccines-areview. Vaccine. 16: 329-334, 1998
- 한국과학기술원 부설 생명공학연구소: 기능성단백질 개량기술개발. 81-89, 1995
- 한국생명공학연구원: BCG를 이용한 복합면역백신 개발, 기능성단백질 개량 기술개발. 110-114, 1995
- 木村三生父 外: 遺傳子 組換에 의한 vaccine의 開發. Vaccine最前線. 醫藥 channal 社. 26-35, 1998
- 木村三生夫 外: 百日咳 Diphtheria 破傷風混合vaccine(DPT), Vaccine最前線. 醫藥 channal 社. 38-50, 1988
- Wielen M. Van der: A randomised controlled trial with a diptheriatetanus-acelluar pertussis(dTPa) vaccine in adults: Vaccine 18: 2075-2082, 2000

- 木村三生夫 外: 百日咳 Diphtheria 破傷風混合vaccine(DPT), Vaccine最前線. 醫藥 channal 社. 38-50, 1988
- J.A.M.van Druten etal: meales, mumps, and rubella control by vaccination. Develop. bial. standard. 65: 53-63, 1986
- Isomura S., etal: Stuies on attenuated mumps vaccine.III. Long-term follow-up study on the efficacy of Biken vaccine. Biken J. 25: 63-69, 1982
- Weibel R. E., etal: Clinical and laborato교 studies of combined live measles, mumps and rubella vaccine using the RA 27/3 rubella virus. Proc.Soc.Exp.Biol. Mol. 165: 323-326, 1980
- Takahashi M.,etal: Live varicella vaccine to prevent the spread of varicella in children in hospital. Lanset. ii: 1288-1290, 1974
- Hayakawa Y.,etal: Biological and biophysical markers of varicella vaccine strain(Oka strain): identification of clinical isolates from vaccine recipients. J. Infect. Dis. 149: 956-963, 1984
- Edouraud Kurstak: Hepatitis B virus molecular characteristics and subtypes. Viral hepatitis. Springer-Verlag Wien, New York. 62-68, 1993
- 志田壽利: Vaccnia virus의 分子生物學과 新型vaccine의 開發,Virus 36: 23-33, 1986
- Christopher D. Jones etal: T-cell and antibody response characterisation of a new recombinant preS1, preS2 and SHBs antigen-containing hepatitis B vaccine, Vaccine 17: 2528-2537, 1999.
- 木谷裕油: Influenza vaccine. 最新醫學. 43: 490,1988
- 바이오생약국: 신종인플루엔자 백신 Q & A. 2010
- Ilan Babai etal: A novel influenza subunit vaccine composed of liposome encapsulated haemagglutinin/neuraminidase and IL-2 or GM-CSF. I. Vaccine characterization and efficacy studies in mice. Vaccine 17: 1223-1238, 1999
- Kanamitsu M etal: A field trial with a nomendemic area of the disease. Biken J. 13: 313-328, 1970
- Sohn Young Mo etal: Primary and booster immune responses to SA 14-14-2 Japanese encephalitis vaccine in Korean infants.Vaccine 17: 2259-2264, 1999
- 福見秀雄 外: 肺炎球菌多糖体 23價 vaccine의 安全性과 抗原性에 關여된 臨床報告. 感染疫學雜紙. 58: 459-511, 1984

- Granoff. Dan M.,etal: Hemophilus influenzae type B disease in children vaccinated with type B polysaccharide vaccine. The new England J. Med. Dec.1584-1590, 1986
- Kieny M. P.,etal: Expression of rabies virus glycoprotein from a recombinant vaccinia virus. Nature. 312: 163-166, 1984
- Ellis R. W.,Ed: Pediatric combination vaccines. Combination vaccines: Human Press Inc.,NJ. 1-33, 1998
- Decker Michael D.,etal: Combination vaccines. Licenced vaccines. 508-529, 1998
- Schrof J. M: Miracle vaccines. US news & world report. 56-66, 1998
- Yvonne Paterson Ed; The relationship between intracellular bacterial life-styles and immune responsivens to bacterial delivered antigens. Intracellular bacterial vaccine vectors. Wiley-Liss, New York. 1-15, 1999
- Dunn Christopher DR: Scrip's vaccines report PJB. Pub. 165-168, 1992
- 김태억: 암백신, 항체단편, 백신제제 분야의 최신기술 트렌드 및 산업동향. 7-11, 2009
- 2013 생명공학백서
- 박광식(2015.2.10.): 유전자치료제, 교보증권 Spot brief
- 2013 바이오의약품 동향분석 보고서: 한국바이오협회
- 조문구: 배양공학, 유한문화사
- C. Mark Smales, David C. James: Therapeutic Proteins, Humana Press
- EvaluatePharma® World Preview 2019, Outlook to 2024. 2019. 6 12th edition
- 생물학적제제 등의 품목허가·심사 규정, 식품의약품안전처고시 제2019-77호, 2019. 9. 9., 일부개정
- Nat Rev Drug Discov. 2020 Apr;19(4):228.
- GlobalData, Drug Sales and Consensus Forecast database. 2019 Sep.
- 글로벌 백신 시장현황 및 전망. 바이오인더스트리. 2019.06.; No.138
- 유전자치료의 현주소와 미국의 규제현황. BioIN. 2018.10
- 2018 첨단바이오의약품 산업백서. 한국보건산업진흥원. 2018.8
- Nat Rev Drug Discov. 2019 Nov;18(12):899-900.
- 강경정. 줄기세포 연구의 발전과 치료 개발. Bric. 2020
- 바이오인더스트리: 글로벌 세포치료제시장현황 및 전망. 생명공학정책연구센터.

2017
- 고은지, 윤수영. 차세대 바이오의약품 세포치료제 시장 현황과 전망. LG경제연구원. 2017.11
- Frost&Sullivan Cellect Biotechnology Ltd.: Exposure to the global stem cells industry. 2017.4
- Abdulah F.U.H S., et. al., Front Microbiol. 2017. Mar 28;8:495
- Antonio O., et. al., Stem cells and neurological diseases. Discovery medicine. 2010. Jun 22. 9(49):546-553
- Michele D. L., et., al., Advances in stem cell research and therapeutic development. Nat Cell Biol. 2019 Jul;21(7):801-811
- R. Grant Rowe., et. al., Induced pluripotent stem cells in disease modelling and drug discovery. Nature. 2019. Jul;20(7):377-388
- 천연물 신약, 바이오인 스페셜 zine, 2011.
- 바이오제품 시장 및 바이오기술개발 동향 -바이오산업원천기술사업- 보고서, 지식경제부/한국산업기술평가관리원/한국바이오협회, 2010.
- 국가생명연구자원 기반구축 기획연구. 교과부 특정연구개발사업 보고서, 한국생명공학연구원 2010.
- 천연물의약품의 현황과 전망, 보건벤처 최신 동향 및 이슈리포트, 2007.
- 천연물신약·한약제제 임상시험가이드라인 연구 (I). 식품의약품안전처 연구보고서. 2005.
- 의약품등의안전성, 유효성심사에관한규정. 식품의약품안전처 고시 제 2004-17호
- 한약제제 등의 임상시험가이드라인 제정연구(II). 식품의약품안전처 연구보고서. 2005.
- 한국제약산업 연구개발 백서, 2012.
- 신약개발 연구동향, 생명공학정책연구센터, 2013.
- 천연물신약개발시 고려사항, 제품화지원센터, 2010.
- 천연물신약의 미래, (재)충청지역사업평가원, 2013.
- 천연물의약 소재개발 및 해외진출 전략 심포지엄 발표자료, 천연물의약소재 개발 및 표준화 지원 사업단, 2013.
- 신약개발글로벌 임상 진출 전략 세미나 발표자료, 한국바이오협회, 2014.
- 천연물의약품의 글로벌 진출 동향 및 전략, 경기바이오 인사이트, 2014.
- 천연물신약 연구개발 동향, 생명공학정책연구센터, 2012.

- 천연물의약품 글로벌진출 전략보고서, 한국바이오경제연구센터, 2014.
- 김경교, 동의보감에 기재된 천연물로 약 개발한다면 특허는?, 히트뉴스, 2020.05.27.
- WHO GLOBAL REPORT ON TRADITIONAL AND COMPLEMENTARY MEDICINE 2019, WHO, 2019.
- Leila Hashemi Chelavi, 2020 Market Analysis of Natural Medicine scheduled at Vancouver, Canada during May 05-06, 2020, Alternative & Integrative Medicine, 2019.8.
- Charles Wu, Recent developments of marketing authorization of botanical drugs in the USA, FDA EMA Seminar, 2017.9.14. <website address: https://www.bfarm.de/SharedDocs/Downloads/DE/Service/Termine-und-Veranstaltungen/dialogveranstaltungen/dialog_2017/170914/8_Wu.pdf?__blob=publicationFile&v=2>
- 한약(생약)제제의 성분프로파일 설정 가이드라인, 식품의약품안전평가원, 2016.12.
- 송인숙 외, 베레젠 및 플리작 허가를 바탕으로 한 2016년 미국 FDA 식물의약품 가이드라인에 대한 고찰, 약학회지, Vol. 62, No. 6, 2018.
- 김세진, 박혜경, 미국·유럽연합·중국·일본·한국의 천연물의약품의 인허가제도 비교 연구, 약학회지, Vol. 63, No. 5, 2019.
- Charles Wu, Recent developments of marketing authorization of botanical drugs in the USA. FDA botanical review team, 2017. 09.
- 오세량, 식물추출물을 이용한 천연물의약의 현황, Bioin스페셜 WebZine 2011년 20호 [천연물신약]
- 성상헌, 천연물의약품, 분자세포생물학 뉴스레터, 2012년 10월.
- 곽승화, 천연물을 기반으로 한 신약 및 의약품 개발에 대한 연구 동향, BIRC View, 2019-T16
- 박재철, 미래에셋증권, 제약/바이오, 천연물의약품과 동아에스티

7장

의약품 품질시스템

7.1 GMP의 개요

7.1.1 GMP의 이해

의약품은 질병을 치료하거나 증상을 완화하는 데 쓰이는 약품이라는 사전적 의미를 가지고 있다. 질병은 심신의 전체 또는 일부가 일차적 또는 계속적으로 장애를 일으켜서 정상적인 기능을 할 수 없는 상태로, 감염성 질환과 비감염성 질환으로 나눌 수 있는데, 감염성 질환은 바이러스·세균·곰팡이·기생충과 같이 질병을 일으키는 병원체와 병원체가 증식하고 생활하는 장소인 병원소가 있어, 이 병원소에서 탈출한 병원체가 동물이나 인간에게 전파·침입하여 질환을 일으킨다. 감염성 질환 중 세균에 의한 질환은 항생제의 발달로 대부분 치료가 가능해졌으나, 바이러스성 질환에 대한 항바이러스제의 개발에는 아직 해결해야 할 과제가 남아 있다.

비감염성 질환은 대표적 성인질환인 고혈압이나 당뇨와 같이 병원체 없이 일어날 수 있으며, 대부분 발현기간이 길어 만성적 경과를 밟는 경우가 많다. 현재 우리는 만약 우리의 몸에 이상이 있을 경우 주변에서 쉽게 구할 수 있는 다양한 약물로 그 증상을 쉽게 해결할 수 있는 편리한 시대에 살고 있고 인터넷의 발전으로 일반인들도 누구나 쉽게 질병의 증상과 그 증상에 맞는 약물에 대한 정보를 손쉽게 얻을 수 있는 시대에 살고 있지만, 대부분의 일반인들은 그러한 의약품이 어떻게 만들어지는지에 대한 관심은 갖지 않고 있다. 그 이유는 의약품은 질병을 치료하기 위해 제조되며 사람의 생명을 다루는 것이므로 의료산업에 종사하는 기업체에서 의약품을 청결하게 조제하였을 것이라 믿으며 안정성과 안전성이 확보되었을 것이라고 확신하기 때문이다. 이러한 기대를 충족시키기 위하여 실제 의약품은 제조분야에서 질 좋고 우수한 의약품을 생산하기 위하여 엄격한 규정을 지켜 생산되고 있는데 위의 규정, 즉 우수한 의약품을 제조하기 위하여 반드시 지켜야 되는 규정이 바로 GMP이다. GMP는 의약품의 생산단계에서 필수 불가결한 요소라고 할 수 있다.

7.1.2 GMP의 정의

GMP는 Good Manufacturing Practice의 약자로서 좋은 약을 제조하기 위한 실행규정을 의미한다. 이를 다시 정리하여 GMP의 정의를 구체적으로 표현하면 '우수한 의약품을 제조, 공급하기 위하여 모든 공정관리와 출하에 이르는 사항을 규정한 기준'이라고 할 수 있는데, 즉 품질이 고도화된 우수의약품을 제조하기 위한 여러 요건을 구체화한 것으로 원료의 입고에서 출고에 이르기까지 품질관리의 전반에 지켜야 할 규범으로 현대화, 자동화된 제조시설과 엄격한 공정관리로 의약품 제조공정상 발생할 수 있는 인위적인 착오를 없애고 오염을 최소화함으로써 유효성, 안정성, 안전성이 높은 고품질의 의약품을 제조하는 데 그 목적이 있다.

7.1.3 GMP의 역사

GMP가 이슈화된 것은 1961년 Talidomide라는 의약품에 의한 기형아 출산의 문제가 발생하면서 그 계기가 되있다. Talidomide는 구토를 없애주는 데 효과가 탁월한 약으로 개발되어 많은 임산부들이 복용했지만 독일에서 팔 다리가 없는 기형아가 태어나면서 의약품의 판매를 금지하게 된다. 이 사건이 발단이 되어 "키포오버－헤리스 개정법(Kefauver-Harris Amendments)"이 발효되었으며 그 개정법 내용 중에 제501조－Current Good Manufacturing Practice에 보면 '적합하지 아니한 방법으로 제조된 의약품은 불량의약품(adulterated drugs)으로 본다.'라고 규정되어 있다. 이후 미국이 1963년 정식으로 FDA－cGMP를 제정 공포하고 1964년부터 강제 실시하였으며 1968년 세계보건기구(WHO)가 그 제정을 결의하여 이듬해 각국에 권고하였다. 한국은 1977년에 제정, 그동안 업계의 자율적 실시를 권장해 왔는데, 1994년 의약품의 강제 GMP 제도의 시행과 2007년부터 의료기기에 대한 GMP 지정 전면 시행을 시작하게 되었다. 의약품에 대해서는 2007년도 신약부터 시작해 2010년까지 단계적으로 사전 GMP 제도를 실시하였다.

7.1.4 GMP의 목표

GMP 규정(KGMP 해설서)에는 GMP를 실시하는 목적으로 "인위적인 과오(혼동, 실수)의 최소화, 의약품의 오염(교차, 미생물, 이물)과 품질변화의 방지, 고도의 품질보증체계의 확립"의 세 가지를 큰 목표로 하고 있다. 이를 달성하기 위한 실천 방향으로는 구조 및 설비를 완비하고 종업원을 교육하며 기준서와 절차서를 정립하도록 규정하고 있다(그림 7.1 참조).

7.1.5 주요 국가의 GMP 규정

세계적으로 GMP 규정을 가장 잘 준수하는 기관들은 미국 FDA의 cGMP와 유럽연합(EU)들이 적용하는 EU-GMP 및 WHO-GMP 그리고 일본의 JGMP 등이며, 주요 GMP 규정은 다음과 같다(표 7.1 참조). 규정을 비교해 보면 cGMP가 다소 특이하고 KGMP와 JGMP가 유사하며, WHO-GMP와 EU-GMP가 유사하다는 것을 알 수 있다.

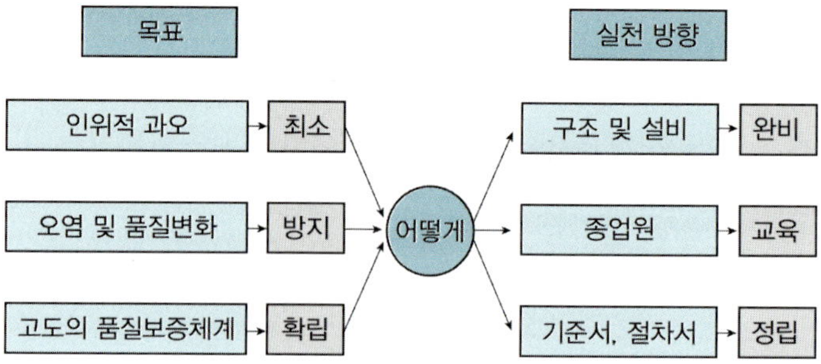

그림 7.1 GMP의 목표 및 실천방향

표 7.1 각국의 GMP 규정(예시)

구분	GMP 규정	GMP를 위한 지침(Guideline)
KGMP	약사법시행규칙 의약품 제조 및 품질관리 기준	1. 시설기준령 시행규칙 2. 의약품제조소 GMP 실사평가 지침 3. GMP 실시상황평가표 4. Validation 지침 5. 주사제제조 및 품질관리 지침 6. 원료의약품 GMP 지침
JGMP	의약품 및 의약부외품의 제조관리 및 품질관리규칙	1. 시설기준령–구조설비 규칙 2. Validation 기준
cGMP	21 CFR part 211 : cGMP for Finished Pharmaceuticals	1. Guideline on general principles of process validation 2. Guideline on sterile drug products produced by aseptic processing 3. Guide to inspections of sterile drug substance manufacturers 4. Guidance for Industry:Quality Systems Approach to Pharmaceutical Current Good Manufacturing Practice Regulations, 2004 5. PAT– A Framework for Innovative Pharmaceutical Development, Manufacturing, and Quality Assurance 6. Pharmaceutical cGMP for the 21ST Century – A Risk–Based Approach Final Report
WHO–GMP	WHO Annex4 GMP for pharmaceutical products : Main Principles	1. The Validation of manufacturing processes 2. GMP for sterile pharmaceutical products
EU–GMP	Part4. EU The principles and guidelines of GMP for medicinal products for human use	Annex1. Manufacture of Sterile Medicinal Products Annex2. Manufacture of Biological Medicinal Products for Human Use Annex8. Sampling of Starting and Packaging Materials Annex11. Computerised System Annex13. Manufacture of Investigational Medicinal Products Annex15. Qualification and Validation Annex16. Certification by a Qualified Person and Batch Release Annex17. Parametric Release Annex18. Good Manufacturing Practice for Active Pharma– ceutical Ingredients

표 7.2 GMP 4대 기준서

기준서	목적
제품표준서	작업상에 착오가 없도록 하고 항상 동일한 수준의 제품을 생산하도록 해당품목의 제조에 필요한 표준화 내용을 수록
품질관리 기준서	검체의 채취방법, 시험결과의 평가 및 전달방법 전반에 관한 규정
제조관리 기준서	제조시설 및 보관관리 전반에 관한 규정
제조위생 관리기준서	제조시설 및 작업원의 위생관리 전반에 관한 규정

7.1.6 GMP의 4대 기준서

GMP 규정에 의하여 의약품을 제조하기 위해서는 참고로 할 기준서가 반드시 필요한데, 그 기준서는 크게 네 가지로 나눌 수 있다. 그 종류는 다음과 같은데, 1) 제품표준서 2) 품질관리기준서 3) 제조관리기준서 4) 제조위생관리기준서이다. 4대 기준서는 각각 다른 내용을 포함하고 있으며 그 제정 목적은 표 7.2와 같다.

7.1.7 의약품등 제조소의 시설 기준

의약품 제조소는 그림 7.2와 같이 분류할 수 있다.

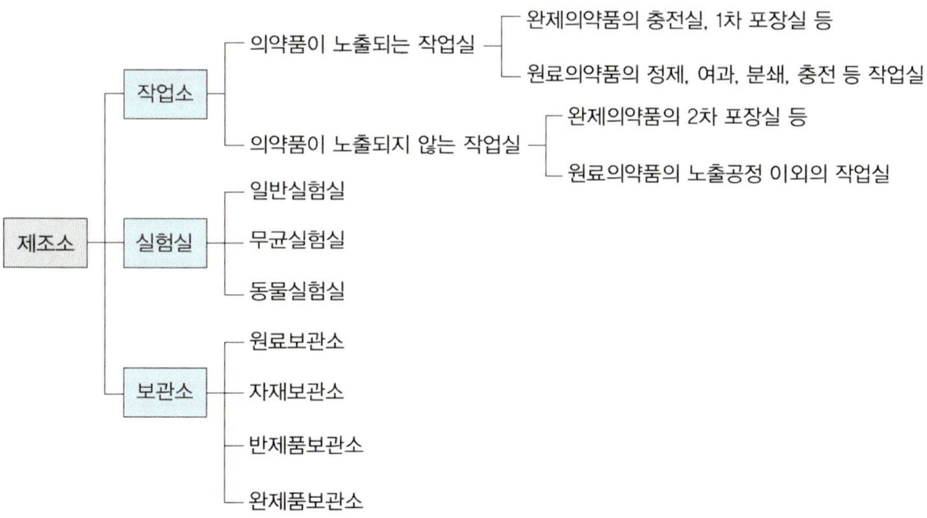

그림 7.2 의약품 제조소의 분류

1) 작업소

작업소는 의약품이 노출되는 작업실과 의약품이 노출되지 않는 작업실로 구분되는데 의약품이 노출되는 작업실의 예로는 완제의약품의 경우 타정, 충전, 과립, 정립, 1차 포장 작업 등이 이루어지는 작업실과 원료의약품의 경우 최종 정제, 여과, 분쇄, 충전 등이 속한다. 의약품이 노출되지 않는 작업실의 예로는 완제의약품의 경우 2차 포장실, 원료의약품의 경우 합성단계 등 폐쇄식 설비에 의해 제조과정이 노출되지 않는 작업 등이 속한다. 청정도가 관리되어야 하는 지역은 의약품이 노출되는 지역과 의약품 노출 지역 출입을 위한 인동선 및 물동선 지역을 포함한다. 청정도 관리지역은 인동선의 경우 갱의실 이후, 물동선의 경우 전실(Air Lock)부터이다.

2) 실험실

실험실은 일반실험실, 미생물실험실, 동물실험실 등으로 이루어진다. 일반실험실은 주로 이화학 실험을 목적으로 각종 분석이 이루어지며 이화학 실험의 경우 원료 실험, 반제품 실험, 완제품 실험, 안정성 실험, 밸리데이션 실험 등 실험 목적에 맞게 실험 기기를 구분하여 실험실을 구성한다. 실험 목적에 따라 별도의 요건, 예를 들어 제습이나 온도, 차광이 필요한 실험실이 있을 수 있다.

미생물실험실은 미생물한도실험실과 무균실험실로 구분된다. 미생물한도실험실과 무균실험실은 분리하는 것이 바람직하다. 그 이유는 미생물한도실험의 경우 실험 대상에 균이 있을 수 있다는 가정하에 실험을 진행하게 되며, 무균실험의 경우 실험 대상에 균이 없다고 가정하기 때문에 미생물한도실험이 무균실험에 방해가 되어서는 안 되기 때문이다. 필요에 따라 특정 세균이나 병원성 균에 대한 실험을 위해 별도의 미생물실험실이 요구되기도 한다. 동물 실험을 하는 경우 품질 규격에 요구되어지는 조건에 맞는 시설을 갖추어야 한다. 동물의 경우 실험의 목적에 따라 다를 수 있겠지만 표준품과 동등 이상의 관리 조건이 요구된다.

3) 보관소

보관소는 보관되는 종류에 따라 구분될 수 있다. 원료, 자재, 반제품, 완제품, 반품, 부적합 보관소 등으로 구분된다. 자재는 의약품과 직접 접촉하는 1차 포장자재와 직접 접촉하지 않는 2차 포장자재, 제조공정의 단계 등에 따라 반제품과 완제품, 출하 이후 입고된 반품 등 의약품 제조를 위한 입고부터 출고에 이르기까지 해당 보관 물품의 혼입이나 교차오염이 일어나지 않도록 시설을 갖추는 것이 바람직하다. 예를 들어 원료, 자재, 반제품, 완제품, 반품은 구획하여 보관하고, 원료의 경우도 주성분과 부형제를 구획하고, 자재도 1차 자재와 2차 자재를 구획하고, 반제품과 완제품도 구획하는 것이다. 반품의 경우도 유통된 제품이므로 별도 구획하여 보관하여야 한다. 부적합 보관소의 경우는 분리하는 것이 바람직하다. 원료, 자재의 경우 승인 이전 입고대기, 시험대기 장소를 별도로 두는 것이 바람직하며 완제품의 경우도 시험대기와 시험적합 후 제품을 보관하는 보관소를 별도 운영하는 것이 바람직하다. 자동화 창고를 이용하여 원료, 자재, 반제품, 완제품, 반품 및 부적합 제품을 자동화 창고 내에 구획하여 보관할 수 있으나 이들 간의 혼입이나 교차 오염 및 출하 확인 절차 등에 대한 충분한 검증을 통해서만 가능하다. 제조소는 허가받지 않은 사람들이 들어오지 못하도록 하는 절차가 있어야 하며 작업소, 실험실, 보관소는 해당 작업 이외의 목적으로 사용되어서는 안 된다.

7.2 GMP 소개

지금까지는 GMP의 위치와 발전 연혁에 대해서 공부하였고, 지금부터는 GMP의 구성과 내용에 대해서 알아보겠다. 표 7.3은 주요 GMP의 구성 항목을 정리한 것이다.

이 세 GMP 이외에도, EU-GMP, ICH GMP(Q7), PIC/S GMP, JGMP 등 우리가 유심히 살펴봐야 할 GMP가 많이 있지만, 서로 유사점이 많고 또 제한된 지면상 여기서는 생략하기로 한다. 우선 우리나라 GMP의 구성 항목을 살펴보면, GMP 관련 용어의 정의가 가장 먼저 등장한다. 이 용어에 대해서는 다음 섹션에서 간결하게 다룰 것이다. 그 다음은 의약품 제조소의 시설 및 환경의 관리에 대한 규정이다. 이와 병행하여 '의약품 등의 제조업 및 수입자의 시설기준령'을 준수해야 한다. 그 다음은 우수한 의약품의 제조 및 품질관리를 위한 조직의 요구사항이 규정되어 있다. 이 내용은 아래의 일부 발췌 소개에서 다룰 것이다.

우리 GMP 운영의 중요한 기반은 4대 기준서로서, 제품표준서, 품질관리기준서, 제조관리기준서, 제조위생관리기준서가 바로 그것이다. 이 섹션에서는 이들 기준서의 목적, 내용 및 요구사항을 규정하고 있다. 그 다음은 '문서'인데, 이는 GMP를 포함하는 품질시스템에서의 가장 중요한 요소 중의 하나로서, 모든 계획과 활동 및 그 결과는 문서화되고 적절하게 보관되어야 하는데, 이에 대한 규정을 나타낸 것이다. 그리고 이어지는 '품질관리'와 '제조관리'는 의약품 제조소의 가장 핵심적인 활동 요소로서 우수한 의약품을 제조하고 그 품질을 입증하는 관리활동에서 요구되는 규정을 정한 것이다. 그 외에 나머지 항목에 대해서는 다음 기회에 다루기로 하겠다.

다음의 표는 앞에서 언급한 우리 GMP 문서에 있는 용어의 정의 중 일부 중요한

표 7.3 세 주요 GMP의 구성 항목 비교

KGMP(국내)	cGMP(미국)	WHO-GMP(글로벌)
의약품제조 및 품질관리 기준	Part 211 cGMP for Finished Pharmaceuticals	GMP for pharmaceutical products : main principles
1. 용어의 정의 2. 시설 및 환경의 관리 3. 조직 4. 기준서 5. 문서 6. 밸리데이션 7. 품질관리 8. 제조관리 9. 제조위생관리 10. 원자재 및 제품의 관리 11. 불만처리 및 제품회수 12. 변경관리 13. 자율점검 14. 교육 및 훈련 15. 실태조사 등	A. General Provisions B. Organization & Personnel C. Building & Facilities D. Equipment E. Control of Components and Drug Product Containers and Closures F. Production & Process Controls G. Packaging & Labeling Control H. Holding & Distribution I. Laboratory Controls J. Records & Reports K. Returned & Salvaged Drug Products	1. Quality assurance 2. GMP for pharmaceutical products 3. Sanitation and hygiene 4. Qualification and validation 5. Complaints 6. Product recalls 7. Contract production and analysis 8. Self-inspection & quality audits 9. Personnel 10. Training 11. Personal hygiene 12. Premises 13. Equipment 14. Materials 15. Documentation 16. Good practices in production 17. Good practices in quality control

것을 발췌한 것이다. 이러한 용어의 의미와 표현에 익숙해지는 것은 의약품의 품질 부서에서의 원활하고 정확한 의사전달에 매우 필수적인 요소이다.

국내 GMP에서의 주요 용어 정의

* '관리번호'란 제조단위를 부여할 수 없는 자재 등을 관리하기 위하여 부여한 번호로서 숫자 · 문자 또는 이들을 조합한 것을 말한다.
* '교정'이란 계측기, 시험기기 또는 기록계가 나타내는 값과 표준기기의 참값을 비교하여 오차가 허용범위 내에 있음을 확인하고, 허용오차범위를 벗어나는 경우 허용범위 내에 들도록 조정하는 것을 말한다.
* '일탈'이란 제조 또는 품질관리 과정에서 미리 정해진 기준을 벗어나 이루어진 행위를 말한다.
* '기준일탈'이란 시험의 결과가 미리 정하여진 시험기준을 벗어난 경우를 말한다.
* '밸리데이션'이란 특정한 공정, 방법, 기계설비 또는 시스템이 미리 설정되어 있는 판정기준에 맞는 결과를 일관되게 도출한다는 것을 검증하고 이를 문서화하는 것을 말한다.
* '완제의약품'이란 모든 제조공정이 완료되어 최종적으로 인체에 투여할 수 있도록 일정한 제형으로 제조된 의약품을 말한다.
* '원료의약품'이란 합성, 발효, 추출 등 또는 이 방법들의 조합에 의하여 제조된 물질로서 완제의약품의 제조에 사용되는 것을 말한다.

* '적격성평가'란 기계 · 설비가 설계한 대로 제작, 설치되고 목적한 대로 작동하여 원하는 결과가 얻어진다는 것을 증명하고 이를 문서화하는 것을 말한다.
* '제조'란 포장 및 표시작업을 포함하여 의약품을 생산하기 위하여 하는 모든 작업을 말한다.
* '제조단위' 또는 '로트'란 동일한 제조공정으로 제조되어 균질성을 가지는 의약품의 일정한 분량을 말한다.
* '제조번호' 또는 '로트번호'란 일정한 제조단위분에 대하여 제조관리 및 출하에 관한 모든 사항을 확인할 수 있도록 표시된 번호로서 숫자 · 문자 또는 이들을 조합한 것을 말한다.
* '중요공정' 또는 '중요 기계 · 설비'란 제품의 품질에 영향을 미치는 공정 또는 기계 · 설비를 말한다.
* '품질보증'은 의약품의 품질을 확보하는 모든 활동을 포함한다.
* '제조 및 품질관리'는 의약품이 허가된 품질기준에 따라 일관성 있게 생산, 관리됨을 보장하는 체계이다.
* '품질관리'는 검체 채취, 규격 및 시험, 그리고 조직, 문서화, 출하 절차와 관련된 체계이다.
* '품질평가'는 공정의 일관성 확인, 원료약품 및 완제품의 품질 경향 파악 및 규격의 적절성 확인, 제품 및 공정 개선이 필요한 부분을 파악하는 체계이다.
* '품질위험관리'는 품질에 대한 위험을 평가, 관리, 공유, 검토하는 체계이다.

다음 표는 우리 GMP 규정이 어떤 모습인지를 보여주기 위하여 전문 중 일부를 발췌하여 소개한 것이다. 의약품 제조소의 '조직'에 대한 요구사항을 규정의 형태로 정한 것이다.

국내 GMP의 일부 발췌 소개

의약품 제조 및 품질관리기준

(제4조제1항제6호가목, 같은 호다목부터 마목까지, 제48조제5호가목, 같은 호다목부터 마목까지 및 같은 조 제6호, 제9호, 제9호의2 관련)

============================ (중략) ============================

3. 조직

3.1 조직의 구성

가. 제조소에 서로 독립된 제조부서와 품질(보증)부서를 두고 각각 책임자를 두어야 하며, 이 경우 겸직해서는 안 된다. 다만, 방사성의약품 제조업소, 의료용 고압가스 제조업소 또는 모든 품목을 위탁제조하거나 소분(小分)하는 업소의 경우에는 겸직할 수 있다.

나. 가목의 책임자는 법 제36조제3항에 따른 제조관리자로서 이 기준에 관한 충분한 지식을 가진 사람이어야 한다.

다. 제조소에는 제조관리 및 품질관리 업무를 적절히 수행할 수 있는 적절한 인원을 배치하여야 하며, 그 작업원은 이 기준 및 담당 업무에 관한 교육 · 훈련을 받은 사람이어야 한다.

3.2 제조부서 책임자

제조부서 책임자는 제조공정관리, 제조위생관리 및 보관관리를 담당하는 부서의 책임자로서 다음 각 목의 사항을 이행하여야 한다.

가. 제조관리를 적절히 하기 위하여 제품표준서, 제조관리기준서 및 제조위생관리기준서에 성명을 적고 서명하여 승인을 받아 갖추어 두고 운영하여야 한다.

나. 제4.1호거목의 제조지시서에 의하여 작업을 지시하고 제조지시서에 따라 제조되는지를 점검 · 확인하여야 하며, 일탈이 있는 경우에는 이를 조사하고 기록하여야 한다.

다. 제조위생관리 및 보관관리가 규정대로 되고 있는지를 점검 · 확인하여야 한다.

라. 품질(보증)부서 주관하에 제조부서의 중요 기계 · 설비에 대한 적격성평가 및 공정에 대한 밸리데이션을 실시하고 이를 확인하여야 한다.

3.3 품질(보증)부서 책임자

품질(보증)부서 책임자는 원자재 · 반제품 및 완제품의 품질관리 및 품질보증을 담당하는 부서의 책임자로서 다음 각 목의 사항을 이행하여야 한다.

가. 품질관리를 적절히 하기 위하여 제품표준서 및 품질관리기준서에 성명을 적고 서명하여 승인을 받아 갖추어 두고 운영하여야 한다.

나. 제4.2호가목의 시험지시서에 의하여 시험을 지시하고 시험지시서에 따라 시험이 진행되는지를 점검 · 확인하여야 하며, 일탈 및 기준일탈이 있는 경우에는 이를 조사하고 기록하여야 한다.

다. 품질에 관련된 모든 문서와 절차를 검토하고 승인하여야 한다.

라. 제2.3호의 환경관리에 관한 사항을 승인하고 주관하여야 한다.

마. 제6호의 밸리데이션에 관한 사항을 승인하고 주관하여야 한다. 다만, 특별한 사유로 품질(보증)부서 책임자가 일부 밸리데이션 업무에 대하여 별도의 관리자를 지정하는 경우에는 그렇지 않다

바. 제7.2호의 안정성 시험을 하여야 한다.

사. 제7.3호의 제품품질평가를 하여야 한다.

아. 제7.1호가목 및 제8.1호가목의 시험성적서 및 제조단위별 제조기록서의 내용을 검토하고 제품의 출하를 승인하여야 한다.

자. 시험결과에 따라 원자재의 사용 여부, 제조공정의 진행 여부 또는 제품의 출하 여부를 결정하고 그 결과를 미리 정한 절차에 따라 관련 부서에 통지하여야 한다.

차. 부적합품이 규정된 절차대로 처리되고 있는지를 확인하여야 한다.

카. 제11호의 불만처리 및 제품회수에 관한 사항을 주관하여야 한다.

타. 제12호의 변경관리를 승인하여야 한다.

파. 제13호의 자율점검을 계획하고 추진하여야 한다.

하. 제조 또는 시험의 수탁자와 주요 원자재의 제조업자를 평가하여야 한다.

거. 원료약품, 자재 및 완제품의 보관관리 담당자를 지정하여야 한다.

3.4 위원회

각종 기준서를 제정 · 개정하고 이 기준을 원활하게 운영하기 위하여 다음 각 목의 사항이 포함된 위원회 규정을 작성하고 위원회를 구성하여 운영하여야 한다.

가. 위원회의 목적

나. 조직(위원장, 위원 및 간사를 포함한다) 및 임무. 필요한 경우 분야별 소위원회

다. 회의 운영

========================== (이하 생략) ==========================

사실상 우리 GMP 원문은 의무사항을 규정한 문서이므로, 이를 준수하기 위해서 의약품 제조자들이 구체적으로 어떻게 해야 하는지에 대한 설명으로는 미흡하다. 이러한 문제점을 완화하기 위하여 우리 식약처와 같은 국내외 규제기관은 전문가 협의체를 구성하여 정기적으로 해설서를 편찬하고 있는데, 다음의 표는 지난 2015년 3월에 발간된 '완제의약품 GMP 가이던스'에서 앞에서 그 원문을 발췌 소개한 '조직'의 3.1 조직의 구성에서 기준 '가'에 대한 해설을 소개한 것이다. 이 해설서인 가이던스에는 규정화된 기준에 대한 해설뿐만 아니라, 이 해설의 근거가 되는 해외 관련 규정들이 인용되어 있음을 알 수 있다.

국내 완제의약품 GMP 가이던스(2015. 03) 일부 발췌 소개

================================ (중략) ================================

기 준 (3.1 조직의 구성)
가. 제조소에 서로 독립된 제조부서와 품질(보증)부서를 두고 각각 책임자를 두어야 하며, 이 경우 겸직해서는 안 된다. 다만, 방사성의약품 제조업소, 의료용 고압가스 제조업소 또는 모든 품목을 위탁제조하거나 소분(小分)하는 업소의 경우에는 겸직할 수 있다.

해 설
1. 기준 가. 1) 제조소의 운영조직중 제조부서와 품질(보증)부서는 독립적으로 운영될 수 있도록 책임과 권한을 분명히 구분한다. 2) 겸직 제한 가) 독립의 원칙에 따라 품질(보증)부서책임자와 제조부서책임자는 겸직할 수 없다. 다만, 방사성의약품 제조업소, 의료용 고압가스 제조업소 또는 모든 품목을 위탁제조하거나 소분하는 업소의 경우에는 겸직할 수 있다. 나) 약사법 규정에 따라 품질(보증)부서책임자와 제조부서책임자는 당해 제조소의 제조관리 업무 이외의 업무에 종사할 수 없다.

* 참고자료

(1) PIC/S Part I

제2장 직원

주요 직원

2.3 주요직원에는 제조부서책임자, 품질관리부서 책임자가 포함되며 이 중 적어도 한 명이 제품 출하 인증을 담당하지 않는 경우 해당 업무를 담당하는 유권한자가 포함된다. 일반적으로 풀타임 근무 직원들이 핵심 직위를 갖게 된다. 제조부서와 품질관리부서의 책임자는 서로 독립되어 있어야 한다. 그것은 2.5, 2.6, 2.7에 열거되어 있는 기능들 중 일부를 위임하는 데 있어서도 동일하게 적용된다.

제5장 제조

일반사항

5.1 제조는 자격을 갖춘 사람이 수행하고 감독하여야 한다.

제6장 품질관리

일반사항

6.1 각 제조허가소지자는 품질관리부서를 두어야 한다. 품질관리부서는 다른 부서와 독립되어 있어야 하고 적합한 자격과 경험을 갖춘 사람의 관리하에 있어야 하며 이 관리자가 자유롭게 이용할 수 있는 하나 이상의 품질관리 시험실이 있어야 한다. 품질관리업무를 효율적이고 확실하게 수행할 수 있도록 하기 위해 적절한 자원을 사용할 수 있어야 한다.

Chapter 2. Personnel(영어 원문)

Key Personnel

2.3. Key Personnel includes the head of Production, the head of Quality Control, and if at least one of these persons is not responsible for the release of products the authorised person(s) designated for the purpose. Normally key posts should be occupied by full-time personnel. The heads of Production and Quality Control must be independent from each other. In large organisations, it may be necessary to delegate some of the functions listed in 2.5, 2.6 and 2.7.

Chapter 5. Production
General
5.1. Production should be performed and supervised by competent people.

Chapter 6. Quality Control
General
6.1. Each holder of a manufacturing authorisation should have a Quality Control Department. This department should be independent from other departments, and under the authority of a person with appropriate qualifications and experience, who has one or several control laboratories at his disposal. Adequate resources must be available to ensure that all the Quality Control arrangements are effectively and reliably carried out.

(2) WHO-GMP Annex 3.

9. 작업원
주요 인물
9.6 주요 인물로는 생산 부서의 장, 품질 조직의 장, AP가 있다. 일반적으로 품질 조직은 QA와 QC를 포함한다. 한 부서에 이 두 기능이 통합된 경우도 있다. 또한 AP가 품질 조직의 업무 가운데 하나 이상을 맡을 수 있다. 일반적으로 정규직원이 주요 직책을 맡아야 한다. 생산 및 품질 조직의 장은 서로 독립되어 있어야 한다. 큰 조직에서도 업무의 일부를 위임할 필요가 있을 수 있으나, 책임이 위임되는 것은 아니다.

9. Personnel(영어 원문)
Key Personnel
9.6 Key personnel include the heads of production, the head(s) of quality unit(s) and the authorized person. The quality unit(s) typically comprise the quality assurance and quality control functions. In some cases, these could be combined in one department. The authorized person may also be responsible for one or more of these quality unit(s). Normally, key posts should be occupied by full-time personnel. The heads of production and quality unit(s) should be independent of each other. In large organizations, it may be necessary to delegate some of the functions; however, the responsibility cannot be delegated.

(3) 일본 MHLW Ordinance No. 136

제2장 의약품 품질보증을 위한 기준
제4조
2. 의약품 판매권자는 품질보증팀 임무를 감독하고 아래의 요구 조건들을 충족시키는 품질보증부서를 설립해야 한다(지금부터 이번 챕터에서는 "품질보증부서"라고 기재될 것이다).
(1) 총괄 시판 책임자에 의해서 감독을 받아야 한다.
(2) 품질보증부서에 할당된 임무를 적절하고 효율적으로 수행할 수 있는 능력을 가진 충분한 수의 작업원을 보유해야 한다.
(3) 의약품 판매 등에 연관되어 있거나 품질보증업무를 적절하고 효율적으로 수행하는 데 영향을 끼칠 수 있는 어떠한 다른 부서와도 독립적인 지위를 가져야 한다.

Chapter 2. Standards for Quality Assurance for Drugs
Article 4
2. The Marketing authorization holder of drugs shall establish a quality assurance department that supervises the quality assurance duties and meets the following requirements (hereinafter reffered to as "quality assurance department" in this chapter.)

(1) To be supervised by the general marketing manager
(2) To have a sufficient number of personnel who have competence for conducting the duties assigned to the quality assurance department properly and efficiently, and
(3) To be independent of any department engaged in the sales of the drugs, etc. and any other department that affect proper and efficient conduct of the quality assurance duties.

========================= (이하 생략) =========================

우리 식약처는 앞의 해설서와 유사한 목적으로 의약품 GMP 준수를 더욱 명확하게 실행될 수 있도록 하기 위하여, 제약사로부터 제기된 GMP 관련 중요한 질문이나 문의사항을 수집하고 이에 대한 합리적인 답변을 수록한 자료를 발표하였다. 다음의 표는 이 중 '조직'과 관련된 일부 내용을 발췌하여 소개한 것이다.

국내 새 GMP 제도 관련 질의·응답집(2010. 02) 일부 발췌 소개

============================ (중략) ============================

3.1 조직의 구성

[질문1] GMP에서 요구하는 법적 용어로 품질관리책임자를 품질부서책임자로, 제조관리책임자를 제조부서책임자로 변경해야 하는지?

[답변1]
(1) 약사법시행규칙 [별표2] 의약품 제조 및 품질관리기준(제24조제1항제6호 및 제43조제6호 · 제9호 · 제14호 관련)이 2008. 1.15자로 개정 · 시행됨에 따라 예전의 '제조관리부서책임자(별표4, 제10호)'와 '품질관리부서책임자(별표4, 제11호)'가 각각 '제조부서책임자(별표2, 제3.2호)'와 '품질(보증)부서책임자(별표2, 제3.3호)'로 변경됨.
(2) 가급적 귀사의 GMP 관련 문서(기준서나 SOP 등)에는 [별표2]에서 사용하고 있는 용어로 개정하여 사용하시는 것이 바람직하다고 사료됨.

[질문2] 제조부서책임자가 제조지시서에 의한 작업지시 및 제조지시서에 따라 제조되는지 점검, 확인하는 업무를 다른 사람에게 위임할 수 있는지?

[답변2]
(1) 제조지시서에 의한 작업지시는 제조공정관리 및 제조위생관리에 대하여 총체적인 책임을 지고 있는 제조부서책임자가 수행하여야 할 고유 권한으로 다른 사람에게 위임할 수 없음.
(2) 다만, 제조지시서에 따라 제조되는지 공정별 점검 · 확인 업무는 생산경험이 풍부한 다른 사람에게 위임할 수 있을 것으로 사료되며, 업소에서 위임범위 및 절차 등에 대한 지침을 마련하여 운영하여야 함.

[질문3] 제조부서책임자가 제조공정관리나 보관관리업무를 다른 사람에게 위임할 수 있는지?

[답변3]
(1) 제조부서책임자가 제조공정관리나 보관관리업무를 다른 사람에게 위임할 수 있으나, 위임범위 및 절차 등은 업소에서 지침마련 후 운영하여야 할 것임.

(2) 다만, 약사법시행규칙 [별표2] 제3.2호에 따라 제조공정관리와 보관관리 책임은 제조부서 책임자에게 있음.

[질문4] 임상시험 관리책임자의 제조부서책임자 겸직가능 여부?

[답변4]
(1) "임상시험에 사용되는 의약품의 제조 및 품질관리 가이드라인(의약품안전정책팀- 3120호, 2007.3.19)" 제7호에 따라 임상시험 관리책임자가 임상시험용 의약품의 제조 및 품질관리결과 평가 및 출하여부 결정 등을 수행하여야 하므로 제조부서책임자를 겸직하는 것은 적절하지 않을 것으로 사료됨.

[질문5] 품질(보증)부서 책임자가 이행해야 하는 사항(시험지시, 판재품의 적부판정, 출하판정 등)을 위임규정을 제정하여 책임자가 아닌 다른 사람에게 위임할 수 있는지?

[답변5]
(1) 약사법 시행규칙 별표2의 3.3품질(보증)부서책임자가 이행하여야 하는 사항은 자체 위임 규정에 상관없이 품질(보증)부서책임자가 수행하여야 할 것으로 사료됨.
(2) 특히 시험지시서에 의한 시험지시와 시험결과에 따른 원자재의 사용여부, 제조공정의 진행 여부 또는 제품의 출하 여부에 대한 결정은 원자재, 반제품 및 완제품의 품질관리 및 품질보증에 대하여 총체적인 책임을 지고 있는 품질(보증)부서책임자가 수행하여야 할 고유권한으로 다른 사람에게 위임할 수 없음.

[질문6] 품질(보증)부서책임자가 보관관리 담당자를 지정하는데, 보관관리업무가 품질(보증)부서 책임자와 제조부서 책임자 중 누구의 소관인지?

[답변6]
(1) 약사법시행규칙 [별표2] 제3.3호에 따라 품질(보증)부서책임자가 보관관리 담당자를 지정하나, 관리 · 감독의 책임은 제조관리부서책임자에게 있음.
(2) 이는 보관업무의 선입선출과 보관조건 유지의 중요성을 소홀히 하는 사례가 많기 때문으로 업무소관 여부와 관계없이 품질(보증)부서책임자가 지정하는 자가 보관관리를 담당토록 하는 것이 타당할 것으로 사료됨.

========================== (이하 생략) ==========================

미국은 전 세계 의약품 시장의 30% 내외를 차지하고 있는 의약품 거대국가로서, 우리의 제약산업 발전을 위한 중요한 타겟임을 부정할 수 없다. 우리가 개발한 완제의약품이 거대한 미국시장에 성공적으로 진출하기 위해서는 우선 미국 cGMP를 만족시켜야 하므로, 이 규정에 대해서 잘 이해할 필요가 있다. 여기서는 cGMP와 직접적으로 연관된 문서와 자료를 간략하게 살펴본다. 우선 미국 cGMP의 목차를 나열해 보면 다음과 같다.

미국 cGMP (21CFR211) 목차 소개

(Title 21 → Chapter I → Subchapter C → Part 211)
PART 211 — cGMP for Finished Pharmaceuticals

Subpart A. General Provisions(총칙)
Subpart B. Organization and Personnel(조직 및 직원)
Subpart C. Building and Facilities(건물 및 설비/시설)
Subpart D. Equipment(장비)
Subpart E. Control of Component and Drug Product Containers and Closures
(자재, 완제의약품 용기 및 마개의 관리)
Subpart F. Production and Process Controls(생산관리 및 공정관리)
Subpart G. Packaging and Labeling Controls(포장관리 및 라벨관리)
Subpart H. Holding and Distribution(보유 및 유통)
Subpart I. Laboratory Controls(분석관리)
Subpart J. Records and Reports(기록서 및 보고서)
Subpart K. Returned and Salvaged Drug Products(반품 및 재생된 의약품)

우리 GMP를 이해하기 위해서는 주요 용어를 정확히 이해해야 하듯이, 미국 cGMP에 대해서도 마찬가지이다. 여기서 주의할 점은, 우리 GMP가 오랜 시간을 두고 선진화하는 과정에서 더욱 과학적이고 체계적으로 발전했다고는 하지만, 미국 cGMP와는 근본적으로 차이점이 있기에 두 나라 GMP 사이에는 작지 않은 차이점이 있으며 따라서 이를 표현하는 용어에도 차이가 있다. 그러므로 어떤 경우에는 상호 정확한 번역이나 매치가 어려울 수도 있다. 아래의 표는 미국 cGMP part 210에 수록된 GMP 용어 중에서 중요한 것을 나열한 것이다. 앞에서의 우리 GMP 용어들과 비교·검토해 보면 큰 도움이 될 것이다.

미국 cGMP에서의 주요 용어 정의 (Sec. 210.3 Definitions)

* 'Act' means the Federal Food, Drug, and Cosmetic Act, as amended (21 USC301 et seq.).
* 'Batch' means a specific quantity of a drug or other material that is intended to have uniform character and quality, within specified limits, and is produced according to a single manufacturing order during the same cycle of manufacture.
* 'Component' means any ingredient intended for use in the manufacture of a drug product, including those that may not appear in such drug product.
* 'Drug product' means a finished dosage form, for example, tablet, capsule, solution, etc., that contains an active drug ingredient generally, but not necessarily, in association with inactive ingredients. The term also includes a finished dosage form that does not contain an active ingredient but is intended to be used as a placebo.
* 'Active ingredient' means any component that is intended to furnish pharmacological activity or other direct effect in the diagnosis, cure, mitigation, treatment, or prevention of disease, or to affect the structure or any function of the body of man or other animals. The term includes those components that may undergo chemical change in the manufacture of the drug product and be present in the drug product in a modified form intended to furnish the specified activity or effect.
* 'Inactive ingredient' means any component other than an active ingredient.

* 'In-process material' means any material fabricated, compounded, blended, or derived by chemical reaction that is produced for, and used in, the preparation of the drug product.
* 'Lot' means a batch, or a specific identified portion of a batch, having uniform character and quality within specified limits; or, in the case of a drug product produced by continuous process, it is a specific identified amount produced in a unit of time or quantity in a manner that assures its having uniform character and quality within specified limits.
* 'Lot number, control number, or batch number' means any distinctive combination of letters, numbers, or symbols, or any combination of them, from which the complete history of the manufacture, processing, packing, holding, and distribution of a batch or lot of drug product or other material can be determined.
* 'Manufacture, processing, packing, or holding of a drug product' includes packaging and labeling operations, testing, and quality control of drug products.
* 'Quality control unit' means any person or organizational element designated by the firm to be responsible for the duties relating to quality control.
* 'Strength' means: (i) The concentration of the drug substance (for example, weight/weight, weight/volume, or unit dose/volume basis), and/or (ii) The potency, that is, the therapeutic activity of the drug product as indicated by appropriate laboratory tests or by adequately developed and controlled clinical data (expressed, for example, in terms of units by reference to a standard).
* 'Acceptance criteria' means the product specifications and acceptance/rejection criteria, such as acceptable quality level and unacceptable quality level, with an associated sampling plan, that are necessary for making a decision to accept or reject a lot or batch (or any other convenient subgroups of manufactured units).
* 'Representative sample' means a sample that consists of a number of units that are drawn based on rational criteria such as random sampling and intended to assure that the sample accurately portrays the material being sampled.

[43 FR 45076, Sept. 29, 1978, as amended at 51 FR 7389, Mar. 3, 1986; 58 FR 41353, Aug. 3, 1993; 73 FR 51931, Sept. 8, 2008; 74 FR 65431, Dec. 10, 2009]

다음 자료는 미국 cGMP의 일부를 발췌하여 소개한 것이다. 의약품 제조소의 조직 및 종업원에 대한 규정을 적시한 것이다.

미국 cGMP(21CFR211)의 일부 발췌 소개

21CFR211-- cGMP for Finished Pharmaceuticals

============================ (중략) ==========================

Subpart B. Organization and Personnel

Sec. 211.22 Responsibilities of quality control unit.

(a) There shall be a quality control unit that shall have the responsibility and authority to approve or reject all components, drug product containers, closures, in-process materials, packaging material, labeling, and drug products, and the authority to review production records to assure that no errors have occurred or, if errors have occurred, that they have been fully investigated. The quality control unit shall be responsible for approving or rejecting drug products manufactured, processed, packed, or held under contract by another company.

(b) Adequate laboratory facilities for the testing and approval (or rejection) of components, drug product containers, closures, packaging materials, in-process materials, and drug products shall be available to the quality control unit.
(c) The quality control unit shall have the responsibility for approving or rejecting all procedures or specifications impacting on the identity, strength, quality, and purity of the drug product.
(d) The responsibilities and procedures applicable to the quality control unit shall be in writing; such written procedures shall be followed.

Sec. 211.25 Personnel qualifications.

(a) Each person engaged in the manufacture, processing, packing, or holding of a drug product shall have education, training, and experience, or any combination thereof, to enable that person to perform the assigned functions. Training shall be in the particular operations that the employee performs and in current good manufacturing practice (including the current good manufacturing practice regulations in this chapter and written procedures required by these regulations) as they relate to the employee's functions. Training in current good manufacturing practice shall be conducted by qualified individuals on a continuing basis and with sufficient frequency to assure that employees remain familiar with cGMP requirements applicable to them.
(b) Each person responsible for supervising the manufacture, processing, packing, or holding of a drug product shall have the education, training, and experience, or any combination thereof, to perform assigned functions in such a manner as to provide assurance that the drug product has the safety, identity, strength, quality, and purity that it purports or is represented to possess.
(c) There shall be an adequate number of qualified personnel to perform and supervise the manufacture, processing, packing, or holding of each drug product.

Sec. 211.28 Personnel responsibilities.

(a) Personnel engaged in the manufacture, processing, packing, or holding of a drug product shall wear clean clothing appropriate for the duties they perform. Protective apparel, such as head, face, hand, and arm coverings, shall be worn as necessary to protect drug products from contamination.
(b) Personnel shall practice good sanitation and health habits.
(c) Only personnel authorized by supervisory personnel shall enter those areas of the buildings and facilities designated as limited-access areas.
(d) Any person shown at any time (either by medical examination or supervisory observation) to have an apparent illness or open lesions that may adversely affect the safety or quality of drug products shall be excluded from direct contact with components, drug product containers, closures, in-process materials, and drug products until the condition is corrected or determined by competent medical personnel not to jeopardize the safety or quality of drug products. All personnel shall be instructed to report to supervisory personnel any health conditions that may have an adverse effect on drug products.

Sec. 211.34 Consultants.

Consultants advising on the manufacture, processing, packing, or holding of drug products shall have sufficient education, training, and experience, or any combination thereof, to advise on the subject for which they are retained. Records shall be maintained stating the name, address, and qualifications of any consultants and the type of service they provide.

======================== (이하 생략) ============================

다음은 미국 FDA가 공시한 cGMP에 대한 질의응답 자료 중 일부를 보여준 것이다. 우리 GMP 질의응답집과 비교하면 조금 분량이 적고 내용도 특별한 주제에 집중되어 있는 등 다소 단순한 편이지만, 그렇다고 하더라도 미국 cGMP를 우리 GMP와 더불어 이해하는 데 큰 도움이 될 것으로 믿는다.

미국 cGMP Q&A 해설자료 일부 발췌 소개

Q&As on Current Good Manufacturing Practices (cGMP) for Drugs

========================= (중략) =========================

General Provisions [Q1] Are USP general chapters above ⟨999⟩ considered equivalent to FDA guidance? What are their purpose and how should manufacturers use these informational chapters?
[A1] No, FDA is the only source of policy on pharmaceutical cGMPs and quality. cGMP requirements are found in statutes and regulations, and FDA's current thinking on these requirements is explained in the Agency's guidance documents. The USP is a private, non-governmental organization. While products labeled as USP are required to meet the criteria in product monographs when tested by the methods of analysis outlined in the tests and assays section, the suggestions found in General Chapters above ⟨999⟩ are only informational. The views expressed in these chapters are solely USP's. As with all information sources, these chapters might include some recommendations that may help a firm meet cGMPs.

References:
Food Drug & Cosmetic Act (FFD&C Act)
United States Pharmacopeia

Contact for further information:
Richard Friedman, CDER (HFD-320), 301-796-3268; Rick.Friedman@fda.hhs.gov
Jon Clark, CDER (HFD-003), 301-796-2400; Jon.Clark@fda.hhs.gov
Date: 6/14/2007

General Provisions [Q2] How does one comment on FDA's proposed guidance documents? How about USP proposals?
[A2] Both USP and FDA have mechanisms in place for interested parties to make comments on proposed documents. 1. Guidance Documents FDA's proposed guidance documents are written using good guidance practices and published for comment per 21 Code of Federal Regulations 10.115. They are easily accessible to the public via our Web site and through the Federal Register Web site (http://www.gpoaccess.gov/fr/index.html3). FDA's Division of Dockets Management (DM) is the office responsible for receiving all comments on proposed guidance. Interested parties can read and submit comments via FDA's Dockets Management Web site (http://www.fda.gov/ohrms/dockets/default.htm4). FDA reviews all received public comments, makes appropriate modifications, and publishes a final document.

2. USP Monographs
USP publishes proposed chapters or monographs in the Pharmacopeial Forum, a publication that is issued bimonthly. USP subscribers have access to these publications, and can send comments (within a 90-day post publication comment period) for consideration by the USP. Finalized proposals (official revisions, new chapters or monographs) are published in subsequent supplements to, or editions of the Pharmacopeia.

References:
United States Pharmacopeia

Contact for further information:
Carol Rehkopf, CBER (HFM-600): 301-827-3117; Carol.Rehkopf@fda.hhs.gov
Date: 4/30/2009
============================= (이하 생략) =============================

표 7.4는 미국 FDA가 10년간의 cGMP 현장실사를 통해서 문제가 제기된 영역이나 분야를 정리한 자료이다. 비록 아주 최근 자료는 아니지만, 참고할 가치가 충분하다고 사료된다. 우선, 소수의 특별한 문제가 지적되기보다는 매우 다양한 분야에서 문제점이 발생하고 있음을 알 수 있다. 10가지 가장 흔한 지적사항은 전체 지적 건수의 52%에 불과하므로 제약사의 사정에 따라서 다양성을 보여 준다고 하겠다. 가장 흔한 지적사항은 문서화에 대한 것으로, 그 내용은 품질시스템의 구성 요소와 절차에 대한 것이고 이는 전체의 14%를 상회할 정도라고 한다. 그 다름으로는 시설의 설계 및 유지보수에 대한 문제점, 그리고 장비의 설계 및 유지보수 문제점 등이 그 뒤를 이루고 있다.

표 7.4 미국 FDA가 지적한 GMP 미비점 top 10(1995～2005)

순위	GMP 미비점의 영역	지적 수	분율(%)
1	Documentation – QS Elements & procedures	1341	14.1%
2	Design and maintenance of premises	634	6.7%
3	Design and maintenance of equipment	594	6.2%
4	Documentation – manufacturing	526	5.5%
5	Potential for microbiological contamination	463	4.9%
6	Documentation – specification and testing	432	4.5%
7	Status labeling – WIP, facilities & equipment	371	3.9%
8	Environmental monitoring	323	3.4%
9	Process validation	317	3.3%
10	Sampling – procedures and facilities	297	3.1%
	# of GMP deficiencies in Top 10	5298	52.5%
	# of inspections:	423	
	# of GMP deficiencies overall	9465	

지금까지 GMP에 대한 개념과 변화해 온 과정을 설명하면서 우리 GMP와 미국 cGMP 그리고 관련된 여러 자료와 문서들을 살펴보았다. 매우 단편적인 설명과 문서의 예를 통해서 GMP에 대한 이해를 얻고자 했으나, 더욱 깊고 폭넓은 이해는 전문의 학습과 실제 사례의 조사분석을 통해서 이루어질 것이다.

7.3 밸리데이션

7.3.1 서론

품질(quality)은 모든 산업과 그 산업에서 제조되는 모든 제품에 대해 아주 오래전부터 추구해온 것이다. 그러한 품질을 어떻게 유지하는가에 대한 다양한 견해가 현재 제약산업에서 많은 관심을 끌고 있다. 정해진 체계를 근거로 하여 세계적으로 통용되는 품질을 보증하도록 보편적이고 일상적인 방식을 따르게 하는 지침을 잘 알고 있다면, 이는 제약 무대장의 연단 위에 있는 것과 같다. 밸리데이션(validation)은 글로벌 표준이 허용하는 품질 수준보다 더 높은 수준을 유지하여 엄청난 이득을 제공하는 수단이다. 최근 들어 밸리데이션의 중요성은 더욱 증가하고 있다.

밸리데이션은 문서화를 병행하면서 미리 설정된 단계들을 설계하고 실행하는 기술이다. 제품의 품질을 철저하게 보장하기 위해서 밸리데이션과 품질보증은 함께 가야 한다. 그러므로 밸리데이션 시험을 설계하고, 조직하며 실시하는 밸리데이션 개념의 상세한 설명과 이해는 매우 중요하다. WHO-GMP에서 밸리데이션은 'GMP의 필수적인 요소'라고 정의하고 있다. GMP에서 밸리데이션이 강조되고 있는 것은 GMP의 궁극적인 목적인 의약품의 품질확보가 밸리데이션에 의해서 달성되며, 밸리데이션은 GMP로 보증하려는 품질체계를 지탱하는 가장 핵심적인 기둥이라고 할 만큼 매우 중요하기 때문이다. 따라서 WHO 등 국제기구와 미국 등 선진국의 GMP에서 밸리데이션을 규정하고 있다. 밸리데이션은 선진국 의약품에 대해서 오래전부터 실시하고 있는데, 최근 품질보증과 생산성 향상이 강조되고 있는 추세여서 밸리데이션에 대한 관심도 커지고 있다. 이는 밸리데이션이 의약품 품질보증의 중요한 부분이며 이를 제조하는 데 매우 기본적인 것이기 때문이다.

미국 FDA는 의약품의 품질보증은 고품질 원자재의 선택, 제품 및 공정의 적절한 설계와 공정관리 같은 많은 주요 요소에 대해서 철저하고 체계적인 관심을 가져야 달성될 수 있다고 말한다. 이것은 공정과 그 공정의 적격성평가 및 밸리데이션에 의해서 이루어지며, 그 공정과 시스템에 의해서 제조되는 제품은 일관되게 모두 기준에 적합하다고 신뢰하게 되는 것이다. 또한 밸리데이션에는 품질보증을 위한 과학기술적인 측면, 국제적인 품질보증 규정으로서의 측면, 그리고 국내 GMP 등 법규로서의 측면이 있는데, 이러한 다각적인 관점을 포괄적으로 이해하면서 밸리데이션을 추진해야 할 것이다.

밸리데이션의 정의는 국가마다 약간의 차이가 있는데, 이를 정리하면 "밸리데이션이란 공정, 방법, 시설 또는 시스템이 사전에 설정된 기준에 적합한 결과를 일관되게 얻을 수 있다는 것을 보증하기 위하여 검증하고 문서화한 것"이라고 할 수 있다. 어느 공정이 "밸리데이션 되었다(validated)"라는 것은 품질기준에 적합한 제품이 일관되게 제조된다는 것이 입증되어 우수한 공정이 확립되었다는 것을 의미한다. 그러나 우리가 주의할 점은 밸리데이션에 의해서 해당 공정이 개선 혹은 향상된다는 것은 아니라는 것이다. 밸리데이션에 대해서 국제기구인 WHO와 주요 국가에서는 다음과 같이 정의하고 있다.

GMP 분류	밸리데이션 정의
미국 FDA (공정 밸리데이션 guideline)	공정 밸리데이션이란 어느 특정한 공정이 미리 설정된 기준과 품질특성에 적합한 제품을 일관되게 제조한다는 것을 확실하게 보증하는 증거를 문서로 확립하는 것이다. (Establishing documented evidence which provides a high degree of assurance that a specific process will consistently produce a product meeting its pre-determined specifications and quality attributes.)
ICH Q7	밸리데이션이란 어느 특정한 공정, 방법 또는 시스템이 미리 설정되어 있는 적합 판정기준에 맞는 결과를 일관되게 얻는다는 것을 고도로 보증하는 문서에 의한 프로그램이다. (A documented program that provides a high degree of assurance that a specific process, method, or system will consistently produce a result meeting pre-determined acceptance criteria.)
WHO 및 EU-GMP	밸리데이션이란 어떤 조작, 공정, 기계설비, 원재료, 행위 또는 시스템이 실제로 기대되는 결과를 얻는다는 것을 GMP의 원칙에 따라 증명하는 활동이다. (Action of proving, in accordance with the principles of GMP, that any procedure, process, equipment, material, activity or system actually leads to the expected results.)

모든 제약공정의 가장 중요한 목적은 어떤 목적에 필요한 특성과 품질을 갖는 의약품을 가장 낮은 가격으로 생산하는 것이다. 비록 밸리데이션 연구가 제약산업에서 아주 오랜 기간 실행되었지만, 최근 들어 품질보증 프로그램에 대한 산업계 관심이 더욱 증가하고 또 밸리데이션이 효과적인 생산작업에 필수적이라는 인식이 증가하게 되어 밸리데이션에 대한 관심이 계속 증가하고 있다. 밸리데이션은 1978년 미국에서 처음 탄생된 개념이다. 밸리데이션 개념은 원료의약품과 완제의약품의 품

질관리를 위한 분석방법부터 임상연구, 표식화 혹은 공정관리를 위한 컴퓨터 시스템에까지 해를 두고 계속적으로 넓은 활동범위로 확대되었다. 밸리데이션은 법규제적인 의무사항을 바탕으로 만들어졌지만, 지금은 GMP의 매우 중요하면서 필수불가결한 부분으로 보는 것이 가장 정확하다. 밸리데이션이라는 용어는 유효함(validity)을 평가하거나 효과적임을 입증하는 활동을 의미한다. 밸리데이션은 공장의 다양한 분야 종업원이 모두 참여하는 팀 노력의 산물이다.

모든 밸리데이션 활동은 미리 계획되어야 한다. 밸리데이션 프로그램의 중요한 요소는 명확하게 정의되어야 하고, 밸리데이션 종합계획서(VMP) 혹은 동등한 문서로 기록되어야 한다. 다시 말하면 VMP는 간결하고 명료한 요약문서여야 하고, 최소한 아래에 설명하는 자료를 포함해야 한다.

1. 밸리데이션 전략(policy).
2. 밸리데이션 활동을 담당하는 조직 구조.
3. 밸리데이션될 설비, 시스템, 장치 및 공정의 요약.
4. 문서화 양식(format): 모든 밸리데이션 계획서 및 보고서에 사용될 양식.
5. 계획 수립 및 일정 잡기.
6. 변경 관리(change control).
7. 기존 문서에 대한 참고문헌.
8. 큰 프로젝트의 경우, VMP를 별개로 분리하는 것이 필요할 수도 있다.

적격성평가와 밸리데이션이 어떻게 실행되는지를 규정한 문서화된 계획서가 반드시 확립되어야 한다. 이 계획서는 검토를 마쳐서 승인되어야 하며, 중요한 단계와 적부판단 기준이 명시되어야 한다. 얻어진 결과를 요약하고, 관찰된 일탈에 대해서 언급하며 문제점을 바로 잡는 데 필요한 변경사항의 권고를 포함한 모든 필요한 결론을 도출하면서, 적격성평가와 밸리데이션을 상호 참조한 보고서가 작성되어야 한다. 계획서에 규정된 계획에 대한 모든 변경은 적합한 타당성과 함께 문서화되어야 한다. 만족스러운 적격성평가를 마친 후에, 적격성평가와 밸리데이션의 다음 단계를 위한 양식이 서면결재를 통해서만 공개되어야 한다.

목표로 하는 의약품의 물리화학적 특성을 확보하기 위해서 밸리데이션 확립이 필요하다. 주사제의 경우, 이러한 특성에는 안정성, 무발열원, 그리고 가시적인 입자가 없음 등을 포함된다.

의약품의 적합 사양은, 균일성을 유지하고 일관성 있도록 원하는 제품 속성을 얻도록 확립되어야 하며, 그 사양은 초기 개발 및 제품화 단계, 그리고 뒤이은 일상적

생산과정에서 제대로 된 통계를 바탕으로 시행된 그 시스템의 시험 및 도전으로부터 얻어져야 한다. 공정과 장비는 제품의 사양을 달성하도록 적합하게 선정되어야 한다. 예를 들어 설계공학자, 생산인력 및 품질보증인력이 모두 참여해야 한다. 모든 공정은 아주 세밀하게 정해져야 하고, 공정의 각 단계는 적합성을 판단하는 도전을 거쳐야 한다. 이러한 점은 균일한 품질, 순도 및 성능을 갖춘 제품을 보증하기 위해서 매우 중요하다.

밸리데이션을 해야 하는 가장 기본적이고 중요한 이유는 품질보증, 경제성 그리고 법규제의 준수이행이다. 의약품 품질은 완제품의 시험에만 의존한다면 통계적 검체추출의 한계성 및 측정감도의 한계성 때문에 일상적인 품질관리 시험에 의해 어떤 공정에 대해서 적부판단을 할 수는 없다. 하나의 제조단위(batch) 혹은 다른 제조단위 내의 단위제품(unit) 사이의 품질 가변성이 완제품의 시험으로 감지되는 경우는 매우 드물다. 밸리데이션은 미리 정해진 기준을 만족하는 시스템이나 공정의 적합성 및 신뢰성에 이의를 제기하는 것이다. 그러므로 밸리데이션이 성공적으로 실행되었다면 모든 제조단위에 대해서 완제품의 각 단위제품이 동일한 품질로 일관성 있게 제조됨에 대한 신뢰성을 높은 수준으로 제공할 것이다. 미국 FDA와 제약협회(PMA)는 밸리데이션을 제품의 품질보증 개념으로 인식한 것이다.

밸리데이션의 가장 직접적인 경제적 이득은 공정감시, 검체추출 및 시험과 연관된 비용을 절감할 수 있다는 것이다. 고품질 의약품을 생산하도록 밸리데이션을 거친 공정의 높은 일관성 및 신뢰성을 통해서 부적격, 재작업 및 재시험 제품을 줄이거나 방지함으로써 간접적인 비용절감도 초래된다. 그리하여 제품 제조단위를 최종 출하(release)할 때, 공정이나 분석의 가변성에 대한 장시간 소요되는 조사에 따른 시간지체나 복합적인 문제를 유발하지는 않을 것이다. 또한 의약품의 품질관련 불평불만이나 반품이 최소화될 것이다.

밸리데이션의 요구사항은 cGMP 211.100(a)에도 나타나 있다. 모든 완제의약품이 갖추었다고 표시한 강도, 품질 및 순도의 확인을 보증하도록 모든 문서화된 절차와 공정관리는 확립되어야 한다고 이 섹션은 요구하고 있다. FDA가 1990년 1월에 발행한 처방의약품의 대서양중부 의약품실사지침 초안에는 제조공정에서 밸리데이션의 중요성이 강조되었다. 품질보증과 공정 밸리데이션의 관계를 살펴보면, 모든 품질보증 기능(부서)의 책무를 초월한다. 그럼에도 불구하고, 공정 밸리데이션이 품질보증 도구라고 말하는데, 이는 공정 밸리데이션을 통해서 특정한 공정에 대한 품질표준이 확립되기 때문이다. 제약회사에서 품질보증은 모든 의약품이 그 회사의 신약승인신청(NDA) 제출자료에 기재된 강도, 순도, 안전성 및 유효성을 갖추었음을 보증하는 노력을 나타낸다. 비록 품질보증이 대부분 어떤 부서의 기능으로 지정되어 있지만, 그 제약사 활동 중 필수적인 부분이다. 만일 공정 밸리데이션이 한 회사 내에서 기술담당 및 작업담당 그룹의 일상적인 목표가 되었다면, 이는 개발 작업, 공학적 활동, 품질보증 및 생산에서의 품질표준에 대한 원동력이 될 것이다.

공정 밸리데이션은 이러한 품질보증 목표를 달성하는 데 있어서 핵심요소이다. 의약품 제조업소가 연속으로 작업하는 모든 제조단위가 적합으로 될 수 있는 고도의 신뢰성을 수립하기 위해서는 공정 및 공정관리의 세심한 설계와 밸리데이션을 통해서 가능하다. 공정을 성공적으로 밸리데이션 하게 되면 반제품과 완제품에 대한 집중적인 시험의존도를 줄일 수 있다. 그러나 대부분의 경우 제품의 시험은 품질보증이라는 목표를 달성하는 데 중요한 역할을 하는 것도 사실이다. 다시 말하면, 밸리데이션과 제품의 시험은 상호간 배타적이 아니라는 것이다.

품질을 확보하는 데 있어 시험의 한계성에 대해서는 더욱 명백하게 이해되고 있다. 의약품의 품질을 관리하는 시험은 전수검사와 샘플링검사의 두 가지로 나눌 수 있는데, 파괴시험의 경우 적용되는 샘플링검사로는 모든 제조단위가 정해진 기준에 적합하다는 것을 완전히 보증할 수는 없다. 주사제의 불용성 이물질을 전수검사한다고 해서 이물질이 전혀 없는 제품을 출하한다는 보증은 없다. 이물질 오염의 원인을 밝혀내어 공정을 개선하고 공정관리를 철저히 하지 않으면, 이물질 없는 제품을 제조할 수는 없을 것이다. 이러한 제한들은 모든 제품시험에 적용되지만, 가장 분명하게 반영되는 것은 역시 무균시험이다. 무균제제의 제조는 제품에 대한 시험보다는 적합한 제조조건과 공정 밸리데이션 및 GMP가 중요하다는 점을 보여 주는 가장 좋은 사례가 된다.

7.3.2 주요 밸리데이션 소개

다음 표는 우리나라 밸리데이션에 대한 규정인 "의약품 등 밸리데이션 실시에 관한 규정[식품의약품안전처 고시 제2014-181호(2014.11.10. 개정)]"의 목차를 나타낸 것이다.

국내 "의약품 등 밸리데이션 실시에 관한 규정"의 목차

제1조: 목적
제2조: 용어의 정의
제3조: 적격성평가의 실시
제4조: 공정 밸리데이션 방법 등

제5조: 시험방법 밸리데이션 방법 등
제6조: 세척 밸리데이션 방법 등
제7조: 제조지원설비 밸리데이션 방법 등
제8조: 컴퓨터시스템 밸리데이션 방법 등
제9조: 밸리데이션 책임자
제10조: 문서
제11조: 위 · 수탁 제조 및 시험
제12조: 규제의 재검토

다음 표는 우리나라 밸리데이션 규정에 있는 용어의 정의 중 일부 중요한 것을 발췌한 것이다. 앞에서 소개한 GMP의 용어 정의와 일부 중복되는 것도 있고 매우 관련성이 큰 용어도 포함되어 있기에 서로 잘 연계시켜 이해해야 한다. 모든 의약품 제조소의 어떤 의약품이 새로이 개발되어 제조되는 경우, 그 의약품 제조 전과정에 대한 밸리데이션 종합계획을 수립하고 VMP를 작성해야 한다. 그리고 VMP에 준해서 각 제조공정이나 관련 활동(세척, 시험분석 등)에 대한 밸리데이션 세부 실시계획을 수립하고 계획서를 작성한다. 실시계획서에 따라 밸리데이션을 실시한 후, 얻어진 데이터와 그 해석을 바탕으로 밸리데이션 결과보고서를 작성하고 책임자의 서명을 받은 후 문서로 보관된다.

국내 밸리데이션의 주요 용어 정의

* '밸리데이션 결과보고서(Validation Report)'란 밸리데이션 실시 후 얻은 기록 및 결과와 이를 평가한 문서를 말한다.
* '밸리데이션 실시계획서(Validation Protocol/Plan)'란 밸리데이션을 어떻게 실시할 것인가를 기술한 문서로서 측정해야 할 변수, 판정기준, 특성 및 실시방법 등을 포함한 것을 말한다.
* '밸리데이션 종합계획서(Validation Master Plan, VMP)'란 밸리데이션을 적절히 실시하기 위하여 방법, 조직 및 실시대상 등 밸리데이션에 대한 전체적인 계획을 요약 · 정리한 것을 말한다.
* '시험방법(Analytical Procedure)'이란 시험분석을 하기 위하여 상세히 기술한 일련의 시험과정을 말한다.
* '확인시험(Identification Test)'이란 검체 중 분석대상물질을 확인하는 시험을 말한다.
* '함량 또는 역가시험(Assay: Content or Potency)'이란 검체 중에 존재하는 분석대상물질의 함량 또는 역가를 정확하게 측정하는 시험을 말한다.
* '검출한계(Detection Limit)'란 검체 중에 존재하는 분석대상물질의 검출 가능한 최소량을 말한다.
* '완건성(Robustness)'이란 시험방법 중 일부 조건이 소규모라도 의도적으로 변경되었을 때 측정값이 영향을 받지 않는지에 대한 척도를 말한다.
* '설계적격성평가(Design Qualification, DQ)'란 기계, 설비 또는 시스템의 설계가 의도한 목적에 적합한지를 검증하고 문서화하는 것을 말한다.
* '설치적격성평가(Installation Qualification, IQ)'란 기계, 설비 또는 시스템이 설정된 기준에 맞게 설치되었는지를 현장에서 검증하고 문서화하는 것을 말한다.
* '운전적격성평가(Operational Qualification, OQ)'란 기계, 설비 또는 시스템이 예측된 운전범위 내에서 의도한 대로 가동하는지를 검증하고 문서화하는 것을 말한다.

* '성능적격성평가(Performance Qualification, PQ)'란 기계, 설비 또는 시스템이 설정된 품질기준에 맞게 제품을 제조할 수 있는지를 검증하고 문서화하는 것을 말한다.
* '최악조건(Worst Case)'이란 표준작업 범위 내에서 공정 허용 조건의 상한 또는 하한을 말한다.

다음 표는 우리 밸리데이션 규정의 일부를 발췌하여 소개한 것이다. 제1조에서 이 규정의 목적은 GMP 등 여러 법에 따른 적격성평가 및 밸리데이션에 관하여 그 적용범위, 종류 및 실시방법 등 세부사항을 정함으로써 의약품등 제조 및 품질관리에 적정을 기하자는 것임을 알 수 있다. 제4조의 주요 내용은, 밸리데이션의 실시 시점에 따라서 예측적, 동시적, 회고적 밸리데이션으로 분류한다는 것이고, 새로운 의약품을 개발하는 경우 예측적 밸리데이션 규정을 따라야 한다.

국내 "의약품 등 밸리데이션 실시에 관한 규정"의 일부 발췌 소개

의약품 등 밸리데이션 실시에 관한 규정

식품의약품안전처 고시 제2008-5호(2008. 1.16, 제정)
식품의약품안전처 고시 제2008-37호(2008. 7. 1, 개정)
식품의약품안전처 고시 제2009-10호(2009. 3.18, 개정)
식품의약품안전처 고시 제2009-113호(2009. 8.24, 개정)
식품의약품안전처 고시 제2009-173호(2009.12.15, 개정)
식품의약품안전처 고시 제2012-75호(2012. 8.24, 개정)
식품의약품안전처 고시 제2012-129호(2012.12.27, 개정)
식품의약품안전처 고시 제2013-116호(2013. 4. 5, 개정)
식품의약품안전처 고시 제2014-66호(2014. 2.12, 개정)
식품의약품안전처 고시 제2014-181호(2014.11.10, 개정)

제1조(목적) 이 규정은 「약사법」 제31조, 제38조제1항, 제42조제4항 및 「의약품 등의 안전에 관한 규칙」 제4조, 제5조, 제48조 및 별표 1 의약품 제조 및 품질관리 기준, 「마약류관리에 관한 법률」 제57조에 따른 적격성평가 및 밸리데이션에 관하여 그 적용범위, 종류 및 실시방법 등 세부사항을 정함으로써 의약품등 제조 및 품질관리에 적정을 기함을 목적으로 한다.

============================== (중략) ==============================

제4조(공정 밸리데이션 방법 등)
① 공정 밸리데이션은 제품의 품질에 영향을 미치는 중요공정에 대하여 실시하여야 한다.
② 공정 밸리데이션의 종류는 그 실시시기에 따라 다음 각 호와 같다.

1. 예측적 밸리데이션
 가. 각 공정의 잠재적 위험요인을 조사 · 분석하여 그 확률과 정도를 검토해서 실시계획을 세운다.
 나. 가목의 실시계획에 따라 제조공정을 단계별로 나누어 실시하여야 한다.

2. 동시적 밸리데이션
「의약품 등의 안전에 관한 규칙」 별표 1 의약품 제조 및 품질관리기준에 따라 부득이한 사유로 예측적 밸리데이션을 실시하지 못하는 경우에 동시적 밸리데이션을 실시할 수 있는 경우는 다음과 같다.
 가. 적용대상이 드물고 대체의약품이 없어 긴급한 도입이 요구되는 의약품인 경우

나. 희귀질환자치료용 의약품인 경우
다. 연간 생산하는 제조단위가 1개 이하 의약품인 경우
라. 마약
마. 제조소 이전으로 인하여 이미 밸리데이션을 실시한 의약품의 공급 차질이 우려되는 경우. 다만, 무균적 조작이 필요한 제제(최종 멸균을 하지 않는 제제) 및 생물학적제제 등은 제외한다.
바. 「국민건강보험 요양급여의 기준에 관한 규칙」 제13조제4항제7호에 따라 보건복지부장관이 지정한 의약품 등 기타 식품의약품안전처장이 인정하는 경우

3. 회고적 밸리데이션
가. 회고적 밸리데이션 실시대상 제조단위는 이미 제조된 모든 제조단위를 대표할 수 있어야 한다.
나. 회고적 밸리데이션의 추가적인 자료를 얻기 위하여 보관 중인 검체로 시험을 실시할 수 있다.
다. 이미 실시한 예측적 밸리데이션 결과의 적절성 검증을 위하여 실시할 수 있다.

4. 재밸리데이션
가. 변경 시 재밸리데이션
원자재, 제조방법, 제조공정, 기계 · 설비, 제조환경 등을 변경하거나 일탈 및 기준일탈로 인하여 제품의 품질에 영향을 미치는 경우 예측적 밸리데이션을 실시하여야 한다. 다만, 제품의 품질에 미치는 영향이 경미한 경우에는 동시적 밸리데이션을 실시할 수 있다.
나. 정기적 재밸리데이션
이미 밸리데이션이 완료된 제조공정에 대하여 공정이 계속적으로 유효한지에 대해 제10조의 계획에 따라 정기적으로 밸리데이션을 실시하여야 한다.

③ 기계, 설비 또는 시스템은 공정 밸리데이션 실시 전 적격성평가를 완료한 후 실시하여야 한다.
④ 공정 밸리데이션 실시 순서는 다음과 같다.
1. 실시대상의 선정 및 목적 설정
2. 목표로 하는 품질기준의 확인
3. 공정의 특성 확인 및 가동조건의 결정
4. 실시계획서의 작성
5. 제조 및 시험시설의 교정 및 적격성평가
6. 밸리데이션 실시
7. 실시결과의 수집 · 정리 및 분석
8. 결과의 종합평가 및 문서화
⑤ 제1항의 규정에도 불구하고 다음 각 호의 어느 하나에 해당하는 품목은 공정 밸리데이션을 생략할 수 있다.
1. 비무균제제로서 밸리데이션을 실시한 품목과 제형, 주성분, 제조공정 및 제조시설이 동일한 품목
2. 무균제제로서 무균성 공정 밸리데이션을 실시한 품목과 제형, 제조공정 및 제조시설이 동일한 품목
3. 연속 제조공정(One-line)으로서 제조공정 단계를 나누기 어려운 품목

밸리데이션은 크게 공정 밸리데이션, 시험방법 밸리데이션, 세척 밸리데이션, 제조지원설비 밸리데이션, 그리고 컴퓨터시스템 밸리데이션으로 분류되는데, 우리나라 밸리데이션 규정은 이 모든 밸리데이션을 하나의 규정 내에 같이 다루고 있으

나, 미국의 밸리데이션 규정은 이들을 별개의 문서로 분리하여 정해져 있다. 여기서는 가장 중요한 미국의 공정 밸리데이션 관련 규정에 대해서 살펴보겠다. 다음 표는 미국 공정 밸리데이션 지침의 목차를 보여 준 것이다. 1987년에 발표되었던 guidance와는 다르게, 공정 밸리데이션을 3단계로 나누어 실행되어야 한다고 설명하고 있다. 처음은 '공정 설계' 단계, 두 번째는 '공정 적격성평가', 그리고 마지막으로 '지속적 공정 검증'으로 이루어지는데, 상세한 내용은 원문을 참조하기 바란다.

미국 공정 밸리데이션 지침문서 목차

Guidance for Industry
Process Validation: General Principles and Practices (2011)

I. Introduction
II. Background
  A. Process Validation and Drug Quality
  B. Approach to Process Validation
III. Statutory and Regulatory requirements for Process Validation
IV. Recommendations
  A. General Considerations for Process Validation
  B. Stage 1: Process Design
    1. Building and Capturing Process Knowledge and Understanding
    2. Establishing a Strategy for Process Control
  C. Stage 2: Process Qualification
    1. Design of a Facility and Qualification of Utilities and Equipment
    2. Process Performance Qualification
    3. PPQ Protocol
    4. PPQ Protocol Execution and Report
  D. Stage 3: Continued Process Verification
V. Concurrent Release of PPQ Batches
VI. Documentation
VII. Analytical Methodology
* Glossory
* References

미국 FDA의 공정 밸리데이션 지침에 수록된 용어의 정의 중 중요한 것을 나열하면 다음과 같다.

미국 공정 밸리데이션 지침문서의 주요 용어 정의

* Capability of a process: Ability of a process to produce a product that will fulfill the requirements of that product. The concept of process capability can also be defined in statistical terms. (ISO 9000:2005)
* Commercial manufacturing process: The manufacturing process resulting in commercial

product (i.e., drug that is marketed, distributed, and sold or intended to be sold). For the purposes of this guidance, the term commercial manufacturing process does not include clinical trial or treatment IND material.

* Concurrent release: Releasing for distribution a lot of finished product, manufactured following a qualification protocol, that meets the lot release criteria established in the protocol, but before the entire study protocol has been executed.
* Continued process verification: Assuring that during routine production the process remains in a state of control.
* Performance indicators: Measurable values used to quantify quality objectives to reflect the performance of an organization, process or system, also known as performance metrics in some regions. (ICH Q10)
* Process design: Defining the commercial manufacturing process based on knowledge gained through development and scale-up activities.
* Process qualification: Confirming that the manufacturing process as designed is capable of reproducible commercial manufacturing.
* Process validation: The collection and evaluation of data, from the process design stage through commercial production, which establishes scientific evidence that a process is capable of consistently delivering quality products.
* Quality: The degree to which a set of inherent properties of a product, system, or process fulfils requirements. (ICH Q9)
* State of control: A condition in which the set of controls consistently provides assurance of continued process performance and product quality. (ICH Q10)

다음 글은 미국 공정 밸리데이션 지침의 앞부분을 소개한 것이다. 맨 앞의 배경에서 1987년에 공표된 공정 밸리데이션 지침 이후 많은 과학적 발전과 미국 FDA의 경험 축적으로 2011년에 전면 개정한다고 설명했다. 이 중 'B. Approach to Process Validation' 부분을 간단히 살펴보면 다음과 같다.

본 지침의 목적으로서, 공정 밸리데이션은 공정 설계 단계에서부터 상업적 생산 전체 과정에 걸쳐 데이터를 수집하고 평가하여 모든 공정이 우수한 품질의 제품을 계속해서 생산할 수 있다는 과학적인 증거를 확립하는 것으로 정의된다. 공정 밸리데이션은 제품과 공정의 전 주기에 걸쳐서 실행하는 일련의 활동을 포함한다. 이 지침에서는 공정 밸리데이션을 3단계의 활동으로 설명하고자 한다.

- 1단계 공정 설계: 개발 과정과 scale-up 활동을 통해 얻은 지식을 토대로, 1단계에서는 상업적 제조공정을 정의한다.
- 2단계 공정 적격성평가: 2단계에서는, 앞에서 설계된 공정이 재현성 높게 상업적 제조를 할 수 있는지 평가된다.
- 3단계 지속적 공정 검증: 상시의 생산공정이 우수한 관리상태임을 지속적으로 보증하는 것이다.

이 지침은 각 단계에서의 전형적인 활동들을 기술하고 있으나, 실제로 어떤 활동이 이 설명과는 다르게 다른 단계에서 실행될 수도 있다.

미국 공정 밸리데이션 지침문서의 일부 발췌 소개

Guidance for Industry
Process Validation: General Principles and Practices

U.S. Department of Health and Human Services
Food and Drug Administration
Center for Drug Evaluation and Research (CDER)
Center for Biologics Evaluation and Research (CBER)
Center for Veterinary Medicine (CVM)

January 2011
Current Good Manufacturing Practices (cGMP)
Revision 1

==

II. BACKGROUND

In the Federal Register of May 11, 1987 (52 FR 17638), FDA issued a notice announcing the availability of a guidance entitled Guideline on General Principles of Process Validation (the 1987 guidance). Since then, we have obtained additional experience through our regulatory oversight that allows us to update our recommendations to industry on this topic. This revised guidance conveys FDA's current thinking on process validation and is consistent with basic principles first introduced in the 1987 guidance. The revised guidance also provides recommendations that reflect some of the goals of FDA's initiative entitled "Pharmaceutical cGMPs for the 21st Century — A Risk-Based Approach", particularly with regard to the use of technological advances in pharmaceutical manufacturing, as well as implementation of modern risk management and quality system tools and concepts. This revised guidance replaces the 1987 guidance.

FDA has the authority and responsibility to inspect and evaluate process validation performed by manufacturers. The cGMP regulations for validating pharmaceutical (drug) manufacturing require that drug products be produced with a high degree of assurance of meeting all the attributes they are intended to possess (21 CFR 211.100(a) and 211.110(a)).

A. Process Validation and Drug Quality

Effective process validation contributes significantly to assuring drug quality. The basic principle of quality assurance is that a drug should be produced that is fit for its intended use. This principle incorporates the understanding that the following conditions exist:

* Quality, safety, and efficacy are designed or built into the product.
* Quality cannot be adequately assured merely by in-process and finished-product inspection or testing.
* Each step of a manufacturing process is controlled to assure that the finished product meets all quality attributes including specifications.

B. Approach to Process Validation

For purposes of this guidance, process validation is defined as the collection and evaluation of data, from the process design stage through commercial production, which establishes scientific evidence that a process is capable of consistently delivering quality product. Process validation involves a series of activities taking place over the lifecycle of the product and process. This guidance describes process validation activities in three stages.

* Stage-1. Process Design: The commercial manufacturing process is defined during this stage based on knowledge gained through development and scale-up activities.

* Stage-2. Process Qualification: During this stage, the process design is evaluated to determine if the process is capable of reproducible commercial manufacturing.

* Stage-3. Continued Process Verification: Ongoing assurance is gained during routine production that the process remains in a state of control.

This guidance describes activities typical of each stage, but in practice, some activities might occur in multiple stages.

Before any batch from the process is commercially distributed for use by consumers, a manufacturer should have gained a high degree of assurance in the performance of the manufacturing process such that it will consistently produce APIs and drug products meeting those attributes relating to identity, strength, quality, purity, and potency. The assurance should be obtained from objective information and data from laboratory-, pilot-, and/or commercial-scale studies. Information and data should demonstrate that the commercial manufacturing process is capable of consistently producing acceptable quality products within commercial manufacturing conditions.

A successful validation program depends upon information and knowledge from product and process development. This knowledge and understanding is the basis for establishing an approach to control of the manufacturing process that results in products with the desired quality attributes. Manufacturers should:

* Understand the sources of variation

* Detect the presence and degree of variation

* Understand the impact of variation on the process and ultimately on product attributes

* Control the variation in a manner commensurate with the risk it represents to the process and product

Each manufacturer should judge whether it has gained sufficient understanding to provide a high degree of assurance in its manufacturing process to justify commercial distribution of the product. Focusing exclusively on qualification efforts without also understanding the manufacturing process and associated variations may not lead to adequate assurance of quality. After establishing and confirming the process, manufacturers must maintain the process in a state of control over the life of the process, even as materials, equipment, production environment, personnel, and manufacturing procedures change.

Manufacturers should use ongoing programs to collect and analyze product and process data to evaluate the state of control of the process. These programs may identify process or product problems or opportunities for process improvements that can be evaluated and implemented through some of the activities described in Stages 1 and 2.

Manufacturers of legacy products can take advantage of the knowledge gained from the original process development and qualification work as well as manufacturing experience to continually improve their processes. Implementation of the recommendations in this guidance for legacy products and processes would likely begin with the activities described in Stage 3.

7.3.3 맺음말

다수의 전문가들은 한 제약사의 밸리데이션 관리수준을 보면 GMP 수준을 가늠할 수 있다고 주장한다. 밸리데이션은 공정관리가 없으면 무의미하며 학문적인 것에 불과하다. 적절한 공정관리를 함으로써 정기적인 공정 재밸리데이션의 횟수를 줄이고 그 비용을 절감할 수 있다. 생산성 향상과 품질보증을 위해서는 모든 제조공정 단계에서 기준에 맞는 제품이 제조된다는 것을 보증할 수 있는 공정관리가 이루어져야 하며, 이것이 바로 공정 밸리데이션이다. 의약품에 대한 밸리데이션은 원료와 자재부터 최종 완제품까지 전체 과정에 대해서 적용되어야 한다. 따라서 완제의약품 제약사는 원재료를 납품받을 때, 별다른 입고시험을 생략하면서도 이 원재료가 완전히 적합하다는 것을 확인하기 위하여, 이들의 제조공급 업자가 공정과 관련 활동에 대해서 밸리데이션을 적절하게 실시하고 있는지를 검증하여야 한다.

7.4 최근 Paradigm: QbD 및 PAT

7.4.1 QbD(Quality-by-Design)

7.4.1.1 QbD 개요

모든 의약품은 환자의 필요를 충족하고 목표로 하는 제품 성능을 발현할 수 있도록 설계되어야 하는데 설계기반 품질고도화(Quality by Design)란 의약품의 품질 목표를 미리 설정하여 제품 및 공정에 대한 이해와 공정관리를 통해 과학 및 품질 위해관리에 근거한 체계적인 의약품 개발 방법을 말한다. QbD는 지난 수년간 의약품 관련 분야에서 가장 뜨거운 용어이자 연구의 대상이었고, 최근 국내 규제기관인 식약처에서 여러 제약사를 통해 시범 연구 과제를 추진하고 있는 매우 중요한 패러다임이자 글로벌 품질시스템의 핵심요소라고 할 수 있다. QbD는 제약분야에서 처음 만들어진 개념은 아니다. QbD는 이미 오래전인 1992년에 품질 전문가 Juran에 의해서 정립된 개념인데, 제품과 서비스의 품질을 계획하는 새로운 단계들로 제안

되었다. QbD 원리는 모든 산업, 특히 자동차 산업에서 제품과 공정의 품질을 향상시키는 데 아주 효과적으로 활용되고 있었지만, 최근 들어서는 미국 FDA가 신약물질을 발견하고, 의약품을 개발하며 이를 상업적으로 생산하는 의약품 개발과정에서 아주 중요한 방법론으로 적용하게 되었다. 의약품 산업계에서 QbD 접근법이라는 개념은 2002년 미국 FDA가 '21세기를 위한 현재 GMP 계획'을 통해 창안하였으며, ICH 가이드 문서 Q8(R2), Q9, Q10, Q11이 그 뒤를 따랐다. 더불어 1987년 최초 발표된 공정 밸리데이션에 대한 FDA Guidance for Industry 또한 QbD 원칙을 통합시키기 위해 2011년 1월 개정 및 갱신되었다. 21세기 계획의 원동력은 제품에 대한 더 나은 지식, 신기술 채택의 용이성, batch 실패 감소, 제조 유연성 증가, 공정 변경에 대한 규제 감독 감소 등의 최종 목표와 함께 적합한 과학적 방법과 위험관리에 기초하여 제품의 제조공정을 이해함으로써 의약품의 품질을 상승시키는 데 있다. 궁극적으로 제조공정의 개발은 반드시 환자를 염두에 둬야 한다. 즉 최종 제품은 일관되게 안전하고 유효해야만 한다. 여기에는 최종 제품의 품질 특성들 간의 관계, 환자의 안전과 의약품의 유효성에 미치는 이들의 영향을 심도 있게 이해하는 것이 요구된다. 미국 FDA의 전략은 "Pharmaceutical Quality for the 21st Century: A Risk-Based Approach."라는 지침에 잘 요약되어 있다. FDA는 지난 수년간 QbD 개념을 이미 판매하고 있는 의약품이 아닌 아직 개발 중인 의약품의 시판 전 공정에 대해 적용해왔다. 이 개념의 초점은 의약품이 개발되고 제조될 때 리스크가 관여하는 정도, 그리고 이 리스크를 완화하는 최선의 방법의 추구를 통해 제품과 공정을 이해함으로써 완제품의 품질이 이미 보장되어 있다는 것에 초점을 두고 있다. 즉 1990년대까지 사용된 기존의 품질관리 방식과 같이 의약품 제조공정을 모두 마친 후 최종 제품에 대한 품질 시험을 통해서 적부판정하는 방식이 아닌, 제조과정을 완료하였을 때 이미 품질의 적합성이 입증될 수 있도록 설계되어야 한다는 것이다.

만일 의약품을 개발하거나 제조하는 데 비용이 과다하게 들거나 생산성이 낮도록 지연되는 문제가 지속된다면, 개발 혹은 제조과정을 검토하여 공정의 완건성(Robustness)을 향상시켜야 할 것이다. 과거부터 수행되고 있는 기존의 의약품 개발 과정에 있어 품질관리는 시험에 의한 품질평가(Quality by test)로서 고정된 제조공정으로 제품을 생산하고 공정 중 시험 및 최종 제품의 시험과 현장 실사를 통해서 의약품 품질을 보증하였다. 이 경우 최종 제품을 생산해내는 공정들은 그 자체로 고정되어 있어, 변화에는 걸맞지 않고 단지 공정의 재현성에만 초점이 맞추어진다. 이러한 접근방식은 실제 세계의 물질이나 공정 관리에서 흔히 발생하는 가변

표 7.5 의약품 개발의 기존 접근 방식과 QbD 접근 방식

구분	기존 접근 방식(Process Validation)	QbD 접근 방식
의약품 개발 전반	• 주로 경험적 • 한 개의 변수에 대한 연구개발 수행	• 의약품 주요 품질 특성에 대해 체계적으로 이해(물질 특성 및 공정 변수를 연계하고 생산 설비와 관련하여 이해) • 제품과 공정이해를 위한 단변량 및 다변량 시험 수행 • 디자인스페이스 확립 • PAT 도구 활용
제조 공정	• 고정 • 최초 실생산 배치에 대해 밸리데이션 실시 • 최적화 및 재현성에 종점을 둠	• 디자인스페이스 내에서 조정 가능 • 밸리데이션에 대해 전 주기적인 접근 방식을 활용하며 지속적인 공정 확립을 지향함 • 품질관리 전략과 공정 완건성에 종점을 둠 • 통계적인 공정 관리 방법 사용
공정 관리	• 주로 적합/부적합 결정을 위한 공정 검사 • 오프라인 분석	• 적절한 피드포워드 및 피드백 관리와 함께 공정분석기술(PAT) 도구 활용 • 허가 이후 지속적인 공정 개선을 위한 공정 추적 및 경향분석
제품 규격	• 주된 품질관리 수단 • 허가 시점의 배치 데이터에 기반	• 전체적인 품질관리 전략의 일부 • 목표 제품 성능과 관련한 데이터를 기준
관리 전략	• 주로 중간체 관리(공정 중 생성되는 물질) 및 최종 제품 시험으로 의약품 품질관리	• 제품과 공정에 대한 충분한 이해를 위한 위해 기반 관리 전략으로 의약품 품질 확립
전주기 관리	• 반응적 조치(문제 해결 및 시정 조치)	• 예방적 조치 • 지속적 개선 촉진

성을 무시한 것이다. QbD는 이러한 기존 방식과는 다른 혁신적인 패러다임이라고 할 수 있으며 QbD를 통한 의약품은 규제기관인 FDA의 의문점과 검토 기간을 줄이는 상환선도(Proactive)의 효과를 얻을 수 있고, 일탈이 발생할 때 근본 원인과 해법을 빠르게 얻게 하는 과학적 데이터도 수집할 수 있다. 표 7.5는 기존 방식인 Process Validation 방식과 QbD 접근방식의 차이점을 요약하였다.

이러한 의약품 제조 및 품질 확보의 패러다임 변화와 함께 QbD와 관련한 정의 및 가이드라인은 ICH(International Council for Harmonization) guideline Q8(Pharmaceutical Development), Q9(Quality Risk Management), Q10(Pharmaceutical Quality System)에 따라 과학적인 방법과 품질위해관리에 근거하여 체계적 설계 및 전주기적 관리를 통한 품질확보를 지향하고 있다. ICH Q8이 완제의약품 개발에 초점을 두고 있는 반면 ICH Q11(원료의약품 개발과 생산)은 ICH Q8에 기술된 개념 및 방법, 그리고 원료의약품 개발 및 생산에 대한 품질위험관리의 적용을 상술하고 있다. ICH Q10은 의약품 품질시스템의 요소를 다루고 있으며, 제품의 전주기적 관

리 및 지속적 개선이 계획에 따른 공정 운영과 적합한 품질의 제품 생산을 위해 중요함을 설명하고 있다. ICH Q10 가이드라인에 의하면 QbD에 의한 의약품 개발은 선행 지식, 설계에 의한 시험 연구 결과, 품질위해관리 및 의약품 전주기에 걸친 지식관리를 이용하므로 원하는 품질을 확보하고 규제당국에서 회사의 관리 전략을 이해하는 데 도움이 되며, 의약품 전주기에 걸쳐 확보한 지식을 통해 제품과 공정 이해도를 높일 수 있다. 즉, QbD 체제에서는 어떤 의약품을 제조하는 데 관련된 모든 자재나 공정이 최종 제품과의 상호 관계성을 이해함으로써 의약품의 품질을 보증하는 체계적인 방식을 사용한다. QbD는 최종 제품의 시험에만 의존하지 않고, 개발의 모든 과정에서의 선행 과정에 대한 통찰력을 제공한다. 그 결과 품질 관련 문제점은 효과적으로 분석되고 근본원인은 빠르게 밝혀진다. QbD 실행을 위해서는 최종 제품의 품질에 영향을 주는 가변성의 정도를 판단해야 하고, 모든 중요 제제속성과 중요 공정변수를 찾아내야 한다. 어떤 자재와 공정이 의약품 품질, 안전성 및 유효성에 얼마나 영향을 미칠지에 대해 판단하는 정보가 더 많을수록 QbD를 통한 이득이 더 클 것이다.

7.4.1.2 QbD 요소

의약품 제품 개발 시 고려해야 될 QbD 요소의 정의와 예시는 다음과 같다.

- QTPP(Quality Target Product Profile)

제품품질목표(QTPP)는 제품 개발을 위한 설계의 중심이 되며 의약품의 안전성과 유효성을 감안해 원하는 품질을 보증하기 위하여 달성해야 할 의약품의 예측적인 품질 특성을 요약한 부분이다.

예) (표 7.6 참조)임상적 용도, 투여 경로, 제형, 생체이용률, 전달 시스템, 함량, 용기, 포장, 제제의 품질기준 등

- CQA(Critical Quality Attribute)

제품의 주요 품질 특성(CQA)을 확인하고, 제품 품질에 영향을 미치는 제품 성질을 연구하고 관리하는 것으로 원하는 제품 품질을 보장하기 위해 적절한 한도, 범위 또는 분포 이내에 있어야 하는 물리적, 화학적, 생물학적, 미생물학적 특성을 의미한다. 주요 품질 특성은 일반적으로 주성분, 첨가제, 제조 중 생성되는 중간체(반제품), 의약품과 관련이 있다.

예) 내용 고형제: 순도, 함량, 용출, 안정성에 영향을 주는 특성들

제품의 품질 목표 사항 및 선행 지식을 통하여 표 7.7의 예시와 같이 주요 품질 특성을 파악하여 공정 개발의 방향을 정한다. 제품 지식과 공정 이해도가 높아짐에

표 7.6 QTPP 예시

목표품질제품프로필요소	목표	타당성/설정근거	관련품질특성
제형	경질캡슐	대조약과 동일한 제형으로 설계하여 의약품동등성을 확보해야 한다.	성상, 용출
제형 설계	속방성	대조약과 의약품동등성을 확보해야 한다.	용출
투여 경로	경구	대조약과 의약품동등성을 확보해야 한다.	용출
용량	1일 1회 200 mg 투여	대조약과 의약품동등성을 확보해야 한다.	용출, 함량
용기 포장	직접용기, 포장의 재질: 병(PE)	유효기간 동안 안정하며, 운반 중에 의약품이 손상되지 않아야 한다.	성상, 용출, 유연물질, 함량
약동학적 특성	대조약과의 생물학적 동등성 확보를 위해 혈중 농도-시간 곡선하면적(AUC), 최고혈중농도(Cmax), 최고 혈중 농도 도달 시간(Tmax) 설정하여 빠른 약효 발현 달성	대조약에 대한 생물학적 동등성을 확보해야 한다.	확인시험, 제제균일성, 용출, 함량

따라 주요 품질 특성의 종류를 변경할 수 있으며, 품질 위해 관리를 적용하여 주요 품질 특성 중 우선순위를 정해 단계별로 평가한다.

표 7.7 CQA 예시

완제의약품의 품질특성	목표	핵심품질특성 여부	타당성/설정근거	타품질특성으로 대체가능 여부	출력변수
성상	흰색 내지 미백색의 가루가 든 경질 캡슐	예	캡슐에 들어있는 내용물의 성상은 완제의약품의 안정성과 밀접한 관계를 가지고 있으며, 이는 이후 안전성 및 유효성에 크게 영향을 미칠 수 있다. 또한 성상에 문제가 발생하면 복약순응도 저하 등으로 인하여 치료학적 목표를 달성할 수 없기 때문에 품질관리 측면에서 중요한 핵심품질특성이며 타품질특성으로 대체불가능하다. 하지만 이는 정량적으로 수치화하는 것이 어렵기 때문에 출력변수로 고려하지 않았으며, 최종 인체의약품의 육안 관찰을 통해 확인하였다.	대체불가능	아니오
확인시험	주성분 확인	예	확인시험은 완제의약품 중 주성분의 여부를 판정하는 기준이 되기 때문에 품질관리 측면에서 중요한 핵심품질특성이다. 하지만 주성분의 입고시 이에 대한 정확한 확인 및 제조 과정에서 주성분 투입이 정확히 이루어지면 추후 문제의 소지가 없으며, 함량 시험을 통하여 주	대체가능 (함량시험)	아니오

			성분을 확인할 수 있으므로 이를 통해 대체 가능하다. 그러나 목표가 주성분의 여부만을 확인하는 것이기 때문에 출력변수로 고려하지 않았다.		
제제균일성	제제균일성시험 적합 : 판정치(%) 15% 이하	예	제제균일성은 완제의약품의 일관되고 재현성있는 안전성 및 유효성을 확보하기 위해서 중요하다. 또한 제조공정의 적합성 평가 및 최종 완제의약품의 품질관리 측면에서 중요하기 때문에 핵심품질특성으로 설정하였다.	대체불가능	예
용출	45분에 75.0%(Q) 이상의 용출률	예	용출시험 결과가 부적합하면 생물학적동등성에 영향을 줄 수 있으며, 안전성과 유효성에 미치는 영향이 크기 때문에 핵심품질특성으로 설정하였다.	대체불가능	예
유연물질	개개유연물질: 0.2% 이하 총 유연물질: 1.0% 이하	예	유연물질은 구조규명이 요구되지 않을 만큼 미량으로 설정하여 관리하고 있지만 허용한도를 크게 넘어서면 안전성에 중요한 영향을 미칠 수 있다. 또한 제조공정 및 보관과정에서 주성분과 부형제 간의 상호작용 및 외부인자에 의한 분해를 확인하는 지표로 사용할 수 있으므로 핵심품질특성으로 설정하였다.	대체불가능	예
함량	표시량에 대하여 95.0~105.0%	예	주성분의 함량은 제품의 안전성 및 유효성에 직접적으로 영향을 미치므로 핵심품질특성으로 설정하였다.	대체불가능	예
잔류용매	메탄올: 3,000 ppm 톨루엔: 890 ppm 에탄올: (의약품잔류용매 기준지침의 허용한도 기준)	아니오	잔류용매는 완제의약품의 안전성에 영향을 미칠 수 있지만 제조 공정 과정 중에서 물 이외의 용매를 사용하지 않거나 사용하더라고 한도 이하로 관리한다면 유의한 영향을 미칠 가능성이 없기 때문에 핵심품질특성으로 고려하지 않았다.	대체불가능	아니오
미생물한도	대장균은 검출되지 않아야 함 –총호기성미생물수 (TAMC) $< 10^3$ –총진균수 (TYMC) $< 10^2$ (EP monograph 기준)	예	미생물이 한도 이상으로 존재하면 완제의약품의 안전성 및 유효성에 영향을 미칠 수 있으므로 핵심품질특성으로 설정하였다. 하지만 일반적인 경구용 고형제에 대한 시험항목이 아니기 때문에 연구전 과정에서 고려하지 않았으며, 최종 조성물 및 공정변수가 확립된 이후에 시험할 예정이므로 출력변수로 고려하지 않았다.	대체불가능	아니오

■ CMA(Critical Material Attribute)

원료의약품의 물리화학적 특성(성상, 결정형, 융점, 입자크기 및 입도분포, 흐름성, 광학이성, 유연물질, 잔류용매, 용해도, 흡습성 등)을 완제의약품의 핵심 품질 특성에 영향을 줄 수 있는 위험성 평가와 원료의약품과 첨가제와의 함량 및 유연물질 분석을 통한 배합적합성 연구 등을 실시하여 주요 품질 특성을 정하고, 목표하는 품질로 제품을 제조하기 위하여 첨가제의 종류와 양을 선택한다. 주요 물질 특성은 주요 품질 특성에 직접적인 영향을 미치는 의약품 구성 물질들이므로 주요하게 연구되어야 한다. 다음 표 7.8은 배합적합성 연구를 통한 각 기능별 첨가제 선정을 위한 예시이다.

표 7.8 CMA 예시

분류		함량(%)		
		초기	1개월 장기보존조건	1개월 가속조건
부형제	유당수화물 (Lactose monohydrate)	99.65±1.34	98.74±0.66	98.93±0.59
	무수유당 (Anhydrous Lactose)	99.90±0.98	98.58±0.22	101.24±0.50
	미결정셀룰로오스 (Microcrystalline cellulose, MCC)	99.73±1.45	99.24±0.43	98.50±0.22
붕해제	전분글리콜산나트륨 (Sodium starch glycolate)	99.88±0.42	99.47±0.82	98.64±0.57
	크로스포비돈 (Crospovidone)	99.23±0.38	98.69±0.28	98.79±0.48
	크로스카멜로오스나트륨 (Croscarmellose sodium)	101.10±0.41	99.90±0.61	100.07±0.39
	카르복시메틸셀룰로오스칼슘 (Carboxymethylcellulose calcium)	100.40±1.25	99.60±0.51	100.03±1.26
결합제	포비돈 K-30 (Povidone K-30)	98.78±0.29	99.64±0.84	100.77±0.23
	히드록시프로필셀룰로오스 (Hydroxypropylcellulose, HPC)	100.16±1.24	100.11±0.93	99.78±1.21
	저치환도히드록시프로필셀룰로오스 (Low Substituted Hydroxypropylcellulose, L-HPC)	99.74±0.25	100.39±1.54	101.22±0.25
가용화제	라우릴황산나트륨 (Sodium lauryl sulfate, SLS)	100.47±0.56	99.91±0.80	99.70±0.42
활택제	스테아르산마그네슘 (Magnesium Stearate)	100.16±0.16	99.29±0.56	100.69±0.68
	푸마르산스테아릴나트륨 (Sodium stearyl fumarate)	99.33±0.32	100.56±0.61	101.08±0.24
	탤크(Talc)	100.47±0.55	99.31±1.84	100.52±1.01
캡슐기제	젤라틴(Gelatin)	99.60±0.61	99.57±1.23	100.82±0.58
	히드록시프로필메틸셀룰로오스 (Hydroxypropyl methylcellulose, HPMC)	99.71±0.38	99.34±0.68	100.93±0.20

표 7.9 CPP 예시

	물질특성	공정변수
원료의약품	결정형, 입자분포도, 흡습성, 용해도, 수분, 잔류용매, 공정불순물, 화학적 안정성, 유동성	–
첨가제	유동성, 입자분포도, 겉보기밀도, 수분함량	–
혼합 공정	유동성, 입자분포도, 겉보기밀도, 수분함량	혼합기 종류, 투입 순서, 혼합속도, 회전수, 혼합기 장입율
과립화 공정	혼합물의 함량, 혼합물의 함량균일성, 혼합물의 흐름성, 혼합물의 겉보기밀도, 혼합물의 탭밀도, 결합액의 양	결합액의 투입속도, 연합기의 agitator, 연합기의 chopper, 언합시간, 제립기 체의 크기, 제립기의 회전속도, 건조온도, 건조시간, 정립기 체의 크기, 정립기의 회전속도
후혼합(활택) 공정	과립의 함량, 과립의 함량균일성, 과립의 흐름성, 과립의 겉보기밀도, 과립의 탭밀도, 과립의 입도 분포, 과립의 수분함량	혼합기 종류, 투입 순서, 혼합속도, 회전수, 혼합기 장입율
충전 공정	최종 혼합물의 함량, 최종 혼합물의 함량 균일성, 최종 혼합물의 흐름성, 최종 혼합물의 겉보기밀도, 최종 혼합물의 탭밀도, 최종 혼합물의 입도 분포, 최종 혼합물의 수분함량	충전압, 회전속도

■ CPP(Critical Process Parameters)

주요 공정 변수(CPP)는 주요 품질 특성에 직접적인 영향을 미치는 공정의 다양성으로 공정개발과정에서 주요하게 연구되어야 한다. 공정에서 변동이 발생할 경우 주요 품질 특성에 영향을 줄 수 있기 때문에 원하는 품질의 제품을 생산하기 위해서 모니터링하거나 관리해야 하는 공정변수이다. 표 7.9 예시는 각 공정별 공정연구에 활용할 수 있는 공정변수를 나타낸다.

■ RA(Risk Assessment)

위해 평가(RA)는 과학적 지식을 기반으로 물질 특성(Material Attributes)과 공정변수가 제품의 주요 품질 특성에 영향을 주는지 여부를 파악하는 데 도움이 되며 ICH Q9에 따르면 품질에 대한 평가, 관리, 커뮤니케이션, 검토에 있어 중요한 과학적 프로세스이다. 일반적으로 의약품 개발 초기 단계에서 위해 평가를 실시하며, 새로운 정보와 지식이 확보됨에 따라 이를 반복한다.

초기 단계에서의 위해 평가는 그림 7.3과 같은 Fishbone diagram을 통하여 품질에 영향을 줄 가능성이 있는 모든 잠재 변수(예: 공정 및 설비, 투입하는 원료약품 등)를 파악하고 설계와 관련된 불완전하거나 잠재적인 결점을 찾아내기 위해서 구성요소의 고장모드와 그 상위 아이템에 대한 영향을 해석하는 방법인 FMEA(Failure Modes Effects Analysis)을 통해 공정상의 고장요인이 가지는 영향의 심각도

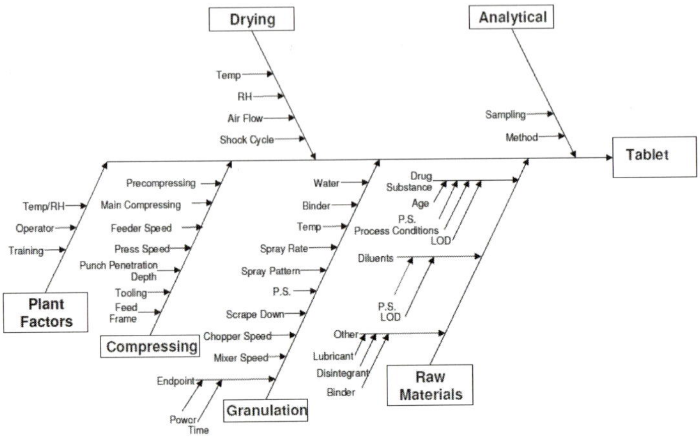

그림 7.3 Fishbone diagram

(Severity), 실패를 야기하는 원인의 발생도(Occurrence), 실패를 검출할 수 있는 검출도(Detectability)를 모두 곱해 점수화시켜 위험에 대한 우선순위(Risk priority number, RPN)를 결정한다. 선택된 우선순위가 높은 위험 공정을 관련된 위험을 줄이거나 제거할 수 있는 계획인 실험설계법(Desing of Experiment, DoE)을 이용해서 개별 변수의 유의미성과 상호작용을 파악하기 위한 실험을 거치면서 개선 사항을 결정한다. 개선된 사항으로 심각도, 발생도 및 검출도로 RPN 수치를 재계산하여 재평가 과정을 거친다. 이 과정을 통해 가장 큰 위험을 내재하고 있는 인자를 확인할 수 있고 해당 인자에 대해 집중적으로 적절한 대안을 제시해 개선할 수 있다.

■ Design Space

품질보증과 연관된 공정변수와 투입 변수(예: 물질 특성)의 다차원적 조합과 상호작용을 나타낸다. 앞선 위해 평가는 개발 연구의 방향을 잡고 설계 공간(Design Space)을 정하는 데 도움이 되고, 설계 공간 내에서 공정을 가동하는 것은 품질관리 전략의 한 부분이며, 품질 목표 사항과 주요 품질 특성에 맞는 제품 생산을 보장한다. 주요 품질 특성과 주요 공정 변수 및 설계 공간의 관계를 이해하면 제품의 안정성 및 효능에 영향을 끼칠 수 있는 변수를 파악할 수 있다. 주요 품질 특성과 관련이 없는 다른 변수는 품질시스템에서 관리 및 감독하여 공정 및 제품의 일관성을 확보하나, 규제 당국의 허가와 규제 대상에 해당하지는 않는다. 설계 공간을 벗어난 변경에 대해서는 위험 평가 활동 결과가 변경을 보증하기 위해 필요한 데이터를 신속하게 파악하는 데 도움이 되며, 해당 변경에 대한 규제 감독 수준은 파악된 위험 수준에 따라 달라진다. 즉, 설계 공간 내에서의 작업은 변경으로 간주되지 않으며 이를 벗어나는 것은 변경으로 간주되는 것이다.

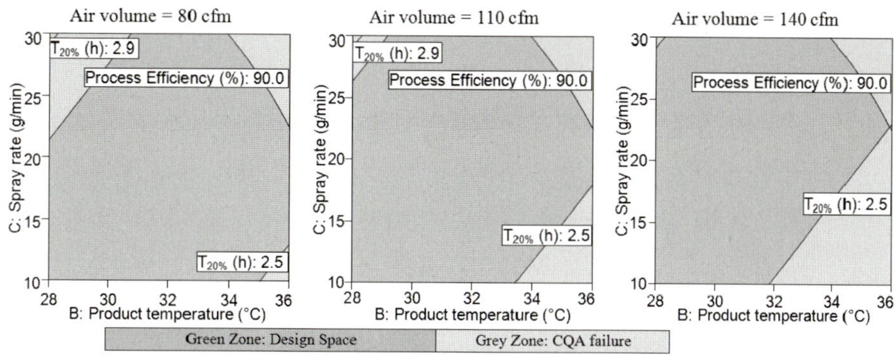

그림 7.4 유동층과립 공정에 있어서의 Design space

설계 공간은 보다 복잡한 수학적 관계나 물질 특성과 공정 변수의 범위로 설명할 수 있다. 시간 경과에 따른 변화(예: 동결건조 사이클의 온도 및 압력 사이클)나 다변량 모델의 구성 요소 같은 변수들의 조합으로 설계 공간을 설명하는 것이 가능하다. 또한 설계 공간이 여러 가동 범위에 걸쳐 있다면, 범위와 관련된 인자를 포함시킬 수도 있다. 기존 제품의 경우 설계 공간은 생산 시 축적된 자료를 바탕으로 다변량 모델을 이용하여 도출하고 평가하는데, 이것은 설계 공간 도출과 신뢰성에 영향을 준다. 과학적 기본 원리와 경험적 모델을 바탕으로 설계 공간을 정할 수 있는 것이다. 기존 제품의 경우 승인된 설계 공간의 경계 및 신뢰 수준을 확보하기 위해서는 DoE를 적용하여 분석 및 재평가할 수 있다. 이를 토대로 설계 공간 안에서 선택한 공정의 잠재적 위해 요소를 관리하기 위하여 설계 공간 내에서의 품질관리 전략이 필요하다. 설계 공간을 나타내는 하나의 방법은 그림 7.4와 같으며 Extended release 폴리머를 이용하여 유동층 과립 공정에 있어 DoE를 이용한 최적화 연구 결과를 바탕으로 유의한 영향을 미친다고 판단되는 각 인자에 대한 목표 범위를 만족하는 설계 공간을 도출하였다.

■ DoE(Design of Experiment)

실험계획법(DoE)은 최소의 실험을 통하여 최대의 정보를 확보할 수 있는 방법으로 의약품 개발과정에서 설계된 실험을 통하여 실험결과의 신뢰성과 재현성을 확보하기 위하여 수행한다. 의약품 개발 단계에서 실험설계는 제품의 품질 목표 사항(QTPP), 주요 품질 특성(CQA), 위해 평가(Risk assessment)를 바탕으로 제형 개발 및 생산 공정을 통합적으로 고려하여 계획을 수립하여야 한다.

실험설계에서 고려되어야 할 부분은 1) 체계적 절차, 2) 실험설계 방법, 3) 실험결과 분석으로 구분될 수 있다.

1) 체계적 절차

의약품의 개발 단계에서 설계 공간 도출을 위해서는 체계적으로 실험 계획을 세우고 실험설계를 하여 수행하여야 한다. 실험설계 절차는 주요 품질 특성과 주요 공정 변수를 바탕으로 이루어지는데, 첫 번째로 주요 품질 특성의 최소 요구조건 및 범위를 설정한다. 예로 내용고형제제의 경우, 용출, 함량, 입자크기, 유연물질, 제제균일성 등이 주요 품질 특성으로 선정하지만, 용출과 함량을 다변량으로 고려하고, 나머지 주요 품질 특성은 개별적으로 고려할 수 있다. 두 번째로 주요 품질 특성에 영향력이 큰 주요 공정 변수를 선별한다. 주요 공정 변수의 선별은 정성적 스크리닝 방법과 정량적 스크리닝 실험을 통하여 수행한다. 공정 변수의 도출은 단위공정별로 할 수 있지만, 주요 공정 변수의 선정은 공정변수간의 교호작용(상호작용)을 고려하여 다변량으로 동시에 고려하여야 한다. 세 번째로 선정된 주요 공정 변수의 범위(수준) 설정이 필요하다. 주요 공정 변수의 범위 설정은 설계된 실험의 분석 결과에 따라 피드백될 수 있다. 주요 공정 변수의 범위를 넓게 설정할 경우 일반적으로 정밀한 결괏값을 얻기 어렵고, 범위를 좁게 설정할 경우 결괏값의 분산에 따라 차이가 있지만 주요 통계적 결괏값이 유의하지 못한 경우가 발생할 수 있다. 네 번째로, 주요 공정 변수의 범위(수준)가 설정되면 실험설계 방법을 설정해야 한다. 제형 개발 및 공정 설계의 문제와 실험 횟수를 고려하여 적절한 실험계획법을 선택하여 실험을 설계한다. 실험설계는 그림 7.5에서 제시하는 바와 같이 단계별 실험계획(스크리닝 단계, 특성화 단계, 최적화 단계)을 활용할 수 있다. 하지만 제시된 모든 단계를 수행할 필요는 없고 선택적으로 수행한다.

다섯 번째로 실험설계 방법을 바탕으로 'Extended release 폴리머를 이용한 유동층 과립공정'의 예시에서, 표 7.10와 같이 표준 실험 표를 작성하고, 표준 실험 표에 따라 무작위로 실험을 수행한다.

표준 실험 표에 따라 실험결과를 표 7.11 및 7.12 예시와 같이 도출하고 통계적 분석을 수행한다. 통계적 분석에서는 주요 품질 특성에 대한 주요 공정 변수의 개별적 영향력을 파악하기 위한 통계적 가설검정을 수행하고, 예측모형(예측함수)을 제시한다. 제시된 예측모형의 분산분석(Analysis of Variance, ANOVA)을 수행하여 모형의 유의성을 검정한다.

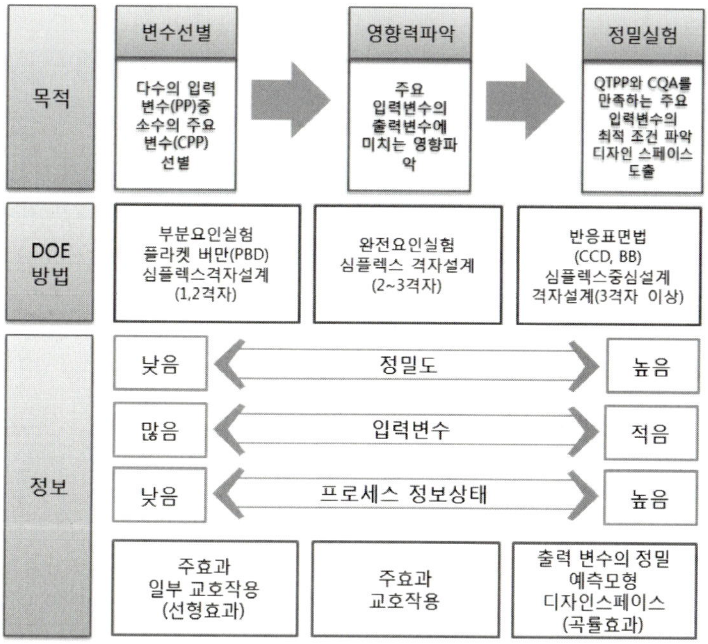

그림 7.5 실험계획법의 단계별 적용

표 7.10 유동층 과립 공정에 있어 DoE를 위한 Factor 및 Response 설정 예시

Factors: Process Parameters		Levels	
		−1	+1
A	Air volume (cfm)	70	170
B	Atomization pressure (bar)	1.2	2.0
C	Spray rate (g/min)	10	30
D	Product temperature (℃)	25	39
Responses		Target Ranges	
Y1	T20% (h)	2.5	2.9
Y2	T50% (h)	4.5	6.5
Y3	T80% (h)	8	12
Y4	Process Efficiency (%)	≥90.0	
Y5	Fines < 350 μm (%)	≤5	
Y6	Agglomerates < 590 μm (%)	≤5	

표 7.11 유동층 과립 공정에 있어 DoE 실험결과 예시

Std. Code	Batch No.	Factors: Process Parameters				Responses	
		A: Air volume (cfm)	B: Atomization pressure (bar)	C: Spray rate (g/min)	D: Product temperature* (℃)	Y1: T20% (h)	Y4: Process Efficiency (%)
1	30	70	1.2	10	25	2.8	90
2	31	170	1.2	10	39	2.0	86
3	38	70	20	10	39	2.2	87
4	36	170	2.0	10	25	2.7	90
5	34	70	1.2	30	39	2.7	82
6	29	170	1.2	30	25	3.0	85
7	35	70	2.0	30	25	3.1	85
8	28	170	2.0	30	39	2.4	82
9	32	120	1.6	20	32	2.6	92
10	33	120	1.6	20	32	2.7	93
11	37	120	1.6	20	32	2.8	91

표 7.12 ANOVA 분석 예시

Source	Sum of Squares	df	Mean Square	F Value	p-value Probability 〉 F	Comments
Model	66.25	2	33.13	88.33	< 0.0001	Significant
C-Spray rate (g/min)	45.13	1	45.13	120.33	< 0.0001	
D-Product temp (℃)	21.13	1	21.13	56.33	0.0001	
Curvature	81.85	1	81.85	218.27	< 0.0001	Significant
Residual	2.62	7	0.37			
Lack of Fit	0.62	5	0.12	0.125	0.9723	not significant
Pure Error	2	2	1			
Total	150.73	10				

2) 실험설계 방법

의약품 개발 및 생산 공정에 대한 실험설계 방법은 그림 7.6과 같이 스크리닝 실험설계(Screening Design), 요인 실험설계(Factorial Design), 반응표면법(Response Surface Methodology), 혼합물 실험설계(Mixture Design) 등으로 구분된다. 주요 품질 특성에 영향을 미치는 공정 변수의 개수와 그 특성을 바탕으로 적절한 실험설계 방법을 선택할 수 있다.

몇 가지 대표적인 실험계획법의 design은 다음과 같다.

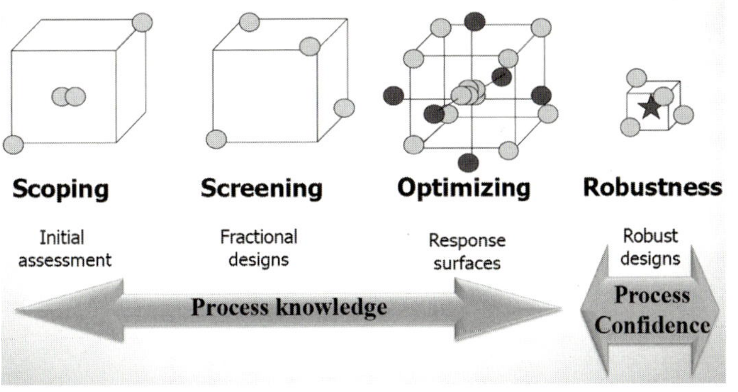

그림 7.6 실험계획법의 적용

(1) Mixture design: 혼합물에서 어떠한 인자가 가장 반응에 유의한 영향을 주는지 확인 및 최적의 혼합 비율 조사 시에 사용된다. 혼합물 실험은 대표적으로 그림 7.7과 같이 심플렉스 격자 설계(Simplex Lattice Design), 심플렉스 중심 설계(Simplex Centroid Design), 꼭짓점 설계(Vertices Design)가 있다.

① 심플렉스 중심 설계(Simplex Centroid Design)
모든 입력인자(변수)의 동일한 혼합비율인 중심점을 고려하는 혼합물 실험 설계 방법이다. 통계적 분석에서 정밀 분석을 수행할 수 있는 장점이 있지만, 입력인자(변수)의 수가 증가할 경우 실험 횟수가 기하급수적으로 증가하기 때문에 실험 횟수의 제약이 따른다.

② 심플렉스 격자 설계(Simplex Lattice Design)
모든 실험 영역에 있어 격자를 이용해 실험점을 균등하게 대칭 배열하는 실험설계 방법으로서, 격자의 수를 증가시키면 더 정밀한 분석이 가능하지만 실험 횟수가 증가하기 때문에 얻고자 하는 정보의 양에 따라 격자수를 고려하여 실험을 설계한다.

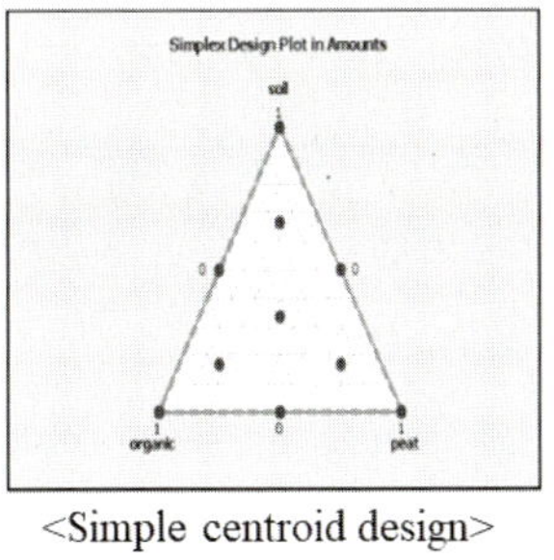

<Simple centroid design>

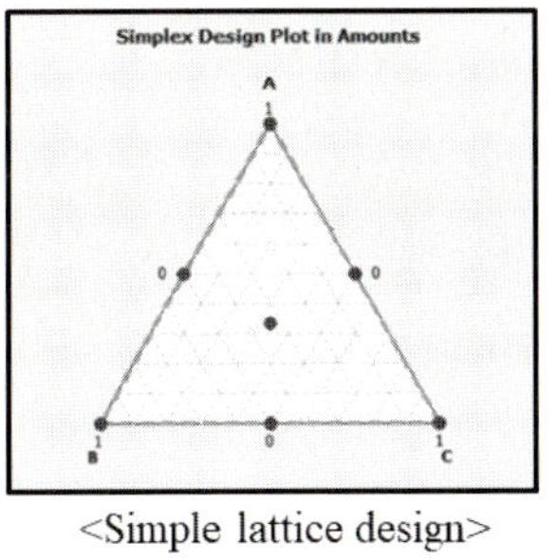

<Simple lattice design>

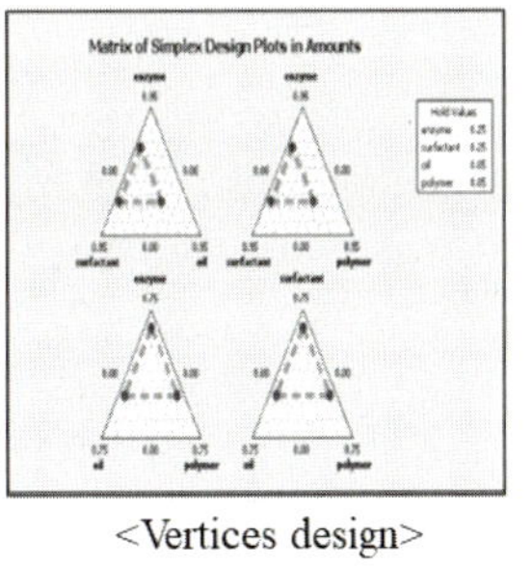

<Vertices design>

그림 7.7 실험계획법의 적용

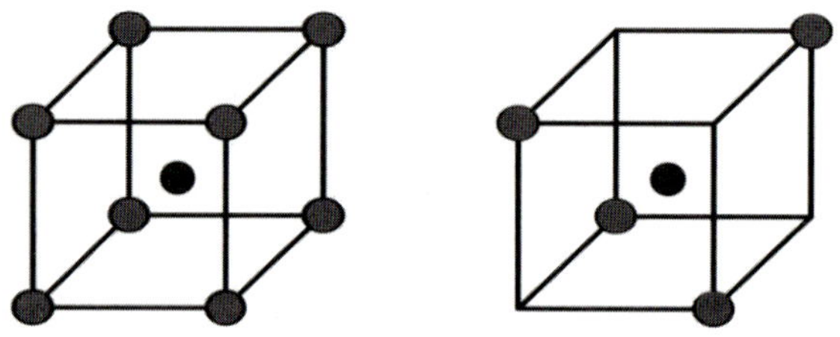

<Full Factorial Design> <Fractional Factorial Design>

그림 7.8 Factorial Design

③ 꼭짓점 설계(Vertices Design)

혼합물 설계에서 혼합물의 특정 요소의 혼합 비율에 선형의 제약조건(상한 및 하한)이 적용되어야 할 경우 활용되는 실험설계 방법이다.

(2) Full Factorial Design(완전요인 실험설계; 2n, n=변수): 제조 공정에서 영향을 미치는 인자들을 걸러낼 때 사용, 2개 이상 인자의 상호작용 효과를 확인한다. 완전요인 실험설계는 입력인자(변수)의 모든 조합에 대하여 실험을 수행하는 방법으로 주효과 및 모든 교호작용(상호작용)을 고려할 수 있는 장점이 있다. 하지만 실험 횟수가 입력인자(변수)의 수에 따라 기하급수적으로 증가하기 때문에 입력인자(변수)의 수가 많을 경우 실험 횟수의 제약이 따르므로 이를 고려해야 한다(그림 7.8 참조). 중심점을 3회 반복하여 실험결과의 신뢰성 유무까지 파악할 수 있다.

(3) Screening Design: 스크리닝 실험설계는 주요 품질 특성(CQA)과 위해 평가(RA)를 통해 도출한 다수의 잠재인자(변수)로부터 정량적으로 주요 공정변수(CPP)를 선별할 수 있는 실험설계 방법이다.

① Fractional Factorial Design(부분요인 실험설계; 2n−1, n=변수):

부분요인 실험설계는 초기 개발 단계인 주요 공정 변수 선별 단계에서 실험 횟수를 최소로 하여 설계하는 것으로 주효과(Main effect) 및 소수의 교호작용(Interaction effect)에 대한 정보를 파악할 수 있다. 따라서 고차의 교호작용(상호작용)을 교락시켜 적은 실험 횟수로 주요 공정 변수 선별에 필요한 통계적 정보를 파악할 수 있는 실험설계 방법이다(표 7.13 참조).

② Plackett-Burman Design(플라켓 버만 설계, PBD):

플라켓 버만 설계는 주효과에 2차의 교호작용(상호작용)이 교락되어 있는 2수준 실험설계 방법으로서, 다수의 인자(변수)를 대상으로 주효과만을 분석하여 중요한 인자(변수)를 선별할 수 있는 실험설계 방법이다.

표 7.13 Fractional Factorial Design 설계 예시

표준 실험 문서	무작위 실험 순서	입력변수(CPP)					출력변수(CQA)	
		Elution pH	Conductivity	Cleavage	Load Mass	Wash pH	Recovery %	Purity %
1	1	1	1	1	−1	−1	104.2	97.8
2	2	1	−1	−1	1	1	79	94.9
3	3	−1	−1	1	1	1	95.5	94.4
4	4	−1	−1	1	−1	−1	99.6	96.1
5	5	−1	1	1	1	−1	78.7	96.5
6	6	1	1	1	1	1	58.7	98.4
7	7	1	1	−1	−1	1	72.8	97.3
8	8	−1	1	−1	−1	−1	104.9	97.1
9	9	1	1	−1	1	−1	93.7	96
10	10	1	−1	1	−1	1	84.2	97.1
11	11	1	−1	−1	−1	−1	90.7	96.9
12	12	−1	−1	−1	1	−1	104.3	91.8
13	13	−1	1	−1	1	1	94.8	96.6
14	14	−1	−1	−1	−1	1	112.6	96.3
15	15	1	−1	1	1	−1	88.5	93.9
16	16	−1	1	1	−1	1	98.4	97.3

③ Taguchi Design(다구치 실험설계):

주효과와 기술적으로 중요하게 생각되는 2차 이상의 교호작용을 검출하기 위해 직교 배열표를 적용하는 실험설계 방법이다. 직교 배열표는 기술적으로 중요하지 않은 2차 이상의 교호작용(상호작용)을 희생시킴으로써 실험 횟수를 줄일 수 있으나, 희생되는 교호작용(상호작용)이 실제로 유의할 수 있기 때문에 과거의 실험데이터나 기술정보에 의거하여 직교 배열표를 작성해야 한다. 실질적으로 인자들이 목표로 하는 값을 평균으로 두고, 그에 따른 허용 범위를 찾을 때 사용한다(그림 7.9 참조).

(4) Response Surface Methodology(반응표면법, RSM): 여러 개의 반응 변수 및 인자와의 관계 규명 시 사용한다. 반응표면법(RSM)은 중심점을 반복하여 실험을 수행함으로써 다른 설계 방법과는 다르게 곡률효과를 고려할 수 있어 정밀한 통계적 분석이 가능하다. 대표적 반응표면법으로 Central Composite Design(중심합성법, CCD)과 Box-Behnken Design(박스-벤킨법, BB)이 활용된다.

① Central Composite Design(중심합성법, CCD):

중심합성법은 2수준 완전 요인 실험설계에 축점(Axial points), 중심점

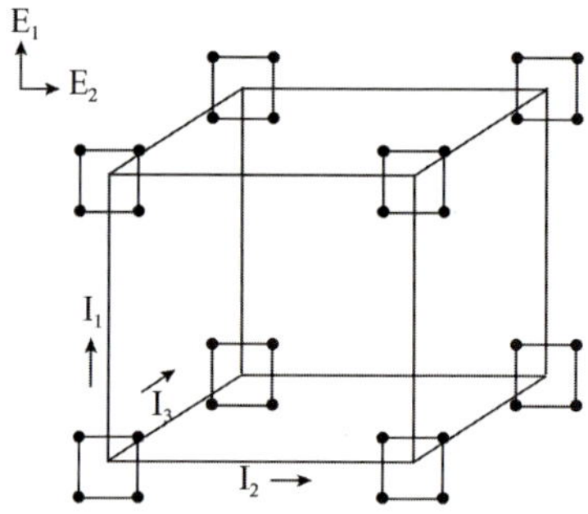

그림 7.9 Taguchi Design

(Center points)이 추가된 실험설계 방법으로 축점의 특성 때문에 연속형 입력인자(변수)의 수준에 한하여 실험설계가 가능하다. 2수준 요인 실험에 실험점이 추가되어 실험 횟수가 증가하기 때문에 스크리닝 및 특성화 단계에서 선별된 중요인자(변수)를 정밀한 통계적 분석을 수행하기 위해 최적화 단계에 적용할 수 있다. 그림 7.10과 같이 공정의 안전 운영 영역을 벗어난 위치에서 실험이 이루어져 실제 실험을 할 수 없는 경우가 발생할 수 있다.

② Box-Behnken Design(박스-벤킨법, BB):

중심합성법은 연속형의 입력인자(변수)만 고려되나 박스-벤킨법은 이산형의 입력인자(변수)도 고려할 수 있다. 박스-벤킨법은 구형설계에 해당되기 때문에 3개 이상의 입력인자(변수)에 적용할 수 있는 실험설계 방법이다. 기존의 수준 범위 내에서 실험 점이 선정되기 때문에 중심합성법과는 다르게 실험을 할 수 없는 상황이 발생하지 않는다(그림 7.10 참조).

3) 실험결과 분석

통계적 분석을 통하여 유의하게 작용하는 주효과 및 교호작용(상호작용) 등에 대한 정보를 확인하며, 일원 배치법 및 one-at-a-time과 같은 통계적 분석방법으로 하

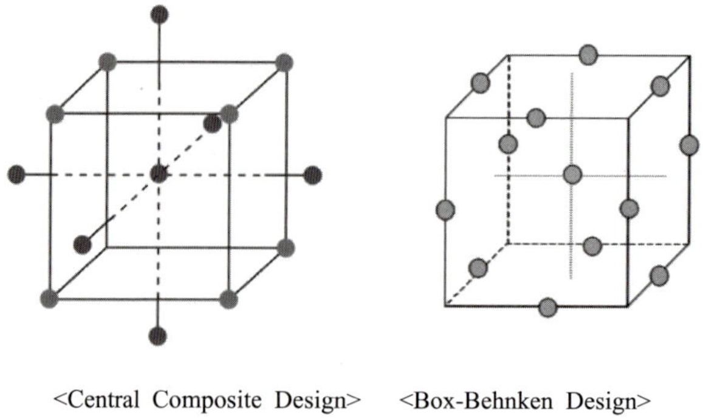

<Central Composite Design> <Box-Behnken Design>

그림 7.10 Response Surface Methodology

나의 요인을 실험하여 주효과를 분석하는 방법과 여러 요인의 조합으로 나타나는 객관적인 정보를 확보하기 위해 다변량 분석 방법을 적용한다. 다변량 분석의 통계적 기법에는 그래프, 분산분석, 통계적 검정과 추정, 상관분석과 회귀분석 등이 있다. 단계적 실험설계 방법(스크리닝, 특성화, 최적화)에 따라 실험 분석의 초점이 다양해질 수 있다.

(1) **스크리닝 단계의 실험결과 분석:**

스크리닝 단계 분석은 출력변수(CQA)에 영향을 미치는 주효과 선별에 대한 기초 정보를 분석한다. 모든 교호작용(상호작용)에 대한 정보를 얻지 못하기 때문에 단계적 회귀분석 등을 적용하여 출력변수(CQA)에 영향을 미치는 교호작용(상호작용)을 단계적으로 탐색하여 분석할 수 있다. 스크리닝 단계의 분석에서는 모든 교호작용을 반드시 고려하여 분석할 필요는 없다. 그림 7.11 및 그림 7.12는 원료 의약

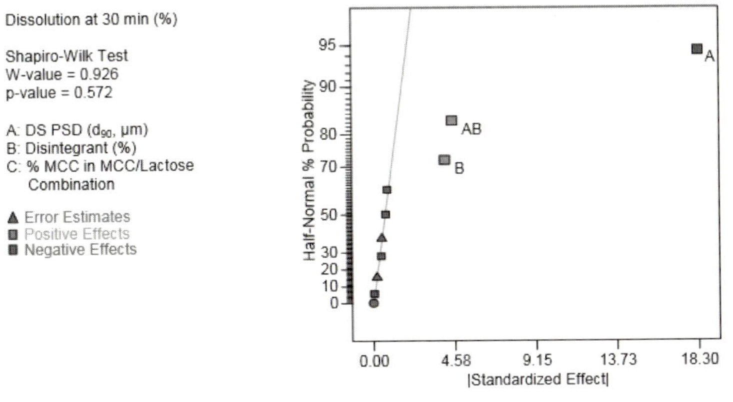

그림 7.11 Half-normal plot에 의한 용출에 영향을 미치는 주요 인자 확인

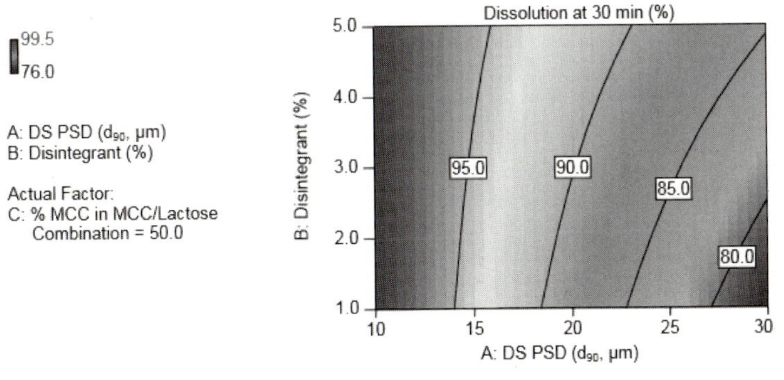

그림 7.12 원료의약품 입자와 붕해제 양에 따른 용출률 확인

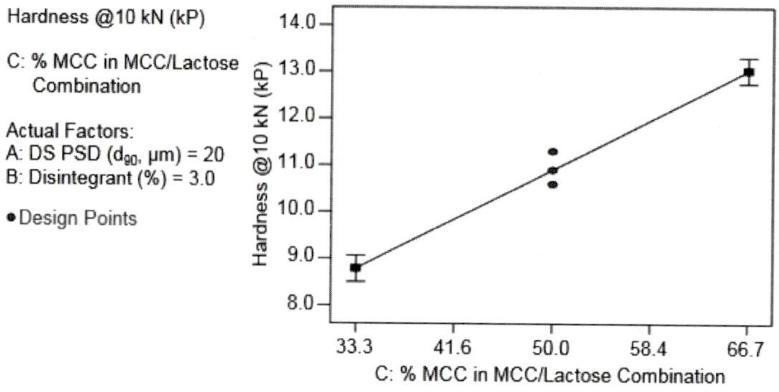

그림 7.13 미결정셀룰로오스 양에 따른 타정 경도 효과

품 입자와 붕해제 양에 따른 용출률 차이에 대한 결과를 나타낸다. 그림 7.11을 보면 용출에 영향을 미치는 가장 큰 원인은 원료의약품 입자이며, 그에 대한 결과를 그림 7.12에서 확인할 수 있다.

그림 7.13은 미결정셀룰로오스(MCC)의 양에 따른 타정 경도의 다양성을 보여준다.

(2) 특성화 및 최적화 단계의 실험결과 분석:

특성화 및 최적화 단계는 출력변수(CQA)에 영향을 미치는 주효과 및 교호작용(상호작용)을 정밀 분석하는 단계이다. 반복이 존재하는 실험의 경우 분산성을 고려하여 보다 강건한 실험결과를 도출할 수 있다. 실험 절차에 따라 반드시 특성화 단계를 거쳐 최적화 단계를 수행할 필요는 없으며, 스크리닝 단계 후 최적화를 적용할 수 있다. 분산분석, 개별 t-검정, 적합성 결여 검정, R2 등에 대한 분석 결과뿐만 아니라 곡률효과와 상호작용을 포함한 다변량의 다항 회귀식을 도출할 수 있다. 다항 회귀식을 활용하여 반응표면도, 등고선도, 중첩등고선도, 설계 공간을 도출할 수 있다(표 7.12 참조).

■ Control strategy

원하는 품질 수준의 제품을 일관되게 생산할 수 있도록 품질관리 전략을 설계한다. 관리 전략을 기술할 때는, 원료약품(주성분 및 첨가제), 반제품(공정 중에 있는 제품), 용기 마개 시스템, 제품과 공정 검사가 최종 제품 품질에 어떤 영향을 주는지 설명하고 타당성을 제시해야 한다. 이러한 관리 요소는 제품, 제제, 공정 이해를 바탕으로 해야 하며 최소한 주요 공정변수(CPP)와 물질 특성 관리를 포함해야 한다. 제조 시 변동이 발생할 수 있는 곳을 미리 파악해야 하며 적절하게 이해하고 관리도 이루어져야 한다. 의약품 품질에 미칠 영향을 이해하면, 초기에 관리를 강화할 수 있으며 제품 시험의 필요성도 최소화할 수 있다. 제품 성능에 대한 이해도가 높

표 7.14 Updated risk assessments 예시

Process Step: Final Blending and Lubrication		
Output Material CQA: Tablet Dissolution		
Variables	**Risk Assessment**	**Justification for the Reduced Risks**
Magnesium stearate specific surface area	Low	Within the range 5.8–10.4 m^2/g, magnesium stearate specific surface area does not adversely impact tablet dissolution. The risk is reduced from high to low and this material attribute will be controlled in the control strategy.
Number of revolutions	Low	A proven acceptable range for number of revolutions (60–100) was established for this scale based on elegant tablet appearance and rapid dissolution. The risk is reduced from high to low and number of revolutions is controlled in the control strategy.

으면 실시간 출하 시험을 가능하게 할 수 있는 것이다. 표 7.14에서는 혼합 및 활택 공정에 있어서의 개선된 위해 평가를 제시하고 있으며, 변수별 품질관리 전략을 위한 정의를 설명한다.

■ Lifecycle Management

제품 전 주기 관리에 걸쳐 품질을 개선하기 위한 혁신적 접근 방식을 평가할 수 있다(ICH Q10). 공정 성능을 모니터함으로써 공정이 예상대로 작동하여 설계 공간에 의한 제품의 품질 특성을 확보할 수 있는지 확인할 수 있다. 즉, 공정 성능 및 제품 품질에 대한 허가를 받고 모니터링을 하는 것은 공정관리가 원활하게 이루어지고 있는지 확인하고 전 주기에 걸친 개선 가능성을 파악하는 데 있어 중요한 역할을 한다. 이러한 모니터링 활동의 일환으로 일상적인 제조를 통해 경험이 축적되면 제조 공정의 경향을 분석할 수 있다. 수학적 모델을 활용한 설계 공간의 경우, 주기적 유지 관리가 모델의 성능 확인과 보증에 도움이 될 수 있다. 모델 유지 관리는 설계 공간이 변경되지 않은 경우에 자체 품질 시스템에 의거하여 관리할 수 있는 활동의 한 예이다. 추가적으로 공정에 대한 정보를 확보했을 때 디자인스페이스를 확대, 축소 또는 재정립할 수 있다.

전반적인 QbD에 의한 의약품 개발방식은 제품의 전주기에 걸쳐 지속적으로 개선 및 혁신을 촉진할 수 있으며 제품 개발의 그 진행 단계는 표 7.15와 같이 나타낼 수 있고 4가지 핵심요소는 표 7.16과 같다(ICH Q10).

표 7.15 QbD 접근 방식

1. Product Profile	제품의 품질 목표 사항(QTPP) 확립
2. CQA	잠재적인 주요 품질 특성(CQA) 선정
3. Risk Assessments	원료약품의 물질 특성과 공정 변수를 주요 품질 특성과 연계하여 위해 평가(risk assessment) 수행
4. Design Space	디자인 스페이스 개발
5. Control Strategy	품질관리 전략 수립 및 적용
6. Continual Improvement	제품 전주기 관리, 지속적 개선

표 7.16 QbD의 4가지 핵심요소

1. 제품설계 목표 정의	이 단계에서는 QTPP(Quality Target Product Profile)를 정의하고 제품의 모든 중요품질속성(CQA)을 밝혀낸다. QTPP에는 우리가 원하는 제품을 정의하는 인자와 제품 품질에 가장 큰 영향을 미치는 제품의 특성을 포함하는 CQA가 포함되어야 한다. 이들은 제품설계 및 이해를 위한 기본 틀이 될 것이다.
2. 공정 설계공간 발굴	설계공간을 정할 때 중요한 열쇠는 공정을 이해하는 것이다. ICH Q8에서는 설계공간을 "품질보증을 위해서 물질속성과 공정변수가 조합되고 상호작용하는 다차원의 공간"이라고 정의한다. 중요공정변수(CPP)는 제품 품질에 영향을 주는 공정 가변성의 정도를 평가하여 찾아낸다. 만일 설계공간이 정해진다면, 문제점을 예상하고 이 경우 어떻게 공정을 관리할지 계획을 수립해야 한다. 공정변수의 양쪽 극한값을 조정할 때 실제 실험데이터, 제품에 대한 경험, 혹은 지침 문헌 등을 활용한다.
3. 관리공간 이해	공정의 설계공간을 근거로 하여, 잘 실행될 수 있는 관리공간이 정해진다. 이렇게 되면, 공정의 이해를 통해서 어느 정도 변하는 제조공정으로부터 제품 품질을 보증하는 방법을 확보하게 될 것이다. 잘 체계잡힌 이러한 접근 방식을 통해서 어떠한 복잡한 공정이라도 잘 관리될 것이다. 엄격하게 관리되는 공정의 산출물로써 얻어진 대조 제품 데이터 세트를 생각하면, 관리공간 연구의 개념은 더 명확해진다. 공정의 산출물을 자료화하여 이를 대조 의약품과 비교한다면, 우리 공정이 잘 관리되는지 명확하게 알 수 있을 것이다.
4. 조업공간 타게팅	조업공간은 주요공정변수(CPP)와 주요품질속성(CQA)의 자연적인 가변성을 고려하여 통계적으로 결정한 최선의 변수 세트이다. 제네릭의약품의 경우, 조업공간은 관리공간의 내부에 있어야 하고, 대조 의약품도 동일한 변수 세트 조건으로 시험되어야 한다. 신약에 대해서 조업공간은 설계공간 내부에 있어야 하고, 규제기관 지침을 따라야 한다. 제네릭과는 달리, 신약개발자는 신약의 다양한 제제를 개발하고 시험하는 과정에서 매우 폭넓은 설계공간을 탐색해 볼 수 있다는 이점을 갖고 있다.

7.4.1.3. QbD를 통한 이점

QbD를 통한 이점은 어떤 것이 있는가? 아마도 가장 중요한 점은 다음과 같이 세 가지로 설명할 수 있을 것이다.

- 개발 기간 및 비용 측면에서 더 효과적
- 미국 FDA의 지침이나 기대 수준에 더욱 부합
- FDA로부터의 의문과 승인기간 감소

최근 기사에 따르면, 규격일탈(OOS) 문제를 정리하기 위해서 앞으로는 지금보다 4 ~ 9배의 품질 시험을 해야 한다는 시나리오를 예측하였는데, 이는 시간과 비용 측면에서 심각한 문제를 일으킨다. 즉 OOS를 초래하는 불량의 품질시스템은 큰 재앙이 될 것이다. QbD는 이미 정해놓은 관리 공간 내부에서 제품 속성과 공정에서의 모든 가능한 변수를 고려하여 매칭시킴으로써 이러한 리스크를 최소화하는 것이다. 이는 만일 품질 문제가 발생할 경우, 이러한 문제점을 유발시킬 가능성이 가장 큰 과학적 변수에 조속하게 집중할 수 있는 구체적인 방법을 확보하고 있다는 것이다. 이러한 점은 규제기관의 규제에 관하여 유연하게 접근하는 것을 가능하게 한다.

- 위험 기반 규제 결정(심사 및 실사)
- 규제기관의 추가 검토 없이, 승인받은 설계공간 안에서의 제조공정 개선
- 승인 이후 제출 사항 감소
- 실시간 품질관리와 그에 따른 최종 제품 출하 승인 시험의 축소

비록 QbD를 실행하는 것이 많은 재정적 그리고 작업상 이득이 있고, FDA의 권고사항이기도 하지만 아직도 많은 제약사가 QbD를 채택하지 못하고 있다. 만일 QbD를 실행하기로 한다면, 초기 개발단계부터 헌신적이고, 체계적이며 장시간 지속되도록 전략적으로 계획을 세워야 한다. 지금까지 알려진 QbD 실행에 대한 문제점은 다음과 같다.

- 공정과 QbD 실행에 따른 이득에 대한 이해의 부족
- 변화에 대한 조직의 거부감
- QbD를 이끌 전문성과 인력 부족
- 필요성 부정(우리 공정은 잘 관리되고 있다는 오판)

미국 FDA와 다수의 QbD 옹호자 관점에서 볼 때, QbD는 적은 활동으로 많은 성과를 내는 방식이고 의약품 제조업자, 규제기관 및 환자가 모두 win-win 할 수

있는 결과를 얻는다. 조금 더 세부적으로 살펴보면, 의약품 제조사는 개발 및 생산 과정에서 시간과 비용을 절감하고, 규제기관은 의약품 인허가 신청, 실사 실시 및 품질 문제 처리를 조사하는 시간과 인력을 절감하고, 환자는 안전성과 유효성 요구 조건에 항상 부응하는 고품질 의약품 투약이 보증된다.

7.4.1.4. QbD 관련 문서 소개

> **Quality by Design for ANDAs:**
> **An Example for**
> **Immediate-Release Dosage Forms**
>
> **Introduction to the Example**
>
> This is an example pharmaceutical development report illustrating how ANDA sponsors can move toward implementation of quality by design (QbD). The example builds on acetriptan tablets (ACE) case study by treating that product as the reference product for the development of a generic product.
>
> The purpose of the example is to illustrate the types of pharmaceutical development studies ANDA sponsor may use as they implement QbD in their development process and promote discussion on how OGD would use this information in review.
>
> Although we have tried to make the example as realistic as possible, the development of a real product may differ from this example. The example is for illustrative purposes and depending on a firms experience and prior knowledge the degree of experiments for a particular product may vary. The impact of experience and prior knowledge should be explained in the submission. The risk assessment process is one avenue for this explanation. At many places in this example alternative pharmaceutical development approaches would also be appropriate. This example illustrates one of many possible approaches.
>
> Notes to the reader are included in *italics* at the beginning of many sections and throughout the text.

위의 문서는 미국 FDA의 전문가 작업그룹에서 QbD가 어떻게 실행되는지 설명하기 위해 가상적으로 만들어진 하나의 사례를 다룬 것이다. 대상 의약품은 속방형 정제로서, 서문에서 다음과 같이 설명하고 있다. "비록 우리가 이 예시를 최대한 현실감이 있도록 만들고자 노력했으나, 실제 의약품의 개발은 이 사례와는 다를 수도 있다. 이 예시는 설명을 목적으로 하는 것이므로, 특정한 제품에 대해서 필요한 실험의 정도는 회사의 경험이나 사전 지식에 따라 달라질 것이다. 경험 및 사전 지식에 대한 영향은 인허가 서류를 제출할 때 설명되어야 한다. 위해 평가는 이러한 설명방법 중의 하나일 것이다. 이 예시의 많은 경우에서 다른 제약 개발 접근법 또한 적합할 수 있다. 이 예시는 여러 가능한 접근방법 중에서 하나만을 설명하는 것이다." 다음 목차를 살펴보면, QbD를 실행하기 위한 구성 요소와 그 순서를 이해할 수 있을 것인데, 여기서는 그 자세한 사항을 생략한다.

ANDA QbD 사례의 목차 소개

Quality by Design for ANDAs:
An Example for Immediate-Release Dosage Forms

목차(Table of Contents)

다음은 우리나라 식품의약품안전처의 의약품 GMP 정보방에서 확인할 수 있는 QbD 관련 의약품 개발 사례의 예시이다.

- 복합 정제: 난용성 약물의 일반방출과 가용성 약물의 방출조절 복합 이층정제
- 정제: 난용성 약물의 분무건조를 통한 생체이용률 개선 일반방출 필름 코팅정제
- 캡슐: 습식과립법으로 제조한 일반방출 경질캡슐제
- 액상주사제

7.4.1.5. QbD 전망 및 맺음말

QbD 원칙 적용은 보다 완건성 있는 정규 생산공정으로 이어질 수 있으며, 품질 특성에 대한 공정변수의 영향 파악을 강화할 수 있다. 관리시스템은 공정 관리와 제품 안정성을 고려한 적절한 CQA 관리가 이루어지도록 최적화된다. 향상된 지식은 현장 생산 범위 안에서 개선을 촉진하면서도 제품품질을 보장하는 설계공간의 정의로 이어진다. 변경과 일탈 모두보다 신속하고 정확하게 평가되며 신속한 의사결정과 제품 출하로 이어진다. 공정 모니터링은 공정에 대한 이해를 지속적으로 강화하며, 제품 모니터링을 통해 습득된 지식은 추가적인 위험관리 도구 역할을 하여 필요시(예: 모니터링 특성의 시험 주기) 전주기 동안 관리시스템의 조정으로 이어질 수 있다. 설계공간을 주장하기 위한 노력은, CQA에 대한 공정 영향을 종합적으로 평가하여, 중요공정변수(CPP) 및 비중요공정변수(non-CPP)를 체계적이고 포괄적으로 파악할 수 있으며, 다변량 공정 특성분석의 확립을 가능하게 한다. 이것은 공정의 완건성과 제품품질을 개선함으로써 제품 공급의 보증을 강화하며 일탈 관리와 공정 개선을 촉진한다. QbD는 제품품질 및 공정의 완건성 강화와 지속적 개선을 위한 기반을 제공하는 매우 효과적인 글로벌 변화의 원동력이 될 것이다.

이 장에서는 최근 의약품 분야에서 매우 중요하고 시급한 패러다임인 QbD 개념을 설명하고 기존 공정을 어떻게 향상시킬 수 있는지 기술하였다. 향후 관련 제약공정에 언제 그리고 어떻게 QbD를 이행할 것인지 판단하는 데 도움이 될 것이다. 적절한 QbD의 이행을 통해서 의약품 개발비용 및 시간의 절감 등 여러 이득을 얻을 수 있다고 하였다. 여기에 공정의 가동 중 발생하는 일탈(deviation) 등에 대해서는 신속히 대응· 해결함으로써 제조소의 경쟁력을 크게 향상시킬 것이다. 이미 시판되고 있는 의약품에 대한 관리가 시간이 지날수록 점점 더 악화된다면, 그 개발 과정의 악영향은 너무 클 것이다. 이런 경우 제품의 설계 및 개발을 공식화하고 시행착오에 의한 문제해결 방식을 피할 수 있도록 하는 현대적이고 과학적인 QbD에 의해서 이러한 문제들은 시간과 비용 모든 측면에서 크게 좋아질 것이다.

그러나 QbD가 가져다줄 다양하고 중요한 이점에도 불구하고, 다수의 제약사는 QbD 개념을 잘 이해하지 못하여, 가치 및 그것을 어떻게 효과적으로 실행할 수 있는지 모르는 상태이다. QbD를 성공적으로 실행하기 위해서는 헌신적이고, 체계를 갖추며, 지속적인 약속이 필요하다. 이미 미국과 EU에서 2013년부터 의무화된 QbD 실행의 환경속에서 QbD는 선택사항이 아닌 필수요건이다. 그러므로 QbD의 개념을 이해하고 이를 실행하는 방법론과 실행도구를 익혀서 고도의 품질시스템을 확립하는 것이 유일한 해결책일 것이다.

7.4.2 PAT(Process Analytical Technology)

7.4.2.1 PAT 개념

PAT는 가끔 '공정분석기술'이라고 번역되기도 하지만, 사실상 PAT가 공정의 실시간 분석 이외에도 더 많은 내용을 내포하고 있으므로, 오해를 최소화하기 위해서는 PAT라는 원래 용어를 그대로 사용하는 것이 더 무난하다고 판단된다.

PAT는 의약품산업에서 원료, 중간제품, 공정의 중요 품질, 공정의 성능특성을 적절하게 설계, 분석, 평가 및 관리를 위한 기술 혹은 시스템이며, 완제의약품의 약속된 품질을 보증하기 위한 것이다. 미국 FDA가 2004년에 발표한 산업 지침(Guidance for Industry)에 따르면, PAT는 혁신적인 의약품 개발, 제조 및 품질보증을 위한 기본 틀(A Framework for Innovative Pharmaceutical Development, Manufacturing, and Quality Assurance)이라고 정의되는데, 이는 원료나 공정 중의 물질을 실시간으로 분석하고, 분석한 결과에 따라 공정을 조절할 수 있는 시스템 또는 기술을 의미한다. 즉 PAT는 의약품의 높은 품질을 효율적으로 보증하려는 새로운 방법으로서, 기존의 각 공정 후 또는 완제의약품을 제조한 후 시험분석·평가를 통한 품질관리 및 품질보증 방법과는 다르게, 각각의 공정 중에 특성을 측정하여 불량품의 생산을 미리 예방하고자 하는 기술이라고 생각할 수 있다. PAT에서 분석이라는 용어는 물리화학적, 미생물적, 그리고 통합적으로 시행되는 위험분석을 모두 포함하는 광범위한 의미를 갖는다.

다음의 글은 앞에서 일부 소개한 미국 Process Validation Guidance에서 PAT의 중요성을 강조한 부분을 나타낸 것이다.

2. *Establishing a Strategy for Process Control*

Process knowledge and understanding is the basis for establishing an approach to process control for each unit operation and the process overall. Strategies for process control can be designed to reduce input variation, adjust for input variation during manufacturing (and so reduce its impact on the output), or combine both approaches.

Process controls address variability to assure quality of the product. Controls can consist of material analysis and equipment monitoring at significant processing points (§ 211.110(c)). Decisions regarding the type and extent of process controls can be aided by earlier risk assessments, then enhanced and improved as process experience is gained.

FDA expects controls to include both examination of material quality and equipment monitoring. Special attention to control the process through operational limits and in-process monitoring is essential in two possible scenarios:

1. When the product attribute is not readily measurable due to limitations of sampling or detectability (e.g., viral clearance or microbial contamination) or
2. When intermediates and products cannot be highly characterized and well-defined quality attributes cannot be identified.

These controls are established in the master production and control records (see § 211.186(a) and (b)(9)).

More advanced strategies, which may involve the use of process analytical technology (PAT), can include timely analysis and control loops to adjust the processing conditions so that the output remains constant. Manufacturing systems of this type can provide a higher degree of process control than non-PAT systems. In the case of a strategy using PAT, the approach to process qualification will differ from that used in other process designs. Further information on PAT processes can be found in FDA's guidance for industry on *PAT — A Framework for Innovative Pharmaceutical Development, Manufacturing, and Quality Assurance*.[14]

The planned commercial production and control records, which contain the operational limits and overall strategy for process control, should be carried forward to the next stage for confirmation.

점선 박스 안의 글을 다시 정리해 보면 다음 표와 같은데 간략하게 설명하자면, PAT는 밸리데이션에 활용될 수 있는 고도의 기술 중 하나이다. 여기에는 시기적절한 분석과 제조공정의 결과물이 항상 일정하도록 공정조건을 조정할 수 있는 제어시스템을 포함한다. 그리고 PAT를 통합한 제조공정의 경우에는 기존의 공정과는 다른 공정 적격성평가(process qualification)가 적용된다는 점을 유의할 필요가 있다.

More advanced strategies, which may involve the use of process analytical technology (PAT), can include timely analysis and control loops to adjust the processing conditions so that the output remains constant. Manufacturing systems of this type can provide a higher degree of process control than non-PAT systems.

In the case of a strategy using PAT, the approach to process qualification will differ from that used in other process designs. Further information on PAT processes can be found in FDA's guidance for industry on PAT — A Framework for Innovative Pharmaceutical Development, Manufacturing, and Quality Assurance.

A manufacturing process that uses PAT may warrant a different PPQ approach. PAT processes are designed to measure in real time the attributes of an in-process material and then adjust the process in a timely control loop so the process maintains the desired quality of the output material.

그림 7.14는 앞에서의 PAT에 대한 설명을 그림으로 나타내어 핵심개념을 나타낸 것이다.

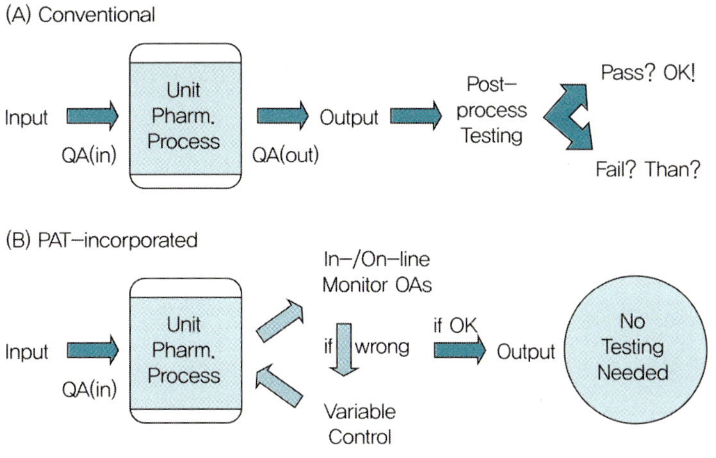

그림 7.14 PAT의 핵심개념

완제의약품을 제조하는 전체 공정은 여러 개의 단위공정으로 구성되어 직렬 혹은 병렬로 연결되어 작업된다. 정제 의약품 제조공정을 예를 들자면, 원료의약품과 첨가제의 분쇄, 정립 및 혼합, 그리고 과립화(granulation)를 거친 후 타정과 코팅을 마치면 포장을 통해서 최종 제품으로 되는데, 이러한 과정 하나하나가 바로 단위공정이다. 모든 제약 단위공정은 input의 품질속성(Quality attribute; QA)을 변화시켜 희망하는 QA를 갖는 output을 얻고자 하는 것인데, 여기서 품질속성이란 과립화 단위공정의 경우, 형성되는 응집체의 입자크기 혹은 응집체의 수분함량 등이다. 이 QA는 단위공정을 거쳐 나가는 과립의 매우 중요한 특징인 것이다.

그러면 여기서는 습식 과립화 단위공정을 사례로 들어서, 기존 방식과 PAT 통합 방식을 비교하면서 PAT의 개념을 설명하겠다. 우선 (A)의 기존 방식부터 살펴보자면, 여기서 각 단위공정은 앞선 연구나 실험을 통해서 정해진 공정 조건(온도, 압력, 작업시간 등)에 의해서 조업이 될 뿐, 실제 공정에서 QA의 변화되는 과정을 감시하지는 않는다.

그러나 input QA, 공정 조건, 혹은 공정장치의 상태에 미미한 차이가 존재한다면, 정해진 작업조건을 철저히 따랐다고 하더라도 output의 QA가 당초 기대한 것을 벗어날 수 있을 것이다. 기존의 방식에서는 모든 단위 공정을 정해진 공정 조건에 맞추어 일련의 작업을 마치게 되고, 이 최종 제품은 정해진 품질관리(QC) 절차에 의해서 최종 QA가 측정되거나 시험될 것이다. 이를 공정후시험(post-process testing) 방식이라고 한다. 이러한 최종 QC 시험에서 모든 제품이 적합판정을 받는다면 아주 다행이겠으나, 상당한 경우 정해진 사양(specification)을 벗어나게 되어 부적합 판정을 받는다. 이런 부적합 판정 제품은 특별한 절차에 따라 안전하게 폐기되거나, 재활용을 위한 가공 작업을 거치게 될 것이다. 만일 부적합 판정 제품의 비율이 높다면, 제품의 수급이나 단가에 상당한 악영향을 미치게 될 것이다.

모든 제약회사에서 발표하기를 꺼려하는 것이 의약품의 불량률이므로 지금까지 정확하게 통계로 내어진 내용은 없지만, GMP가 잘 시행되고 있다는 미국에서조차 작게는 4 ~ 5%에서 많게는 10%까지 의약품의 불량률이라고 전문가들은 추정하고 있다. 이러한 실정은 국내 제약업계도 마찬가지거나 그 이상일 것으로 추측되고, 제약회사의 생산 비용을 감안할 때 부적합 판정으로 인해서 폐기되어야 하는 원료, 완제품, 인건비 및 제조공정 비용, 그리고 폐기물 처리비용은 매년 천문학적인 숫자일 것으로 예상된다.

(B)의 PAT 통합 방식 경우, (A)의 경우와는 달리 각 단위공정에서 QA가 변해가는 것을 실시간으로 측정하고 분석하는 도구가 설치되어 있다. 과립화 공정의 경우 응집된 입자의 크기를 근적외선(near-infrared, NIR) 분광기로 실시간 측정할 수 있다고 한다면, NIR이 부착된 습식 과립화 공정이 바로 PAT 통합 제약공정인 것이다. 물론 이렇게 제약 단위공정의 중요한 QA를 실시간으로 분석하는 작업이 절대 쉽지 않지만, 충분한 연구를 통해서 신뢰성을 갖는 도구로 개발할 수 있다. 이에 대해서는 차후에 간략하게나마 설명할 예정이다.

다시 한번 과립화 공정을 예로 들면, 원료의약품과 첨가제의 혼합분말체가 습식과립공정을 통해서 시간에 따라 응집체의 크기가 점차 증가하고 NIR로 실시간 측정되는 이 QA값이 선행 연구를 통해서 기록된 궤도(QA versus 공정시간)를 따라서 변하는 것이 입증된다면, 이번 공정 작업은 아무런 문제가 없는 것이고, 이 과립공정을 마친 output은 다음 단위공정을 향해서 나아갈 것이다. 그러나 앞에서 언급한 여러 사유 등으로 인해서, 예정된 QA 변화 궤도를 벗어나게 되는 경우 바로 PAT 통합 공정시스템의 특장점이 작용하게 되는 것이다. 정규 궤도 이탈이 어느 정도를 벗어나게 되면 바로 이를 감지하고, 궤도 이탈의 특징을 파악하여 이미 준비된 조치(corrective and preventive action, CAPA)를 취해서 공정변수를 적절하게 조절하여 우리가 관심을 갖고 있는 중요한 QA가 정상 궤도로 되돌아가도록 작동하게 된다. 그리고 계속되는 NIR의 실시간 감식 혹은 분석을 통해서, QA의 목표치, 즉 어떤 크기의 응집체가 만들어지게 되면 그 순간 과립화 공정을 종료하게 된다.

만일 PAT가 완벽하게 통합된 제약공정이라면, 부적합 판정을 받는 완제의약품은 불가능하고 모두 적합판정을 받게 될 것이다. 그러나 이는 이론상의 설명일 뿐, 현재까지 이러한 PAT 통합 제약시스템은 아직 개발되지 않았다. PAT의 중요성 및 이에 대한 관심과 개발노력은 매우 빠르게 증가하는 있어서, 향후 멀지 않은 미래에 매우 완성도가 높은 시스템이 발표·보고될 것으로 기대한다.

PAT 통합 제약공정의 여러 특징 중에서 아주 괄목할 만한 것으로 종료시점(end-point)과 실시간 출하(real-time release, RTR)가 있다. 앞의 설명에서 나타나듯이, 기존의 방식에서는 이미 정해진 조건에 의해서 모든 단위공정을 조업하므로 각 단위공정의 종료시점은 이미 정해진 시간으로 통제된다. 그러나 PAT 통합 공정에서는 전담 분석장치에 의한 실시간 QA의 목표치를 기준으로 판단하므로, 종료시점은 시계에 의한 시간이 아닌, 목표 QA에 도달한 시점을 의미한다. 이는 PAT 통합시스템에서는 매우 중요한 핵심개념이다.

기존의 방식에서는 최종 제품이 제조되었다고 하더라도 이들을 바로 출하할 수는 없고, 정해진 QC시험을 모두 통과하고 적합판정을 받아야 최종적으로 완제의약품이 되고 이를 환자투여를 위해서 출하·승인된다. 그러므로 제조공정을 마친 의약품이 언제 출하되는지 명확하지 않다. 왜냐하면, 제약사의 사정에 따라서 QC시험의 일정이 상당히 지연될 수도 있고, 또 QC시험에서 일부 불합격이 발생하여 재시험을 하는 경우, 당초 계획과는 달리 시험시간이 상당히 길어질 수 있기 때문이다. PAT 통합시스템의 경우, 이와 달리 모든 공정단계에서 중요한 QA가 실시간 측정되면서 목표치에 도달했음이 입증되었기 때문에, 최종 단위공정을 마친 제품의 QA는 충분히 적합함이 실시간으로 보증된 것이라고 할 수 있다. 그러므로 PAT 통합 제조공정을 거쳐 제조된 완제의약품은 제조를 마치는 즉시 출하 승인될 수 있을 것이다. 물론 아직까지 이러한 경우는 실제 존재하지도 않고, 또 이를 위해서는 많은 기술적 보완이 이루어져야 한다. 그러나 PAT 통합 제조시스템의 기술이 발전하면 실시간 출하가 충분히 가능해짐으로써 현실화할 것으로 예측된다.

7.4.2.2 PAT의 작업도구

미국 FDA가 강하게 주장을 계속해오듯, 과학적 근거를 통해서 위험이 관리되고 최소화되는 의약품의 개발, 제조 및 품질보증을 가능하게 하는 것이 바로 PAT 통합 제약공정시스템이다. 전술하였듯이 PAT는 자체 용어와는 달리 더 많은 내용을 내포하고 있다. FDA의 공식 발표에 근거하여 PAT의 4대 구성요소를 나열하면 다음과 같다.

① 공정 설계, 데이터 수집 및 다변량 분석(Process Design, Data Collection, and Multivariate Analysis)
② 공정 분석기기(Process Analyzers)
③ 공정제어 도구(Process Control Tools)

표 7.17 여러 제약공정 및 QA와 주요 분석기기 측정

제약공정	특성/QA	NIR	Raman	MIR	FBRM
Reaction Monitoring	End-point 판정	√	√	√	
	반응속도 및 기전	√	√	√	
	선택성 통제	√	√	√	
Crystallization	Nucleation 시작		√		√
	Crystal 크기				√
	Crystal 다형	√	√		
Filtration	입자 크기				√
	입자 다형	√	√		
Drying	End-point 판정	√			
	입자 크기				√
	입자 다형	√	√		
Milling	입자 크기			√	√
	입자 다형	√	√		

④ 지속적인 개선 및 지식관리 도구(Continuous Improvement & Knowledge Management Tools)

이 중에서 우선 공정을 분석하는 기기와 기술에 대해서 생각해 보자. 표 7.17은 현재까지 제약공정의 PAT 통합에 가장 널리 사용되는 4가지 분석기술이 여러 제약공정에 대해서 실시간 분석이 가능한지를 정리·요약한 자료이다. 사실상 이 자료는 2010년까지 발표된 논문과 보고서를 바탕으로 만들어진 것이고, 그 당시까지 NIR과 Raman이 가장 광범위하게 적용되고 있음을 관찰할 수 있다. FBRM (Focused Beam Reflectance Measurement)은 미세 결정입자의 생성이나 입자의 크기 변화에 대해서 매우 높은 활용성이 있다고 할 수 있다. 그러나 이 표는 과거 어떤 시점에서의 자료를 토대로 만들어진 것일 뿐이므로, 과학기술의 발전에 따라서 계속 변한다는 것을 이해하기 바란다. 예를 들어 NIR을 적용한 결정화 공정에서 crystal 크기에 대한 실시간 분석이 지금은 충분히 가능해졌다.

현재까지 PAT를 위한 가장 널리 사용되는 NIR에 대해서 간단히 살펴보자. 일반적으로 FTIR이라고 함은 실험실에서 chemical의 functional group을 분석하기 위해서 MIR(mid-infrared) 영역의 파장을 사용하여 측정을 하는 분광기를 의미한다. IR이라고 하는 전자기파 영역은 FIR(far-infrared), MIR(mid-infrared) 그리고 NIR(near-infrared) 세 가지 파장 영역으로 구성된다. 가장 널리 FT-IR의 기기형태로 사용되는 MIR의 경우, 주로 functional group analysis와 같은 정성분석에 많이 사용되고 있고, NIR의 경우, 주로 정량분석에 많이 이용되고 있다. NIR이 최근에 Industry에서 많이 이용될 수 있었던 것은 Computer의 발달에 힘입은 바 크다. 통

계적으로, 얻어진 스펙트럼과 물리화학적 특성에 대한 상관관계를 빠르게 처리할 수 있게 됨으로써 획기적으로 발전하였다. 모든 chemical은 fundamental, combination, 1차 overtone, 2차 overtone, 3차 overtone 등의 흡수를 하게 된다. 그리고 어떤 흡수 밴드를 사용할 것인지는 cell path와 분석기기의 범위 및 샘플의 특성에 따라서 결정된다. 일반적으로 NIR 구간은 4,000 ~ 12,800 cm^{-1}으로 overtone 밴드와 combination 밴드가 나타나므로 밴드가 폭이 크고 오버랩되어 있다. 이로 인하여 스펙트럼의 재현성(repeatability)이 뛰어나다. MIR은 200 ~ 4,000 cm^{-1} 범위로서 밴드가 샤프하고 강한 것이 특징이다. 즉, 밴드들의 해상도 훨씬 뛰어나다. 그리고 4,000 cm^{-1}에서 12,800 cm^{-1}쪽으로 이동할수록 피크의 세기가 줄어든다. 이로 인하여 NIR 구간을 사용할 경우, MIR 구간을 사용할 때와는 달리 샘플 두께를 수 mm에서 1 cm 정도까지 사용이 가능하여 샘플 준비를 하지 않고 직접 측정하는 것이 가능하다.

NIR를 적용하는 경우, 대부분 정량분석이므로 장비의 성능이 대단히 중요하다. 장비의 진동수(혹은 파수, 파장) 재현성과 스펙트럼 흡수성 재현성이 좋을 경우에 단기 혹은 중장기 안정성이 우수하겠지만, 그렇지 않은 경우 장비 자체의 성능 저하문제로 잦은 재교정과 유지보수 문제로 간편함과 짧은 측정시간이라는 NIR 본래의 특장점을 충분히 살리지 못할 수도 있다. 그리고 NIR 적용의 성공여부는 얼마나 많은 경험과 노하우를 비축하고 있는가에 따라서 크게 달라진다. NIR의 내부 구성요소는 광통신 기술의 발달과 직결되어 그 성능이 매우 높게 실현되고 있다. 즉 반복성과 재현성이 매우 우수하고, 기기의 장시간 사용이 가능하며 또한 NIR 기기의 유지보수도 상대적으로 용이한 편이다. 이와 연관되어 probe와 광섬유를 조합하면, 유독한 환경조건 등 원거리 분석에 매우 적합한 특징을 갖추고 있다. 그러므로 PAT 통합 공정시스템을 목표로 하는 온라인 혹은 인라인 분석장비로서, 아직까지는 가장 유능한 분석도구라고 할 수 있다.

음으로 다변량 분석(multivariate analysis)에 대해서 살펴보자. 그림 7.15는 다변량 분석을 쉽게 이해하도록 그려진 개념도이다. 하나의 단위공정을 작업할 때 이 공정은 여러 공정변수(process parameter)의 조건으로 이루어질 것이다. 예를 들어

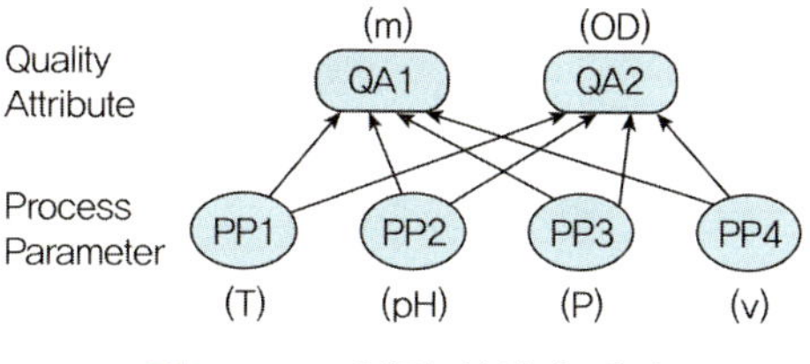

그림 7.15 다변량 분석의 개념도

PP1은 온도(T), PP2는 용액의 pH, PP3는 압력(P), PP4는 유체속도(v) 등이다. 이 단위공정을 통해서 변화하는 주요 품질속성을 각각 QA1과 QA2라고 하자. 예를 들어 QA1은 공정을 통해서 얻어지는 생성물의 질량(m), QA2는 미생물 OD 등이다. 이때 모든 PP는 모든 QA의 변화에 영향을 미칠 것이다. 물론, 변화 영향의 세기는 서로 다를 것이고, 그 영향 정도가 매우 큰가 아니면 미미한가를 판단하려는 것이 바로 다변량 분석의 가장 중요한 목적이다.

다변량 분석에 사용되는 여러 수학적인 기법이나 모델에 대해서는 여기서는 생략하겠지만, 어떤 기법을 사용하는가 혹은 우리가 확보한 스펙트럼 데이터 중 어떤 영역을 사용하는가에 따라서 다변량 분석 결과는 약간 혹은 크게 달라질 수 있다는 것을 이해할 필요가 있다. 이보다 더 중요한 것은, 우리가 해석하고자 하는 공정에 대한 다변량 분석 결과가 재현성이 높아야 한다는 것이다. 동일하게 시행된 공정 작업에 대해서 NIR 등을 통한 스펙트럼의 변화가 상당히 변한다면, 이는 공정의 문제점이나 NIR 적용의 문제점을 나타내는 것이다. 그러므로 어떤 특정한 공정에서 QA의 변화를 가장 심각하게 유발하는 PP를 찾아내고 이에 대한 관리와 통제를 통해서 우리가 원하는 QA를 확보하는 것이 매우 중요하다.

그림 7.16은 다변량 분석이 어떻게 활용되는가를 보여 주는 자료이다. 어떤 약물의 결정이 생성되는 과정을 NIR로 실시간 측정하여 나타낸 것인데, 이러한 일련의 스펙트럼 변화에 대해서 다양한 조건으로 다변량 분석을 실행해 보면, 중간 범위의 파수는 결정화 공정의 초기 핵생성과 밀접한 관계가 있고, 낮은 파수 범위는 다형의 변화에 민감하며, 높은 파수의 스펙트럼은 결정의 크기에 비례성을 나타냄을 감

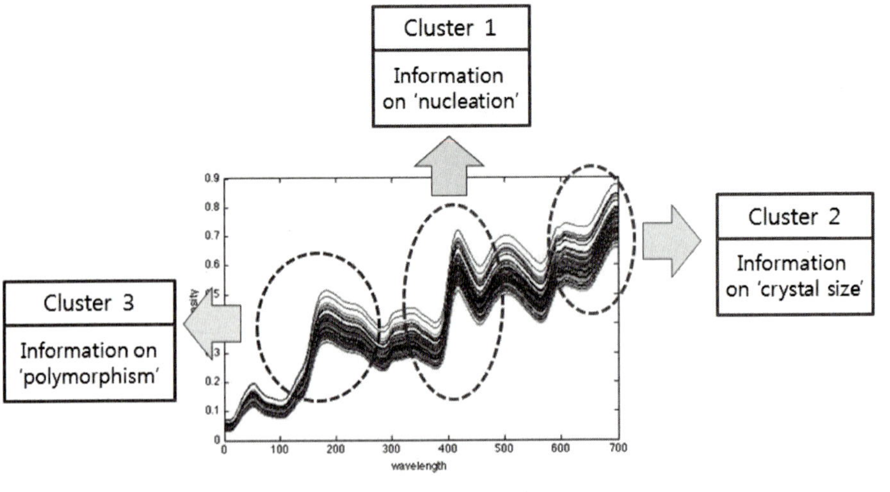

그림 7.16 다변량 분석

지하였다. 이렇듯 다변량 분석은 가장 적은 양의 실험 데이터를 바탕으로 풍부한 정보를 찾아내는 데이터마이닝(data mining)에 매우 중요한 기법이다.

7.4.2.3 PAT 적용 연구사례

이번에는 하나의 연구사례를 통해서 PAT가 실제로 어떻게 사용되는가를 공부해 보자. 아래의 단위공정은 의약품 펠렛에 코팅하는 공정에 대한 것이고 이 연구의 주안점은 NIR의 인라인 측정을 통해서 코팅막의 두께를 매우 정확하게 측정하려는 것이다. 그림 7.17은 연구장치의 개념도를 나타낸 것이다.

유동층 장치를 통해서 코팅이 이루어지는 과정을 인라인 형태로 설치된 NIR을 통해서 실시간 측정이 되고, 얻어진 스펙트럼은 광섬유를 통해서 NIR 본체로 보내져서 분석된다. 실험에 대한 상세한 내용은 참고문헌을 참조하기 바란다. 이러한 코팅 과정에서 코팅시간에 따른 코팅 두께를 측정해본 결과는 그림 7.18과 같다. 이 그래프는 세 번의 반복실험결과를 통계 처리하여 나타낸 것인데, 편차가 상당히 작고, 평균 두께의 변화가 선형이 아닌 위로 볼록한 비선형 형태로 증가하는데, 코팅이 진행될수록 입자 크기가 증가하여 코팅되는 표면적이 커짐으로써, 두께의 증가 속도가 감소하는 것으로 판단할 수 있다.

코팅의 시작부터 종료 시점까지 실시간으로 얻어지는 수많은 NIR 스펙트럼을 주요인분석(principal component analysis, PCA)을 통해서 계산한 결과, 그림 7.19와

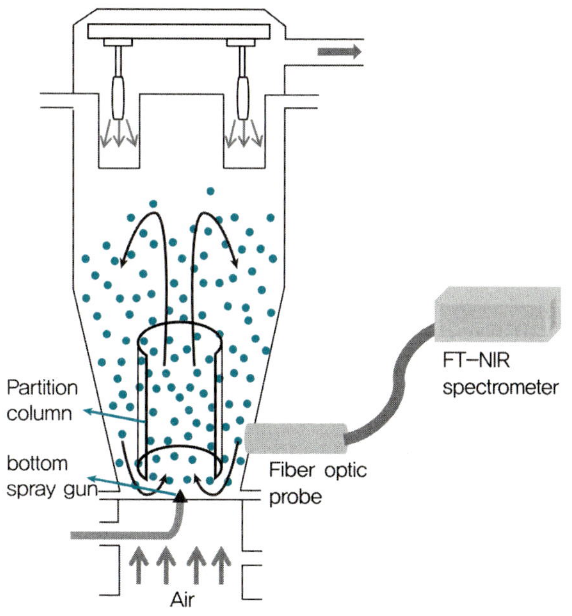

그림 7.17 유동층코팅기

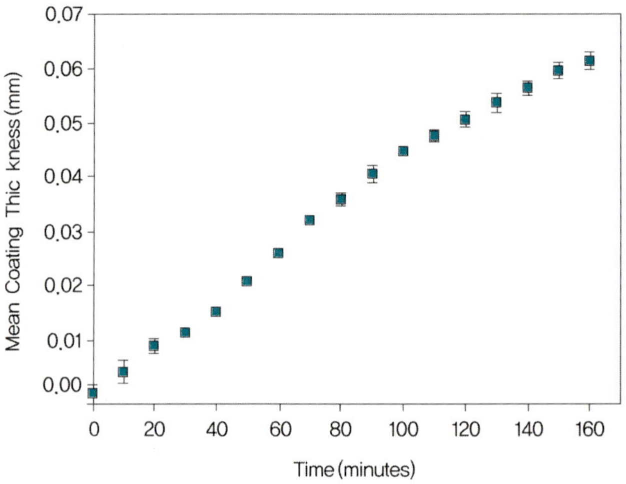

그림 7.18 시간에 따른 의약품코팅의 두께

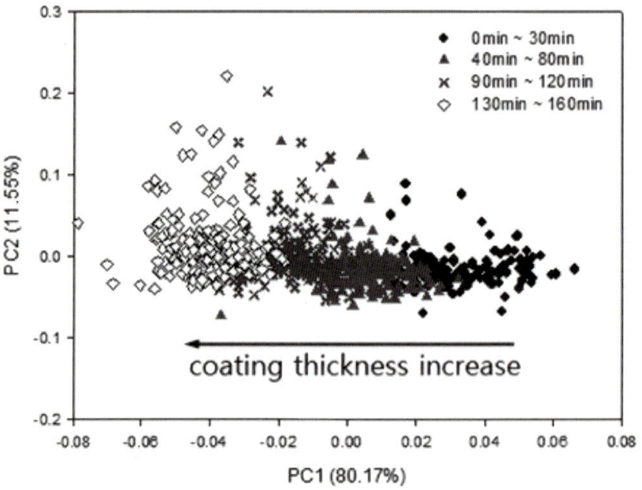

그림 7.19 의약품코팅의 통계처리

같이 나타났다. 이를 해석해 보면, 코팅공정 전체의 변화를 100%라고 할 때, 80% 이상은 PC1으로 표현되고, PC2가 약 12%를 차지한다. 색깔의 변화로 추적해 보면, PC1 방향은 코팅 두께가 증가하는 방향과 정확히 일치한다. 그런데 상당한 변화를 나타내는 PC2의 방향은 유동층 코팅기 내부에서 펠렛들의 빠른 움직임에 의한 순간적인 물리적 변화에 의한 fluctuation에 의한 것으로 판명되었다.

이러한 원하지 않는 PC2 변화 시그널을 서로 상쇄시켜 PC1의 변화를 거의 100%의 변화요인으로 처리하기 위하여, averaging을 바탕으로 하는 dynamic calibration을 개발 적용하였고, 그 결과 매우 우수한 수준의 NIR calibration 결과

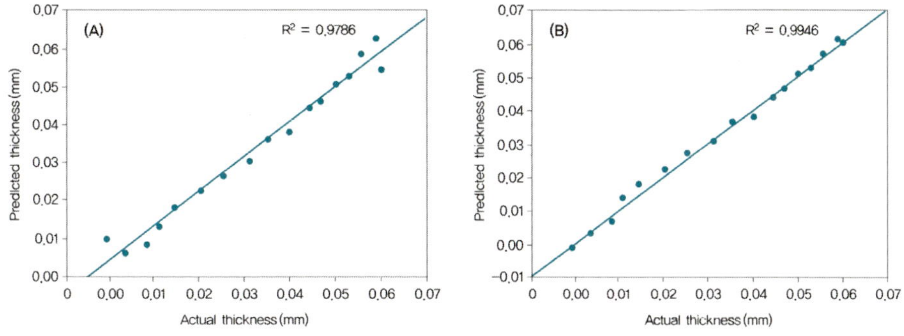

그림 7.20 NIR calibration

를 얻게 되었다.

그림 7.20에서 (A)는 NIR 스펙트럼을 그대로 사용해서 얻은 NIR 계산 두께와 코팅 실제 두께 간의 교정곡선(calibration curve)을 나타낸 것이다. 특별한 처리가 없더라도 상관계수가 0.9786의 꽤 높은 수준임을 알 수 있다. 여기에 동적교정(dynamic calibration) 기법을 적용하면 우측 (B)의 그림과 같이 두 두껫값 사이에 상관계수과 0.9946이라는 매우 높은 값의 관계식이 얻어진다. 즉, 본 연구결과를 통해서 실제 코팅의 두께는 NIR 스펨트럼의 변화로 매우 근접하게 추정할 수 있다는 것이다.

이러한 calibration이 만들어지면, 실제의 코팅 공정에 대해서 NIR 스펙트럼을 분석하여 실제 코팅 두께를 산정할 수 있을까? 이를 위해서 밸리데이션 실험을 해본 결과를 표 7.18에 나타내었다. 이를 간단히 설명하자면, 45 스펙트럼을 이용한 dynamic calibration 모델은 실제 측정 두께인 32.13 μm에서 3.1% 벗어나는 33.12 μm의 두께로 산정하였고 이는 3.1%의 차이를 보인다. 이 정도의 정확도라면 PAT 도구로서 매우 우수하다고 할 수 있다.

지금까지 보여 준 사례는 유동층 코팅공정에서 가장 중요한 QA인 코팅 두께를 NIR 분석을 통해서 산정하는 과정과 새로운 방법론을 다룬 것인데, 이와 같이 적절한 분석기기와 적합한 다변량 분석을 조합한다면, 코팅공정에서 코팅막 두께의 변

표 7.18 Predicted coating thicknesses from various operations

Spectra treatment condition	Prediction value(μm)	Deviation(%)
Averaging for 21 spectra	35.62	10.9
Averaging for 45 spectra	37.09	15.4
Averaging with PCA for 21 spectra	34.54	7.5
Averaging with PCA for 45 spectra	33.12	3.1
Actual coating thickness (average of 300 tablets)	32.13 ± 1.35	0.0

화를 실시간으로 측정·감시할 수 있고, 우리가 원하는 두께에 도달한 시점에서 코팅공정을 완료하면 될 것이다.

7.4.2.4 맺음말

PAT의 목표는 의약품 제조공정을 이해하여 정확하게 제어하는 데 있고 이는 현재의 제약 품질시스템과 완전히 일치하는 것이다. 품질은 최종 제품에 대해서 시험되는 것이 아니라, 자체적으로 내장되어 있어야 하고 설계에 의한 것이어야 한다. PAT 통합 제조시스템을 적용함으로써 얻게 될 장점은 다음과 같이 정리될 수 있다.

① at-line, on-line, in-line 측정과 관리를 통해서 제조 소요시간을 단축한다.
② 부적합 및 재처리를 방지한다.
③ 실시간 출하(real-time release)를 할 수 있다.
④ 작업자의 안전성을 향상시키고 실수를 방지하는 자동화를 증대시킨다.
⑤ 에너지와 원료의 사용법을 개선하고 제조능력을 증대시킨다.
⑥ 연속작업을 촉진하고, 효율을 증진하고, 변동요인을 관리한다.

PAT란 높은 품질의 의약품을 경제적으로 생산하는 융복합 기술이라고 할 수 있다. 아직까지는 미국 등 선진국에서도 PAT 통합 공정의 채택이 의무화되어 있지는 않지만, 앞으로 기술과 장치의 실용화가 이루어지면 의약품 인허가의 규제 제도화될 것으로 예측되며 생산성 향상과 고품질을 동시에 이룩하여 글로벌 의약품 시장을 선도하고자 하는 우리 제약산업에 매우 중요하면서 필수불가결한 기술이라고 하겠다. 그림 7.21은 제약 공결정을 개발하고 제조하는 PAT 통합 반응장치의 개념도를 나타낸 것이다. 지금까지의 설명을 통해서 쉽게 파악될 것으로 추측되지만, 실제적인 그림의 이해는 독자들에게 맡기기로 하겠다.

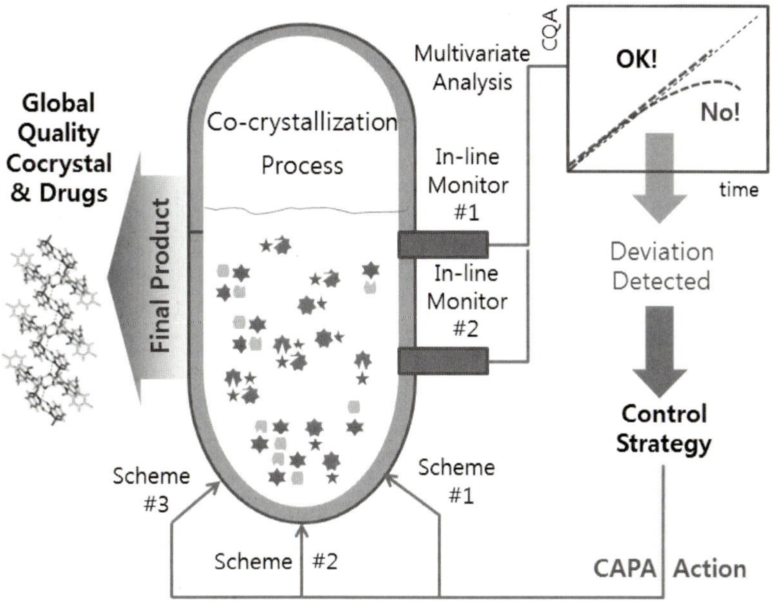

그림 7.21 PAT 통합 반응장치의 개념도

참고문헌

- World Health Organization (WHO).
  http://www.who.int/topics/pharmaceutical_products/en/
- US FDA (21 CFR 210-226, 600-620, 800-820)
  http://www.fda.gov/cder/dmpq/cgmpregs.htm
- ICH Q7: GMPs for Active Pharmaceutical Ingredients
  http://www.ich.org/LOB/media/MEDIA433.pdf
- European Union (in the EUDRALEX)
  http://ec.europa.eu/enterprise/pharmaceuticals/eudralex/homev4.htm
- UK Medicines & Healthcare Regulatory Agency (MHRA) "Orange Book":
  http://www.mhra.gov.uk/home/idcplg?IdcService=SS_GET_PAGE&nodeId=613
- 식품의약품안전처, 완제의약품 제조 및 품질관리기준 가이던스; 2015.3.
- 식품의약품안전처, 새 GMP 제도 관련 질의·응답집; 2010.2.
- 의약품 제조 및 품질관리기준(제4조제1항제6호가목, 같은 호다목부터 마목까지, 제48조제5호가목, 같은 호 다목부터 마목까지 및 같은 조 제6호, 제9호, 제9호의2

관련)<개정 2014.10.10.>

- U.S. DHHS and FDA, Guidance for Industry: Quality Systems Approach to Pharmaceutical cGMP Regulations; 2006.9.
- FDA, Questions and Answers on cGMP for Drugs; (http://www.fda.gov/drugs/developmentapprovalprocess/manufacturing/ucm124740.htm)
- Validation definition and FDA, Regulatory agencies guidelines requirement Accessed 27 Feb 2014.
- Agalloco, J. et al. "Validation: an unconventional review and reinvention". Validation: an unconventional review and reinvention (2001) 49(4) 175-179.
- A. Hoffmann, et al. "Computer system validation: An overview of official requirements and standards", Pharmaceutica Acta Helvetiae, (1988) 72(6) 317-325.
- N. G. Leveson, C. S. Turner, "An investigation of the Therac-25 accidents", Computer, (1993) 26(7) 18-41.
- US FDA, "Guidance for Industry, Process Validation: General Principles & Practices" (2011).
- FDA (1983). "Guide to Inspection of Computerised Systems (The Blue Book)". US Food and Drug Administration, Maryland, USA.
- International Organization for Standardization, Geneva, Switzerland (1994). "ISO 8402:1994: Quality management and quality assurance".
- "General Principles of Software Validation; Final Guidance for Industry and FDA Staff" (PDF). US FDA. 2002. Retrieved February 27, 2013.
- P. Weichel, "Survey of Published FDA Warning Letters with Comment on Part 11 (21 CFR Part 11)". J. Validation Technol. (2004) 11(1): 62-66.
- ISPE (2008). "GAMP5: Risk Based Approach to Computer Compliance". International Society for Pharmaceutical Engineers, Tampa, FL.
- PIC/S (2004). "Good Practices for Computerised Systems in Regulated "GXP" Environments, Report PI 011-2". Pharmaceutical Inspection Convention, Geneva.
- D. S. Tracy, R. A. Nash, "A Validation Approach for Laboratory Information Management Systems". J. Validation Technol. (2002) 9(1) 6-14.

- Lucas, I. "Testing Times in Computer Validation". J. Validation Technol. (2003) 9(2) 153-161.
- Balogh, M. & Corbin, V. "Taming the Regulatory Beast: Regulation vs Functionalism". Pharm. Technol. Europe (2005) 17(3) 55-58.
- European Commission Enterprise Directorate-General (2001), Final Version of Annex 15 to the EU Guide to Good Manufacturing Practice, Qualification and Validation, Brussels. European Commission Enterprise Directorate-General.
- Part 11: Electronic Records; Electronic Signatures,Code of Federal Regulations
- McDowall, R. D. 'Effective and practical risk management options for computerised system validation', Quality Assurance J. (2005) 9(3), 196-227.
- WHO Technical Report Series, No. 937, 2006. Annex 4. Appendix 5. 2006
- 의약품등 밸리데이션 실시에 관한 규정(식품의약품안전처 고시 제2013-116호 (2013.4.5, 개정)
- Juran, J.M. (1992). Juran on Quality by Design: The New Steps for Planning Quality into Goods and Services.
- Juran, J.M. (1986). "The Quality Trilogy: A Universal Approach to Managing for Quality". Quality Progress.
- Pharmaceutical Quality by Design: Product and Process Development, Understanding, and Control
- Roadmap for implementation of quality by design (QbD) for biotechnology products
- Development of a new predictive modelling technique to find with confidence equivalence zone and design space of chromatographic analytical methods
- "Joseph M. Juran". 2015-05-21.
- DeFeo, Joseph A. and Juran, Joseph M. (2010). Juran's Quality Handbook: The Complete Guide to Performance Excellence 6/e. McGraw Hill.
- DeFeo, Joseph A. (2014). Juran's Quality Essentials for Leaders. McGraw Hill.
- "Design for Six Sigma". 2015-05-14.
- Early, John (14 Feb 2013). "Quality by Design, Part 1". Quality Digest.
- Early, John (19 Feb 2013). "Quality by Design, Part 2". Quality Digest.
- http://www.fda.gov/aboutfda/centersoffices/officeofmedicalproductsandtoba cco/cder/ucm128080.htm

- "Process Validation: General Principles and Practices" (PDF). FDA Guidance.
- FDA Approves New Treatment for Diabetes 17 Oct 2006.
- http://qbdworks.com/qbd-biologics-gazyva-design-space/
- http://ojs.abo.fi/index.php/jefc/article/view/98/91
- ICH Quality Guidelines
- QbD 개념 및 기초 기술 사례
- 설계기반 품질고도화(QbD) 도입 대비를 위한 품질심사 안내서 [민원인 안내서]
- 바이오의약품 설계기반 품질고도화(QbD) 개발 안내서
- 의약품 설계기반품질 시스템(QbD) 평가 연구
- Quality by Design for ANDAs: An Example for immediate-release dosage forms
- Quality by Design for ANDAs: An Example for modified release dosage forms
- FDA, Guidance for industry: PAT - A framework for innovative pharmaceutical development, manufacturing and quality assurance; September 2004.
- Hinz, Process analytical technologies in the pharmaceutical industry: the FDA's PAT initiative; Anal. Bioanal. Chem. (2006) 384, 1036-1042.
- FDA, Pharmaceutical cGMPs for the 21st century - A risk based approach; Final Report, September 2004.
- B. Scott, A. Wilcock, "PAT in the pharmaceutical industry: A toolkit for continuous improvement". PDA J. Pharm. Sci. Technol. (2006) 60(1) 17-53.
- Y. Roggo, et al., "A review of near infrared spectroscopy and chemometrics in pharmaceutical technologies". J. Pharm. Biomed. Anal. (2007) 44(3), 683-700.
- M-J. Lee, et al., "In-Line NIR Quantification of Film Thickness on Pharmaceutical Pellets during a Fluid Bed Coating Process", Int. J. Pharm. 403(1-2) (2011) 66-72.
- M-J. Lee, et al., "Dynamic Calibration for the In-line Monitoring of Film Thickness of Pharmaceutical Tablets processed in a Fluid-Bed Coater", J. Pharm. Sci., 99(1) (2010) 325-335.
- M-J. Lee, et al., "In situ monitoring of anti-solvent co-crystallization by combining NIR and Raman spectroscopies", Crystal Growth Des. (2015) (in press).

8장

화장품

8.1 화장품의 소개

인간은 누구나 아름다워지고 싶은 본능을 가지고 있다. 살아가는 형편이 어려울 때는 생활고로 인해 이러한 욕망이 인간의 내면에 감추어지지만 어느 정도 생활이 윤택해지면 이 본능은 밖으로 나타나게 된다. 따라서 적절한 화장품을 사용하여 사람이 본래 갖추고 있는 아름다운 모습을 잘 표현하는 것은 매우 자연스러운 현상이고 또한 이를 적극적으로 발휘할 필요가 있다.

산업적 측면에서 화장품은 소량이면서 고가인 대표적인 기술 집약형 제품으로 모든 산업 분야와 관련이 있는 매우 유망한 산업이며 구매력의 측면에서는 그 어떤 상품보다 브랜드 파워(brand power)가 매우 강력한 힘을 발휘하는 제품군이다. 또한 화장품은 한류바람을 선도해 가고 있는 제품으로 한국을 방문하는 방문객들의 귀국 물품으로 가장 많이 선호되는 제품이기도 하다. 2018년의 국내 총생산액(GDP) 대비 화장품산업의 총생산 비중은 0.87%이며, 제조업 총생산에 대한 비중은 3.19%로 화장품산업이 국내 산업에 미치는 영향이 매우 큰 비중을 차지하고 있음을 알 수 있다(표 8.1 참조).

표 8.1 국내 총생산액 대비 화장품산업 총생산 비중 (단위: 억 원, %)

구분		2014년	2015년	2016년	2017년	2018년
국내총생산(GDP)		14,860,793	15,641,239	16,417,860	17,303,985	17,822,689
제조업 총생산		4,085,102	4,236,517	4,397,003	4,771,121	4,852,812
화장품산업 총생산		89,704	107,329	130,513	135,155	155,028
화장품 산업비중	국내총생산 대비	0.60	0.69	0.79	0.78	0.87
	제조업 총생산 대비	2.20	2.53	2.97	2.83	3.19

주: 국내총생산 GDP는 해당 연도 종료 후 3개월 이내 연간 감정치가 발표되고, 익익년 3월에 확정됨
자료: 대한화장품협회, 화장품 생산실적 자료, 각연도 한국은행, 경제통계시스템(ECOS)

표 8.2 연도별 화장품 생산 실적

구분	2012년	2013년	2014년	2015년	2016년	2017년	2018년
업체수(곳)*	1,810	1,895	2,735	3,840	4,961	5,829	6,487
생산품목(개)	101,296	88,806	101,362	105,318	119,051	125,766	124,560
생산금액(억원)	71,227	79,720	89,704	107,328	130,514	135,155	155,028
성장률(%)	11.5	11.9	12.5	19.7	21.6	3.6	14.7

* : 생산실적을 보고한 책임판매업체

표 8.3 연도별 화장품 무역 수지 (단위: 백만 원, %)

연도(년)	수출액(A)	수입액(B)	무역수지(A–B)
2018년 전년대비 성장률	23.3	6.8	28.4
2015	2,928,150	1,230,752	1,697,398
2016	4,848,682	1,253,475	3,595,207
2017	5,589,815	1,329,706	4,260,109
2018	6,889,842	1,420,038	5,469,804

우리나라 화장품 책임판매업체의 수는 2013년에 3,884개이었으나 2018년에는 12,673개로 약 326%라는 기하급수적인 증가를 하여 화장품산업이 투자 가치가 있는 산업임이 입증되었다. 국내 화장품 생산실적은 2018년 생산기준으로 약 15조 5천억 원의 매우 큰 규모를 자랑하고 있으며 2012년의 7조 천억 원 대비 약 217%의 매출 성장을 보여 주고 있다(표 8.2 참조). 수출은 2014년부터 흑자를 기록하기 시작하였으며 2018년까지 연평균 36.5%의 경이로운 성장을 기록하고 있다(표 8.3 참조).

주요 수출 국가로는 중국, 홍콩 및 미국 등인데 중국으로의 수출량은 전체 수출량의 약 42% 정도를 차지하고 있고 홍콩이 21%를 차지하고 있어 전체의 절반 이상을 차지하고 있다. 따라서 화장품 업계에서는 수출국가의 다변화를 위해 브라질, 러시아, 인도 등 BRIC 국가를 주목하고 있다(표 8.4 참조).

국내 화장품시장의 경향을 살펴보면 2018년의 경우 기초화장용 제품류가 전체 시장의 60.4%를 차지하여 가장 크고 이어서 색조화장용 제품류 15.5%, 두발용제품류, 인체세정용 제품류 순의 시장규모를 보여 주고 있다. 국내 화장품시장의 연도별 추이에서는 색조화장용 제품류, 인체세정용 제품류, 눈 화장용 제품류 등이 크게 성장하였으나 목욕용 제품류의 시장은 점차 줄어드는 현상을 나타내었다(표 8.5 참조).

전 세계화장품시장은 매년 5 ~ 6% 정도 증가하고 있다. 이는 소득이 증가하여 화장품의 구입이 늘어나고 있기 때문으로 판단되며, 특히 중국, 인도, 러시아, 브라질 등 BRIC 국가들의 화장품 시장 규모가 급격히 확대되고 있기 때문으로 보여진다(그림 8.1, 표 8.6 참조). 한국의 시장 규모는 전 세계에서 약 9위 정도를 기록하고 있으나 2022년에 세계 7위, 수출 세계 3위의 화장품 강국이 되려는 목표를 세워 놓고 있다.

표 8.4 국가별 수출실적

(단위: 천 달러, %)

순위	2017년			2018년			
	국가명	금액	점유율(%)	국가명	금액	점유율	전년대비 증감률(%)
1	중국	1,932,284	39.1	중국	2,656,162	42.4	37.5
2	홍콩	1,222,447	24.7	홍콩	1,315,009	21.0	7.6
3	미국	445,471	9.0	미국	538,183	8.6	20.8
4	일본	225,390	4.6	일본	302,600	4.8	34.3
5	대만	154,457	3.1	베트남	168,318	2.7	19.7
6	태국	151,309	3.1	태국	165,292	2.6	9.2
7	베트남	140,569	2.8	러시아 연방	157,696	2.5	63.6
8	싱가포르	104,331	2.1	대만	157,683	2.5	2.1
9	러시아 연방	96,375	1.9	싱가포르	131,599	2.1	26.1
10	말레이시아	66,892	1.4	말레이시아	87,354	1.4	30.6
11	프랑스	46,257	0.9	프랑스	67,507	1.1	45.9
12	필리핀	31,063	0.6	인도네시아	50,887	0.8	110.9
13	캐나다	26,331	0.5	영국	40,803	0.7	70.4
14	호주	26,100	0.5	필리핀	40,035	0.6	28.9
15	인도네시아	24,134	0.5	호주	34,427	0.5	31.9
16	영국	23,943	0.5	캐나다	30,128	0.5	14.4
17	아랍에미리트	13,942	0.3	카자흐스탄	22,609	0.4	91.0
18	독일	13,672	0.3	폴란드	19,868	0.3	51.6
19	이탈리아	13,602	0.3	독일	18,058	0.3	32.1
20	폴란드	13,105	0.3	캄보디아	16,772	0.3	51.0
139개 국가		5,589,843	100.0	139개 국가	6,889,842	100.0	23.3

자료: 대한화장품협회 기준

표 8.5 2018년도 유형별 생산실적

(단위: 억 원)

구분	유형	2017년		2018년	
		생산금액	점유율(%)	생산금액	점유율(%)
1	기초화장용 제품류	76,178	53.36	93,704	60.44
2	색조화장용 제품류	21,417	15.86	23,958	15.45
3	두발용 제품류	15,298	11.32	15,817	10.20
4	인체세정용 제품류	12,601	9.32	14,481	8.70
5	눈화장용 제품류	2,637	1.95	2,857	1.84
6	면도용 제품류	1,199	0.89	1,213	0.78
7	손발톱용 제품류	407	0.30	341	0.22
8	영, 유아용 제품류	746	0.55	568	0.37
9	방향용 제품류	355	0.26	376	0.24
10	두발염색용 제품류	4,213	3.12	2,583	1.67
11	목욕용 제품류	49	0.04	90	0.06
12	체취방지용 제품류	32	0.02	24	0.02
13	체모제거용 제품류	23	0.02	16	0.0

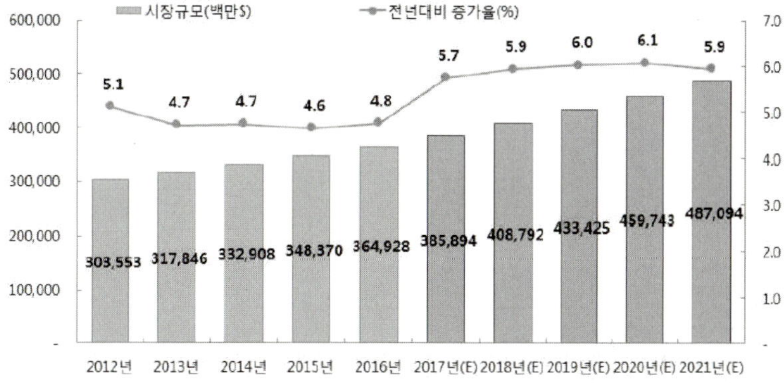

주 : 1. Euromonitor 자료를 이용하여 우리나라 화장품 유형 위주로 자료를 분석함
2. 2017년 이후 연도의 시장규모는 Euromonitor에서 추정한 값임
자료 : Euromonitor International, 2018(Mar)

그림 8.1 세계 화장품 시장규모 및 증가율

표 8.6 주요국가의 화장품 시장규모 (단위: 억 달러)

순위	국가별	2016	2017F	2018F	2019F	2020F	2021F	CAGR ('16~'21)
1	미국	848	869	887	904	919	934	1.9%
2	중국	502	529	557	587	619	653	5.4%
3	일본	371	376	380	383	386	389	1.0%
4	브라질	293	301	312	327	344	364	4.5%
5	독일	180	182	183	185	186	188	0.9%
6	영국	167	171	175	179	184	188	2.3%
7	프랑스	144	145	146	147	148	149	0.7%
8	인도	121	124	127	130	134	138	2.7%
9	한국	119	123	126	129	131	133	2.3%
10	이탈리아	109	110	111	112	113	114	0.8%
전체		4,929	5,063	5,203	5,349	5,500	5,654	2.8%

주: 1. Euromonitor 자료를 이용하여 우리나라 화장품 유형 위주로 자료를 분석함
2. 2017년 이후 연도의 시장규모는 Euromonitor에서 추정한 값임
자료 : Euromonitor International, 2018 Mar.

2018년 매출액 기준으로 세계 최대의 화장품업체는 프랑스 국적의 로레알(L'oreal)이며, 그 뒤를 영국과 네덜란드의 유니레버(Unilever), 미국의 에스티로더와 P&G의 순이며 한국 기업은 아모레퍼시픽이 세계 12위, LG생활건강은 15위 그리고 해브앤비가 62위, 에이블씨엔씨가 78위를 기록하고 있다(표 8.7 참조).

표 8.7. 2016년 매출액 기준 세계 100대 화장품 기업 현황

순위	기업명	국적	매출액(억 달러)	성장률(%)
1	로레알	프랑스	318.1	3.5
2	유니레버	영국 · 네덜란드	223.9	−0.3
3	에스티로더	미국	142	11
4	P&G	미국	132	6.4
5	시세이도	일본	96.6	7.6
6	코티	미국	90.6	−1
12	아모레퍼시픽	한국	53.1	0.4
15	LG생활건강	한국	38.5	16.5
62	해브앤비	한국	4.5	28.2
78	에이블씨엔씨	한국	3.1	−7.4

자료: WWD Inc.

※ LG생활건강은 뷰티 부문만 따로 집계

※ 매출과 성장률 등은 추정치

화장품법 제2조1항에 따르면 '화장품은 인체를 청결 미화하여 매력을 더하고 용모를 밝게 변화시키거나 피부 모발의 건강을 유지 또는 증진하기 위하여 인체에 사용되는 물품으로서 인체에 대한 작용이 경미한 것을 말한다. 다만, 약사법 제2조 제4항의 의약품에 해당하는 물품은 제외한다'라고 정의되어 있다.

기능성화장품의 범위는 국가마다 다소 차이가 있으나 유럽에서는 폭넓은 기능성의 범위를 인정하고 있다. 국내에서는 기능성화장품을 화장품법 제2조2항에 미백, 주름개선, 자외선 차단 등 기존의 3종류 외에 염모, 탈색(脫色) · 탈염(脫染), 제모, 탈모 완화, 여드름성 피부 완화, 아토피성 피부 보습 등 7종을 새로 추가해 총 10종으로 확대하였다. 2011년 개정된 화장품법에서는 유기농화장품을 다음과 같이 새롭게 정의하였다. 유기농화장품이란 유기농 원료, 동식물 및 그 유래 원료 등으로 제조되고, 식품의약품안전처장이 정하는 기준에 맞는 화장품을 말한다.

8.2 피부

사람의 피부는 표면에서부터 크게 표피(epidermis), 진피(dermis) 및 피하지방층(hypodermis, subcutaneous tissue)으로 구분할 수 있다(그림 8.2 참조). 이 중 표피의 두께는 대략 0.1 ~ 0.3 mm이며 진피는 0.5 ~ 4 mm이고, 피하지방층은 사람의 부위마다 차이가 있다. 표피는 다시 맨 위층의 각질층(stratum corneum)에서부터

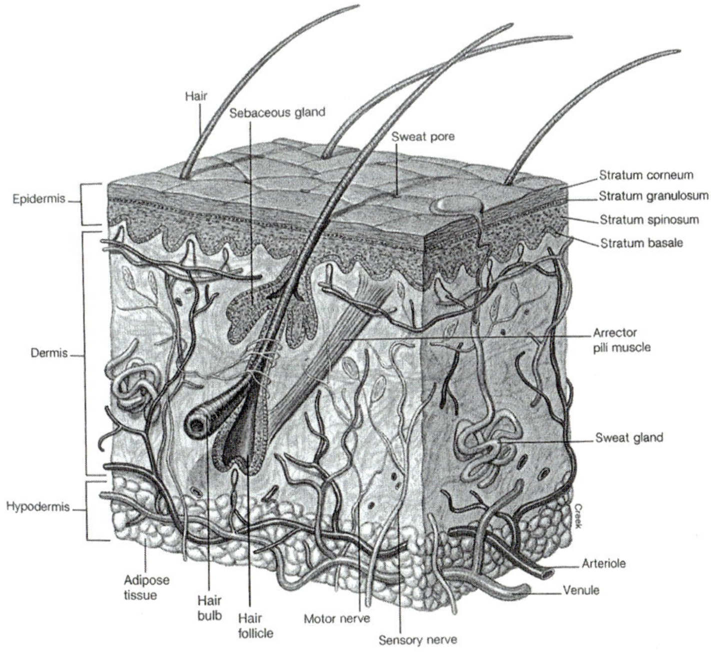

그림 8.2 피부의 구조

아래로 투명층(stratum lucidum), 과립층(stratum granulosum, granular layer), 유극층(stratum spinosum, spinous layer), 기저층(stratum germinativum, basal cell layer)으로 나누어진다(그림 8.3 참조). 진피는 위에서부터 유두층(papillary layer of dermis), 망상층(recticular layer of dermis)으로 구분된다.

각질층은 사람의 피부에 있어서 가장 바깥에 위치하며, 피부와 주위의 공기 등과의 접촉층이다. 각질층은 핵이 없어진 25 ~ 30층으로 구성되어 있으며, 각질세포

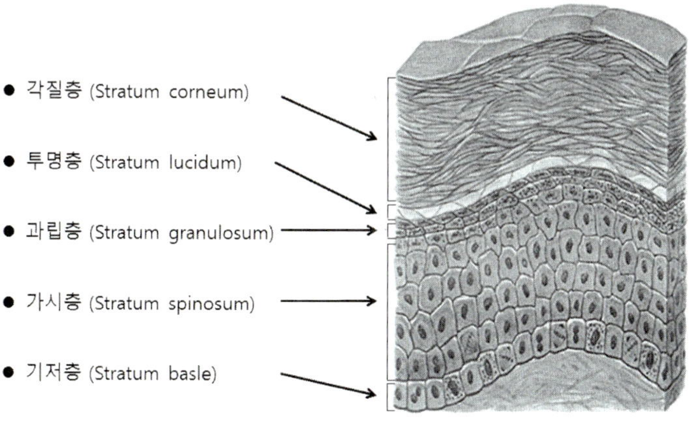

그림 8.3 표피의 구조

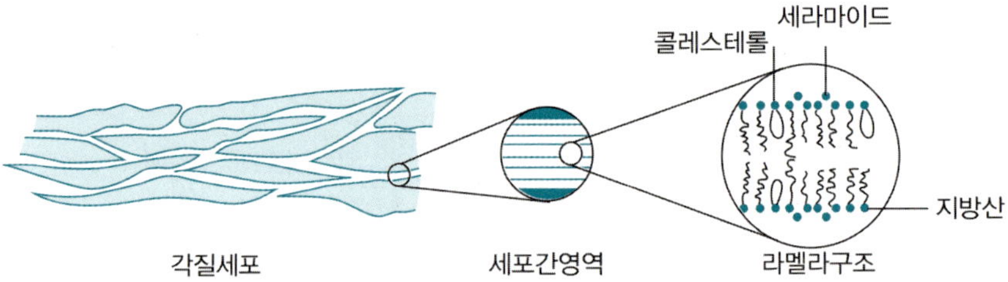

그림 8.4 각질층의 구조

(keratinocyte)의 주된 구성성분은 케라틴(keratin) 단백질로서 산, 알칼리 등의 화학약품과 열에 대한 강한 저항력을 보여 준다. 각질세포 사이에 존재하는 세포간 지질(intercellular lipid)은 세라마이드(ceramide), 콜레스테롤, 지방산 등이 지질 이중층(lipid bilayer)을 형성하고 있으며 피부에 화장품을 도포할 때 유효성분의 이동경로의 역할을 한다(그림 8.4 참조). 또한 이 층은 외부로부터 병원균을 포함한 이물질의 침입에 대한 천연 방벽(natural barrier)의 역할을 하기도 하여 피부건강에 대단히 중요한 역할을 수행한다.

기저층에 있는 각질세포는 분열에 의해 세포들이 차츰 위층으로 밀려나면서 핵을 잃어버리고 표피의 가장 윗부분에서 각질층을 형성하고 점차 피부에서 이탈된다. 이런 전체과정은 약 4주간에 걸쳐 이루어진다. 투명층은 3 ~ 4층의 호산성세포로 구성된 투명한 층이며, 세포질은 반유동물질과 각질 유리과립을 함유하고 있고, 사람의 경우 손바닥과 발바닥에서만 발견할 수 있다. 과립층은 2 ~ 5층의 과립세포로 구성되어 있으며, 세포 간 지질과 외부로부터의 피부 자극에 반응하는 물질을 만든다.

유극층은 표피 중에서 가장 두꺼운 층으로 대략 10층까지의 세포가 층을 이루고 있으며, 층 사이에 림프액이 흘러 표피세포에 영양분을 공급한다.

기저층은 표피의 가장 아래에 위치한 단층세포이며 구불구불한 반원의 형태로 진피와 접촉한다. 이곳의 각질형성세포들은 계속해서 분열하는 줄기세포 중 하나로서 새로운 세포를 끊임없이 생성하여 위층으로 밀어내는 역할을 한다.

기저층에는 특히 자외선의 흡수에 매우 중요한 멜라닌을 생성하는 멜라닌세포(melanocyte)가 존재한다(그림 8.5 참조). 기저층에서 각질형성세포와 멜라닌세포의 비는 약 10 : 1 정도가 된다. 멜라닌세포에서 만들어진 멜라닌은 세포돌기를 통하여 각질형성세포로 이동되어 자외선을 흡수하는 역할을 수행함으로써 세포를 보호한다. 사람에 있어서 멜라닌세포의 수는 동일하나 멜라닌의 생성작용에 있어서 차이가 나 백인은 멜라닌의 생성이 약하고, 흑인은 멜라닌의 생성이 강하며, 황인종은 그 중간 정도를 유지한다.

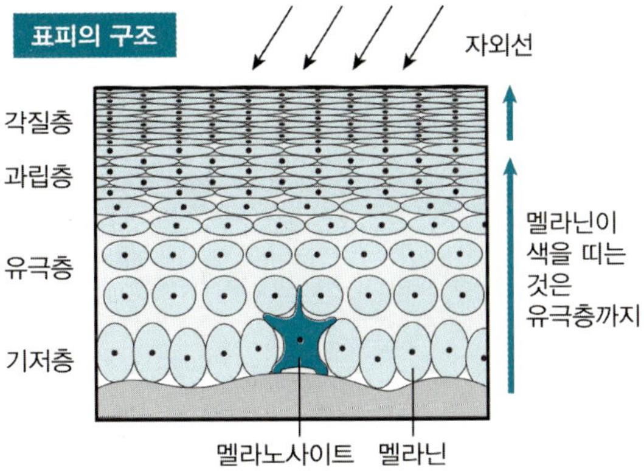

그림 8.5 멜라닌세포

표피에는 각질형성세포와 멜라닌세포 외에도 면역기능을 수행하는 랑게르한스세포(langerhans cell)와 감각기능을 수행하는 머켈세포(merkel cell)도 존재한다. 또한 표피에는 아미노산, 피롤리돈카르복시산(pyrrolidone carboxylate), 무기염, 젖산염, 요소 등의 친수성 물질들로 이루어진 천연보습인자(natural moisturizing factor)가 존재하여 피부의 수분을 일정하게 유지하는 역할을 한다(그림 8.6 참조).

진피의 구조는 표피와는 확연히 다르다. 표피는 각질형성세포 등이 빽빽이 들어 있어서 잘 짜여진 성곽의 역할을 하는 반면, 진피는 섬유아세포(fibroblast cell)가 적당한 간격을 두고 느슨하게 배치되고 있으며, 그 중간에 콜라겐(collgen), 엘라스틴(elastin) 등이 그물구조를 형성하고 있다(그림 8.7 참조). 이런 진피의 구조를 세포외 기질(extracellular matrix)이라고 한다. 진피에는 이러한 콜라겐과 엘라스틴이 입체구조를 이루어 피부에 탄력을 제공한다.

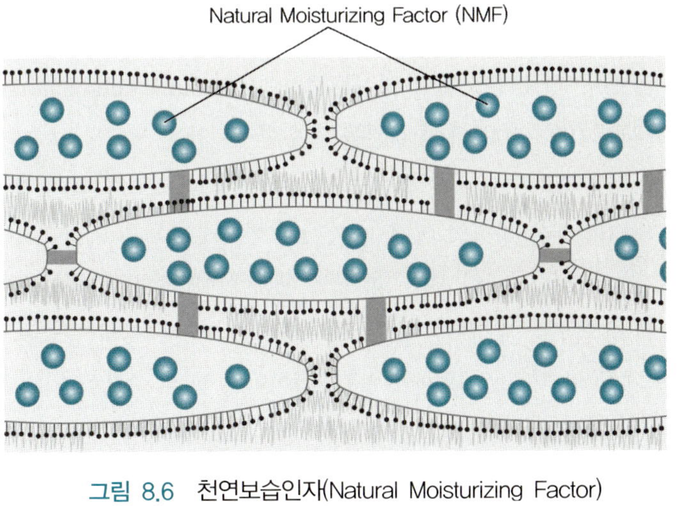

그림 8.6 천연보습인자(Natural Moisturizing Factor)

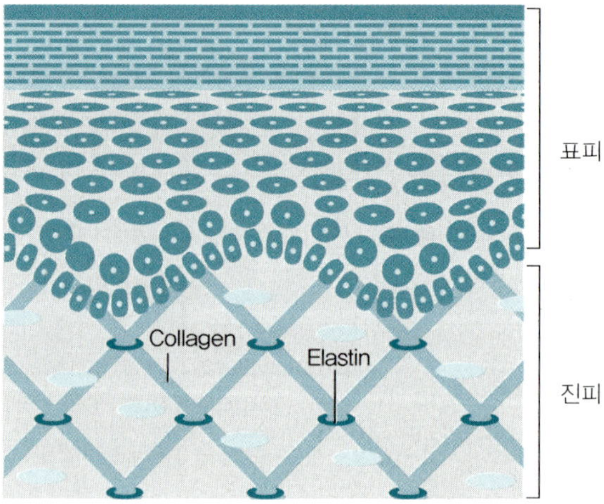

그림 8.7 표피와 진피의 간략한 도식화

콜라겐은 인체 내에서 전체 단백질의 약 25%를 차지할 정도로 가장 많이 분포되어 있다. 진피에 장력을 제공하여 신체 내부를 보호하는 역할을 수행한다. 콜라겐은 28종류가 존재하며 그 중 1-4형이 인체 내 90% 이상을 차지한다. 콜라겐은 글리신(Glycine)-프롤린(proline)-A 혹은 글리신(Glycine)-B-히드록시프롤린(hydroxyproline)의 펩타이드구조를 가지고 있으며 3중 가닥으로 꼬여 있어서 매우 단단하다. 섬유아세포가 강한 자외선에 노출되었을 때 collagenase라는 효소가 분비되며 이것은 콜라겐을 분해하며 이런 현상이 반복될 때 피부에는 주름이 형성된다.

탄력섬유는 진피에서 고무와 같은 역할을 한다. 당기면 약 1.5배까지 늘어나고 놓으면 원상태로 회복되어 피부에 탄력을 부여한다. 섬유아세포가 자외선에 노출될 때 elastase라는 효소가 분비되며 이것은 엘라스틴을 분해하고 결과적으로 피부의 팽팽한 구조를 파괴하여 주름을 형성한다.

진피에는 보습의 역할을 하는 뮤코다당류(mucopolysaccharide)가 풍부히 분포되어 있으며, 대표적인 것이 히아루론산염(sodium hyaluronate)이다. 히아루론산염은 분자량의 100 ~ 1000배의 수분을 흡수할 수 있을 정도로 보습력이 뛰어나 화장품에 널리 사용되고 있으며 이외에도 안과용 의약품으로도 많이 활용되고 있다.

피하지방층은 진피의 아래 부분으로 지방세포 혹은 지방조직이 잘 발달해 있으며, 이 지방조직은 신체의 부위 및 영양 상태에 따라 매우 다양하다. 피하지방층은 신체의 열이 외부로 발산되는 것을 차단해주어 체온유지에 중요한 역할을 수행한다.

인체의 피부에는 이외에도 털(hair)이라는 매우 중요한 기관이 존재한다. 털은 보호기능과 감각의 기능을 수행한다. 털은 그 뿌리 부분이 진피에 박혀 있고, 모구(bulb)에는 줄기세포의 역할을 하는 모모세포(keratinocyte)와 멜라닌세포가 존재한

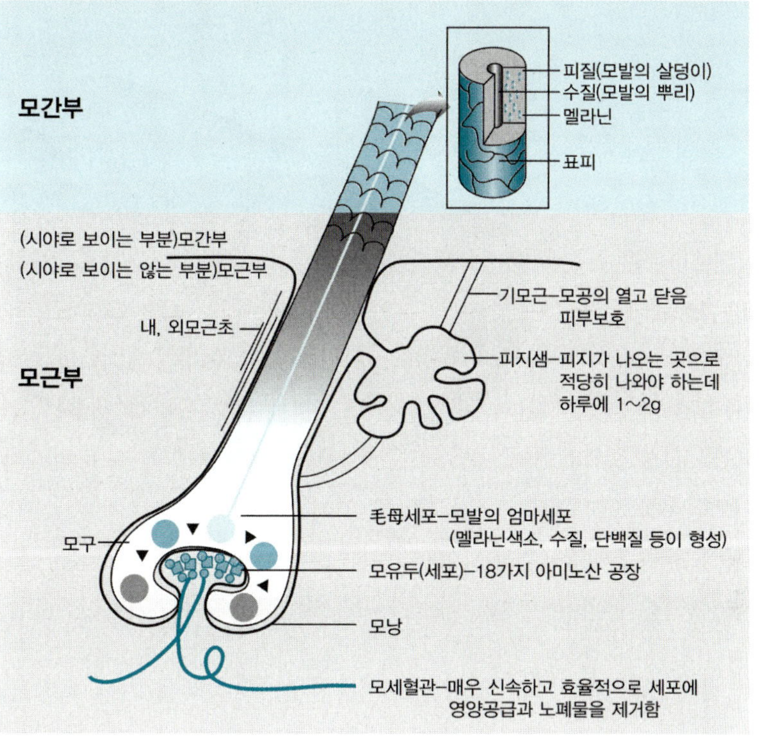

그림 8.8 털(Hair)의 구조

다. 나이가 들면 머리가 백발로 되는 경우가 많은데, 이것은 털에 존재하는 멜라닌 세포에서 검은 멜라닌을 생산하지 못하기 때문이다(그림 8.8 참조).

사람에 있어 모발의 수는 약 10만 개 정도로 알려져 있으며, 1개월에 약 1 cm 정도 자란다. 털의 수명은 모발의 경우 2~4년이며 속눈썹은 3~4개월이다. 털은 가장 바깥의 모소피(cuticle), 가운데의 모피질(cortex)과 중심부의 모수질(medulla)로 구성되어 있다. 모모세포에 영양분을 충분히 공급하기 위해 털의 아래에는 모세혈관이 잘 발달되어 있다.

모발의 화학적 성분은 아미노산, 멜라닌색소, 지질, 수분, 미량금속 등으로 구성되어 있으며, 이 중 아미노산의 비중이 가장 크고 특히 시스틴(cystein)의 함량이 가장 높다. 모발 내에는 펩타이드 결합, 수소 결합, 염 결합, 시스틴 결합 등 다양한 결합이 존재하여 당기면 잘 늘어나는 인장특성이 있고 멈추면 원래대로 되돌아간다. 모발 또한 외부의 수분변화에 민감하여 공기의 수분함량이 증가할수록 모발 내 수분량도 증가한다. 모발이 강한 염색약, 열 등에 장기간 노출되면 외부의 모소피가 손상되고 이는 머리칼이 갈라지거나 끊어지는 현상으로 나타난다.

파마(또는 펌, permanent)는 모발의 시스틴 결합을 활용하는 것으로 제1제(환원

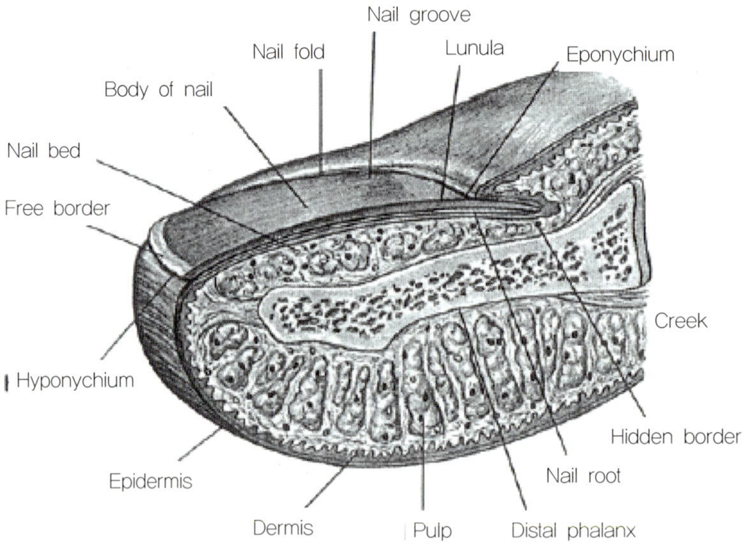

그림 8.9 손톱의 구조

제)는 모발의 시스틴 결합을 끊어주며 이후 열 등을 가해 모발을 적당한 모양으로 성형하고 이후 제2제(산화제)를 사용하여 모발의 시스틴 결합을 다시 이어주어 일정한 모양을 갖게 한다.

털의 부속기관으로 피지선(sebaceous gland)이 있으며 여기에서는 피부 위에 얇게 코팅하여 피부를 보호하는 피지(sebum)가 분비된다. 피지는 트리글리세리드(triglyceride), 왁스에스테르, 지방산, 스쿠알렌(scualene) 등으로 구성되어 있다. 피지는 수분의 증발을 조절하며 각질층에 유연성을 부여하고 외부로부터 유해물질이나 세균의 침입을 막는 역할을 수행한다.

손톱의 주성분은 케라틴으로 구성되어 있으며, 내부에서부터 손톱 뿌리(nail root), 손톱 몸통(body of nail), 손톱 끝(edge of nail)으로 구성되어 있고, 손톱의 아래에는 진피(nail bed)가 존재한다(그림 8.9 참조). 손톱은 외부의 수분변화에 매우 민감하며, 수분량이 부족할 경우 손톱이 갈라지는 현상이 나타난다.

8.3 화장품의 계면활성

화장품의 구성성분을 크게 나누어 보면 물에 잘 녹는 친수성 성분과 oil(기름)에 잘 녹는 친유성 성분으로 구분된다. 그러나 일상생활의 경험에서 잘 알다시피 기름

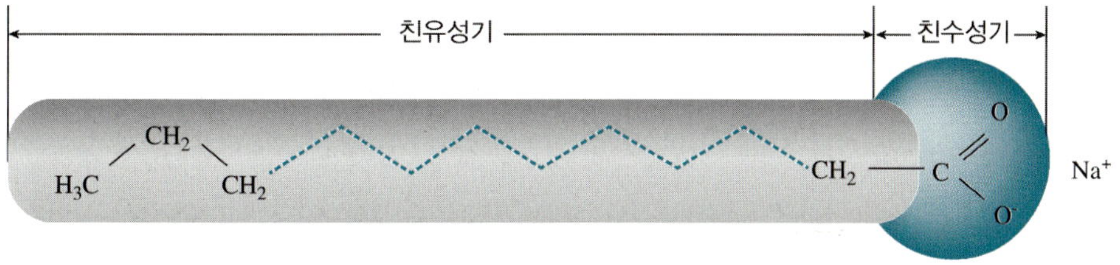

그림 8.10 화장품의 계면활성제의 구조

은 물에 잘 녹지 않아서 두 성분의 혼합이 화장품에서는 중요한 문제로 나타난다. 계면활성제(surfactant)는 친유기 성분과 친수기 성분이 모두 포함되어 있어 수성성분(주로 물)과 유성성분을 연결하는 다리의 역할을 하며, 양 성분이 잘 혼합되게 하는 물질로서 화장품에서는 아주 중요한 성분이다(그림 8.10 참조).

수성성분, 유성성분과 계면활성제가 혼합될 때 양 성분은 잘 섞여서 유화(emulsion) 또는 가용화(solubilization) 상태를 이룬다. 유화는 emulsion 입자(micelle)의 크기가 커서 빛을 모두 반사시킴으로써 흰색을 띤다(로션 및 크림 제형). 반면 가용화의 경우에는 입자의 크기가 빛의 파장에 비해 작아서 대부분의 빛이 투과되어 투명하게 보인다(스킨 등)(그림 8.11 참조).

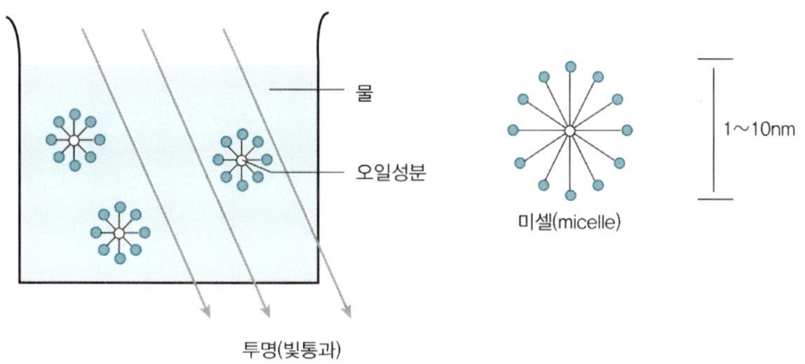

(a) 가용화

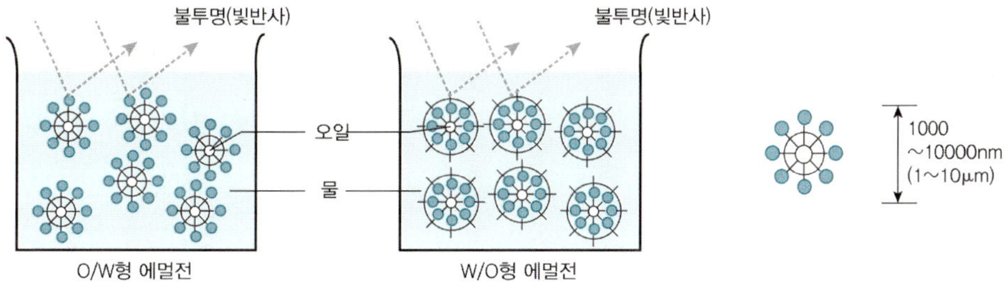

(b) 에멀전

그림 8.11 가용화와 에멀션

에멀전에는 소량의 oil 성분이 다량의 물에 혼합되어 있는 O/W형(Oil in Water, 수중유형)과 소량의 수상성분이 다수의 oil 성분에 섞여있는 W/O형(Water in Oil, 유중수형)으로 크게 나눌 수 있다(그림 8.12 참조). 이외에도 O/W형의 에멀전이 다시 분산된 W/O/W형의 복합 에멀전과 에멀전의 크기가 nanosize로 피부에 흡수가 촉진되는 nanoemulsion도 화장품에 많이 적용되고 있다.

계면활성제의 친수성 정도는 계면활성력을 평가하는 중요한 지표가 되며 이것의 기준으로 HLB(Hydrophile-Lipophile Balance)가 있다.

계면활성제의 HLB는 0 ~ 20 사이의 값을 가지며, 숫자가 작을수록 친유기가 많고 숫자가 클수록 친수기가 증가한다. W/O형의 에멀전에는 HLB 4 ~ 6 정도의 계면활성제가 사용되고 O/W형의 에멀전에는 HLB 8 ~ 18이 주로 사용된다.

계면활성제는 물에 용해될 때 친수기 부분이 음이온(anion)으로 해리되는 음이온계면활성제, 친수기 부분이 양이온(cation)으로 해리되는 양이온계면활성제, 분자 내에 양이온과 음이온을 동시에 한 개 이상씩 갖는 양쪽성 계면활성제, 그리고 분자 내에 -OH, -COOR 등의 친수성기를 가지고 있으나, 용액 중에 이온화되지 않는 비이온 계면활성제로 나눌 수 있다.

음이온계 계면활성제는 계면활성제 중 역사가 가장 오래되었으며 우수한 세정력, 기포력이 있어서 샴푸, 세안용 비누 등에 주로 사용된다. 알킬황산에스테르염, 알킬벤젠설폰산염 등이 가장 대표적인 음이온계 계면활성제이다. 양이온계 계면활성제는 일반적으로 단백질의 표면에 흡착되는 성질이 있어서 헤어린스에 이용도가 증가

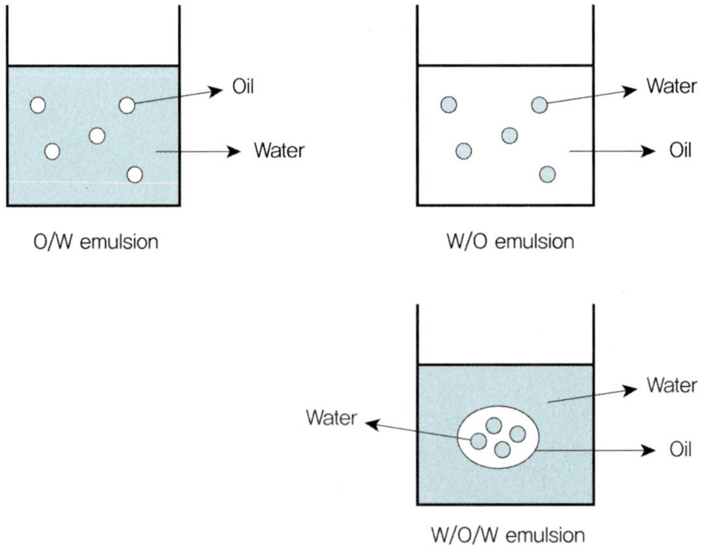

그림 8.12 O/W, W/O, W/O/W 에멀션

하고 있고 정전기를 방지하는 성질이 있어서 정발제의 첨가물로도 자주 사용된다. 염화알킬트리메틸암모늄, 염화스테아릴트리메틸암모늄이 가장 대표적인 양이온계 계면활성제이다. 양쪽성 계면활성제도 살균성이 있어서 샴푸, 비듬샴푸, 에어로솔에 주로 사용되고 있으며, 알킬디메틸아미노초산베타인, 라우릴아미노프로피온산나트륨이 가장 대표적이다. 비이온계 계면활성제는 화학적으로 합성된 계면활성제 중 피부자극이 가장 적어서 스킨로션 등 다양한 화장품에 응용이 점차 증가되고 있으며, 새로운 계면활성제가 많이 개발되고 있다. 미국의 ICI 사에서 개발한 SPAN형과 TWEEN형의 제품이 가장 대표적이다. 이 외의 계면활성제로는 고분자계 계면활성제와 천연계면활성제가 있다. 이 중 천연계면활성제는 화장품에 있어서 자연주의 경향과 어울려 최근 가장 큰 주목을 받고 있다. 천연계면활성제는 주로 식물, 동물, 미생물에서 계면활성성분을 추출한 것으로 레시틴, 라놀린, 사포닌과 미생물에서 추출되는 biosurfactant가 가장 대표적이다.

계면활성제는 방부제와 함께 화장품에서 피부자극을 일으키는 대표적 성분이다. 화장품의 피부자극을 완화하기 위해 다양한 소재, 특히 식물로부터 천연계면활성제를 추출하기 위한 많은 연구가 수행되고 있다. 최근에는 유효성분이 계면활성제의 역할을 겸하는 화장품도 출시되고 있다.

8.4 화장품의 구성성분

의약품과는 달리 화장품은 나이, 성별에 관계없이 일단 구입하면 피부에 장기간 사용하므로 그 원료성분의 안전성(safety)이 특히 중요하며, 이에 따라 선진 각국에서는 국민보건의 차원에서 화장품의 원료에 대해서는 엄격한 법적 규제를 가하고 있다. 국내에서 예전에는 화장품에 사용할 수 있는 원료를 명시하였으나 최근 개정된 규정에서는 negative system을 적용하여 화장품에 사용할 수 없는 원료와 사용상의 제한이 필요한 원료(표 8.8 참조)로 구분하고 있다(화장품 안전기준 등에 관한 규정, 식약처 고시 제2014-79호). 대표적인 금지원료로는 중추신경계에 작용하는 교감신경흥분성 아민, 나프탈렌, 납 및 그 화합물, 니켈, 니트로스아민류, 마취제(천연 및 합성), 벤젠, 벤조피렌, 브롬, 아세토나이트릴, 에스트로겐, 에칠렌옥사이드, 인태반(human placenta) 유래 물질, 크롬, 클로로에탄, 클로로포름, 페놀, 포름아마이드, 히드로퀴논, 항생물질, 항히스타민제, BSE(bovine spongiform encephalopathy) 감염조직 및 이를 함유하는 성분 등이 있다. 즉, 위에 명시된 원료 이외에는 원칙적으

표 8.8 화장품에 사용시 제한이 필요한 대표적 원료

원료명	사용한도	비고
디아졸리디닐우레아	0.5%	
3, 4-디클로로벤질알코올	0.15%	
벤조익애씨드, 그 염류 및 에스텔류	산으로서 0.5% (다만, 벤조익애씨드 및 그 소듐염은 사용 후 씻어내는 제품에는 산으로서 2.5%)	
벤질알코올	1% (다만, 염모용제품류에 용제로 사용할 경우에는 10%)	
살리실릭애씨드 및 그 염류	살리실릭애씨드로서 0.5%	3세 이하 어린이 사용금지 (다만, 샴푸는 제외)
클로로펜(2-벤질-4-클로로페놀)	0.2%	
트리클로산	0.3%	
페녹시에탄올	1%	
p-하이드록시벤조익애씨드, 그 염류 및 에스터류	· 단일성분일 경우 0.4%(산으로서) · 혼합사용의 경우 0.8%(산으로서)	
디소듐페닐디벤즈이미다졸테트라설포네이트	산으로서 10%	
디에칠아미노하이드록시벤조일헥실벤조에이트	10%	
메칠렌비스-벤조트리아졸릴테트라메칠부틸페놀	10%	
4-메칠벤질리덴캠퍼	4%	
벤조페논-3(옥시벤존)	5%	
벤조페논-4	5%	
벤조페논-8(디옥시벤존)	3%	
부틸메톡시디벤조일메탄	5%	
비스에칠헥실옥시페놀메톡시페닐트리아진	10%	
에칠디하이드록시프로필파바	5%	
옥토크릴렌	10%	
에칠헥실디메칠파바	8%	
에칠헥실메톡시신나메이트	9.5%	
에칠헥실살리실레이트	5%	
에칠헥실트리아존	5%	
이소아밀-p-메톡시신나메이트	10%	
징크옥사이드	25%	
티이에이-살리실레이트	12%	
티타늄디옥사이드	25%	
페닐벤즈이미다졸설포닉애씨드	4%	

표 8.8 화장품에 사용시 제한이 필요한 대표적 원료(계속)

원료명	사용한도	비고
감광소 감광소 101호(플라토닌) 감광소 201호(쿼터늄-73) 감광소 301호(쿼터늄-51) 감광소 401호(쿼터늄-45) 기타의 감광소의 합계량	0.002%	
과산화수소 및 과산화수소 생성물질	· 두발용 제품류에 과산화수소로서 3% · 손톱경화용 제품에 과산화수소로서 2%	기타 세품에는 사용금지
비타민 E(토코페롤)	20%	
시스테인, 아세틸시스테인 및 그 염류	퍼머넌트웨이브용 제품에 시스테인으로서 3.0 ~ 9.5% (다만, 가온2욕식 퍼머넌트웨이브용 제품의 경우에는 시스테인으로서 1.5 ~ 5.5%, 안정제로서 치오글라이콜릭애씨드 1.0%를 배합할 수 있으며, 첨가하는 치오글라이콜릭애씨드의 양을 최대한 1.0%로 했을 때 주성분인 시스테인의 양은 6.5%를 초과할 수 없다)	
징크피리치온	비듬 및 가려움을 덜어주고 씻어내는 제품(샴푸, 린스)에 총 징크피리치온으로서 1.0%	기타 제품에는 사용금지
치오글라이콜릭애씨드, 그 염류 및 에스텔류	· 퍼머넌트웨이브용 및 헤어스트레이트너 제품에 치오글라이콜릭애씨드로서 11% (다만, 가온2욕식 헤어스트레이트너 제품의 경우에는 치오글라이콜릭애씨드로서 5%, 치오글라이콜릭애씨드 및 그 염류를 주성분으로 하고 제1제 사용 시 조제하는 발열2욕식 퍼머넌트웨이브용 제품의 경우 치오글라이콜릭애씨드로서 19%에 해당하는 양) · 사용 후 씻어내는 두발용 제품류에 2%	기타 제품에는 사용금지

로 모두 화장품에 사용가능하다. 다만, 각 소재의 안전성 및 유용성에 대해서는 화장품 제조회사가 책임을 져야 한다(제조물책임법, Product liability law). 참고로 국제화장품원료집(International Cosmetic Ingredient Dictionary, ICID)에 따르면 화장품에 사용 가능한 원료는 대략 10,000종 정도 되는 것으로 알려져 있다.

기초화장품은 크게 피부의 피지의 대용품이라고 할 수 있다. 피지는 주로 수분과 오일로 이루어져 있기 때문에 수상원료와 유상원료는 화장품원료 중 대부분을 차지한다. 수상원료는 기본적으로 물에 녹는 성분을 의미하며, 정제수, 에틸알코올, 글리세린(glycerin),

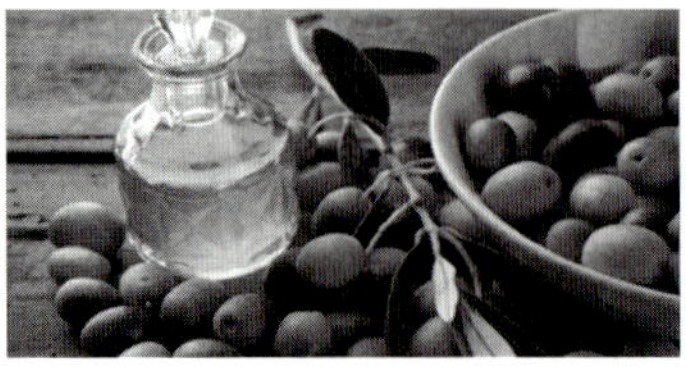

올리브 오일

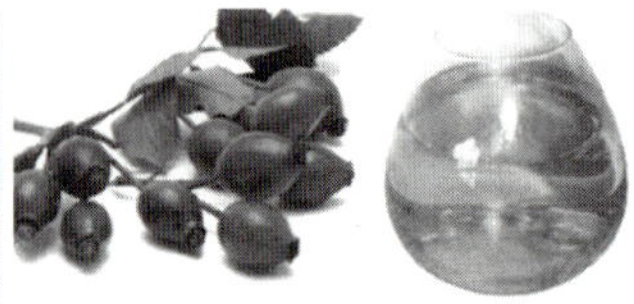

로즈힙 오일

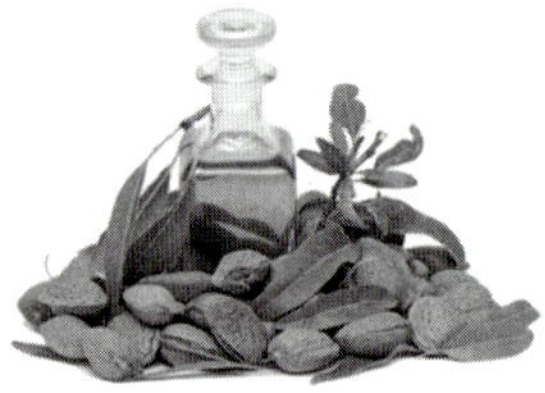

스윗 아몬드 오일

그림 8.13 화장품에 사용되는 각종 식물성 오일류

프로필렌글리콜(propylene glycol), 솔비톨(sorbitol), 젖산나트륨(sodium lactate), 2-피롤리돈-5-카르본산나트륨(sodium 2-pyrrolidone-5-carboxylate, PCA-Na), 히아루론산 나트륨(sodium hyaluronate) 등이 대표적이다.

유상원료는 오일에 녹는 성분을 의미하며 그 화학적 특성에 따라 유지류(oils), 왁스류(waxes), 탄화수소류(hydrocarbons), 고급지방산(fatty acids), 고급알코올(fatty alcohols) 및 에스테르류(esters) 등 매우 다양한 성분들이 있다. 유지류 중에는 식물성 유지로서 피마자유(castor oil), 동백유(camelia oil), 올리브유(olive oil). 포도씨유(grapeseed oil), 마카다미아 너트유(macadamia nut oil) 등의 다양한 식물성 오일이 있다(그림 8.13 참조).

왁스류는 18 ~ 56개 정도의 탄소를 포함하는 에스테르류를 의미하며 물에 용해되지는 않으나, 에탄올에 용해되고, 화학적으로 오일류보다 안정하여 공기 중에 방치되어도 쉽게 변질되는 않는 특성이 있어서 화장품의 유성성분으로 널리 사용되고 있다. 대표적인 왁스류로는 카르나우바 왁스(carnauba wax), 호호바유(jojoba oil), 밀납(bees wax), 라놀린(lanolin), 칸데릴라 왁스(candelilla wax) 등이 있다(그림 8.14 참조). 특히 라놀린에는 재미있는 일화가 있다. 화장품업계에서 최초로 자수성가한 여성 백만장자인 Helena Rubinstein 여사가 호주(Australia)에서 기초화장품에 라놀린을 처음 사용하여 세계적인 대유행을 창조한 이래 현재까지 널리 사용되고 있다.

탄화수소류로서는 유동파라핀(liquid paraffin), 파라핀(paraffin), 세레신(ceresin), 스쿠알란(squalane) 등이 대표적이다. 고급지방산으로는 라우린산(lauric acid), 미리스틴산(myristic acid), 팔미틴산(palmitic acid), 스테아린산(stearic acid) 등을 들 수

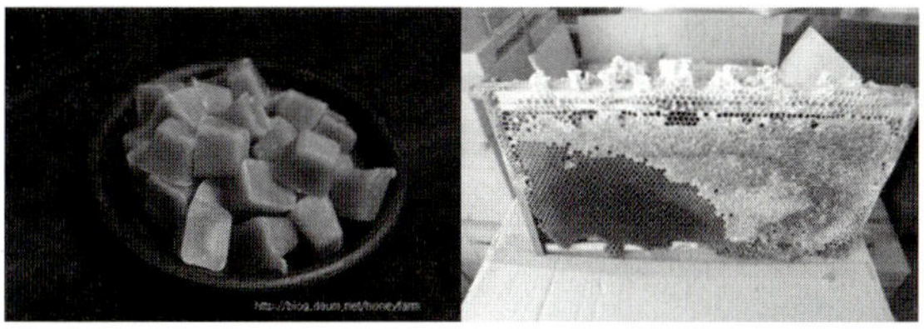

밀랍

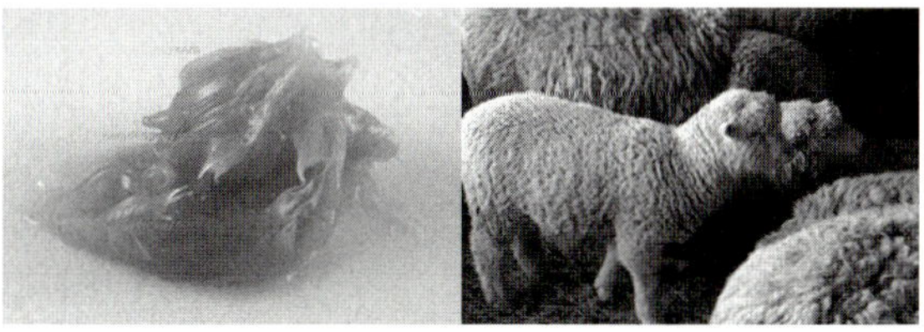

라놀린

그림 8.14 화장품에 사용되는 각종 왁스류

있다. 고급알코올로는 세틸알코올(cetyl alcohol), 스테아릴알코올(stearyl alcohol), 2-옥틸도데칸올(2-octyldodecanol) 등이 있다. 에스테르류로는 미리스틴산 아이소프로필(isopropyl myristate), 2-에틸헥산산에틸(ethyl 2-ethyl hexanoate), 사과산 디이소스테아릴(di-isostearyl malate) 등이 있다.

화장품에는 수상성분과 유상성분 이외에도 화장품의 종류에 따라 계면활성제, 방부제, 색소, 향료, 점증제, 산화방지제, 킬레이트제, 주름개선소재, 미백소재, 자외선 차단소재 등의 매우 다양한 물질들이 첨부된다. 계면활성제에 대해서는 9.3절에 자세히 설명하였다.

방부제(보존제)는 미생물에 의한 화장품의 변패를 방지하기 위해 사용되는 물질이다. 화장품은 장기간 판매장에 진열될 수 있고, 또한 소비자가 구입 시 최소 몇 개월 이상 사용되는 점이 의약품과는 크게 다른 점이다. 화장품의 오염은 1차 오염과 2차 오염으로 구분할 수 있다. 1차 오염은 화장품생산과정의 문제로 인한 오염이며 국내에서는 이를 방지하기 위해 '우수화장품제조 및 품질관리기준'(Cosmetic Good Manufacturing Practise, 9.6절 참조)을 제정하여 운영하고 있다. 2차 오염은 화장품 사용기간 동안의 오염을 의미한다. 사람의 피부에는 포도상구균(*Staphylococcus aureus*), 녹농균(*Pseudomonas aeruginosa*), 대장균(*E. coli*), 칸디다균(*Candida albicans*) 등 화장품을 오염시키는 균들이 상존하고 있어서 제조상의 오염이 없다고 하더라도, 화장품의 사용기간 중에 손에 있는 균들이 화장품에 유입되어 화장품을 얼마든지 오염시킬 수 있다.

따라서 대부분의 화장품에는 방부제가 사용되고 있다(표 8.8 참조). 화장품용 방부제의 또 하나 특징은 화장품에는 페니실린 등의 살균제가 사용되지는 않는다. 즉 피부에는 언제나 일정한 세균, 진균 등이 있어서 설사 화장품이 무균상태가 되더라도 피부에 사용 즉시 세균에 의해 오염될 수 있다. 따라서 화장품에는 살균제가 아닌 정균제(bacteriostatic agent)가 사용되고 있다. 정균제는 화장품 내의 균수를 일정한 범위로 제한하는 역할을 수행한다. 대표적인 방부제로는 파라옥시안식향산메틸(methyl paraben), 파라옥시안식향산에틸(ethyl paraben) 등의 파라벤류와 페녹시에탄올(phenoxyethanol), 트리클로산(triclosan), 염화벤잘코늄(benzalkonium chloride), 염산클로로헥시딘(chlorhexidine hydrochloride), 살리실산(salicylic acid) 등이 있다.

화장품용 색소는 크게 유기합성색소(타르색소), 무기안료, 천연색소 등으로 나눌 수 있다. 유기합성색소는 다시 물, 오일 등에 녹는 염료(dye), 녹지 않고 분말상태로 존재하는 안료(pigment)와 염료에 알루미늄, 마그네슘 등의 염을 가해서 녹지 않게 만든 레이크(lake)로 구분할 수 있다. 우리나라에서는 화장품에 사용할 수 있는 색소의 종류로서 56종의 유기합성색소(녹색 204호, 적색 205호, 황색 204호, 녹색 201호, 흑색 401호 등)와 45종의 타르색소 이외의 색소(라이코펜 lycopene, 베타카로틴 betacarotene, 벤토나이트 bentonite, 카본블랙 carbon black, 코발트알룸니늄옥사이드 cobalt aluminum oxide, 금 gold, 적색산화철 iron oxide red, 징크옥사이드 zinc oxide, 파프리카 추출물 paprika extract, 마이카 mica 등)를 지정하여 고시하고 있다(식품의약품안전처 고시 제2014-105호).

대부분의 화장품에는 각종 향이 첨가되어 있다. 향은 크게 천연향료와 합성향료로 구분할 수 있다. 천연향료에는 장미(rose), 쟈스민(jasmin), 라벤다(lavender), 일랑일랑(ylang ylang), 오렌지(orange), 녹나무(cinnamon), 백리향(thymus), 천리향(daphne) 등의 식물계 향료가 주로 이용되고 있다. 합성향료에는 citral(레몬향), limonene(오렌지향), beta-phenylethyl alcohol(장미향), alpha-hexyl cinnamic aldehyde (쟈스민향), eugenol(클로버향), benzyl benzoate(balsam향) 등이 대표적이다. 그러나 대부분의 화장품에는 위의 향들이 단독으로 사용되는 경우는 거의 없고, 대부분 위 성분들을 혼합한 조합향료가 사용되고 있다. 향의 사용에서 특히 주의해야 할 부분은 일부 향료 성분들이 피부의 알레르기를 일으킨다는 점이다. 그 중에서도 geraniol, eugenol, limone, hexyl cinnamal 등이 특히 피부 트러블을 유발하는 물질로 보고되었다.

화장품의 점도(viscosity)를 증가시켜 주는 점증제에는 점액질(수용성고분자 화합물)인 잔탄검(xanthan gum), 퀸스시드검(quince seed gum), 카르복시메틸셀룰로즈나트륨(sodium carboxymethyl cellulose) 등이 사용된다. 산화방지제는 화장품원료 성분의 산화를 억제하는 물질로서 BHT(dibutylhydroxytoluene), 몰식자산 등이 사용되며, 킬레이트제는 화장품용기나 제조과정에서 배출된 금속과 결합하여 그 물질을 불활성화하기 위해 첨가하며 EDTA-2Na, 인산, 구연산(citric acid) 등이 대표적이다.

현재 식품의약품안전처에서 고시한 주름개선 기능성화장품 소재에는 아데노신(adenosine), 레티놀(retinol), 레티닐팔미테이트(retinyl palmitate), 폴리에톡실레이티드 레틴아마이드(polyethoxylated retinyl palmitate → polyethoxylated retinamide)의 4종류뿐이다. 이 중 아데노신을 제외하면 3종류 모두 레티노이드(retinoid)에 속하는 소재이다. 미백소재로 고시된 원료는 닥나무추출물, 알부틴(arbutin), 에칠아스코빌에텔, 유용성감초추출물, 아스코빌글루코사이드, 마그네슘아스코빌포스페이드, 나이아신아마이드, 알파비사보롤, 아스코빌테트라이소팔이테이트의 9종이 있으며 이 중 알부틴이 가장 널리 사용되고 있다.

자외선은 파장에 따라 크게 UVA(400 ~ 320 nm), UVB (320 ~ 280 nm), UVC (280 ~ 200 nm)로 구분될 수 있다. 특히 자외선은 피부의 표피 및 진피층에 도달하기 때문에 피부노화의 중요한 원인이 된다. 이 중 UVC가 가장 강력하며 각종 피부암의 원인이 되고 있다. 다행히도 대기 중의 오존층이 존재하여 대부분의 UVC는 흡수되어 지표면에 도달되지 않고 있다. UVB는 피부에서 홍반(sunburn)을 일으키고, UVA는 흑화(suntan)를 야기한다. 자외선은 피부에서 활성산소발생, 주름형성, 랑게르한스세포파괴 등 피부의 건강에 매우 부정적인 영향을 발휘한다. 따라서 건강한 피부를 오랫동안 유지하기 위해서는 차외선의 차단이 필수적이다. 자외선차단소재로 고시된 원료는 27종이 있으며 징크옥사이드(zinc oxide)와 티타늄디옥사이드(titanium dioxide)의 2종은 자외선 산란제이며 벤조페논, 부틸메톡시디벤조일메탄(butyl methoxydibenzoyl methane), 에칠헥실디메칠파바, 에틸헥실메톡시신나메이트 등은 모두 자외선 흡수제이다.

화장품 분야의 최신 트렌드는 전 세계적인 천연 유기농 화장품의 열기에서 보듯이 가급적이면 합성원료를 최소화하고 이를 천연물, 특히 식물성 성분으로 대체하는 것이다. 화장품은 수성성분, 유성성분, 계면활성제 및 기타 성분들을 중심으로 20종 이상의 성분들이 혼합되어 있다. 화학합성 성분으로는 계면활성제, 방부제, 기능성화장품 소재 등을 포함하여 다양한 성분들이 사용되고 있어서 전 세계 대부분 화장품회사들이 위 성분들을 천연성분으로 대치하는 노력을 경주하고 있다. 특히 기능성화장품 분야는 매출 신장이 가장 크므로 더욱이 새로운 기능성화장품 소재의 개발을 위해 화장품회사의 연구자들이 전 세계의 식물, 동물, 해양생물, 미생물, 곤충 등을 대상으로 시험하고 있다. 천연소재 중에서도 한방에서 사용하는 약용식물들이 화장품소재로 가장 많이 응용되고 있다. 위 소재들은 한방에서 피부 관련 질환의 치료에 사용하였거나 피부를 아름답게 하는 처방약의 일부로 사용된 것들이 많다.

일부 식물소재의 경우 효과는 좋으나 가격이 고가이거나, 소재의 대량획득에 문제가 있는 경우도 종종 있다. 우수한 화장품소재로서 이용되기 위해서는 효능이 우수할 뿐만 아니라 상업화를 위해 소재의 대량 재배 및 구입이 용이하고 가격이 저렴할 필요가 있다. 특히 유기농화장품을 위해서는 농약 등의 소비를 최소화해야 할 뿐만 아니라 소재의 대부분을 유기농형태의 재배를 통해서 얻어져야 하기 때문에 농작물재배 방식에도 상당한 주의를 기울여야 한다.

한국의 식품의약품안전처에서는 국내에서 화장품을 생산 또는 수입하는 기업의 경우 '우수화장품제조 및 품질관리기준(Cosmetics Good Manufacturing Practise, CGMP)'의 규정을 준수할 것을 강력히 권장하고 있다. 의약품에서도 KGMP의 규정은 처음에는 권장사항이었으나(식약처 고시) 추후 모든 기업이 이에 따르도록 법규화되었다(의약품 등의 안전에 관한 규칙). 식약처에서도 장차 화장품에 대한 규정을 의무화하는 것을 여러 차례 예고하고 있다.

8.5 화장품의 제형

8.5.1 기초화장품(스킨케어 화장품)

기초화장품은 피부의 세정과 보호를 목적으로 하는 화장품으로 세안크림, 세안 폼, 클렌징크림, 딥클렌징 크림, 화장수, 로션, 크림, 팩 등이 있다(그림 8.15 참조). 세안크림, 세안 폼은 크림상의 비누가 주제이고 안면에 부착된 더러움이나 메이크업 화장품 등을 섬세한 거품으로 유화하여 물에서 산뜻하게 헹구어 내기 위해서 사용되는 세안용 화장품으로, 유지에 알코올, 수산화나트륨, 방부제, 산화방지제, 정제수, 향료 등을 첨가하여 제조한다. 클렌징 크림, 딥클렌징 크림은 피부청결의 목적 중 특히 메이크업화장의 제거를 목적으로 사용하는 세정용 화장품이며, W/O형 에멀전으로 유동파라핀 등의 50% 이상 유분량에 정제수, 프로필렌글리콜, 글리세린, 향료, 방부제 등을 첨가하여 제조한다.

화장수(스킨)는 일반적으로 투명한 액상용액이며, 세안 후 피부에 도포하며, 피부보습, 피부 유연, 피부 쾌적 등 피부보호를 목적으로 사용되는 화장품으로 유연 화

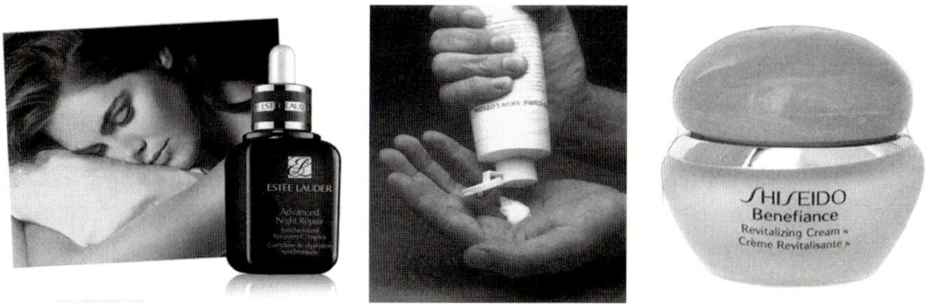

Solution(Skin) Lotion Cream

그림 8.15 대표적인 기초화장품

장수, 수렴 화장수, 세정용 화장수, 다층식 화장수(쉐이크로션) 등이 있다. 화장품의 원료는 정제수, 에탄올, 보습제가 주원료이고, 가용화제, 향료, 착색료, 방부살균제, 피부 유연제, 점증제, 각질연화제, 수렴제 등이 첨가되어 제조된다. 정제수와 에탄올은 용제로 사용되고, 글리세린, 프로필렌글리콜 등은 보습제로 쓰이며, 물에 잘 녹지 않는 향료나 유지는 가용화제로 녹이며, 방부살균제는 파라옥시향산에스테르(파라벤) 등이 주로 사용된다.

로션(유액)은 유분과 수분으로 된 에멀전(emulsion)이고 유분량이 30% 이하로 적으므로 거의 O/W의 에멀전이며, 화장수와 크림의 중간적 성격을 가진 것으로, 유분량에 비해 수분량이 많고 유동성이 풍부하므로 피부에 균일하고 얇게 퍼져 침투하여 끈적거림 없이 산뜻한 사용감을 주는 것이 특징이다. 기본 기능이나 목적에 따라 에몰리엔트 로션, 모이스처라이징 로션, 밀크로션, 바디로션, 핸드로션, 헤어로션, 클렌징 로션 등이 있다. 로션의 기본원료는 수성원료로 정제수, 에탄올, 보습제 등이 사용되고 유성원료로 고급탄화수소, 고급지방산, 합성 에스테르 등이 사용되며 방부제, 산화방지제, 향료 등이 첨가되어 제조된다. 로션은 크림에 비해 점성이 작고 유화상태가 불안정해지기 쉬우므로 각종의 점액질이 배합되는 것이 특징이다.

크림은 로션과 같이 유분과 수분을 유화한 에멀전이나 크림은 제조공정 과정에서 유화상태를 유지하면서 서서히 냉각하여 굳히는 것이므로 액상인 로션과 다르다. 크림은 피부의 지방산과 비슷한 에멀전 막을 만들어 피부에 유분과 수분을 충분히 공급하여 피부를 촉촉하고 부드럽게 유연하게 하기 위해 사용되는 대표적인 기초화장품이며 유분량에 따라 유분량 50% 이상의 유성 크림에는 W/O 형태의 콜드 크림, 유성 에몰리엔트 크림, O/W 형태의 클렌징 크림, 마사지 크림 등이 있고, 유분량 30~50% 정도의 중유성 크림에는 핸드 크림, 모이스처라이징 크림, 베이비 크림, 중유성 에몰리엔트 크림 등이 있고 유분량 10~30% 정도의 약유성 크림에는 바니싱 크림, 화장밑 크림, 약유성 에몰리엔트 크림, 남성용 크림 등이 있다. 에몰리엔트(emolient)는 피부를 부드럽고 탄력 있게 하는 것을 의미하며, 에몰리엔트 크림은 다른 크림에 비해 피부의 보습이나 유연성을 주며 피부에 잘 퍼지고 스며들어 산뜻하고 끈적임 없이 촉촉함을 지속하게 한다.

팩은 거의 매일 사용하는 화장수, 로션, 크림 등과 달리 일주일에 1~2회 정도 사용되는 것이 일반적이며 피부에 적당한 두께로 발라 일정시간 방치해 두고 건조되면 제거하며, 피부 보습, 피부 영양 등의 보호 작용과 털, 각질 제거의 청정작용을 주요 목적으로 하는 화장품이다. 팩은 유동성이 있는 젤리상이나 페이스트상으로 그대로 사용하는 것, 사용 전에 물이나 화장수, 로션 등에 페이스트상으로 만들어 사용하는 분말상의 것, 도포 후 건조되어 형성된 피막을 벗겨 제거하는 필 오프(peel off) 타입의 것 등이 있다. 팩의 원료는 정제수, 보습제, 에탄올, 분말물질, 가용화제, 분산제, 피막 형성제를 적당히 조합하고 향료, 방부살균제, 산화방지제, 비타민 등을 첨가하여 제조한다.

8.5.2 한방화장품

최근 국내에서 전통 한방에서 사용하는 한약재 중 피부에 유용한 성분을 추출하여 화장품에 포함시킨 한방화장품이 개발되어 선풍적인 인기를 얻고 있다(그림 8.16 참조). 대표적인 한방화장품으로는 아모레퍼시픽의 설화수가 있으며, 설화수는 옥죽, 연꽃, 참작약, 지황, 인삼, 백합, 시호, 인동 등의 한방 추출물을 포함하고 있는 것으로 알려져 있다. 한의학 및 중의학 중 피부미용과 관련이 있는 처방에는 거추(주름제거)를 위한 거풍면고방, 윤부(피부를 윤택하게 함)를 위한 황후세면약 등이

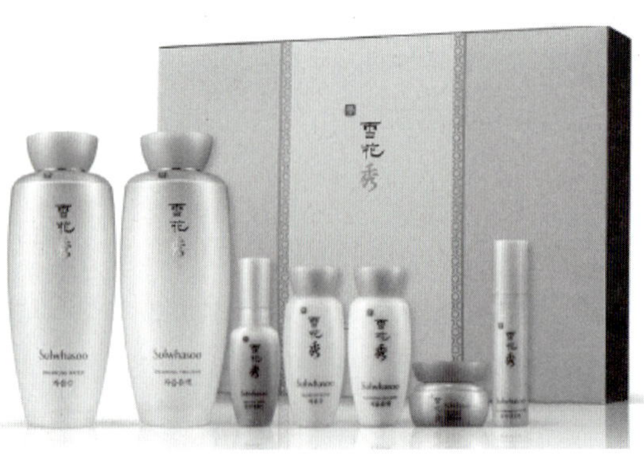

그림 8.16 대표적인 한방화장품

있으며, 각 처방전을 구성하는 소재에서 피부에 유용한 성분을 분리하여 화장품에 응용하는 것도 좋은 접근법이 될 수 있다. 국내 화장품업체에 의한 한방화장품의 성공은 국내 및 전 세계 고가 화장품 시장을 좌우하는 유럽, 미국 및 일본계 화장품 회사에 대항해 국내 화장품업체가 나아가야 할 방향을 분명히 제시하고 있다.

8.5.3 유기농화장품

최근 전세계적인 자연주의 화장품의 바람을 타고 화장품원료의 대부분을 천연물질로 사용하는 유기농화장품이 크게 인기를 끌고 있다(그림 8.17 참조). 국내에서 유기농 화장품에 대한 규정은 식약처 고시 제2014-200호에 자세히 나와 있다. 유기농 원료란 간단히 설명하면 「친환경농어업 육성 및 유기식품 등의 관리 · 지원에 관한 법률」에 따른 유기농수산물 또는 이를 이 고시에서 허용하는 물리적 공정에 따라 가공한 것, 외국 정부(미국, 유럽연합, 일본 등)에서 정한 기준에 따른 인증기관으로부터 유기농수산물로 인증을 받거나 이를 이 고시에서 허용하는 물리적 공정에 따라 가공한 것. 국제유기농업운동연맹(IFOAM)에 등록된 인증기관으로부터 유기농 원료로 인증을 받거나 이를 이 고시에서 허용하는 물리적 공정에 따라 가공한 것을 의미한다.

또한 유기농화장품의 제조에 사용할 수 있는 원료는 유기농원료, 식물 원료 및 식물 유래 원료, 일부 동물에서 생산된 원료 및 동물성 유래 원료, 미네랄 원료 및 미네랄 유래 원료와 물이며, 원칙적으로 합성원료는 유기농화장품의 제조에 사용할 수 없다. 다만 유기농화장품의 품질 및 안전을 위해 필요하나 따로 자연에서 대체하기 곤란한 합성원료에 한하여 5% 이내에서 사용할 수 있다.

유기농화장품의 제조에 대한 금지되는 공정으로서는 유전자재조합 원료 배합, 니트로스아민류 배합 및 생성, 일면 또는 다면의 외형 또는 내부구조를 가지도록 의

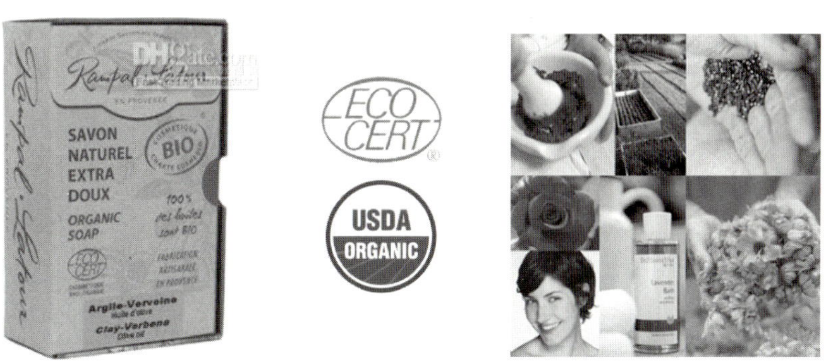

그림 8.17 유기농화장품

도적으로 만들어진 불용성이거나 생체지속성인 1 ~ 100 nm 크기의 물질 배합 및 공기, 산소, 질소, 이산화 탄소, 아르곤 가스 외의 분사제 사용 등이다.

8.5.4 색조화장품

색조화장품은 외관상의 아름다움을 더 중시하여 피부의 색조를 드러내는 화장품으로 메이크업화장품(make-up)이라고도 하며, 얼굴 피부의 메이크업 중 초기단계에 사용하는 파운데이션과 마무리 단계에서 사용하는 분이 있다(그림 8.18 참조). 파운데이션과 분의 기능에는 기미나 주근깨 등을 감추어 피부의 색조를 조정하는 피복성, 피부표면에 잘 퍼져 피부에 생동감을 주는 신전성, 땀이나 피지 등의 피부표면을 흡수하여 화장의 퍼짐을 방지하는 흡수성이 있고 피부표면에 오랫동안 흡착되어 떨어지지 않는 흡착성, 피부의 색조를 조정하는 착색성이 있다.

이 중 피복성을 위해서는 주로 산화티탄 등이 사용되며, 신전성에는 탈크 등이, 흡수성에는 카오린 등이, 흡착성에는 금속비누 등이, 착색성에는 유색안료인 벤가라 등이 사용된다. 색조화장품에는 입술과 볼에 사용하는 립스틱과 볼연지(치크칼라), 눈에 사용하는 아이섀도우, 아이라이너, 마스카라, 아이브로우펜슬, 손톱에 사용하는 네일에나멜(매니큐어, 네일락카, 네일칼라), 베이스코트, 탑코트, 에나멜 리무버 등이 있다.

파운데이션은 피부표면을 정돈하여 메이크업의 토대를 만들어 주는 것으로 피부에 균일하게 얼룩 없이 도포해야 하므로 손이나 스펀지로 도포해야 하는 화장품이다. 파운데이션은 분말원료를 유제에 분산시킨 것으로서 유성파운데이션은 유동파

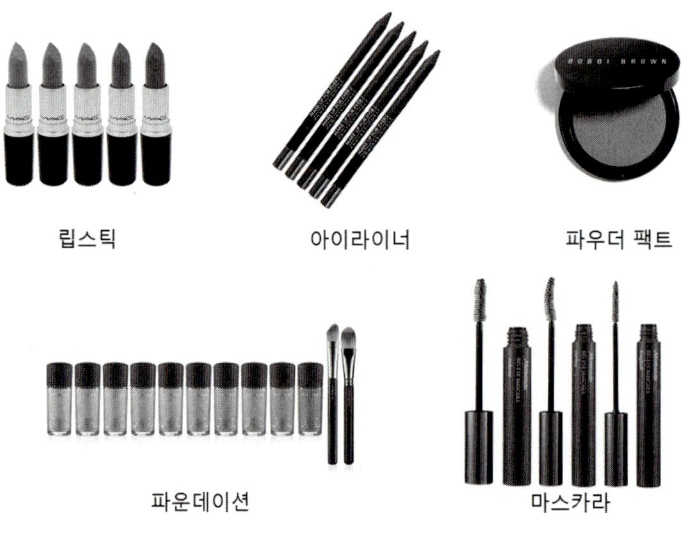

그림 8.18 색조화장품의 종류

라핀, 팔미틴산아이소프로필, 탈크, 카오린 등에 착색안료, 방부제, 산화방지제, 향료 등을 첨가하여 제조하며, 튜브에 넣은 페이스트 상의 것, 용기에 채워진 케이크형의 것, 스틱상의 것 등이 있다. 또한 분말원료를 에멀전에 분산시킨 유화형 파운데이션은 유동파라핀, 스테아르산, 산화티탄, 탈크, 카오린에 방부제, 벤토나이트, 향료, 착색안료 등을 첨가하여 제조하는 크림상의 유화형 파운데이션이 있으며, 또한 유동파라핀, 스테아르산, 액상라놀린, 산화티탄, 미리스틸산아이소프로필, 프로필렌글리콜, 탈크에 방부제, 벤토나이트, 향료, 착색료 등을 첨가하여 제조하는 유액상의 유화형 파운데이션이 있다.

분말원료에 유성물질을 계면활성제로 처리하여 용기에 넣어 압축 성형한 고형파운데이션은 유동파라핀, 마이카, 산화티탄, 탈크 등에 향료, 방부제, 산화방지제, 착색 안료 등을 첨가하여 제조한 것으로 프레스트 파우더 파운데이션(콤팩트 파운데이션) 또는 케이크형 파운데이션이라고 한다. 분말원료를 액체에 분산 현탁시킨 액상 파운데이션은 정제수, 에탄올, 글리세린 등에 향료, 방부제, 착색안료, 산화방지제 등을 첨가하여 제조한 것이다.

립스틱은 유제에 착색료를 분산 또는 용해하여 스틱상으로 만든 화장품으로 피마자유, 캔딜라납, 밀납, 라놀린 등에 착색제인 오렌지 201호, 적색 202호, 적색 227호, 적색 204호와 산화방지제, 방부제, 향료 등을 첨가하여 제조한 것이다. 볼연지는 착색안료를 각종의 기제에 분산시킨 것으로 볼에 도포하여 안면에 음영을 주어 입체감을 나타내주며, 고형 볼연지는 탈크, 카오린을 주원료로 하고 착색안료를 분산시켜 압축 성형한 것이며 유성 페이스트 볼연지와 스틱 볼연지는 피자유, 캔딜라납 등의 유제에 착색안료를 분산시켜 만든 것이고 유화형 크림상의 볼연지는 유동파라핀, 라놀린 등의 유제에 착색안료, 산화방지제, 향료 등을 첨가하여 제조한 것이다.

아이섀도우는 착색안료를 각종의 기제에 분산시킨 것으로 눈꺼풀 부위에 도포하여 색체와 음영을 주어 입체감을 살리는 화장품이며, 고형 아이섀도우, 유성의 스틱 아이섀도우, 유화형 크림 아이섀도우 등이 있고 탈크, 피마자유, 유동파라핀, 스테아르산 등을 주요 원료로 하고 착색 안료, 방부제, 산화방지제 등을 첨가하여 제조한 것이다. 아이라이너는 각종의 기제에 착색안료를 분산한 것으로 속눈썹이 나는 곳을 따라 가늘게 라인을 그려 눈의 윤곽, 모양, 인상을 조절하기 위한 화장품이며 제형에 따라 카루나우바납, 왁스, 스테아르산, 아크릴산 에멀전수지, 벤토나이트 분산액 등에 착색안료, 방부제, 향료 등을 첨가하여 제조한다.

마스카라는 속눈썹에 도포하여 속눈썹을 짙고 길게 보여 눈의 인상을 강하게 보이는 화장품으로 액상, 유화형, 고형의 것이 있고 제형에 따라 왁스, 밀납, 초산 비닐 에멀전수지 등에 착색안료, 방부제 등을 첨가하여 제조한다. 아이브로우펜슬은 눈썹에 도포하여 색조를 조정하거나 취향에 맞는 모양으로 속눈썹을 정리하기 위한 화장품으로 유지에 착색안료를 분산시켜 만든 유성이 일반적이다.

네일 에나멜(매니큐어)은 손톱에 도포하여 광택이나 색채를 주기 위한 것으로 니트로셀룰로스, 초산에틸, 초산부틸에 착색안료 등을 첨가하여 제조한다. 베이스코트는 네일 에나멜을 도포하기 전에 미리 도포하는 것으로 손톱 표면의 틈을 메우고 네일 에나멜의 밀착성을 좋게 한다. 탑 코트는 네일 에나멜을 도포한 후에 피막의 광택이나 내구성 등을 강화하기 위한 것이다.

8.5.5 방향화장품

향은 기분이나 감정과 깊은 관계가 있고 적당한 향은 피로를 경감시키고 심신을 쾌적하게 한다. 화장품에 배합되어 있는 향료는 식물성향료, 합성향료가 수십 종 정도 조합된 향료이며 신체나 의복 등에 향을 주는 목적으로 하는 화장품이다. 향수는 원액의 농도에 따라 퍼퓸(perfume, 15 ~ 30%), 오드 퍼퓸(eau de perfume, 10 ~ 25%), 오드 뚜왈렛(eau de toilette, 10 ~ 15%), 오드 코롱(eau de cologne, 2 ~ 5%)으로 나누어진다. 퍼퓸의 향에는 사용 후 시간의 경과에 따라 top note, middle note, base note의 세 종류가 있다(그림 8.19 참조). 초향은 최초에 냄새 맡는 향이며 알코올과 휘발성분 등에 의한 향이고, 중향은 중심이 되는 향이며, 종향은 휘발성이

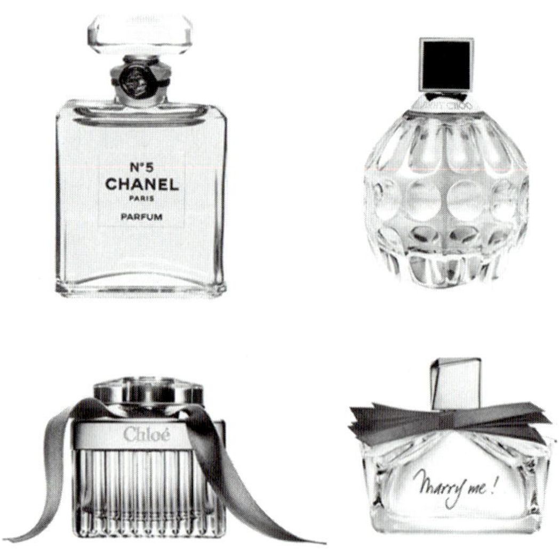

그림 8.19 대표적인 방향화장품

적은 보유제 등에 의한 향이다.

퍼퓸은 에탄올 등의 알코올에 향료를 용해시킨 뒤 일정기간 냉암소에 보관하여 숙성시키고 여과하며, 제조한다. 대표적인 향료로는 장미, 쟈스민으로 대표되는 꽃향(floral), 감귤계통의 향인 시트러스(citrus), 풀잎의 향인 그린(green), 발삼류와 스파이스류가 포함된 오리엔탈(oriental) 등이 있다. 퍼퓸은 주로 여성이 사용하고 오드 코롱은 남성이 사용하는 저농도의 방향 제품으로서 알코올의 자극적인 냄새가 없고 향이 부드러운 반면 지속성이 짧고 길게 가지 않는 특징이 있다.

참고문헌

- Beginning Cosmetic Chemistry, Randy Schuller etc.,
- Cosmecuticals and Active Cosmetics, Peter Elsner etc.,
- Cosmetic and Toiletry Formulations, Ernest W. Flick
- Cosmetic Good Manufacturing Practise
- Cosmetic Nanotechnology, Sarah E. Morgan etc.,
- Dermatologic, Cosmeceutic, and Cosmetic Development, Henneth A. Walters etc.,
- Euromonitor international, 2018(Mar)
- Formulating Natural Cosmetics, Anthony C. Dweck
- Harry's Cosmeticology, J. B, Wilkinson etc.,
- Herbal Priciples in Cosmetic, Bruno Burlando etc.,
- International Cosmetic Ingredient Dictionary, (ICID)
- Microencapsulation, Methods and Industrial Applications, Simon Benita
- Multifunctional Cosmetics, Randy Schuller etc.,
- Personal Care Formulas, Cosmetics & Toiletries
- Skin Delivery Systems, John J.Wille
- Skin Moisturization, James J. Leyden etc.,
- Surfactants in Cosmetics, Martin M. Rieger etc.,
- the Chemistry and Manufacture of Cosmetics, Mitchell L Schlossman
- WWD 2016
- 국제유기농업운동연맹(IFOAM)

- 대한화장품협회 2018년 화장품생산실적
- 식품의약품안전처 고시 제2014-79호, 제2014-105호, 제2014-200호
- 신화장품학, 동화기술 김상진 외
- 의대생을 위한 피부과학. 서울대학교의과대학 피부과학교실
- 친환경농어업 육성 및 유기식품 등의 관리 · 지원에 관한 법률
- 향수, 과학 혹은 예술, 김상진, 권소영, 간수연
- 화장품과 미생물, 서경희, 화장품신문
- 화장품성분사전, 대한화장품협회

9장

건강기능식품

9.1 건강기능식품 개요 및 생리활성

9.2 건강기능식품 관련 법규

9.3 건강기능식품의 전망

9.1 건강기능식품 개요 및 생리활성

9.1.1 건강기능식품의 정의와 개요

(1) 기능성 식품의 정의

식품의 기능은 표 9.1과 같이 1차 기능은 영양적 기능, 2차 기능은 감각적 기능 또는 기호적 기능, 3차 기능은 생체조절기능(생리활성)으로 분류된다.

식품의 생리활성 측면에서 분류하면 표 9.2와 같으며 이러한 기능이 효율적으로 설계되어 가공된 식품을 기능성 식품이라 말한다. 건강기능식품이라는 용어는 우리나라에서 법적으로 정의된 용어인 반면, 기능성식품이라는 용어는 우리나라를 포함한 많은 나라에서 법적으로 명확히 정의되지 않은 용어로서 학술적인 의미에서 사용되고 있다. 또한 기능성식품은 각국의 법률적으로 정의되어 사용되는 용어(우리나라의 건강기능식품, 일본의 특정 보건용식품, 보건기능식품, 미국의 식이보충제, 중국의 보건식품, 대만의 건강식품, 유럽연합의 식품보충제 등)를 포괄하는 용어이다.

기능성식품이란 용어는 1984년 일본에서 먼저 사용되기 시작하였다. 고령화 사회의 도래와 함께 성인병이 늘어나면서 관심이 확대되어 왔다. 이미 우리나라나 고대 중국에서 약식동원(藥食同源)이라는 사상이 있었고, 의학의 아버지라 부르는 그리스의 히포크라테스(BC 460 ~ 377년)는 "식품이 약이 되고 약이 식품이 된다(Let food be the medicine and medicine be the food)."라는 말을 하였다. 이와 같이 동서양을 막론하고 식품과 약품 사이에는 상당한 관계가 있다고 인식되어 왔다.

표 9.1 식품의 기능에 따른 구분

구분	식품기능
1차 기능(영양적 기능)	식품 중 영양소가 인체에 미치는 기능, 생명 유지에 중요한 역할
2차 기능(감각 기능)	식품의 조직 및 성분이 인체의 미각, 취각 등 감각에 미치는 기능
3차 기능(생체조절 기능)	식품이 면역계, 내분비계, 신경계, 순환기계 등 조절에 관여하는 기능

표 9.2 기능성식품의 생체조절기능

질병예방 기능	고혈압방지 식품, 당뇨병방지 식품, 항종양식품 등
질병회복 기능	콜레스테롤 억제식품, 조혈기능 조절식품 등
신체리듬조절 기능	신경계 조절식품, 섭취기능 조절식품, 흡수기능 조절식품 등
노화방지 기능	항산화식품 (과산화지질생성 억제식품 등)
생체방어 (면역관련) 기능	면역부활식품, 알레르기 감소식품 등

(2) 건강기능식품의 정의

건강기능식품에 관한 법률 제3조제1항에 의하면 건강기능식품은 "인체에 유용한 기능성을 가진 원료나 성분을 사용하여 제조(가공을 포함한다. 이하 같다)한 식품"으로 정의되어 있다. 여기서 '기능성'이란 인체의 구조 및 기능에 대하여 영양소를 조절하거나 생리학적 작용 등과 같은 보건 용도에 유용한 효과를 얻는 것을 말한다. 우리나라에서는 식품의약품안전처로부터 동물시험, 인체적용시험 등 과학적 근거를 기초하여 기능성원료로 인정된 원료를 가지고 만든 제품을 일컫고 있다.

용어 정의

1. "기능성분"이란 원료 중에 함유되어 있는 기능성을 나타내는 성분을 말한다.
2. "지표성분"이란 원료 중에 함유되어 있는 화학적으로 규명된 성분 중에서 품질관리의 목적으로 정한 성분을 말한다.
3. "원재료"란 원료를 제조하기 위하여 사용되는 기원물질을 말한다.

(3) 외국에서 사용하는 유사 용어들

일본에서는 문부성 특정연구사업의 하나인 <식품기능의 계통적 해석과 전개>에서 처음 거론되어, 영양성과 기호성에 식품의 3차 기능(생체조절기능)을 강조하여 3차 기능을 주기능으로 한 식품을 기능성식품이라고 정의하였다. 생체방어, 신체리듬 조절 등의 기능이 생체에서 충분히 발현될 수 있도록 설계되고 일상적으로 섭취 가능한 식품을 말하는 것으로 일본 보건후생성에서 이후에 특정보건용 식품(Foods for Specified Health Use, FoSHU)이라는 법적인 용어를 만들었으며, 2001년 4월 보건기능식품(health functional foods)으로 제품형태의 범위를 확대하도록 개정하였다.

미국에서는 기능성식품(functional food)을 nutrient와 pharmaceutical의 합성어인 약효식품(nutraceutical)이라는 용어로 사용하고 있다. 미국에서 사용되는 식이보충제(dietary supplement)라는 용어는 1994년에 제정된 식이보충제 건강교육법(Dietary Supplement Health and Education Act, DSHEA)에 의해 규정되었고, 특정성분이 포함된 건강, 미용 등을 위한 보조식품으로 사람이 입으로 섭취하는 제품을 말한다. 식이보충제는 영양표시(nutrition facts)를 하는 대신에 기능성식품 표시(supplement facts)를 할 수 있다.

중국에서는 건강기능식품을 보건식품이라 칭하며, 위생부의 보건식품관리방법(1996년)에서는 "보건식품은 특정보건기능이 있는 식품을 말한다. 즉 특정한 사람들이 식용하기에 적합하고 신체기능을 조절하는 기능이 있으며 질병치료를 목적으로 하지 않는 식품이다."라고 규정하고 있다.

유럽의 경우 기능성식품 프로젝트인 FUFOSE(Functional Food Science in Europe)에서 기능성식품의 정의를 도입하여 사용하고 있다. 기능성식품이란 "과학적으로 인체에 하나 혹은 그 이상의 건강향상을 목적으로 생산된 식품으로, 그 효과가 증명된 식품"이며, 일반식품의 효과와는 달리 구분되는데, "건강을 촉진하거나 혹은 발병의 위험을 감소(예방)하는 데 공여하는 식품"으로 정의하고 있다.

(4) 건강기능식품의 원료

건강기능식품은 기능성원료를 사용하여 제조가공한 제품으로, 기능성원료는 식품의약품안전처에서 「건강기능식품공전」에 기준 및 규격을 고시하여 누구나 사용할 수 있는 고시된 원료와 개별적으로 식품의약품안전처의 심사를 거쳐 인정받은 영업자만이 사용할 수 있는 개별인정 원료로 구분한다.

기능성원료의 법률적인 요구사항(건강기능식품에 관한 법률 제15조)

① 정부가 『건강기능식품의 기준 및 규격』에 고시한 원료(건강기능식품공전에 수록)

② 영업자의 제출자료로 인정되는 원료(『건강기능식품 기능성원료 및 기준 · 규격 인정에 관한 규정』에 따라 인정)

또한 기능성원료는 다음 중 하나에 해당되어야 한다.

① 동물, 식물, 미생물 기원의 원재료를 그대로 가공한 것

② ①의 추출물, 정제물

③ ② 중 정제물의 합성물

④ ①부터 ③까지의 복합물

1) 고시형 원료

「건강기능식품공전」에 등재되어 있는 기능성 원료를 말한다. 공전에서 정하고 있는 제조기준, 규격, 최종 제품의 요건에 적합할 경우 별도의 인정절차가 필요하지 않다. 약 28개의 영양소(비타민 및 무기질, 식이섬유 등)와 68여 종의 원료(인삼, 클로렐라, 레시틴 등)가 등재되어 있으며(표 9.3 참조) 소정의 절차를 거쳐서 해마다 추가로 등재되고 있다.

표 9.3 고시형 원료의 종류(2020년 4월 기준)

구분	기능성을 가진 원료 및 성분
영양소 (28종)	비타민 A, 베타카로틴, 비타민 D, 비타민 E, 비타민 K, 비타민 B_1, 비타민 B_2, 나이아신, 판토텐산, 비타민 B_6, 엽산, 비타민 B_{12}, 비오틴, 비타민 C, 칼슘, 마그네슘, 철, 아연, 구리, 셀레늄(또는 셀렌), 요오드, 망간, 몰리브덴, 칼륨, 크롬, 필수지방산, 단백질, 식이섬유
기능성 원료 (68종)	홍삼, 인삼, 엽록소함유 식품, 클로렐라, 스피루리나, 녹차추출물, 알로에전잎, 프로폴리스추출물, 코엔자임Q10, 대두이소플라본, 구아바잎추출물, 바나바잎추출물, 은행잎추출, 밀크시슬(카루투스 마리아누스) 추출물, 달맞이꽃종자추출물, EPA 및 DHA함유 유지, 감마리놀레산 함유 유지, 레시틴, 스쿠알렌, 식물스테롤/식물스테롤에스테르, 알콕시글리세롤 함유 상어간유, 타코사놀 함유 유지, 매실추출물, 공액리놀레산, 가르시니아캄보지아 추출물, 마리골드꽃추출물, 헤마토코쿠스 추출물, 쏘팔메토 열매 추추루물, 포스파티딜세린, 글루코사민, NGA(엔에이지, N-아세틸글루코사민, N-Acetylglucosamine), 뮤코다당 단백, 구아검/구아검 가수분해물, 글루코만난(곤약, 곤약만난), 귀리식이섬유, 난소화성말토덱스트린, 대두식이섬유, 목이버섯식이섬유, 밀식이섬유, 보리식이섬유, 아라비아검(아카시아검), 옥수수겨식이섬유, 이눌린/치커리 추출물, 차전자피식이섬유, 폴리덱스트로스, 호로파종자식이섬유, 알로에 겔, 영지버섯,자실체 추출물, 키토산/키토올리고당, 플락토올리고당, 프로바이오틱스, 홍국, 대두단백, 티아닌, 엠에스엠(MSM, Methyl Sulfonylmethane, 디메틸설폰), 폴리감마글루탐산, 히알루론산,홍경천 추출물, 빌베리 추출물, 마늘, 라피노스, 분말한천, 크레아틴, 유단백가수분해물,상황버서서 추출물, 토마토추출물, 곤약감자추출물, 회화나무열매추출물

자료: 식품의약품안전처

2) 개별인정 원료

「건강기능식품공전」에 등재되지 않은 원료로, 식품의약품안전처장이 개별적으로 인정한 원료로 영업자가 원료의 안전성, 기능성, 기준규격 등의 자료를 제출하여 관련 규정에 따른 평가를 통해 기능성원료로 인정을 받아야 하며 인정받은 업체만이 동 원료를 제조 또는 판매할 수 있다. 건강기능식품에 관한 법률 제15조제2항 및 「건강기능식품 기능성원료 및 기준·규격 인정에 관한 규정」에 따라 개별인정을 받을 수 있다(표 9.4 참조).

표 9.4 기능성원료로 인정받기 위한 제출자료

1. 제출자료 전체의 총괄 요약본
2. 기원, 개발경위, 국내·외 인정 및 사용현황 등에 관한 자료
3. 제조방법에 관한 자료
4. 원료의 특성에 관한 자료
5. 기능성분(또는 지표성분)에 대한 규격 및 시험방법에 관한 자료 및 시험성적서
6. 유해물질에 대한 규격 및 시험방법에 관한 자료
7. 안전성에 관한 자료
8. 기능성 내용에 관한 자료
9. 섭취량, 섭취 시 주의사항 및 그 설정에 관한 자료
10. 의약품과 같거나 유사하지 않음을 확인하는 자료

개별인정된 기능성원료는 인정일로부터 6년이 경과하고 생산실적이 있는 품목제조신고가 50건 이상 있는 경우, 고시형 원료로 전환될 수 있다. 다만 당해 영업자가 요청할 경우 타당성을 검토하여 기능성원료 인정 후 품목제조신고 또는 수입신고한 날로부터 법령에서 정한 기간 이내에서 유예할 수 있으며 현재 인정되고 있는 목록은 표 9.5에 나타내었다.

표 9.5 개별 인정형 기능성원료 목록(2020년 4월 기준)

위건강/소화기능	헬리코박터균 증식억제 및 위건강에 도움	감초추출물, 스페인감초추출물	2
	위 불편감 개선에 도움	매스틱검	1
	위점막을 보호하여 위건강에 도움	비즈왁스알코올, 인동덩굴꽃봉오리추출물(그린세라), 작약추출물등 복합물(HT074)	3
	담즙분비를 촉진하여 지방 소화에 도움	아티초크추출물	1
요로 건강	요로 건강에 도움	크랜베리추출물, 파크랜크랜베리추출분말	2
운동수행능력	운동능력 향상에 도움	마카 젤라틴화 분말, 크레아틴, 헛개나무과병추출분말	3
	지구력 증진에 도움	동충하초 발효 추출물	1
인지능력 향상	인지능력 개선에 도움	Lactobacillus Helveticus 발효물, 도라지추출물(DRJ-AD), 참당귀뿌리추출물, 참당귀추출분말, 포스파티딜세린	5
장건강	장내 유익균 증식 및 유해균 억제에 도움	갈락토올리고당, 구아검가수분해물, 대두올리고당, 라피노스, 락추로스파우더, 밀전분유래 난소화성말토덱스트린, 이소말토올리고당, 자일로올리고당, 커피만노올리고당분말, 프락토올리고당	10
	면역을 조절하여 장 건강에 도움	프로바이오틱스(VSL#3)	1
	배변활동 원활에 도움	대두올리고당, 라피노스, 목이버섯, 무화과페이스트, 분말한천, 이소말토올리고당, 자일로올리고당, 커피만노올리고당, 프락토올리고당	9
전립선건강	전립선 건강 유지에 도움	쏘팔메토열매추출물, 쏘팔메토열매추출물 등 복합물	2
정자 운동성	정자 운동성개선에 도움	마카젤라틴화분말	1
체지방 감소	체지방 감소에 도움	Lactobacillus gasseri BNR17, L-카르니틴타르트레이트, 가르시니아캄보지아껍질추출물, 공액리놀렌산(유리지방산), 공액리놀렌산(트리글리세라이드), 그린마떼추출물, 그린커피빈추출물, 깻잎추출물, 녹차추출물, 대두배아추출물등복합물, 돌외잎주정추출분말, 락토페린(우유정제단백질), 레몬밤 추출물 혼합분말, 마테열수추출물, 미역등 복합추출물(잔티젠), 발효식초석류복합물, 보이차추출물, 서목태(쥐눈이콩) 펩타이드 복합물, 식물성유지 디글리세라이드, 와일드망고 종자추출물, 중쇄지방산(MCFA)함유 유지, 콜레우스포스콜리	30

		추출물, 키토산, 키토올리고당, 풋사과추출폴리페놀, 핑거루트추출분말, 히비스커스등복합추출물, 시서스추출물, 우뭇가사리 추출물, Lactobacillus 복합물(HY7601+KY1032)	
치아건강	충치발생 위험 감소에 도움	자일리톨	1
칼슘 흡수 촉진	칼슘 흡수에 도움	폴리감마글루탐산, 프락토올리고당	2
피로 개선	피로 개선에 도움	발효생성아미노산복합물, 헛개나무과병추출물, 홍경천추출물, 돈태반발효추출물	4
피부건강	자외선에 의한 피부손상 피부 건강을 유지하는데 도움	소나무껍질추출물등복합물, 메론추출물, 포스파티딜세린, 프로바이오틱스(HY7714), 핑거루트추출분말, 홍삼 · 사상자 · 산수유복합추출물, 허니부쉬추출분말, 피시콜라겐펩타이드, 석류농축분말, 로즈마리자몽추출복합물	10
	피부 보습에 도움	AP콜라겐 효소분해 펩타이드, Collactive 콜라겐펩타이드, N-아세틸글루코사민, 곤약감자추출물, 민들레 등 복합추출물, 쌀겨추출물, 옥수수배아추출물, 저분자콜라겐펩타이드, 지초추출분말, 포스파티딜세린, 히알루론산, 프로바이오틱스(HY7714), 콩 보리 발효복합물, 밀배유추출물, 핑거루트추출분말, 석류농축분말	16
항산화	항산화에 도움	녹차추출물, 대나무잎추출물, 메론추출물, 복분자추출물(분말), 비즈왁스알코올, 유비퀴놀, 코엔자임(Q10), 토마토추출물, 포도종자추출물, 프랑스해안송껍질추출물, 홍삼(홍삼농축액)	11
혈당조절	식후 혈당상승 억제에 도움	L-arabinose, nopal추출물, 계피추출분말, 구아바잎추출물, 난소화성 말토덱스트린, 동결건조누에분말, 마주정추출물, 바나바잎추출물, 상엽추출물, 서목태(쥐눈이콩) 펩타이드 복합물, 솔잎증류농축액, 실크단백질 효소가수분해물, 알부민, 인삼가수분해 농축액, 잔나비걸상버섯균사체(인정취소), 지각상엽추출혼합물, 콩발효추출물, 타가토스, 탈지달맞이꽃종자추출물, 피니톨, 홍경천등복합추출물, 히드록시프로필메틸셀룰로오스, 키토올리고당, 세리포리아 락세라타 균사체배양물	24
혈압조절	높은 혈압 감소에 도움	L-글루타민산유래 GABA함유분말, 가쯔오부시올리고펩타이드, 나토균배양분말, 서목태(쥐눈이콩) 펩타이드 복합물, 연어 펩타이드, 올리브잎추출물, 정어리펩타이드, 카제인가수분해물, 코엔자임Q10, 포도씨효소분해추출분말, 해태올리고펩타이드, 오가피열매추출물	12
혈중중성지방개선	혈중중성지방 개선에 도움	DHA농축유지, 글로빈 가수분해물, 난소화성말토덱스트린, 대나무잎추출물, 식물성유지 디글리세라이드, 정어리정제어유, 정제오징어유	7
혈중콜레스테롤 개선	혈중콜레스테롤 개선에 도움	녹차추출물, 대나무잎추출물, 보리베타글루칸추출물, 보이차추출물, 사탕수수왁스알코올, 스피루리나, 식물스타놀에스테르, 씨폴리놀 감태주정추출물, 아마인, 알로에복합추출물, 알로에추출물, 적포도발효농축액, 클로렐라, 홍국쌀, 창녕양파추출액	15
혈행 개선	혈행 개선에 도움	DHA농축유지, L-아르기닌, 나토균배양분말, 나토배양물, 메론추출물, 은행잎추출물, 정어리정제어유, 정제오징어유, 카카오분말, 프랑스해안송껍질추출물, 홍삼(홍삼농축액), 상황버섯 등 추출복합물	12
근력 개선	근력 개선에 도움	오미자추출물	1
기억력 개선	기억력 개선에 도움	피브로인추출물BF-7, 원지추출물, 당귀등추출복합물, 비파엽추출물, 구기자추출물, 천마등 복합추출물(HX106), 녹차추출물/테아닌복합물, 인삼가시오갈피 등 혼합 추출물, 테아닌등복합추출물, 유산	11

		균 발효 다시마추출물, 포도블루베리추출혼합분말	
갱년기 도움	갱년기 여성 건강 개선에 도움	백수오등 복합추출물, 석류농축액, 석류추출물, 피트노제놀-프랑스 해안송껍질추출물, 오미자추출물, 루바브뿌리추출물, Lactobacillus acidophilus YT1(HU038), 대두추출물 등 복합물	8
	갱년기 남성 건강 개선에 도움	MR-10민들레 등 복합추출물, 옻나무추출물, 마카 젤라틴화 분말, 호로파종자 등 추출복합물, 호로파종차추출물(Testofen)	5
코 건강	면역과민반응에 의한 코상태 개선에 도움	L. plantarum IM76과 B. longum IM55 복합물(NVP1703)	1
눈 건강	건조한 눈을 개선하여 눈 건강에 도움	포도과피 효소발효추출물(KL-GEFE)	1
질 건강	질내 유익균 증식 및 유해균 억제에 도움	UREX 프로바이오틱스, 리스펙타 프로바이오틱스	2
면역 개선	면역 과민반응 개선에 도움	액상 다래추출물	1
수면질 개선	수면질 개선에 도움	감태추출물, 미강 주정 추출물, 유단백가수분해물(락티움)	3
어린이 키성장	어린이 키 성장에 도움	황기추출물 등 복합물(HT042)	1
배뇨 건강	배뇨기능 개선에 도움	호박씨추출물 등 복합물	1
관절 건강	관절 및 연골 건강에 도움	콘드로이친	1
합계			226

(5) 기능성원료 및 이를 제외한 원료의 기준 및 규격

건강기능식품 제조에 사용되는 기능성원료를 제외한 원료 또는 성분은 다음 중 하나에 해당되어야 한다.

① 「식품의 기준 및 규격」에 적합한 것
② 「식품첨가물의 기준 및 규격」에 적합한 것
③ 「축산물의 가공기준 및 성분규격」(국립수의과학검역원 고시)에 적합한 것
④ 기능성원료: 정해진 일일섭취량 미만으로 사용해야 함. 개별인정원료인 경우 인정서를 발급받은 영업자에 한하여 사용이 가능함.

기준과 규격이 고시되지 아니한 건강기능식품 및 기능성원료에 대하여 건강기능식품제조업 또는 수입업의 영업자가 당해 식품의 기준·규격, 안전성 및 기능성 등에 관한 자료를 식품의약품안전처장에게 제출하여 건강기능식품의 기준·규격으로

인정받아 제조·수입할 수 있다.

건강기능식품 제조에 사용할 수 없는 원료 또는 성분은 다음 중 하나에 해당된다.

① 『건강기능식품의 기준 및 규격』 별표 5를 포함하여 원료의 특성상 심각한 독성이나 부작용이 있는 것으로 알려진 것
② 의약품의 용도로만 사용되는 원료 등 섭취방법 또는 섭취량에 대해 의·약학적 전문 지식을 필요로 하는 것

(6) 기능성의 종류 및 등급

건강기능식품의 기능성은 의약품과 같이 질병의 직접적인 치료나 예방을 하는 것이 아니라 인체의 정상적인 기능을 유지하거나 생리기능 활성화를 통하여 건강을 유지하고 개선하는 것을 말하는 것으로, '영양소기능', '생리활성 기능' 및 '질병발생 위험감소 기능'으로 구분한다(표 9.6 참조). 생리활성기능의 경우 기능성 근거자료의 정도에 따라 등급이 있다. 생리활성기능은 기능성 입증자료의 수준에 따라 '생리활성기능 1, 2, 3 등급'으로 세분화되어 있다.

표 9.6 건강기능식품의 기능성 및 인정 등급

<table>
<tr><th>기능성</th><th>기능성의 정의</th><th>인정 조건</th><th>인정 등급 및 인정 내용</th></tr>
<tr><td>영양소기능</td><td>인체의 성장·증진 및 정상적인 기능에 대한 영양소의 생리학적 작용</td><td></td><td></td></tr>
<tr><td>생리활성기능</td><td>인체의 정상기능이나 생물학적 활동에 특별한 효과가 있어 건강상의 기여나 기능향상 또는 건강유지·개선 기능</td><td>인체의 정상기능이나 생물학적 활동에 특별한 효과가 있어 건강상의 기여나 기능향상 또는 건강유지·개선을 나타낸 경우</td><td><table>
<tr><th>기능성 등급</th><th>기능성 내용</th></tr>
<tr><td>생리활성기능 1등급</td><td>ㅇㅇ에 도움을 줌</td></tr>
<tr><td>생리활성기능 2등급</td><td>ㅇㅇ에 도움을 줄 수 있음</td></tr>
<tr><td>생리활성기능 3등급</td><td>ㅇㅇ에 도움을 줄 수 있으나 관련 인체적용시험이 미흡함</td></tr>
</table></td></tr>
<tr><td>질병발생 위험감소기능</td><td>식품의 섭취가 질병의 발생 또는 건강상태의 위험을 감소하는 기능</td><td>기능성 근거자료가 질병발생위험감소를 나타내며 확보된 과학적 근거자료의 수준이 과학적 합의에 이를 정도로 높을 경우</td><td>ㅇㅇ발생 위험감소에 도움을 줌</td></tr>
</table>

9.1.2 건강기능식품의 필요성 및 시장현황

(1) 건강기능식품의 위치

현재 우리나라의 건강기능식품은 표 9.7에서 보는 것과 같이 식품에 포함되지만 관련 법규, 제형, 섭취대상, 인정절차, 기능성 표시에서는 다르며, 의약품에는 포함되지 않지만 제형과 인정절차가 유사해서 식품과 의약품의 중간에 위치해 있다.

(2) 건강기능식품의 필요성

식품에 존재하는 생리활성 물질의 종류는 매우 다양하다. 이들 유효성분에 의한 건강 증진 및 질병 예방의 효과가 입증되면서 식품의 기능성, 즉 식품의 생체조절 기능이 주목받고 있다. 생리활성 물질들의 생체조절기능은 다양하지만 크게 살펴보면 항암성, 항산화성, 항염성, 혈중 지질저하, 뼈 보호 및 골다공증 예방, 당뇨조절, 면역증강, 항균성, 치매 예방, 숙취해소 및 간 보호 등으로 나누어 볼 수 있다.

전 세계적으로 고령화 사회로 전환이 완연하고 특히 한국이 OECD 국가 중에서 고령화 현상이 가장 빠른 속도로 진행되고 있다고 보고되고 있다. 사회가 고령화되면서 가장 큰 문제로 다가오는 것 중 하나는 만성질환 유병률이 높은 노인건강이다. 인구의 노령화로 인한 국민의료비 지출의 지속적인 증가는 가계 및 국가경제차원에서도 그 부담이 가중되어 사회적 문제로 대두되고 있다. 따라서 다양한 생리활성 물질을 포함하는 건강기능식품의 제조 및 소비는 장기적으로 국민의 건강을 증진하고 국민의 의료비 부담을 저감하는 효과가 있을 것이다. 또한 인생의 가장 중요한 가치에 대한 일반인을 대상으로 한 조사에서 조사대상자의 60% 이상이 건강을 선택함으로써 건강이 인생에서 가장 중요한 가치로 여겨지고 있으며, 이러한 의

표 9.7 우리나라 건강기능식품의 위치

구분	식품		의약품
	일반식품	건강기능식품	
관련법규	식품위생법	건강기능식품법	약사법
제형	일상식품 형태	정제, 캡슐, 분말, 과립, 액상, 환 일반식품의 형태도 가능함	정제, 캡슐, 분말, 과립, 액상, 환 등
섭취대상	일반인	건강인, 반건강인	환자
인정절차	기준규격형(고시형)	기준규격형(고시형) 개별인정형	기준규격형(고시형) 개별인정형
기능성	표시 못함	기능성 표시 가능 – 영양소 기능표시 – 생리활성 기능표시 – 질병발생 위험감소 표시	유효성 표시 가능 – 질병의 진단, 치료, 경감, 처치 또는 예방효과

식구조는 향후 건강기능식품의 필요성을 증가시켜 시장전망을 더욱 밝게 해줄 것으로 전망된다.

(3) 건강기능식품의 시장현황

국내 기능성식품 시장은 1990년대 도입기를 거쳐 2004년 건강기능식품에 관한 법률시행 및 2008년 건강기능식품공전 개정 등 현재 성장 진입 단계에 이르렀으며 유통구조의 다변화, 식품 대기업, 제약회사 등 시장 참여 업체의 다양화, 일반식품 유형의 제형 확대 등 시장 전망을 밝게 하는 긍정적 요인들이 다수 존재하므로 지속적인 건강기능식품의 대중화 및 시장 확대로 이어질 것으로 예상된다.

2018년 국내 건강기능식품 총 생산실적은 2조 5,221억 원으로 전년(2조 2,374억 원)대비 12.7% 증가되었으며, 건강기능식품 생산은 2008년 이후 연평균 성장률 12.4%를 기록하며 계속 성장 중이다. 건강기능식품의 수입은 2013년 이후 증가하는 추세를 보이다가, 2017년(5,744억 원)에는 소폭 감소(−2%)하였으나 2018년에는 6,727억 원으로 17.1% 증가하였다.

국내 총 생산실적과 수입액을 합한 총액은 2008년 이후 꾸준히 증가하였고, 2018년에 3조 1,948억 원으로 집계되어 전년(2조 8,118억 원)대비 13.6% 증가하였다(표 9.8 참조).

표. 9.8 건강기능식품 국내 시장 규모(2008년 ~ 2018년) (단위: 백만 달러, %)

구분	2008	2009	2010	2011	2012	2013	2014	2015	2016	2017	2018
매출액	10,920	12,029	13,261	17,411	17,623	18,674	20,706	23,198	27,123	28,118	31,948
성장률		10.2	10.2	59.3	1.2	6	10.9	12	16.9	3.7	13.6

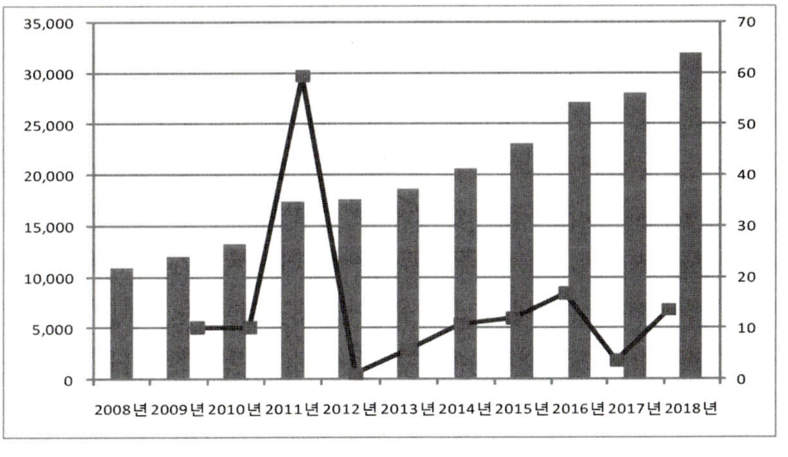

※ 자료 출처: 2019 건강기능식품 시장 현황 및 소비자 실태조사

2018년 세계 건강기능식품 시장(Global Supplement Industry) 규모는 전년 대비(1,283억 달러) 6% 성장한 1,360억 달러로, 이는 2014년 및 2015년의 저성장세를 무난히 극복하고 최근 몇 년간의 평균 성장률(약 5.9%)을 웃도는 수준인 것으로 조사되었다.

세계 건강기능식품 시장은 2004년 613억 달러 시장 규모를 형성한 이후 꾸준히 성장하여 2013년에는 1,000억 달러 규모를 돌파하는 등(1,034억 달러) 가파른 성장세를 보이며 세계적 산업으로 주목받아 왔고, 이러한 추세가 지속되어 2021년에는 전년 대비 6.1% 성장한 1,625억 달러의 시장 규모를 형성할 것으로 전망되고 있다(표 9.9 참조).

표 9.9 2007～2021년(e) 세계 건강기능식품 시장 현황 (매출액 및 성장률) (단위: 백만 달러, %)

구분	2007	2008	2009	2010	2011	2012	2013	2014
매출액	72,798	77,027	80,741	85,097	90,433	96,379	103,174	109,077
성장률	5.8	5.8	4.8	5.4	6.3	6.6	7.1	5.7

구분	2015	2016	2017	2018(e)	2019(e)	2020(e)	2021(e)
매출액	114,713	121,245	128,313	136,019	144,238	153,054	162,452
성장률	5.2	5.7	5.7	6	6	6.1	6.1

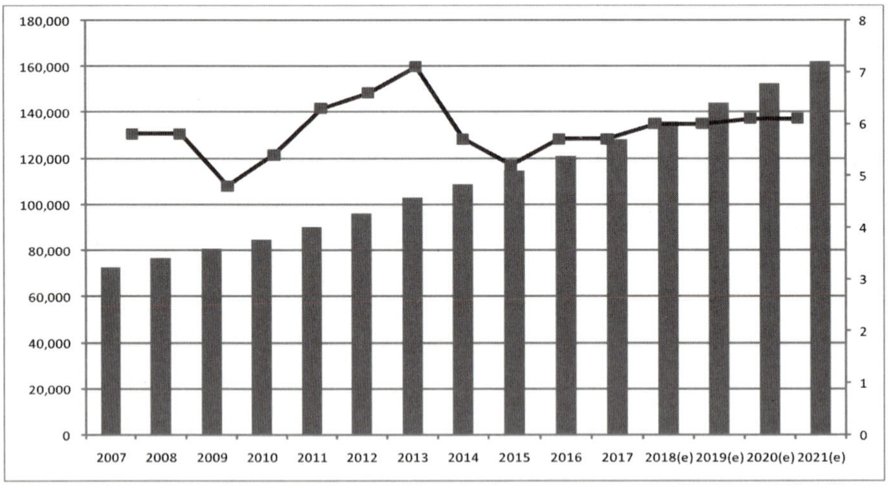

※ 자료 출처: 2019 건강기능식품 시장 현황 및 소비자 실태조사

2018년 세계 건강기능식품 시장의 국가별 비중은 미국(458억 달러, 33.7%) > 중국(204억 달러, 15%) > 일본(111억 달러, 8.2%)의 순이었으며, 지역(대륙)별 시장 비중은 북아메리카(479억 달러, 35.2%) > 아시아(463억 달러, 34%) > 서유럽(172

표. 9.10 2018년 국가(지역)별 건강기능식품 시장 현황 (단위: 백만 달러)

구분	매출액	전년 대비 성장율	시장 점유율
미국	45,831	5.7%	33.7%
캐나다	2,038	2.4%	1.5%
서유럽	17,150	3.2%	12.6%
동유럽 · 러시아	7,690	8.8%	5.7%
일본	11,113	1.0%	8.2%
중국	20,382	8.9%	15.0%
기타 아시아	14,786	7.7%	10.9%
라틴아메리카	11,257	8.5%	8.3%
호주 · 뉴질랜드	2,870	3.9%	2.1%
중동	1,564	7.6%	1.1%
아프리카	1,338	9.7%	1.0%
총계	136,019	6.0%	100.0%

※ 자료 출처 : 2019 건강기능식품 시장 현황 및 소비자 실태조사

억 달러, 12.6%) > 라틴아메리카(113억 달러, 8.3%) > 동유럽 · 러시아(77억 달러, 5.7%) 순이었다. 기존과 동일하게 미국 시장이 가장 큰 비중을 차지했으나, 중국 및 인도, 일본 등 아시아 국가에서 미국 소비자보다 건강기능식품에 더욱 많은 비용을 지출하기 시작하고, 일본 시장의 약세에도 불구하고 중국 시장이 빠르게 성장하면서 전체 아시아 시장은 미국(5.4%)과 세계 시장의 전년 대비 성장률(6%)을 웃도는 성장세를 보이며 더욱 매력적인 시장으로 평가되고 있다(표 9.10 참조).

9.2 건강기능식품 관련 법규

(1) 건강기능식품에 관한 법률

국내에서는 2002년 8월 26일 최초 공포된 후 개정되어 온 [건강기능식품에 관한 법률](이하 법이라고 한다)에 의해 원료선택, 생산, 판매 등이 관리되고 있으며 표 9.11에서 보는 바와 같이 법, 동법 시행령, 동법 시행규칙 이외에도 여러 가지 고시에 의해서 관리되고 있다.

표 9.11 건강기능식품과 관련된 법규 체계

구분	법규	제정권자
법률	건강기능식품에 관한 법률	국회
시행령	건강기능식품에 관한 법률 시행령	대통령령
시행규칙	건강기능식품에 관한 법률 시행규칙	총리령
고시	1. 건강기능식품의 기준 및 규격 2. 건강기능식품의 원재료 진위검사에 관한 규정 3. 기능성 원료 등의 재평가실시에 관한 규정 4. 식품 등 이력추적 관리기준 5. 식품, 식품첨가물, 축산물 및 건강기능식품의 유통기한 설정기준 6. 우수건강기능식품제조기준 7. 의약품 제조시설에 건강기능식품 제조시설 이용기준	식품의약품안전처

(2) 영업의 종류(법 시행령 제2조)

건강기능식품에 관한 법률에 의하면 영업의 종류에는 건강기능식품제조업과 건강기능식품판매업의 2가지로 크게 분류하며 영업의 세부 종류와 그 범위는 대통령령으로 정한다

건강기능식품에 관한 법률 시행령(대통령령)

제2조(영업의 종류) 「건강기능식품에 관한 법률」(이하 "법"이라 한다) 제4조제2항의 규정에 의한 영업의 세부종류와 그 범위는 다음 각호와 같다.

1. 건강기능식품제조업
   가. 건강기능식품전문제조업: 건강기능식품을 전문적으로 제조하는 영업
   나. 건강기능식품벤처제조업: 벤처기업육성에 관한 특별조치법」제2조에 따른 벤처기업이 건강기능식품을 가목의 건강기능식품전문제조업자에게 위탁하여 제조하는 영업
2. 건강기능식품판매업
   가. 건강기능식품일반판매업: 건강기능식품을 판매하는 영업. 다만, 나목에 따른 건강기능식품유통전문판매업에 해당하는 것은 제외한다.
   나. 건강기능식품유통전문판매업: 제1호 가목의 건강기능식품전문제조업자에게 의뢰하여 제조한 건강기능식품을 자신의 상표로 유통·판매하는 영업
   1. 2017년 매출액이 20억 이상인 제조업자: 2018년 12월 1일
   2. 2017년 매출액이 10억 이상 20억 미만인 제조업자: 2019년 12월 1일
   3. 2017년 매출액이 10억 미만인 제조업자: 2020년 12월 1일

(3) 품목제조신고(법 제7조)

① 건강기능식품제조업의 허가를 받은 자가 건강기능식품을 제조하려는 경우에는 그 품목의 제조방법 설명서 등 총리령으로 정하는 사항을 식품의약품안전처장에게 신고하여야 한다. 신고한 사항 중 총리령으로 정하는 사항을 변경하려는 경우에도 또한 같다.

② 식품의약품안전처장은 제1항에 따른 신고 · 변경신고를 받은 날부터 10일 이내에 신고수리 여부를 신고인에게 통지하여야 한다.<신설 2019.1.15.>

③ 식품의약품안전처장이 제2항에서 정한 기간 내에 신고수리 여부나 민원 처리 관련 법령에 따른 처리기간의 연장을 신고인에게 통지하지 아니하면 그 기간(민원 처리 관련 법령에 따라 처리기간이 연장 또는 재연장된 경우에는 해당 처리기간을 말한다)이 끝난 날의 다음 날에 신고를 수리한 것으로 본다.<신설 2019.1.15.>

④ 제1항에 따른 품목제조신고 및 변경신고의 절차 등에 관하여 필요한 사항은 총리령으로 정한다. <개정 2019.1.15.>

건강기능식품에 관한 법률 시행규칙(총리령)

제8조 (품목제조신고 등) ①법 제7조제1항에 따라 건강기능식품제조업자가 품목제조신고를 하려는 경우에는 별지 제15호서식의 품목제조신고서(전자문서로 된 신고서를 포함한다)에 다음 각 호의 서류(전자문서를 포함한다)를 첨부하여 지방 식품의약품안전청장에게 제출하여야 한다.

1. 제조방법설명서(식품의약품안전처장이 정하여 고시하는 기준에 따라 설정한 유통기한 설정사유서를 포함한다)
2. 원료 또는 성분의 명칭과 함량
3. 기준 · 규격에 대한 「식품 · 의약품분야 시험 · 검사 등에 관한 법률 시행규칙」에 따른 시험 · 검사성적서 또는 해당 영업소의 품질관리실(법 제22조제1항에 따라 우수건강기능식품제조기준을 준수하는 영업소의 경우만 해당한다)에서 시험 · 검사한 성적서(수출용 건강기능식품은 제외한다. 이하 "검사성적서"라 한다)
4. 법 제14조제2항에 따른 건강기능식품의 기준과 규격에 적합한 것으로 인정받은 서류나 법 제15조제2항에 따른 건강기능식품 기능성원료 또는 성분으로 인정받은 서류(건강기능식품 공전에 고시되지 아니한 품목의 경우에만 제출하고, 품목제조신고서를 제출받은 담당 공무원이 직접 확인할 수 있는 경우에는 제출하지 아니할 수 있다)

② 지방 식품의약품안전청장은 제1항의 규정에 따라 품목제조신고를 받은 때에는 별지 제16호서식의 품목제조신고증을 신고인에게 교부하고 그 내용을 별지 제17호서식의 품목제조신고관리대장을 작성 · 보관하거나 같은 서식으로 전산망에 입력하여 관리하여야 한다.

③ 영업자가 품목제조신고증을 잃어버렸거나 헐어 못쓰게 되어 품목제조신고증의 재교부를 받으려는 때에는 별지 제17호의2서식의 품목제조신고증 재교부신청서(전자문서로 된 신청서를 포함한다)에 헐어 못쓰게 된 품목제조신고증(헐어 못쓰게 된 경우에 한한다)을 첨부하여 지방 식품의약품안전청장에게 제출하여야 한다.

(4) 기준 및 규격의 고시(법 제14조)

식품의약품안전처장은 판매를 목적으로 하는 건강기능식품의 제조 · 사용 및 보존 등에 관한 기준과 규격을 정하여 고시하며 이를 건강기능식품공전이라고 한다.

건강기능식품에 관한 법률

제14조 (기준 및 규격) ① 식품의약품안전처장은 판매를 목적으로 하는 건강기능식품의 제조 · 사용 및 보존 등에 관한 기준과 규격을 정하여 고시한다.

② 식품의약품안전처장은 제1항에 따라 기준과 규격이 고시되지 아니한 건강기능식품의 기준과 규격에 대해서는 제5조제1항에 따른 영업자, 「수입식품안전관리 특별법」 제15조제1항에 따라 등록한 수입 식품 등 수입 · 판매업자 또는 총리령으로 정하는 자로부터 다음 각 호의 자료를 제출받아 검토한 후 건강기능식품의 기준과 규격으로 인정할 수 있다. 이 경우 필요하면 제2호의 시험 · 검사기관에 검사를 의뢰하여 실시할 수 있다.

1. 해당 건강기능식품의 기준 · 규격, 안전성 및 기능성 등에 관한 자료
2. 「식품 · 의약품분야 시험 · 검사 등에 관한 법률」 제6조제3항제1호에 따른 식품전문 시험 · 검사기관 또는 같은 법 제8조에 따른 국외시험 · 검사기관에서 검사를 받은 시험성적서 또는 검사성적서

③ 식품의약품안전처장은 제5조제1항에 따른 영업자, 「수입식품안전관리 특별법」 제15조제1항에 따라 등록한 수입 식품 등 수입 · 판매업자 또는 총리령으로 정하는 자가 제2항에 따른 기준 및 규격의 인정을 거짓이나 그 밖의 부정한 방법으로 받은 경우 이를 취소하여야 한다.

④ 수출을 목적으로 하는 건강기능식품의 기준 및 규격은 제1항과 제2항에도 불구하고 수입자가 요구하는 기준 및 규격을 따를 수 있다.

⑤ 제2항에 따른 인정 기준 · 방법 및 절차 등에 관하여 필요한 사항은 식품의약품안전처장이 정한다.

(5) 원료 등의 인정(법 제15조)

식품의약품안전처장은 판매를 목적으로 하는 건강기능식품의 원료 또는 성분을 정하여 고시하며 이를 건강기능식품공전에 수록한다.

건강기능식품에 관한 법률

제15조 (원료 등의 인정) ① 식품의약품안전처장은 판매를 목적으로 하는 건강기능식품의 원료 또는 성분을 정하여 고시한다.

② 식품의약품안전처장은 제1항에 따라 고시되지 아니한 건강기능식품의 원료 또는 성분에 대해서는 제5조제1항에 따른 영업자 또는 「수입식품안전관리 특별법」 제15조제1항에 따라 등록한 수입식품 등 수입 · 판매업자 또는 총리령으로 정하는 자로부터 그 원료 또는 성분의 안전성 및 기능성 등에 관한 자료를 제출받아 검토한 후 건강기능식품에 사용할 수 있는 원료 또는 성분으로 인정할 수 있다.

③ 식품의약품안전처장은 제5조제1항에 따른 영업자, 「수입식품안전관리 특별법」제15조제1항에 따라 등록한 수입식품 등 수입 · 판매업자 또는 총리령으로 정하는 자가 제2항에 따른 원료 또는 성분의 인정을 거짓이나 그 밖의 부정한 방법으로 받은 경우 이를 취소하여야 한다.

④ 제2항에 따른 인정 기준 · 방법 및 절차 등에 관하여 필요한 사항은 식품의약품안전처장이 정한다.

(6) 표시기준

식품 등에 대하여 올바른 표시·광고를 하도록 하여, 소비자의 알 권리를 보장하고 건전한 거래질서를 확립함으로써 소비자 보호에 이바지함을 목적으로 한다.

건강기능식품은「건강기능식품의 표시기준」의 근거가 되는 법령을「건강기능식품에 관한 법률」제17조에서「식품 등의 표시·광고에 관한 법률」제4조 및 제5조에 따라 시행하여 하며 표시하여야 하는 사항은 다음 각호와 같다.

식품 등의 표시·광고에 관한 법률

제4조(표시의 기준) ① 식품 등에는 다음 각 호의 구분에 따른 사항을 표시하여야 한다. 다만, 총리령으로 정하는 경우에는 그 일부만을 표시할 수 있다.

1. 식품, 식품첨가물 또는 축산물
가. 제품명, 내용량 및 원재료명
나. 영업소 명칭 및 소재지
다. 소비자 안전을 위한 주의사항
라. 제조연월일, 유통기한 또는 품질유지기한
마. 그 밖에 소비자에게 해당 식품, 식품첨가물 또는 축산물에 관한 정보를 제공하기 위하여 필요한 사항으로서 총리령으로 정하는 사항

2. 기구 또는 용기·포장
가. 재질
나. 영업소 명칭 및 소재지
다. 소비자 안전을 위한 주의사항
라. 그 밖에 소비자에게 해당 기구 또는 용기·포장에 관한 정보를 제공하기 위하여 필요한 사항으로서 총리령으로 정하는 사항

3. 건강기능식품
가. 제품명, 내용량 및 원료명
나. 영업소 명칭 및 소재지
다. 유통기한 및 보관방법
라. 섭취량, 섭취방법 및 섭취 시 주의사항
마. 건강기능식품이라는 문자 또는 건강기능식품임을 나타내는 도안
바. 질병의 예방 및 치료를 위한 의약품이 아니라는 내용의 표현
사.「건강기능식품에 관한 법률」제3조제2호에 따른 기능성에 관한 정보 및 원료 중에 해당 기능성을 나타내는 성분 등의 함유량
아. 그 밖에 소비자에게 해당 건강기능식품에 관한 정보를 제공하기 위하여 필요한 사항으로서 총리령으로 정하는 사항

② 제1항에 따른 표시의무자, 표시사항 및 글씨크기·표시장소 등 표시방법에 관하여는 총리령으로 정한다.

③ 제1항에 따른 표시가 없거나 제2항에 따른 표시방법을 위반한 식품등은 판매하거나 판매할 목적으로 제조 · 가공 · 소분[(小分): 완제품을 나누어 유통을 목적으로 재포장하는 것을 말한다. 이하 같다]·수입·포장·보관·진열 또는 운반하거나 영업에 사용해서는 아니 된다

(7) 표시 · 광고 사전 심의 제도(식품 등의 표시 · 광고에 관한 법률 10조)

기 식품 등에 관하여 표시 또는 광고하려는 자는 해당 표시 · 광고에 대하여 제2항에 따라 등록한 기관 또는 단체(이하 "자율심의기구"라 한다)로부터 미리 심의를 받아야 한다. 다만, 자율심의기구가 구성되지 아니한 경우에는 대통령령으로 정하는 바에 따라 식품의약품안전처장으로부터 심의를 받아야 한다.

사전심의를 통과한 제품은 '사전 심의필 도안'을 사용할 수 있다. 방송매체, 인쇄매체, 인터넷 등을 통한 표시 · 광고에 대하여 사전심의를 통과한 제품들은 방송 중 자막 또는 멘트 등의 방법으로 「이 광고는 기능성 표시 · 광고심의위원회의 심의를 받은 내용입니다」라고 표시하거나, 심의 도안을 사용할 수 있다(그림 9.1 참조).

(8) 기능성 표시

기능성원료를 사용하여 기능성을 보장하는 일일섭취량만큼 섭취하도록 하고 기준규격에 맞게 제조한 건강기능식품은 기능성원료와 동일한 기능성을 표시하게 된다. '장 건강에 도움을 주는 식품', '건강한 콜레스테롤 유지에 도움을 주는 식품', '건강한 혈액의 흐름에 도움을 주는 식품', '건강한 혈압유지에 도움을 주는 식품', '건강한 체지방 유지에 도움을 주는 식품', '건강한 혈당 유지에 도움을 주는 식품', '인체에 유해한 활성산소 제거에 도움을 주는 식품', '건강한 면역기능 유지에 도움을 주는 식품', '뼈와 관절 건강에 도움을 주는 식품', '인지능력에 도움을 주는 식품', '치아건강에 도움을 주는 식품' 등이 있다.

다음과 같이 질병명을 표시할 수 있으며 일일 섭취량을 병기하여 표시한다.

- 골다공증 발생 위험 감소에 도움을 줌

* 칼슘(일일 섭취량: 210 ~ 800 mg)

* 비타민 D(일일 섭취량: 1.5 ~ 10 mg)

(a) 건강기능식품 마크

(b) 건강기능식품 표시 광고 사전심의필 마크

그림 9.1 건강기능식품 마크와 건강기능식품 표시 광고 사전심의필 마크

• 충치발생위험감소에 도움을 줌

* 자일리톨(개별인정 원료)

(9) 건강기능식품의 제조기준

기능성원료를 사용하여 건강기능식품을 제조할 때에는『건강기능식품의 기준 및 규격』(공통기준 및 규격, 개별기준 및 규격 등) 에 따라야 한다.

1) 공통기준

『건강기능식품의 기준 및 규격』 I.2. 공통제조기준에 세부사항이 마련되어 있으며 아래와 같다.

- 기능성원료의 섭취를 주된 목적으로, 정제 · 캡슐 · 환 · 과립 · 액상 · 분말 · 편상 · 페이스트상 · 시럽 · 겔 · 젤리 · 바의 형태로 1회 섭취가 용이하게 제조 · 가공되어야 한다.
- 최종 제품의 제조 시 기능성원료의 특성이 변화될 수 있는 추출, 정제, 발효 등의 제조 · 가공을 하여서는 아니 된다.
- 일반 식품 또는 식사를 대신할 수 있는 식품유형 등으로 제조 가공할 경우에는 「건강기능식품 기능성원료 및 기준규격 인정에 관한 규정」에 따라 개별인정을 받아야 한다.

2) 기능성원료 사용기준

- 고시된 원료의 '개별 기준 및 규격' 또는 개별인정된 원료의 제조기준 및 규격에 적합한 것을 사용하여야 한다.
- 두 가지 이상의 기능성원료를 혼합하여 사용할 수 있으며 이 경우 안전성과 기능성이 유지됨을 확인하여야 한다.
- 기능성원료별로 정해진 일일섭취량 및 제조 시 유의사항에 적합하게 사용해야 한다.

3) 기타 원료 사용기준

「식품의 기준 및 규격」,「식품첨가물의 기준 및 규격」,「축산물의 가공 기준 및 성분규격」(국립수의과학검역원 고시)에 적합한 것이어야 한다. 지방, 콜레스테롤, 나트륨, 포화지방 등의 영양소 함량이 가능한 한 적게 들어가도록 제조되어야 한다.

(10) 우수건강기능식품제조기준(법 22조)

우수건강기능식품제조기준(GMP)이란 "Good Manufacturing Practice"의 약칭이며 '품질이 우수한 건강기능식품을 제조하는 데에 필요한 요건을 설정한 기준'으로 건강기능식품제조업소가 우수한 품질이 보장된 건강기능식품을 제조하기 위하여 준수하여야 할 사항을 제정한 구조 · 설비와 제조관리 및 품질관리 등에 관한 기준의 규범이다. 이는 건강기능식품에 관한 법률 제22조(우수건강기능식품제조기준 등) 1호와 2호에 의거하여 제조되어 이력이 추적 관리되어지고 있다.

건강기능식품에 관한 법률

제22조 (우수건강기능식품제조기준 등) ① 건강기능식품을 제조하는 영업자는 우수한 건강기능식품의 제조 및 품질관리를 위하여 식품의약품안전처장이 고시하는 우수건강기능식품 제조 및 품질관리 기준(이하 "우수건강기능식품제조기준"이라 한다)을 준수하여야 한다.

② 식품의약품안전처장은 우수건강기능식품제조기준의 준수여부 등을 1년마다 조사 · 평가하여야 한다.

③ 우수건강기능식품제조기준의 조사 · 평가 방법 및 절차 등에 관하여 필요한 사항은 총리령으로 정한다.

건강기능식품법은 기존의 건강보조식품과는 달리 기능성에 대한 표시를 가능하게 함으로써 건강기능식품을 섭취하는 소비자의 유용성에 대한 기대가 높아지고 있으며, 기능성 및 안전성, 즉 위해요소의 관리와 식품의 특정성분 또는 기능성성분이 품질관리에 중요한 부분을 차지하게 되었다. 따라서 원료로부터 최종 제품의 출하에 이르기까지 모든 제조관리와 품질관리가 생산계획에 따라 체계적, 조직적이며, 작업환경이 위생적이며 합리적으로 운영되게 함으로써 특정의 품질을 지속적으로 유지하는 것이 중요한 목표이며, GMP 제도는 표준화된 작업관리와 위생관리로 항상 특정 기준의 제품품질을 보장할 수 있는 생산체제를 확립할 수 있는 제도를 의미한다.

건강기능식품에 관한 법률

제22조의 2 (건강기능식품이력추적관리 등록기준 등) ① 건강기능식품을 제조 또는 판매하는 자 중 건강기능식품이력추적관리를 하려는 자는 총리령으로 정하는 등록기준을 갖추어 해당 건강기능식품을 식품의약품안전처장에게 등록할 수 있다. 다만, 그 매출액 등이 총리령으로 정하는 매출액 또는 매장면적에 해당하는 자는 식품의약품안전처장에게 등록하여야 한다.

② 제1항에 따라 등록한 건강기능식품을 제조 또는 판매하는 자는 건강기능식품이력추적관리에 필요한 기록의 작성 · 보관 및 관리 등에 관하여 식품의약품안전처장이 정하여 고시하는 기준(이하 "건강기능식품이력추적관리기준"이라 한다)을 준수하여야 한다

③ 제1항에 따라 등록을 한 자는 등록사항이 변경된 경우 변경 사유가 발생한 날부터 1개월 이내에 식품의약품안전처장에게 신고하여야 한다.

④ 제1항에 따라 등록한 건강기능식품에는 식품의약품안전처장이 정하여 고시하는 바에 따라 건강기능식품이력추적관리의 표시를 할 수 있다.

⑤ 식품의약품안전처장은 제1항에 따라 등록한 건강기능식품을 제조 또는 판매하는 자에 대하여 건강기능식품이력 추적관리기준의 준수 여부 등을 3년마다 조사 · 평가하여야 한다. 다만, 제1항 단서에 따라 등록한 건강기능식품을 제조 또는 판매하는 자에 대해서는 2년

마다 조사 · 평가하여야 한다.
⑥ 식품의약품안전처장은 제1항에 따라 등록을 한 자에게 예산의 범위에서 건강기능식품이력추적관리에 필요한 자금을 지원할 수 있다.
⑦ 식품의약품안전처장은 제1항에 따라 등록을 한 자가 건강기능식품 이력추적관리기준을 준수하지 아니하면 그 등록을 취소하거나 시정을 명할 수 있다.
⑧ 건강기능식품이력추적관리의 등록 절차, 등록 사항, 등록취소 등의 기준 및 조사 · 평가, 그 밖에 등록에 필요한 사항은 총리령으로 정한다.

우수건강기능식품제조기준(Good Manufacturing Practice, GMP)은 건강기능식품의 품질을 보증하기 위한 제조 및 품질관리기준으로 이 인증을 받은 업소에는 그림 9.2와 같은 GMP 인증 도안을 부착할 수 있다.

그림 9.2 우수건강기능식품제조기준(GMP) 마크

9.3 건강기능식품의 전망

개별인정형 원료를 이용한 제품의 시장성은 꾸준히 성장하고 있어 많은 업체들이 원료 인정을 위해 투자하고 있지만, 오랜 개발기간(3 ~ 5년)과 많은 비용(5억 ~ 10억)이 소요되기 때문에 진입장벽이 상당히 높다. 또한 소재 개발에 전문성을 지닌 연구 인력이 요구된다는 점과 개발된 모든 소재가 상업화에 적합하진 않다는 점을 감안하면 적정한 인력과 자본금을 보유한 일부 건강기능식품 제조 기업만이 개별인정형 원료 개발에서 경쟁력을 확보할 수 있음은 뚜렷한 현실이다.

대표적인 개별 인정형 제품이자 여성의 갱년기 증상에 효과가 있는 것으로 알려지며 크게 유행 하던 백수오는 '가짜 백수오' 논란과 더불어 원료에 독성이 있다는 성분 분석 결과가 발표되면서 시장의 15년 성장세의 건강기능식품 시장의 신뢰를 잃었다. 그러나 2018년 신규 원료 9건을 포함하여 14건을 인정받으면서 건강기능식품업계가 다시 활성화되면서 꾸준히 성장세를 이어가고 있다.

건강기능식품은 의료, 복지, 생활 등에서 서로 연결 및 관심이 증대되면서 기대가 높아지고 있으며, 미래지향적 산업과의 융복합이 가능하여 관련 산업들과의 연계 연구가 지속적으로 이뤄지고 있는 상황이다.

전 연령대에 걸쳐 일상생활에서의 건강기능식품 섭취가 보편화되면서, 시장 성장세는 안정화되고 소비자 선택권은 넓어지는 긍정적 흐름을 보이고 있으며, 앞으로 건강의 중요성이 더욱 부각되는 만큼, 시장의 양적 · 질적 성장세는 커질 것으로 전망된다.

참고문헌

- 건강기능식품에 관한 법률
- 건강기능식품에 관한 법률 시행령
- 건강기능식품에 관한 법률 시행규칙
- 식품안전나라 (HYPERLINK “http//www.foodsafetykorea.go.kr”)
- 2019 건강기능식품 시장 현황 및 소비자 실태조사 (한국건강기능식품협회)
- 건강기능식품공전 (식품의약품안전처 고시)

찾아보기

ㅅ

ㅇ

ㅈ

ㅊ

ㅋ

ㅌ

ㅍ

ㅎ

기타

제약공학개론 -제4판-

저 자 제약공학편찬위원회
발행인 김지영
발행처 자유아카데미
주 소 경기도 파주시 회동길 37-42
파주출판도시
전 화 031-955-1321
팩 스 031-955-1322
홈페이지 www.freeaca.com
전자우편 main@freeaca.com (대표)
editor@freeaca.com (편집)
crm@freeaca.com (영업)
등 록 제406-2003-017호, 1980. 7. 12
제4판1쇄 2020년 12월 30일 발행
제4판4쇄 2024년 1월 25일 발행
정 가 33,000원

저자와의
협의하에
인지생략

무단 복제를 금하며, 잘못된 책은 바꾸어 드립니다.

ISBN 979-11-5808-291-8 93510